《民用建筑工程室内环境污染控制规范》辅导教材

民用建筑工程
室内环境污染控制

编委会 编著

中国计划出版社

图书在版编目（CIP）数据

民用建筑工程室内环境污染控制/《民用建筑工程室内环境
污染控制》编委会编著. —3 版. —北京：中国计划出版社，
2011. 1（2017. 2 重印）
ISBN 978-7-80242-551-4

Ⅰ.①民… Ⅱ.①民… Ⅲ.①居住环境－环境污染－污染控
制 Ⅳ.①R126.6

中国版本图书馆 CIP 数据核字（2010）第 235223 号

民用建筑工程室内环境污染控制

编委会 编著

中国计划出版社出版发行
网址：www. jhpress. com
地址：北京市西城区木樨地北里甲 11 号国宏大厦 C 座 3 层
邮政编码：100038 电话：（010）63906433（发行部）
三河富华印刷包装有限公司印刷

787mm×1092mm 1/16 22 印张 532 千字
2011 年 1 月第 3 版 2017 年 2 月第 4 次印刷
印数 13001—15000 册

ISBN 978-7-80242-551-4
定价：42.00 元

编委会人员名单

编 者 的 话

（第三版）

随着我国社会经济的快速发展，20 世纪 90 年代末，社会各方面对室内环境污染的严重性越来越关注，要求控制污染的呼声越来越高，迫切需要规范民用建筑工程的室内环境管理，必须尽快编制出一个符合我国国情及建筑工程实际的室内环境污染控制国家标准。

为了适应建设事业的发展需要，2000 年初，建设部下达了《民用建筑工程室内环境污染控制规范》（以下简称"规范"）编制计划。此后，编制组人员广泛收集国内外资料，深入现场调查研究，走访建筑工程企业、建材生产厂家、工程监督管理及检测等部门，广泛了解工程实际情况，深入考察工程建设全过程中的环境污染问题，为规范编制积累了大量资料。

编制过程中，国家领导人及建设部领导的关注大大推动了编制工作的进程。时任国务院副总理的温家宝同志曾两次批示："此事关系居民身体健康，应引起重视"和"此事应抓紧，因社会日益关注，且影响人民的身体健康"。

经过将近一年半的紧张工作后，"规范"于 2001 年 11 月发布，于 2002 年 1 月 1 日起执行。此后，根据需要，2005 年建设部安排对"规范"进行了局部修订（2006 年版），2008～2009 年对"规范"进行了正式修订，即现已发布的 GB 50325—2010。

修订后的"规范"有若干新内容：①提出了建筑物通风的新风量要求，这将对防止一味追求建筑节能而忽视室内空气质量的倾向发挥积极作用；②提出了无机孔隙建筑材料（装修材料）测量氡析出率的要求，这将对降低室内氡浓度、保障人民群众身体健康发挥作用；③对涂料、胶粘剂等建筑装修材料增加提出了甲苯、二甲苯等含量限量要求，加强了室内有机污染防治；④细化了室内空气取样测量过程，并提出了更为严格、具体的技术要求，这将提高取样测量的可操作性和测量结果的准确性等。

GB 50325—2010 虽然已有大的改进，但是还有不少问题需要进一步研究解决，例如：①如何解决在保证检测质量的前提下，合理简化室内环境污染物检测，使室内环境污染检测易于进入千家万户的问题（目前 TVOC 等污染物取样测量过程复杂、周期长、成本过高）；②如何解决建筑节能与室内空气质量改善协调发展，以及如何科学地进行新风量测定等问题；③如何解决既推动室内环境污染治理技术发展、又科学评定污染治理效果问题；④如何加强高氡地区规划管理、防氡降氡设计施工规范化管理及建筑材料氡析出测量技术研究，切实提高我国室内氡污染防治控制水平，等等。我们希望几年后再一次对"规范"进行修订时，多数问题能够得到解决，以适应我国不断发展的社会经济和人民生活水平提高的需要。

"规范"定位于民用建筑工程从勘察设计、材料选择、施工到竣工验收全过程的室内环境污染控制，至于工程交付使用后，由家具、烹调、家电及日常工作生活等引起的室内环境污染，不属本规范管理的范围。

"规范"结束了我国控制民用建筑工程室内环境污染无标准可依的历史，为建造安全舒适的民用建筑工程创造了条件，为保障人民健康发挥了积极作用。近 10 年来的实践表明，凡是认真贯彻执行"规范"的地方，室内环境污染控制工作已逐步正常化，污染初步得到了控制。

鉴于目前建设系统的许多工程技术人员仍然不十分熟悉室内环境污染方面的专业知识，特别是对环境专业、卫生专业以及放射性知识不太熟悉，而室内环境污染问题恰好涉及大量环境专业、卫生专业以及放射性方面的知识。因此，继续编写出版这本规范的解释性教材十分必要，但如何编写好一本适合于大家的书并不容易。

鉴于以上情况，编写本书的目的是明确的：帮助广大工程技术人员理解"规范"本身内容，在工程建设过程中为把好室内环境污染控制的设计、施工、验收关服务，同时为承担检测工作的人员提供学习材料。

本书以修订的"规范"（GB 50325—2010）和上版《民用建筑工程室内环境污染控制规范辅导教材》为基础，结合近 10 年来不断举办培训班的体会，补充了近年来的多方面研究工作内容，对上版"辅导教材"的章节内容进行了必要调整，使各章节内容与"规范"的章节对应关系更加明确，按照工程建设的程序和"规范"的体例，将工程过程中的污染控制要求和"规范"所涉及的各种污染物的测定方法逐一展开，逐章节地对"规范"进行了解释，让大家既能了解"规范"产生的背景和编制过程，又能理解修订原因及修订后"规范"的有关内容，从而对 GB 50325—2010 进行了全面系统解读，便于读者在实际工作中对照应用，希望本书的出版对广大读者有所帮助。

由于教材编写时间短促，若有疏漏和不当之处，敬请读者批评指正。

编　者

2010 年 9 月

序 言

（第一版）

近几年，随着我国住房制度改革和人民群众生活水平的不断提高，住宅室内装饰装修已经成为人们改善生活条件、提高生活质量的重要组成部分。同时，由于装饰装修引起的有关问题也相继产生。众多新闻媒体的报道和因室内环境污染已经造成的苦果，给建筑装修业蒙上了一层阴影，同时也给消费者造成了心理上的压力。

室内空气质量的优劣，关系到人民群众的身心健康，很大程度上也关系到人民群众的生活质量。国务院及各有关部门领导对此给予了高度的重视，要求尽快采取措施，研究制定有关的技术质量标准和检查、监督、惩处办法，切实控制室内的环境污染，确保室内空气的质量。建筑室内装饰装修工程是国务院赋予建设部的一项重要职责，控制因装饰装修工程而造成的室内环境污染问题，引起了部领导的高度关注，俞正声部长、郑一军副部长都作了多次批示，要求抓紧开展工作，逐步建立室内环境污染控制的有效的管理体系。

建章立制是实现室内环境污染控制的基本前提和根本保证。在这方面，建设部采取了两项重大举措：一是组织制定工程建设标准规范，为室内环境污染控制提供技术依据；二是组织制定有关行政管理制度，对加强室内环境污染控制的管理提出明确的要求，保证工程建设标准规范的实施。

《民用建筑工程室内环境污染控制规范》是建设部为控制室内环境污染建章立制重大举措中的一项基础规范，2000年8月初，委托河南省建设厅主编，具体由河南省建筑科学研究院会同苏州市卫生检测中心、中国建筑科学研究院国家建筑工程质量监督检验中心、河南省辐射环境监测管理站、苏州城建环保学院、南开大学、清华大学等单位共同编制。2001年8月在郑州组织召开了全国审查会议，由建设、卫生、质监、环保、建材、化工、林业、轻工等领域有关管理、科研、生产、设计、施工、检验方面的专家，以及知名院校的专家共同对该规范进行了全面审查。2001年11月由建设部批准、由建设部与国家质量监督检验检疫总局联合发布，于2002年1月1日起实施。该规范以设计选材、材料进场检验、竣工验收指标为重点，以控制对人体健康影响较大的放射性氡、化合物甲醛、苯、氨以及总有机挥发物为目标，针对建筑的不同使用功能、使用对象、使用条件等，围绕建筑材料、装修材料以及室外环境等可能对室内环境构成威胁的因素，作出了明确规定，为建筑工程及室内装修的设计、施工、验收及对建筑室内环境质量的监督管理，提供了具有可操作性的技术依据。目前，有关建筑室内装饰装修和室内环境质量控制的管理制度正在制定之中，近期也将陆续发布实施。

各级建设主管部门、各有关建设、规划、勘察、设计、施工、检测检验、监理单位和质量监督机构要加大对《民用建筑工程室内环境污染控制规范》等国家标准的宣传贯彻力度，严格按照建设部的管理规定，实施或监督实施有关工程建设标准，共同为解决建筑室内环境的污染问题、确保人民群众的身体健康而努力。

2001 年 12 月

编 者 的 话

（第一版）

近年来，尤其是最近一个时期，社会各方面对解决室内环境污染的呼声越来越高，迫切需要规范民用建筑工程室内环境污染控制的管理。为了保障人民群众的身体健康，控制室内环境污染，必须尽快编制出一个符合工程实际及我国国情的国家标准。

2000年初，在建设部下达国家标准《民用建筑工程室内环境污染控制规范》编制任务后，编制组人民广泛收集了国内外资料，深入现场进行了调查研究，多次走访了建筑工程企业、建材生产厂家、工程监督管理及检测等部门，与专业技术人员进行了座谈和交流。同时，还走访了建材、化工、卫生、环保及高校等有关方面的专家教授，为《民用建筑工程室内环境污染控制规范》的编制工作奠定了坚实的基础。

《民用建筑工程室内环境污染控制规范》已经建设部批准发布，贯彻执行好这个规范是建设系统广大科技人员的共同愿望。鉴于目前建设系统的工程技术人员大多不太熟悉室内环境污染方面的专业知识，于是随着规范编制工作的完成，在建设系统如何执行本规范，这个问题日益显得突出，因此，我们组织编写了这本辅导教材。

在编写辅导教材的过程中，编制组遇到了许多的困难，主要有两个：一个是时间紧，另一个是专业知识跨度太大。时间紧主要是希望规范发布后不久，此书能尽快与读者见面，以便于大家更好地理解规范，知道规范的来龙去脉，更好地贯彻执行；专业知识跨度大，是指建筑业系统的工程技术人员一般对环境专业、卫生专业知识不熟悉，而室内环境污染问题涉及大量环境专业、卫生专业知识方面的问题。基于这种情况，我们在认真研究的基础上确定了辅导教材的任务，即：帮助读者理解规范本身的内容，为在建设过程中把关及承担检测工作的人员提供参考；同时，尽可能对工程中的污染控制问题和本规范所涉及的各种污染物的测定方法进行介绍，希望对广大读者有所帮助。

由于时间仓促，疏漏和不当之处在所难免，敬请读者批评指正。在《民用建筑工程室内环境污染控制规范》和本《辅导教材》的编制过程中，齐骥、焦占拴、陈重、周锡全、杨瑾峰以及各有关方面的专家学者，对我们的工作都给予了大力的支持和帮助，在此，一并表示衷心的感谢。

编 者
2001 年 12 月

再 版 前 言

《民用建筑工程室内环境污染控制规范》国家标准发布已四年多，该规范的发布结束了我国控制民用建筑工程室内环境污染无标准可依的历史，为保障人民健康发挥了积极作用。

四年来，凡是认真贯彻执行规范的地方，室内环境污染控制工作已逐步正常化，污染状况也得到初步控制。

在规范实施过程中，多方面情况表明规范需要进一步补充完善。根据建设部计划安排，从 2003 年开始，标准管理组组织力量对"规范"涉及的若干技术问题进行研究，并以此为基础对规范进行了局部修订。

本次修订工作具有如下特点：

1. 本次局部修订是对规范编制的延续

国家标准《民用建筑工程室内环境污染控制规范》不同于其他许多工程标准，因为它涉及的学科多，跨部门多，技术性强，许多基础性研究工作在我国尚处于起始阶段，许多问题需要进一步深入研究。因此，本次修订工作结合了我国有关方面研究的新进展和技术的新进展，是对规范编制的延续。

2. 规范局部修订后，增强了可操作性

随着规范的贯彻执行，各地发往标准管理组的来信、来电及 E - mail 骤然增加，常常每天要回答十几家单位的问题。来信所提问题除部分是对规范条文的理解咨询外，大部集中在土壤氡、TVOC 等检测方法上。例如，工程开工在即，土壤氡检测必须马上进行，而规范中许多地方要求不具体、不明确，检测工作难以进行。又如，工程进度对检测的要求很急，TVOC 测量周期很长，如何根据建筑工程室内环境检测的特殊情况（如样品量大、时间要求急、技术人员从业时间不长等），提高取样测量工作效率，如何提高取样检测工作质量和可操作性等。在本次规范修订中，标准管理组组织开展了土壤氡等专题研究，研究取得一定结果。对相关部分进行了修改、补充、完善，使之更加明确，增强了规范的可操作性。

3. 社会支持为规范修订提供了动力

本次修订工作的关键内容是开展土壤氡等方面的专题研究。由于时间紧、任务急，标准管理组在缺少经费的情况下，广泛依靠社会力量开展工作。在此期间，得到了核工业北京地质研究院、核工业航测遥感中心、昆山市建设工程质量检测中心、清华大学工程物理系、国家建筑工程室内环境检测中心、上海市建设工程质量检测中心浦东分中心、苏州大学、中科院兰州物理化学研究所、上海申核电子仪器有限公司等单位的大力支持。参加全国土壤氡本底调查工作的单位还有：通化市建设工程质量检测中心、大连市建筑科学研究院、河北省民用建筑工程室内环境质量监督检验站、邢台市建设工程质量检测中心、山西省建筑科学研究院、河南省地球物理工程勘察院、甘肃省建筑科学研究院、甘肃省建设工程质量监督总站、兰州市建设工程质量监督站、青海省建筑建材科学研究院、山东省建筑科学研究院、烟台市建筑工程质量监督站、江苏煤炭地质勘探研究所、徐州市建设工程检测中心、浙江省建筑科学设计研究院、温州市建设工程质量检测中心、上海市建设工程质量检测中心浦东分中心、舟山市建筑工程质监站检验测试中心、广州市建筑科学研究院、深圳市建筑科学研究院、镇江市建筑科学研究院、镇江市建设工程质量检测中心等。被调查的地区有：上海（浦东）、昆山、温州、广州、深圳、兰州、大连、邢台、郑州、烟台、徐州、石家庄、太原、通化、杭州、舟山、西宁、镇江等城市，大家把完成课题任务视为贡献国家、贡献社会的行动，积极投入人力、物力和财力。可以这样说，研究成果凝结着众多人员的心血和汗水，借此机会，特对他们表示衷心的感谢，并致以崇高的敬意。

我们相信，本次局部修订后，规范一定会对民用建筑工程室内环境污染控制发挥更积极的作用。

为适应规范局部修订后的培训学习需要，我们对原辅导教材进行了必要的修改，第一、二、三、四、五章以王喜元为主改编，第六、七、八、九章及附录以潘红为主改编。由于时间仓促，有疏漏与差错在所难免，恳请读者给予批评指正。

编　者
2006 年 5 月

目　　录

第一章 "规范"的编制、修订及"规范"内容概要

第一节 "规范"的编制与修订

一、"规范"编制

国内外大量调查资料都证实了这一令人不安的事实：室内空气污染程度往往比室外还高。多年来，许多国家都在耗费巨资治理大气污染，并初见成效。其实，室内空气污染比大气污染更为严重。继"煤烟型"、"光化学烟雾型"污染后，现代人正进入以"室内空气污染"为主的第三污染时期。

现代人平均有80%的时间生活和工作在室内，60%以上的时间在家里。而现代城市中室内空气污染比室外要高出多少倍！尤其糟糕的是，是谁经常在室内并受到室内空气污染危害的呢？是那些儿童、孕妇、老人和慢性病人，特别是儿童比成年人更容易受到室内空气污染的危害。一方面，因为儿童的身体正在成长中，呼吸量按体重比要比成人高50%。

室内空气污染严重影响人们的生活质量，与室内空气污染有直接关系的各种疾病不仅给患者本人和家庭造成巨大痛苦和负担，也给社会、国家造成很大的负担和巨大经济损失。几乎我们每一个人，都是室内污染的受害者，所以室内空气质量不仅是环境专家们研讨的焦点，也已经成为社会普遍关注的热点。

据新华社1998年11月28日报导称，美国每年约有数万人因吸入过量的氡而患肺癌。

1998年国家技术监督局对全国11个省市108种石材调查，结果发现放射性超标的约占三分之一。

《质量时报》1999年12月23日以"墙内射线'伤人'，住户要求赔偿"为题，报导了某城市某区的一栋住宅楼墙体材料放射性含量超标，引起居民上诉法院的纠纷事件。文章说，大量数据表明，建筑材料中天然放射性物质含量超标，将会导致室内放射性氡气超标，氡已被世界卫生组织列为19种致癌物质之一。资料显示，我国某地区地面空气中氡浓度约为全国平均值的43倍，肺癌发生率为0.36%。中外专家认为，氡是主要原因之一。

《人民日报》2000年1月7日以"谨防误入室内装修盲区"为题，发表署名文章，指出"消费者极少想到室内装修材料中对人体的非健康因素"，"不合格装修材料可引起身体不适甚至致癌"。

《河南日报》2000年8月5日在显要位置刊载文章，题目是"专家提醒：莫让装修害自己——省人民医院近日接诊中毒性心肌炎患者增多"，文中称，近期接诊一二十名被确诊为心肌炎的人（儿童居多），经仔细检查和分析，发现"元凶"是家庭装修材料所散发的有毒气体。

《人民日报》2000年11月1日又以"家庭装修不少，各种纠纷真多"为题发表署名文章说：据中国消费者协会提供的材料，住宅装修业1997年为第二不满意服务行业，

1998 年对家庭装修质量的投诉为全国消费者投诉第二大热点，1999 年，它仍是投诉十大热点之一，其中，相当一部分投诉内容即为装修引起的污染问题。

中国消费者协会 2001 年 8 月初公布一项调查结果，在北京对 30 户装修后的室内环境污染进行检测，甲醛浓度超标的达到 73%，对杭州市 53 家装修后的室内环境进行污染检测，发现甲醛浓度超标的达到 79%，最高的超标 10 多倍，此外，TVOC 和苯的超标情况也很严重，分别占 20% 和 43%。多数消费者反映眼睛、鼻子和呼吸道不适。分析原因，主要是使用劣质涂料、油漆、板材等引起的。

室内空气质量的优劣，关系到人民群众的身心健康，很大程度上，也关系到人民群众的生活质量。各类新闻媒体的大量报道，以及室内环境污染问题引起的民事纠纷的日益增多，引起了国务院及各有关部门领导的高度重视，要求抓紧研究相关技术质量标准和检查监督、惩处办法。所有情况表明，该是着手解决室内环境污染问题的时候了！

1999 年，建设部联合国家其他 7 个部委，向国务院呈送了《关于推进住宅产业现代化，提高住宅质量的若干意见》的报告。1999 年 8 月，国务院办公厅以国办发 [1999] 2 号文件批转了这个报告，并强调指出："要重视住宅节能、节水和室内外环境等标准的制订工作……加强住宅建筑中各个环节的质量监督、完善单项工程竣工验收和住宅项目综合验收制度，未经验收的住宅，不得交付使用"。

随后，建设部以建住房 [1999] 114 号文件下发了《商品住宅性能认定管理办法》（试行）（建住房 [1999] 114 号）文件。文件要求根据住宅的适用性能、安全性能、耐久性能、环境性能和经济性能划分等级，并明确由政府建设行政主管部门负责指导和管理商品住宅性能认定工作。该管理办法将"室内有毒有害物质的危害性"作为一项指标，列入商品住宅的安全性能指标之中，并要求在住宅性能认定之前"进行现场测试或检验"。这标志着商品住宅内的环境污染状况，已被国家建设部门正式纳入了工程质量验收考核内容。从这时起，对民用建筑室内环境污染的全面控制正式拉开了序幕。

为进一步控制室内的环境污染，确保室内空气的质量，逐步建立室内环境污染控制的有效的管理体系，组织制定工程建设标准规范，为室内环境污染控制提供技术依据，已成为当时首当其冲的工作。2000 年 8 月初，建设部委托河南省建设厅正式组织成立了《民用建筑工程室内环境污染控制规范》编制组，具体由河南省建筑科学研究院会同其他六个单位一起进行该规范的编制工作。

编制组人员广泛收集国内外资料，深入现场调查研究，走访建筑工程企业、建材生产厂家、工程监督管理及检测等部门，广泛了解工程实际情况，深入考察工程建设全过程中的环境污染问题，为规范编制积累了大量资料。

编制过程中，建设部领导及国家领导人的关注大大推动了编制工作的进程。时任国务院副总理的温家宝同志曾两次批示："此事关系居民身体健康，应引起重视"和"此事应抓紧，因社会日益关注，且影响人民的身体健康"。

领导的重视使参编人员倍感压力。经过将近一年半的紧张工作后，"规范"于 2001 年 8 月通过由建设部组织的评审鉴定，2001 年 11 月发布，于 2002 年 1 月 1 日起执行。该"规范"结束了我国控制民用建筑工程室内环境污染无标准可依的历史，为建造安全舒适的民用建筑工程创造了条件，为保障人民健康发挥了积极作用。

二、"规范"修订

"规范"的出台，虽然使我国有了控制室内环境污染的国家标准，但毕竟该标准涉及的学科多、跨部门多、技术性强，加上当时国内对室内环境污染问题尚未引起足够重视，许多基础性研究工作尚处于开始阶段，因此，许多需要进一步研究的问题只能放在"规范"出台之后继续进行，特别是土壤氡及空气中总挥发性有机化合物（TVOC）检测方法方面的问题。

就是在这种情况下，2003 年建设部以建标［2003］102 号文件下达任务，对"规范"进行局部修订，关键工作是开展土壤氡及 TVOC 等方面研究。

为了组织好 TVOC 方面的研究工作，标准管理组约请了 10 个单位参加，进行了几个方面的专题研究，目的在于，根据工程检测的特殊要求（如工作量大、时间要求急、从事技术工作的人员缺少经验等），研究如何增强"规范"的可操作性，如何提高取样检测的工作质量等。

为进行土壤氡方面的专题研究，建设部设立了《土壤氡检测技术研究》科技攻关课题。课题分设以下 4 个子课题：①"国外土壤氡检测研究"子课题。②"国内土壤氡浓度检测资料汇总、整理研究"子课题。③全国 17 个城市土壤氡本底调查子课题。④"表浅土壤氡异常检测方法研究"子课题等。

课题调查了全国近 500 万平方公里国土面积，统计出全国土壤氡浓度平均值为 $7300Bq/m^3$。

两年多时间里，由于课题工作量大，缺少经费支持，完成课题的难度可想而知。

在 2003 年至 2005 年"规范"局部修订过程中，我们曾将修订"征求意见稿"发往各地征求意见，在大量的反馈意见中，大家对"规范"的基本方面给予了充分肯定，也有不少单位（人）对"规范"的若干主要方面提出了新的意见和建议。应当说，这些意见和建议虽然都有一定道理，但考虑到问题涉及面广，工作量大，在"规范""局部修订"过程中难以解决，时间上也来不及。

局部修订后的"规范"于 2005 年 7 月完成并通过了建设部评审鉴定。

应当说，局部修订后的"规范"比修订前有多处改进，回答了修订前的许多急切问题，给现场工作带来很大方便。

按照建设部关于"局部修订"的要求，涉及"规范"更多内容修改的问题，可以作为今后需要研究的问题另行考虑。也就是说，在 2003～2005 年进行"规范"局部修订时，涉及更多内容的问题并未全部回答，只能放到后来解决。

实际上，适时总结"规范"贯彻执行近 10 年以来的工作经验，对"规范"进行全面研究和正式修订是必要的。

2008 年 6 月，建设部以建标［2008］102 号文将"规范"正式修订列入 2008 年建设部标准制定、修订计划。

应当说，"规范"的基本方面是肯定的（例如，其基本内容、其重视建筑材料的控制、其工程过程控制精神、体例及结构框架、其民用建筑的分类以及适合的检测方法等），

2008 年建设部确定的"规范"正式修订仍是有针对性的。

建设部"计划"要求修订研究的主要内容包括：①是否增加控制的部分空气污染物种类，是否修改需控制的空气污染物限量值；②进一步明确民用建筑的分类，细化工程勘察设计阶段、施工阶段、验收阶段污染物控制要求；③进一步细化对建筑材料、装修材料的污染物控制限量要求；④进一步细化检测方法等。

计划下达后，国家标准管理组组织了"规范"修订编制组，根据"规范"发布以来各地提出的具体修订意见和建议，将研究工作重点分为以下 6 个方面：

（1）研究并考虑是否增加空气中控制的污染物种类。例如：是否增加甲苯、二甲苯指标，而将 TVOC 改为 VOC_s，或者将 TVOC 改为"苯、甲苯、二甲苯超标情况下的增加指标"？是否增加室内建筑噪声指标？是否增加微生物指标、电磁辐射指标等。

（2）研究并考虑是否部分修改"规范"中控制的空气中污染物限量值。

（3）研究是否部分修改民用建筑分类。例如：办公楼的归类问题，食堂饭厅、食品冷库、地下半地下旅馆及商店的进一步分类解释问题等。

（4）细化工程勘察设计阶段、施工阶段、验收阶段的污染物控制要求。例如：土壤氡测量问题；室内新风补充问题；验收阶段发现污染物超标后，是否提出治理措施要求等。

（5）进一步细化建筑装修材料的污染物控制要求。例如：原来未列入控制的部分建筑装修材料问题等。

（6）进一步细化取样检测方法。

从 2008 年开始，"规范"修订编制组分设了 5 个专题组，分头开展调研，并密切结合"规范"的适用范围，注意彼此分工与联系，注意与其他国家标准、行业标准的协调问题。大量收集国内外的相关资料，尽量利用国内已有科研成果，同时开展了若干专题研究，并经过反复认真讨论，形成以下若干结论性意见：

1. 关于是否增加空气中控制的污染物种类及是否部分修改"规范"中控制的空气中污染物限量值问题

考虑到：①"规范"主要面对的是建筑材料产生的污染问题；②应本着"普遍存在且危害严重的污染物首先控制，逐步扩大控制范围"的原则，同时，在参考了国际标准等方面情况后，认为：

（1）暂不增加甲苯、二甲苯等项室内空气污染物控制指标。理由如下：

苯、甲苯、二甲苯都是无色、有芳香气味、易挥发液体。工业上甲苯目前主要用作硝基纤维素涂料（硝基漆）的稀释剂。工业混合二甲苯溶剂（含 3 种同分异构体）由于其溶解力强，挥发速度适中，是聚氨酯树脂的主要溶剂，也是目前涂料工业应用面最广、使用量最大的一种溶剂。当前美国、欧盟等已禁止含苯涂料、溶剂的生产使用。

调研表明，甲苯、二甲苯的生物毒性比苯低两个数量级。国际癌症研究机构（IARC）根据人类流行病学调查、病例报告和动物致癌实验资料进行综合评价，确定苯是人类致癌物，而未将甲苯和二甲苯列入。世界卫生组织（WHO）（2006）认为目前为甲苯、二甲苯制定相应室内空气导则值所需的科学证据不够充分，而推荐甲醛和苯等 9 种室内污染物首先制定导则，为其他国家制定 IAQ 标准提供参考。目前仅有德国、波兰、中国香港等国家（地区）在其室内空气质量立法管理中对甲苯进行限量，关注二甲苯的国家更少。

编制组认为，工程验收的污染物考核指标以少而精为好，且指标间尽量不要存在相互包含关系。而甲苯、二甲苯和 TVOC（已纳入考核指标）是具有一定的包含关系的，尽管和 TVOC 的检测条件有所不同，但污染物考核指标"TVOC"中实际上包含了甲苯和二甲苯，因此，它是一个综合的指标，并且室内检测数据通常表明，苯、甲苯、二甲苯（简称"三苯"）通常是 TVOC 中的主要成分。

另外，考虑到 TVOC 是一个反映和衡量复合污染物对人体产生的综合效应的指标，这种健康效应已经包括了甲苯和二甲苯（本身毒性较低）导致的或与其他物质协同导致的健康效应，因此，暂不增加工程验收中甲苯和二甲苯作为室内空气污染物的单独控制指标是可以的。

目前采用的三种室内有机污染物指标（即致癌物甲醛、苯，以及有机物综合指标 TVOC）已在"规范"实施中起到抓主要矛盾的作用。如要从严控制甲苯和二甲苯，完全可以从严控制 TVOC、进行总量控制做起。

"规范"是室内空气污染的控制规范，应更强调在设计、施工过程中进行污染物的源头控制，工程验收过程的空气限量则体现了对源头控制效果的检验。结合国家已发布的十多项强制性材料标准，"规范"修订时已严格了建筑装修材料的指标和限量值控制，对材料中释放量大的、人们普遍关心的污染物进行了优先控制，在施工过程中合理限制含有甲苯和二甲苯、乙苯的辅材使用，即已体现了更好的保障居民健康。

（2）暂不增加室内建筑噪声指标。理由如下：

噪声能够影响人的生理、心理健康。据了解，近期来，涉及民用建筑的噪声投诉虽时有发生，但尚未发现因室内噪声引发重大事件。

对于民用建筑工程的质量来说，建筑室内噪声主要是隔声的问题，《民用建筑隔声设计规范》GBJ 118—88 、《住宅设计规范》GB 50096—1999《建筑隔声测量规范》GBJ 75—84、《建筑隔声评价标准》GBJ 121—88 均对建筑隔声有明确要求，从技术规范的角度来看，涉及建筑噪声的标准规范已比较完善，而且《民用建筑隔声设计规范》GBJ 118—88 中部分条文已列入《工程建设标准强制性条文》（房屋建筑部分）。

建筑噪声控制的目前状况是：由于多种原因，实际工程过程中防止噪声污染的监督检验和控制工作普遍执行比较差。在这种情况下，若将建筑噪声列入本"规范"控制指标，指望通过"规范"的贯彻，以推动噪声污染的监督检验和控制，将会大大增加"规范"实施的难度，恐也难以解决问题。

（3）暂不增加室内空气微生物指标。理由如下：

从 ISO 和其他国家的 IAQ 标准来看，室内微生物污染的控制主要体现在对室内水蒸气（表现为湿度指标）、霉菌等指标的控制。室内空气中微生物来源主要包括：室外空气（如霉菌）进入室内环境、室内装饰装修材料（如地毯、壁纸）因潮湿发霉孳生、空调机组过滤网、冷却盘管等滋生的细菌、人及动物身上的微生物（如细菌和病毒）等。控制室内环境微生物污染的最有效的方法是进行合理的室内工程设计，以保证有充足的通风和除湿。

本"规范"第4.1.3条文已经对通风设计要求作了规定。而对于新建、改建和扩建的民用建筑工程室内环境，可能存在因室内装饰装修材料设计布置地点的不合理（如过于接近水源，空调冷凝水的导排不合理，室内装修夹层细缝存在等），使得建筑工程在交付使用后，室内局部地方可能会产生滋生室内微生物的隐患问题。但考虑到目前针对工程过程的防潮还没有相应标准，因此，"规范"修订时对工程过程可能存在的微生物滋生环境提出了防止措施要求，而未把微生物作为控制指标。

（4）暂不增加室内电磁辐射限量指标。理由如下：

室内电磁辐射主要来源于家用电器，以及室外电磁辐射（通信、广播电视、输变电线站等）的穿透。据环保系统近年来在全国所做的大量调查表明，极少发现室外辐射源（通信、广播电视、输变电线站等）造成室内电磁辐射超标的情况，而家用电器在出厂检验合格、能够正确使用的情况下，电磁辐射强度一般也较低。

电磁辐射的危害问题研究正在受到国内外普遍关注，许多人对原先国家颁布的电磁辐射限量标准提出异议（即：按"对人的辐射危害确定"合适否？人们普遍认为限量数值定得较高）。在这种情况下，考虑到"规范"属强制性国家标准，应坚持慎重从事原则，因此，本次修订暂不增加室内电磁辐射控制要求。

综上所述，本次修订仍维持原空气中污染物控制5项不变（甲醛、氡、苯、氨、TVOC），控制限量值也不变，而在第3章材料、第4章工程勘察设计、第5章工程施工中的多个地方提出了更加严格的污染物控制要求。

2. 关于是否部分修改民用建筑的分类

例如：办公楼的归类问题，食堂饭厅、食品冷库、地下半地下旅馆及商店的进一步分类解释问题。

研究结论是：将办公楼仍归Ⅱ类民用建筑，食堂饭厅、地下半地下旅馆及商店归属Ⅱ类（条文解释），食品冷库不归属"规范"管理范围。

理由如下：

经在河南、深圳等地调查，近年来，精装修办公楼室内污染超标情况（按Ⅱ类建筑）依然突出：超标比例在40%左右，污染物主要以甲醛和TVOC超标为主。调查结果见表1-1：

表1-1 精装修办公楼室内污染超标情况调查

检测项目	工程项目总数（个）	超标工程数量（个）	超标率（%）
甲醛	24	8	33
氡	24	0	0
苯	24	1	4.2
TVOC	24	11	46

考虑到现有办公楼验收时检测超标的这种情况，若提高办公楼的归类等级，势必造成更大比例的验收不合格，对"规范"实施不利。因此，今后除进一步加强工程过程中的污染控制外，可考虑待办公楼整体室内环境水平有所提高后再将其划入Ⅰ类。

食品冷库属"仓储性建筑工程"，原先已明确不属本规范管理范围，另外，考虑到目前大部分省市的工程质量监督部门均未对食品冷库的建设过程实施监督，所以，难以通过实施"规范"来实现对食品冷库的室内空气污染控制。

3. 关于细化工程勘察设计阶段、施工阶段、验收阶段的污染物控制要求

经过研究，编制组形成如下意见：

（1）关于在"规范"中是否提出分户验收问题。

"分户验收"是指住宅工程在按照国家规范要求内容进行工程竣工验收时，对每一户及单位工程公共部位进行的专门验收，并在分户验收合格后出具工程质量竣工验收记录。

目前的问题是：在分户验收的情况下，是否逐户检测室内空气污染物浓度。据了解，分户验收是北京市建委在 2005 年首先提出并实施的，并在 2005 年 11 月 14 日印发了《住宅工程质量分户验收管理规定》，此后各省市也先后推行了分户验收，它对于工程质量的提高起到了积极的作用。我们同时查阅了其他地方对于分户验收的有关规定，发现：目前推行的分户验收重点是工程观感质量和使用功能，其内容主要包括：

1）建筑结构外观及尺寸偏差；

2）门窗安装质量；

3）地面、墙面和顶棚面层质量；

4）防水工程质量；

5）采暖系统安装质量；

6）给水、排水系统安装质量；

7）室内电气工程安装质量；

8）其他规定、标准中要求分户检查的内容。

目前，多个城市已经开展的"分户验收"的检测项目主要依靠观感以及简单的现场测量，例如，测试墙面空鼓，目测是否有裂缝、起砂现象，外墙是否有渗漏现象，屋面是否有渗漏积水等，均不包括室内空气污染物浓度等技术要求较高的检测项目。另外，从经济可行性来看，室内环境检测项目费用较高，不适合全数检验（其他检测项目，例如，结构检测、节能检测也都是抽样检测）。

实际上，室内空气污染主要来自建筑材料和装修材料，在建设过程中，同一座建筑物在使用同样材料的情况下，室内污染物水平一般应差别不大（受施工水平影响造成的波动不大），根据目前抽样检测的情况来看，只要抽样具有代表性，目前规范中 5% 的抽样比例基本可以反映出建筑物室内空气质量。

因此，本次修订中，未对"分户验收"提出要求。

（2）根据目前许多建筑物由于过度密封、新风补充不足、室内环境污染超标频频出现的现实情况，修订中提出了建筑物内新风补充要求。

（3）关于毛坯房与精装修房室内环境检测的分别要求问题。

人们经常所说的"毛坯房"只是一个通俗的称谓，并没有一个准确的定义，因此，"毛坯房"情况下的污染源也有所差异，例如，墙面的粉刷情况就有水泥砂浆无饰面、罩白、使用水性涂料饰面等多种情况。针对"毛坯房"的这一情况，我们调研了河南、天津、海南等十几个省市的 200 多项工程，从中可以把"毛坯房"的装修材料（污染源）使用情况列入表 1-2：

表1-2　　"毛坯房"的装修材料（污染源）使用情况调查

地面	水泥砂浆抹面	地板砖	水磨石	—
	91%	7%	2%	—
墙壁	水泥砂浆抹面	批双飞粉、石膏等罩面	批涂料888	刷乳胶漆
	31%	56%	6%	7%
顶棚	水泥砂浆抹面	批双飞粉、石膏等罩面	批涂料888	刷乳胶漆
	32%	55%	6%	7%
厨房卫生间地面	防水涂料	防水涂料＋水泥砂浆等保护层	防水卷材	
	10%	89%	1%	
门	油漆木门	防盗门（无内门）	—	—
	21%	79%	—	—
窗	塑钢窗	彩铝窗	铝合金窗	—
	79%	5%	6%	—

　　从表1-2统计结果看，毛坯房的污染源主要来自墙面粉刷、内门油漆、外加剂、厨房卫生间使用的防水涂料等，产生的污染物仍然包括甲醛、苯、氨、TVOC和氡。

　　因此，不可因为是"毛坯房"而减少工程验收时的检测指标。当然，在充分掌握污染源的情况下，减少某项检测指标是可以的。

　　另外，需要指出的是：厨房、卫生间进行溶剂型防水涂料施工而未进行装饰或无保护层时（毛坯房时往往如此），污染问题十分突出，很容易超标，但是，经进一步装饰或增加保护层后，会大大改观，也就是说，毛坯房交工时的情况可能很严重，而住户使用时的情况反而大有好转（交付使用后已经有饰面层）。

　　（4）关于"工程验收阶段发现污染物超标后是否提出具体治理措施要求"。

　　编制组调研了国内外有关资料，并进行了10余种治理产品相关实验，主要情况如下：

　　1）据调查，造成精装修房室内环境污染超标问题突出的主要原因是建筑装修材料污染物释放量大，解决室内环境污染的根本出路仍然首先是从源头进行控制。

　　2）目前国内污染治理技术及治理企业状况不能令人满意。市场上流行的室内空气治理产品大体可以分为两类：试剂类和空气净化器类，前者工作原理是：将试剂喷涂到污染源上，试剂与污染物甲醛、氨、苯、TVOC反应，达到治理效果；后者工作原理是：应用过滤材料、静电净化技术、非平衡等离子净化技术、负离子净化技术、试剂类净化技术、光催化技术、膜分离技术、生物净化技术中的一种或多种，同时可借助于外力吸气，对空气中的污染物进行净化（若停止使用净化器，室内空气将持续受到污染）。

　　为实际了解治理产品（试剂类）效果测试，我们通过网络和实地考察，从郑州市 10 家治理企业中选定相对有技术支持、单位较规范的 4 家治理公司的产品（甲醛类）进行了测试比较，发现其中一家产品效果较好，其他 3 家的污染物去除率只有 10%～30%。实验还表明，产品短期治理效果虽然可以，但长期效果明显降低。另外，我们还选择了北京、上海各一家产品进行测试比较（时间所限），发现北京某产品两个月内效果都较好，上海某产品开始去除效率达 99%，一周后降至 40%。

　　据调查，目前市场上名目繁多的治理公司一般既进行治理又进行治理效果的测试检验（不合理），绝大多数公司没有合法的检测资格，检测结果无法保证，而且，据进一步了解，治理公司一般以加盟的方式成立，相关专业人员较少，缺乏技术支持。

　　3）目前有关污染治理方面的国家标准存在缺陷。近年来，国家出台了一些有关污染治理的标准，如：《空气净化器》GB/T 18801—2008、《室内空气净化产品净化效果测定方法》QB/T 2761—2006 等，这些标准虽规定了治理产品的检测方法，但未明确测试时根据实际情况选择合适的污染源（例如，实际情况中的污染源为人造板材、溶剂、胶粘剂等，都是持续释放污染物的材料），而标准中提出的供测试用的污染源均为不能持续释放污染物的试验材料，而且也缺少治理长期效果的指标要求。

　　因此，编制组意见：维持原"规范"第 6.0.19 条内容和原则提法（"应查找原因并采取措施进行处理"），暂不进一步提出具体的治理要求。

4. 关于进一步细化建筑装修材料的污染物控制要求

　　"修订稿"中进一步细化了建筑装修材料的污染物控制要求，并增加了"规范"相应附录内容。

5. 关于进一步细化取样检测方法

　　"修订稿"中进一步细化了取样检测方法，并增加了"规范"相应附录内容。

　　"规范"修订"征求意见稿"形成后，于 2009 年 8 月初分发到全国各地征求意见，征求意见的范围包括：环保、卫生、建筑工程监督管理部门、设计单位、施工单位、检测单位、开发商、建设及建材研究单位等 50 家单位，同时，在建设部网站上进行了公布。在两个多月的征求意见过程中，标准管理组利用电子邮件、电话等工具，力所能及地同各方面进行沟通，有的甚至反复多次。

　　"征求意见稿"发出后，收到各地反馈意见超过 40 个，其中书面反馈意见 28 份。

　　从反馈意见可以看出，大家对"征求意见稿"总的是肯定的，各地有关部门均表现出对本次"规范"修订工作的极大关心，建设系统内外不少人士，还以个人身份来电、来函发表意见，有的多次提出自己的意见和建议。"规范"修订编制组对来自各方面的建议，再次认真进行研究，采纳了大部分建议，并相应对"规范"修订稿进行了修改；少数建议未被采纳（由于种种原因）。

　　修订后的"规范"共涉及正文 75 条，占原"规范"正文 110 条的约 68%，修订后的正文为 119 条，同时对原规范附录 A、附录 B、附录 C、附录 D、附录 E 相应进行了修订，增加了附录 F、附录 G，条文说明也有若干修订之处。应当说，修订后的"规范"更加严谨、更具有可操作性，因而，更适合于我国当前控制室内环境污染工作的需要。

　　修订后的"规范"于 2009 年 12 月 9 日通过了由住房和城乡建设部及河南省住房和城

乡建设厅组织的审查委员会的审查。

第二节 "规范"的体例

从民用建筑工程的全过程看，只有实行工程的全过程控制，即从勘察设计、选材开始，到工程施工及竣工验收，对每一环节实行控制，才能使民用建筑工程室内环境污染的控制落到实处；只有当建设单位、勘察设计单位、施工单位和工程监理等单位各自承担起相应的责任，才能达到对民用建筑室内环境污染最终控制的目的。

要真正把建筑室内环境污染控制住，需要解决的问题很多，从技术上看，需要回答三个问题：

（1）控制哪些污染物？

（2）需要对哪些建筑物的室内进行控制？

（3）如何进行控制？

为了回答这些问题，编制组开展了大量的调查研究和科研论证工作。本规范涉及建筑工程、建筑装修材料、卫生、环保、地质等方面内容，相关标准多，且跨部门、跨学科。编制组工作过程中，十分注意了解各行业主管部门和企业的意见，并根据具体情况进行处理；充分利用互联网和现代信息系统，广泛收集国内外信息资料（欧盟、美国、日本等），并考虑了加入 WTO 后与国际接轨的有关情况。

本规范按照工程建设的先后顺序依次展开，对工程建设各阶段的污染控制提出了相应要求，通过层层把关、环环相扣的过程控制，确保工程竣工验收后，室内环境污染能控制在限量以内。基于这种构思，形成了本规范的如下体例：

第一章：总则

第二章：术语和符号

第三章：材料

第四章：工程勘察设计

第五章：工程施工

第六章：竣工验收

附录：（检测方法）

"规范"列出了 24 条强制性条文。设置这些强制性条文的必要性在于：由于规范涉及的方面很多，加上其他方面一些原因，执行起来难度是较大的，因此，为控制住民用建筑室内环境污染，要"把好关"。对于工程建设过程中的重要环节，以及那些很容易出现问题的地方，应当提出强制性要求，列为强制性条文，否则污染将难以控制。

某条款设置为强制性条文的原则是"必须"和"可行"，即：①规范中必须执行的条款，即不执行该条款将无法控制污染的，故列为强制性条文。②以往工程地质勘察、设计、施工、验收规范（标准）中已有明确要求，在本规范中只需依照执行的内容，未列为强制性条文。③执行了更好，不执行只是差些；或者执行了更好，但执行难度很大的（如相关行业管理跟不上，增加企业负担过多，检测周期过长、影响工期，照顾到我国企业目前发展水平等），未列为强制性条文。

"规范"的出台在我国建筑业发展史上是一件大事。正如《民用建筑工程室内环境污染控制规范》（送审稿）审查会议纪要所说：编制组根据民用建筑工程室内环境污染控制的迫切需要，在工作中贯彻了温家宝总理'此事关系居民身体健康，应引起重视'的重要批示，以及建设部领导'此事应抓紧，因社会日益关注，且影响人民的身体健康'的指示精神；本规范涉及部门多，涉及行业及学科多，时间要求急，编制难度大。编制组一年多来积极工作，开展了多方面的验证性测试和专题研究，收集了大量国内外相关资料，在广泛征求意见的基础上，经多次修改，完成了我国第一部《民用建筑工程室内环境污染控制规范》送审稿。该规范体例适宜，内容全面，送审资料齐全。规范所控制的污染物种类及环境指标科学、合理，污染控制措施适当，符合我国国情，填补了国内空白，规范所反映的技术水平整体达到国际先进水平。"

规范的发布执行，结束了我国民用建筑工程室内环境污染无标准可依的历史，为建造具有安全舒适室内环境的民用建筑工程创造条件，为保障人民健康发挥了积极作用。因此，可以不夸张地说，《民用建筑工程室内环境污染控制规范》国家标准的出台，是国家献给人民的一份厚礼。

第三节 "规范"适用范围

本"规范"适用于民用建筑工程（无论是土建或是装修）的室内环境污染控制，不适用于室外，也不适用于诸如墙体、水塔、蓄水池等构筑物，及医院手术室等有特殊卫生净化要求的房间。

关于建筑装修，目前有几种习惯说法，如建筑装饰、建筑装饰装修、建筑装潢等，唯建筑装修与实际工程内容更为符合。另外，国务院发布的《建筑工程质量管理条例》所采用的词语为"装修"，因此，本规范决定采用"装修"一词，即本规范中所说的建筑装修，既包括建筑装饰，也包括建筑装潢。

本规范所称室内环境污染系指由建筑材料和装修材料产生的室内环境污染。至于工程交付使用后的生活环境、工作环境等室内环境污染问题，如由燃烧、烹调、洗涤、化妆和吸烟等所造成的污染，不属于本规范控制之列。

第四节 纳入"规范"控制的污染物

纳入"规范"控制的污染物是编制组在进行了大量的室内污染调查基础上提出并确定的。

一、室内常见污染物调查

近些年来，国内外对室内环境污染进行了大量研究，已经检测到的有毒有害物质达数百种，常见的也有10种以上，其中绝大部分为有机分子，另外还有氨、氡气等。非放射性污染主要来源于各种人造板材、油漆、涂料等化学建材类建筑材料产品，这些材料会在常温下释放出许多种挥发性有毒有害物质，从而造成空气污染。放射性污染（氡）主要来自无机建筑装修材料，还与工程地点的地质情况有关系。

在拟订本"规范"及此后的修订过程中，我们参考国内外大量研究成果，精心收集了多项国际标准、国内标准及相关资料，进行了多项专题验证性调查和基础性调查研究，如建材市场空气污染物调查、木制板材成品市场空气污染物调查、已装修的宾馆及饭店室内空气污染物调查、室内挥发性有机物的释放性能的检测与研究、板材室内挥发甲醛、氨和苯系物的模拟研究、涂料及胶粘剂等实验方法验证性研究、混凝土外加剂含有甲醛调查、2003~2005 年的全国土壤氡调查、建筑材料氡析出率研究等，做了大批量的试验工作，以及其他社会力量进行的许多调查，可以认为，这些调查研究反映了我国目前所使用的建筑材料、装修材料的性能状况和室内环境污染状况，具有良好的代表性。

现将有关调查情况简要介绍如下：

1. 人造板材市场调查

板材在建筑装修中应用十分广泛，也是室内空气污染的主要来源。

（1）（2001 年前）北京市卫生防疫站对北京市三家经营规模较大、经营品种齐全、管理较为正规的建材市场（编号 A、B、C），每家随机抽取 10 个样本摊位的室内空气进行采样分析，并对市场内营销人员的主观感觉进行问卷调查，初步了解了建材市场室内空气污染程度及对人体健康的危害，调查结果见表 1-3 ~ 表 1-6：

表 1-3　三家建材市场室内空气检测结果

统计学指标	甲醛 （mg/m³）	苯 （mg/m³）	二甲苯 （mg/m³）	氨 （mg/m³）
样本数（n）	30	30	30	30
均数（x）	0.485	0.486	0.273	0.490
标准差（s）	0.173	0.112	0.103	0.134
建议标准（uo）▲	<0.150*	<0.150*	0.200*	<0.500
95% 可信限	<0.539	<0.521	<0.305	<0.532
室外对照浓度（u）	0.018	0.031	0.037	0.455

▲表示 1997 年欧洲室内空气建议标准。

*表示经 t 检验，$P < 0.05$，与建议标准值相比，具有统计学显著性差异。

表 1-4　各个建材市场内几种主要污染物浓度

调查地点	污染物浓度（mg/m³）			
	甲醛	苯	二甲苯	氨
A	0.634	0.793	0.452	0.489
B	0.482	0.645	0.300	0.456
C	0.152	0.632	0.294	0.368

由表1-4可见，本次调查的三家建材市场室内空气中污染物浓度由高到低依次为 A > B > C。

从营销人员的主观感受调查结果及分析，将人群所出现的主观感受及不良症状按其严重程度由轻到重排列，并将每个人的主观感受按照此表评分，划分入不同的分数段内（表1-5）。

表1-5 人体主观感受及症状评分

评分	主观感受及症状
1	无任何症状与不适
2	有眼、鼻、黏膜刺激症状（如眼痛、流泪、异臭、打喷嚏）
3	有皮肤刺激症状（如干燥、瘙痒）
4	有咽喉部刺激症状（如咽干、咽痛、咳嗽）
5	有呼吸不畅、胸闷、气短等症状
6	有头晕、头痛、记忆力下降等症状

表1-6 主观感受评分在不同分数段内的人数构成

地点	分数段（人数）						构成比（%）	
	1~4	5~8	9~12	13~16	17~20	合计	13~16	17~20
A	1	3	6	16	7	33	48.48	21.21
B	5	2	13	8	4	31	25.81	12.90
C	9	15	6	2	1	33	6.06	3.03
合计	15	20	25	26	12	97	26.80	12.37

应用统计学中行×列资料的 X^2 检验方法，对表1-6资料进行分析，计算得 X^2 值为42.51，$P < 0.005$，可以说明三家建材市场中各主观感受分数段内的人数的构成比有显著性差异；由高分数段中人数的构成比可以看出，A、B、C 三家建材市场中，较为严重的感受及症状的发生率是由高到低排列的，即 A > B > C。

由表1-3可见，检测指标中甲醛、苯系物浓度与建议标准值相比，$P < 0.05$，具有统计学显著性差异，即：甲醛、苯和二甲苯浓度高于标准值。氨和可吸入颗粒物的浓度与建议标准值相比，$P > 0.05$，无统计学显著性差异。

通过对三家建材市场室内空气的采样检测和对其中的营销人员进行的主观感受问卷调查可以看出，建材市场室内空气质量已受到污染，浓度较高的污染物是甲醛、苯系物，这些污染物主要来自市场内建筑装饰材料的挥发。空气中污染物浓度的高低与营销人员不良感受严重程度具有相关性。

（2）（2001年前）苏州市卫生防疫站对苏州市两个规模较大的胶合板建材城的室内空气进行采样分析，随机抽取30个经营摊位。市场经营的胶合板来自上海、广西、广东、江西、江苏、山东、浙江等地，对反映全国情况有一定的代表性。他们分别测定了甲醛、氨、苯、甲苯、二甲苯的空气浓度，结果显示甲醛、氨、苯三项指标严重超标，见表1-7。

表1-7　胶合板建材城的室内空气检测结果

项　　目	A 城		B 城		总　计	
样本数（n）	15		15		30	
统计学指标	均数（x）	标准差（s）	均数（x）	标准差（s）	均数（x）	标准差（s）
甲醛（mg/m³）	0.6037	0.4754	0.2376	0.2483	0.4328	0.4232
氨（mg/m³）	1.0075	0.8532	0.3122	0.0953	0.6830	0.7107
苯（mg/m³）	0.1451	0.1801	0.2299	0.2136	0.1846	0.1977
甲苯（mg/m³）	0.0000	0.0000	0.0032	0.0120	0.0015	0.0082
二甲苯（mg/m³）	0.0028	0.0114	0.0189	0.0705	0.0103	0.0486

胶合板在加工过程中使用的粘合剂为脲醛树脂和酚醛树脂，而脲醛树脂和酚醛树脂的主要原料是甲醛、尿素、苯酚以及其他辅料，这些原料极易挥发甲醛。

调查发现，新加工出厂的板材，甲醛和氨的释放量相对较高。经营摊位板材密度大的，甲醛、氨及苯系物的释放量也相对较高。这里的从业人员多有眼痛、流泪、异臭、打喷嚏等症状，这些症状可以认为主要是由于甲醛刺激性气体与眼、鼻、咽喉黏膜直接接触，而引起上呼吸道的刺激症状。

调查中还发现通风状况对污染物的浓度影响很大，表中 A 城比 B 城通风要差，A 城甲醛和氨的浓度远高于 B 城，两者比较，经 t 检验有显著性差异（$P < 0.05$），说明改善通风条件可降低污染物浓度。

另外，2004 年 1 月至 2009 年 12 月，国家建筑工程室内环境检测中心共做人造板材甲醛释放量实验 358 个。这 358 个人造板材均为装修工程的委托送检样品，涉及的人造板材的品种有：细木工板、胶合板（包括板厚 15mm、12mm、9mm、5mm、3mm 的各种胶合板）、饰面板、木地板、中高密度板等。为了解用于装修工程的各种人造板材的甲醛释放量的合格率情况，我们对这 358 个人造板材的检测结果的不合格率做了一个统计（干燥器法做细木工板、胶合板、饰面板，穿孔法做中高密度板均以大于相应 E_2 类的检测结果为不合格，强化复合木地板以大于相应 E_1 类的检测结果为不合格），统计结果如表1-8：

表1-8　358 个人造板材的检测结果统计

板材类型	检测样本数（个）	不合格样本数（个）	不合格率（%）	变动幅度（mg/L）	平均值（mg/L）	标准偏差（mg/L）
细木工板	142	29	20.4	0.32～42.8	3.6	5.6
胶合板	133	36	27.1	0.34～47.3	6.3	10.2
饰面板	41	11	26.8	0.10～30.7	3.9	5.2

续表1-8

板材类型	检测样本数（个）	不合格样本数（个）	不合格率（%）	变动幅度（mg/L）	平均值（mg/L）	标准偏差（mg/L）
强化复合木地板	27	2	7.4	0.04~3.86	0.75	0.84
中、高密度板	15	2	13.3	0.12~45.5	16.1	12.6
总计	358	80	22.3			

注：中、高密度板单位为（mg/100g，干材料），实验采用穿孔萃取法。细木工板、胶合板、饰面板采用小干燥器法，木地板采用大干燥器法。

从表1-8中可以看出，胶合板、饰面板中样品不合格率比较高，不合格率总体在27%左右，细木工板相对来说比胶合板、饰面板好一些，但不合格率也达到20%左右。木地板的不合格率统计数据为7.4%，这可以从一个侧面说明市场上的木地板的甲醛污染情况比较轻，市场上大部分木地板的质量（指环保方面）还是让人放心的。以下是这几种人造板材甲醛释放量的频率分布见图1-1~图1-5。

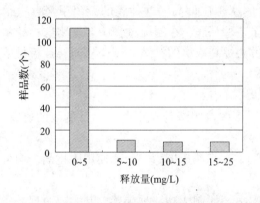

图1-1 细木工板甲醛释放量

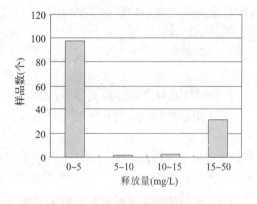

图1-2 胶合板甲醛释放量

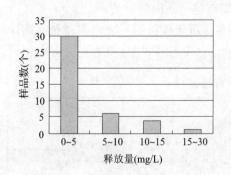

图1-3 饰面板甲醛释放量

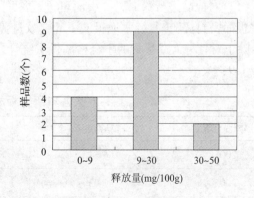

图1-4 中、高密度板甲醛含量（干材料）

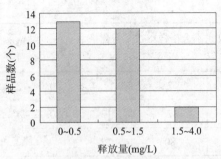

图 1-5   强化复合木地板甲醛释放量

从以上甲醛释放量频率分布图可以看出，胶合板不但不合格率最高，而且产品质量相差很大，从分布频率上看，有两头大、中间小的特点，即不合格的产品有很大一部分甲醛释放量相当高，其中甲醛释放量在 15mg/L～50mg/L 的产品数占不合格产品数的 80%。

胶合板、饰面板比其他品种人造板材高的原因与其产品单位重量用胶量有关，也与其板型结构更容易导致甲醛向外界释放有关。

人造板材的甲醛释放量的大小除了上面所说的两个因素外，主要还与人造板材所用的脲醛树脂胶质量有很大关系。现在市场上有很多生产脲醛树脂胶的厂子规模很小，生产的胶质量很差，主要是脲醛树脂胶中甲醛与尿素的摩尔比偏高，这种胶的游离甲醛含量很高，但粘结性会好一些。一些板材生产厂家为了追求利润，在制板过程中多采用这种摩尔比偏高的劣质胶，或以多掺甲醛这种低成本的方法提高板材的粘结强度，从而导致板材甲醛释放量偏高。

控制人造板材中甲醛释放量的措施主要有以下几点：

（1）用质量好的脲醛树脂胶生产板材。同时多关注甲醛与尿素摩尔比低的胶的研究、开发。

（2）从生产板材的工艺入手，延长热压时间、提高热压压力、合理使用固化剂，均可减少甲醛释放量。

（3）对成品做除甲醛处理。如比利时 Verkor 公司研制成功一种装置，其主要原理是用氨气作用于人造板，使游离甲醛转化为六次甲基四胺，从而达到降低甲醛释放量的目的。

（4）对成品进行深加工，表面可进行涂刷，贴 PVC 薄膜，三聚氰胺浸渍等，即所谓的"板面密封法"。复合木地板的甲醛释放量普遍低即与这一条措施有关。

除了对各种人造板材的不合格率做了统计外，对各年所送板材的不合格率所做的统计如表 1-9：

表 1-9   各年所送板材的不合格率统计

年　　度	送样品数量（个）	不合格数量（个）	不合格率（%）
2004	64	21	32.8
2005	73	14	19.2
2006	52	13	25

续表 1-9

年　　度	送样品数量（个）	不合格数量（个）	不合格率（%）
2007	57	9	15.8
2008	58	3	5.2
2009	54	3	5.6

从表中我们可以得到这样的信息，那就是各年所送板材的不合格率大致呈逐年递减的趋势，这也说明本规范对装修材料的监控还是取得了很大的效果。所以对装修材料的监控还应该进一步加大力度，而不应有一丝一毫的松懈，从而使大家都能用上放心的板材。

2. 家具市场调查

家具是不同材料的组合，家具表面经过油漆或涂料覆盖制成产品后，污染状况与单纯材料相比会有所不同，因此，通过对家具市场的调查，可以了解建筑装修材料与涂料污染的综合情况。

（1）（2001 年前）苏州市卫生防疫站对国内 30 个不同厂家的家具直销点进行了采样，结果见表 1-10。

表 1-10　苏州市板材商店室内空气检测结果

统计学指标	甲醛 （mg/m^3）	氨 （mg/m^3）	苯 （mg/m^3）	甲苯 （mg/m^3）	二甲苯 （mg/m^3）
样本数（n）	30	30	30	30	30
范围值	0.08 ~ 0.49	0 ~ 1.09	0.02 ~ 0.66	0 ~ 0.07	0 ~ 0.50
均数（x）	0.5911	0.3292	0.2737	0.0022	0.0166
标准差（s）	0.2281	0.1398	0.1526	0.0120	0.0892
建议标准（uo）▲	≤0.150	≤0.500	≤0.150	—	≤0.200

▲表示 1997 年欧洲室内空气建议标准。

通过本次调查，证明苏州市家具城室内空气中的主要污染物为甲醛、氨、三苯。从检测结果可看出，除甲苯外，其余指标均存在超标现象。甲醛检测结果均值高于建议标准（uo）4 倍，样品超标率 100%。氨的均值虽然小于 uo，但样品超标率 50%。苯的均值高于 uo 1.8 倍，样品超标率 23%。甲苯、二甲苯均数小于 uo，样品超标率分别为 0 和 3%。调查中，从业人员普遍反映有眼及鼻腔黏膜刺激等症状。

家具城室内空气污染的主要原因为：

1）加工木制板材的生产工艺较差，脲醛树脂粘合剂中的甲醛和氨易释放到室内空气中。

2）各个经营场所均没有安装送排风装置，室内通风能力差。室内温度、湿度也未加以控制。

3）木制板材堆积过多。

（2）（2001 年前）北京市卫生防疫站对北京市家具城室内空气质量现状、主要污染物及造成污染的因素进行了调查，主要结果如下：

家具城营业面积、从业人员数量、室内通风及板材密度见表 1-11。

表 1-11　北京市家具城营业面积、从业人员数量、室内通风及板材密度情况

序号	家具城面积 （m^2）	从业人员人数 （个）	人均占用面积 （m^2/人）	室内通风情况	板材密度 （m^2/m^3）
1	3000	55	45.5	自然通风	0.55
2	3000	90	33.3	自然通风	0.57
3	1000	54	18.5	自然通风	0.56
4	4000	146	27.4	空调	0.55
5	4000	220	18.2	轴流通风机	0.46
6	8000	350	22.9	自然通风	0.84
7	12000	160	75.0	空调	0.20
8	16000	300	53.3	空调、风机	0.68
9	40000	400	100.0	轴流通风机	0.89

由表 1-11 看出，9 个家具城都没有新风系统，只是靠自然通风置换室内空气。室内木制板材密度 $0.20m^2/m^3 \sim 0.89m^2/m^3$ 不等。

表 1-12　北京市家具城冬、夏季室内空气卫生质量和有毒物质检测结果

检测项目	采暖期（冬）			非采暖期（夏）		
	n	范围值	均值	n	范围值	均值
CO_2	126	0.053 ~ 0.072	0.062	288	0.051 ~ 0.070	0.063
CO	126	1.5 ~ 4.8	3.0	288	1.6 ~ 4.5	3.2
甲醛	134	0.02 ~ 0.5	0.16	216	0.07 ~ 1.71	0.52
甲醛（个体）	113	<0.04 ~ 1.10	0.19	105	0.14 ~ 3.71	0.56
氨	—	—	—	216	0.21 ~ 1.02	0.32
酚	126	<0.010 ~ 0.011	<0.01	96	<0.010 ~ 0.019	<0.01
苯	126	<0.005 ~ 0.092	0.059	96	<0.005 ~ 0.044	0.012
甲苯	126	0.020 ~ 0.15	0.061	96	<0.010 ~ 0.049	0.015
二甲苯	126	<0.02 ~ 0.084	0.056	96	<0.02 ~ 0.039	<0.02

注：以上检测数据，除 CO_2 为百分比浓度外，其余的单位均以 mg/m^3 表示；甲醛（个体）：表示从业人员的甲醛个体接触剂量。

　　从表 1-12 可以看出，苯及二甲苯小于我国居住区大气中有害物质最高允许浓度（目前我国公共场所卫生管理条例中没有酚类化合物、苯、二甲苯的卫生标准），甲苯小于前苏联居住区大气中有害物质的最高允许浓度（目前我国公共场所卫生管理条例及居住区大气中有害物质的最高允许浓度中均没有甲苯卫生标准）。冬、夏季甲醛平均值高于目前我国制定的公共场所室内卫生标准，夏季室内氨的平均值小于目前我国制定的理发馆卫生标准。

　　夏季室内甲醛浓度高于冬季，经统计学分析，两个季节室内甲醛浓度有明显差异（$P < 0.05$）。其中有 294 件样品的含量高于目前我国制定的公共场所卫生标准，占总件数的 84%。94% 的检测结果高于欧洲室内建议值（$0.16mg/m^3$）。40% 的样品高于美国室内建议值（$0.486mg/m^3$）。

　　夏季氨平均浓度：本书经过统计分析，证明夏季室内空气中氨的分布呈几何正态分布，因此，其平均污染水平以几何均数表示。本次调查，共检测 216 件样品，其中有 21 件的检测结果高于理发馆卫生标准，样品超标率 10%。检测结果范围为 $0.21mg/m^3$ ~ $1.02mg/m^3$，平均浓度 $0.32mg/m^3$，最大值为 $1.02mg/m^3$，高于理发馆卫生标准 1 倍。

　　对甲醛和氨污染的原因分析后，认为：

　　1）木制板材的卫生质量及生产后的放置时间具相关性：家具使用的木制板材在加压成型过程中使用了大量粘合剂，因此，新板材中的甲醛和氨的释放量相对较高。如：7 号家具城板材密度在 9 个家具城中最低，但冬季调查时由于刚刚开业，展销的家具是出厂不久的新家具，造成室内甲醛含量相对较高。因此，为改善室内空气质量，对目前现有的木制板材，可置于较高的温度和湿度环境条件下，促进板材中的甲醛和氨释放，以减少以后使用中的污染；或者在家具生产过程中，通过改进原材料和工艺，减少甲醛和氨释放。国外目前已对加工木制板材开始进行管理，如：欧洲共同体已经颁布木制板材卫生标准，不符合标准的板材限制生产。

　　2）木制板材密度：9 个家具城板材密度在 $0.20m^2/m^3$ ~ $0.89m^2/m^3$ 之间，污染最大的家具城尤以板材密度最高，如：6 号和 9 号家具城，板材密度分别为 $0.84m^2/m^3$ 和 $0.89m^2/m^3$，其室内甲醛和氨的浓度在 9 个家具城中位居前二位。

　　3）温度和湿度：温度和湿度的确对挥发性有机化合物的释放速度有很大影响，并有显著的相关关系，其甲醛和氨的浓度与室内温度及湿度呈正相关。由此说明，室内温度高、湿度大，板材中的甲醛和氨的释放速度加快。同时，从此次检测结果也可以看出，夏季室内甲醛浓度明显高于冬季。

　　4）风速：据资料报道，室内通风换气能力是影响空气质量的又一重要因素，且风速与室内空气中的甲醛和氨的含量呈负相关。说明室内空气流通，有害物质容易排出，如：调查的 3 号家具城，营业面积小，门及窗户较多，室内通风好于其他家具城，因而室内甲醛和氨浓度相对较低。但夏季该室内甲醛浓度高于公共场所卫生标准，经分析认为，夏季室内温度高，仅靠自然通风降低室内甲醛浓度远远不够，应安装新风系统装置。

　　从上可知，板材的卫生质量及生产后的放置时间、板材密度、室内温度、湿度及通风换气能力是影响家具城室内空气质量的重要因素。

　　该调查中的个体监测器检测结果及问卷调查结果：利用个体监测器检测室内甲醛含

量，通过时间加权浓度估算个体接触水平，能比较准确地反映出从业人员每天接触的甲醛剂量。本书在冬、夏季利用 AHMT 方法检测了家具城从业人员甲醛接触浓度，并进行了有关呼吸道等症状发生率调查。同时在夏季选取三个未在家具城工作的 100 名工作人员做了对照组调查，并从中选取 39 名工作人员进行了甲醛个体接触浓度检测。

结果表明，未在家具城内的从业人员的甲醛平均接触浓度为 $0.11mg/m^3$，家具城从业人员的冬、夏季平均接触浓度分别为 $0.19mg/m^3$ 和 $0.56mg/m^3$，他们每天吸入的甲醛至少为 $0.73mg$ 和 $2.15mg$。由此说明家具城从业人员每天接触的甲醛浓度较高，有的接触剂量已超过 1980 年美国化学工业毒理研究所报道的、动物吸入甲醛蒸气引起鼻腔鳞形细胞癌的报道中的浓度。此问题应引起我国有关部门的高度重视。

据资料报道，气态甲醛眼刺激阈为 $0.06mg/m^3$，嗅觉刺激阈为 $0.06mg/m^3 \sim 0.22mg/m^3$，上呼吸道刺激阈为 $0.12mg/m^3$。长期慢性吸入 $0.45mg/m^3$ 的甲醛，可导致慢性呼吸道疾病增加。从本次夏季检测结果表明，家具城从业人员甲醛个体接触浓度明显高于对照组。从而导致两种场所从业人员的呼吸道等刺激症状发生率有显著性差异（$P < 0.01$）（见表1-13）。

表 1-13　北京市家具城与商场从业人员主诉症状对照表

症　　状	家具城（$n = 105$）	对照组（$n = 95$）
眼部刺激（%）	0	
眼流泪（%）	59.0	0
咽部刺激（%）	41.9	0
头晕头痛（%）	52.4	7.2
鼻刺激（%）	23.8	0

通过本次调查，证明目前北京市家具城室内空气中的主要污染物为甲醛和氨。甲醛采暖期和非采暖期的检测结果平均值分别高于公共场所卫生标准 0.3 倍和 3.3 倍。最大值分别高于公共场所卫生标准 3.5 倍和 15.8 倍。二季度样品的超标率分别为 61% 和 98%。氨的室内最高浓度 $1.02mg/m^3$，高于公共场所卫生标准 1.0 倍，样品超标率 10%。

家具城从业人员冬、夏季的甲醛平均接触浓度分别为 $0.19mg/m^3$ 和 $0.56mg/m^3$，82.6% 以上的从业人员的甲醛接触剂量高于公共场所卫生标准，有的已高于美国化学工业毒理研究所动物吸入甲醛蒸气引起肿瘤发病报道中的浓度。此问题应引起我国有关部门的高度重视。

3. 宾馆类民用建筑污染调查

宾馆是流动人口停留最多的地点，也是代表每个城市形象的窗口，因此宾馆的室内装修及装饰显得格外重要，档次高、材料更新快，并且已成为各地装修业的先导。对宾馆类民用建筑室内空气污染调查，可以帮助了解过去装修的、现在还正在使用的民用建筑室内空气质量情况。

（2001 年前）苏州市卫生防疫站对不同级别的宾馆进行了调查，结果见表 1-14、表 1-15。

表 1-14　苏州市宾馆客房室内空气质量调查表

污染物	样本数	范围（mg/m³）	x±s（mg/m³）	相关标准*（mg/m³）	超标率（%）
甲醛	30	0.019~0.205	0.100±0.0545	≤0.12	33.33
氨	30	0.04~0.447	0.150±0.110	≤0.50	—
苯	30	0.00~0.065	0.032±0.0153	≤0.15	—
甲苯	30	未检出	—	—	—
二甲苯	30	未检出	—	≤0.20	—

表 1-15　苏州市宾馆餐厅室内空气质量调查表

污染物	样本数	范围（mg/m³）	x±s（mg/m³）	相关标准*（mg/m³）	超标率（%）
甲醛	30	0.043~0.250	0.099±0.0485	≤0.12	20.00
氨	30	0.000~0.214	0.100±0.093	≤0.50	—
苯	30	0.020~0.098	0.048±0.0192	≤0.15	—
甲苯	30	未检出	—	—	—
二甲苯	30	未检出	—	≤0.20	—

*表示除甲醛为国标外，其余为 1997 年欧洲室内空气建议标准。

从表 1-14、表 1-15 中可见，本次调查中以甲醛污染最为严重，与现行国家标准《旅店业卫生标准》GB 9663—1996 中规定的 ≤0.12mg/m³ 相对照，超标率分别为 33.33% 和 20.00%，氨、苯、甲苯、二甲苯均小于 1997 年欧洲室内空气建议标准。

客房与餐厅中甲醛超标率分别为 33.33% 和 20.00%。超标的原因在于材料的甲醛释放，而释放甲醛的材料来自两部分：一部分是板材所使用的胶粘剂脲醛树脂、三聚氰胺甲醛树脂、酚醛树脂等，以及涂料组成中的基料；另一部分来自木制板材及用木制板材制成的家具在装修过程中使用的粘合剂。

氨浓度虽未超过欧洲室内空气建议标准，但与我国居住区大气中有害物质的最高允许浓度 0.2mg/m³ 相比，客房中氨仍有 31.03% 的样本超过。饭店环境卫生状况较好，出现这种状况，只能认为氨来自于装修材料的脲醛树脂。

通过调查现场可以看出：

（1）板材或家具在空气中暴露面积较大的场所，尤其是家具中素板在空气中暴露面积大的，甲醛浓度容易超标。

（2）单位体积内客房中木制家具的表面积一般超过餐厅，且客房均为中央空调，房间长时间封闭；而餐厅内人流量较大，通风情况较好，因此，客房的甲醛超标率明显高于餐厅。

（3）据了解，抽样地点的室内装修时间从 15 天到 2 年不等，发现装修时间越近的，甲醛越容易超标。

4. 办公场所空气质量调查

近年来新建成的写字楼、办公楼越来越多。办公类建筑除提供给工作人员办公场地之外，对办公场所的室内环境的要求也越来越高。大多这种场所都装有中央空调，进行较高档次水平的室内装修。因此，新建写字楼、办公楼普遍具有工作人员密度大，装饰装修档次高，所用装饰装修材料种类、数量较多的特点。

（2001 年前）北京市卫生防疫站对新建办公场所室内空气质量进行调查分析时，选定的污染物为甲醛、氨、苯系物、一氧化碳、二氧化碳、可吸入颗粒物和臭氧。6 家办公场所室内空气采样，化学指标的检测结果，见表 1-16：

表1-16　北京市 6 家办公场所室内空气检测结果

检测项目	检测件数（件）	超标件数（件）	超标率（%）
甲醛	38	16	42.11
氨	36	29	80.56
苯系物	22	0	0
一氧化碳	48	0	0
二氧化碳	48	8	16.67
可吸入颗粒物	58	16	27.59
臭氧	12	6	50.00

调查结果表明，在采用集中供暖和禁止吸烟的新建办公场所中，空气中甲醛浓度较高。

从所测场所看，在有氨监测项目的三家办公场所中，氨主要来自于建筑物墙体材料。据了解，有两家是由于在墙体施工过程中，加入尿素作为防冻剂使用的。建筑物投入使用后，随气温、湿度等环境因素的变化，氨从墙体中缓慢释出，造成室内空气氨浓度较高。

从检测结果还可以看出，除苯系物外，其余项目指标均存在超标现象，说明新建办公场所普遍存在室内空气污染问题。其主要污染物种类和来源不尽相同。

近年来，我们还调查统计了河南、深圳等地近年来的精装修办公楼室内污染检测数据，发现目前办公类建筑按 II 类建筑检测超标比例在 40% 左右，主要以甲醛和 TVOC 超标为主，详见表 1-17。

表1-17　河南、深圳等地精装修办公楼室内空气检测结果

检测项目	工程项目总数（个）	超标工程数量（个）	超标率（%）
甲醛	24	8	33
氨	24	0	0
苯	24	1	4.2
TVOC	24	11	46

5. 混凝土外加剂的甲醛污染情况调查

近年来，由于混凝土外加剂被广泛运用于各种建设工程中，用以改善混凝土性能。2004 年 11 月~2005 年 1 月，上海市建设工程质量检测中心浦东新区分中心对市场上的混凝土外加剂进行了污染物甲醛的质量调查，结果见表 1-18。

表 1-18 混凝土外加剂甲醛含量检测结果

序　　号	检测结果（g/kg）	序　　号	检测结果（g/kg）
1	0.40	16	1.14
2	0.84	17	0.12
3	0.31	18	0.07
4	0.21	19	0.16
5	0.54	20	0.34
6	0.14	21	0.21
7	1.42	22	1.62
8	0.38	23	0.04
9	0.14	24	<0.005
10	0.17	25	0.40
11	0.17	26	0.82
12	0.22	27	0.54
13	0.14	28	0.58
14	0.21	29	0.45
15	0.18	30	0.40

在 30 个混凝土外加剂样品中，检出限量以下的样品为 1 个，占总数的 3%；甲醛含量 0.005g/kg~0.5g/kg 的样品为 23 个，占总数的 77%；甲醛含量 0.5g/kg~1.0g/kg 的样品为 3 个，占总数的 10%；甲醛含量 1.0g/kg 以上的重度污染样品为 3 个，占总数的 10%，其中最高污染值为 1.62g/kg，按本规范第 3.5 节水性处理剂的甲醛限量应小于或等于 0.5g/kg 来评定结果，在 30 个外加剂样品中，甲醛合格的样品为 24 个，占总数的 80%，甲醛超标的样品为 6 个，占总数的 20%。最高超出标准值 3.2 倍。从混凝土外加剂的主要成分来分析甲醛的源头，主要来自于多环芳香族磺酸盐，水溶性树脂磺酸盐等，而含有这些成分的外加剂的种类又多数为减水剂。

目前我国主要使用的混凝土外加剂的种类和成分，见表 1-19。

表1-19　我国主要混凝土外加剂的种类和主要成分表

种　类	主　要　成　分
普通减水剂和高效减水剂	木质素磺酸盐、丹宁、多环芳香族磺酸盐、水溶性树脂磺酸盐、脂肪族类
引气剂	松香树脂类、烷基和烷基芳烃磺酸盐、脂肪醇磺酸盐、皂甙类
缓凝剂	糖类、木质素磺酸盐、羟基羧酸及其盐类、无机盐类
早强剂	强电解质无机盐类早强剂：硫酸盐、硝酸盐、氯盐等； 水溶性有机化合物：三乙醇胺、甲酸盐、乙酸盐、丙酸盐等； 其他：有机化合物、无机盐复合物
防冻剂	强电解质无机盐类：氯盐类、氯盐阻锈类、无机盐类； 水溶性有机化合物类：以某些醇类等有机化合物为防冻组分的外加剂、有机物化合物与无机盐复合类
膨胀剂	硫铝酸钙类、硫铝酸钙－氧化钙类、氧化钙类
泵送剂	由减水剂、缓凝剂、引气剂等复合而成的泵送剂
防水剂	无机化合物类：氯化铁、硅灰粉末、锆化合物等； 有机化合物类：脂肪酸及其盐类、有机硅表面活性剂、石蜡、橡胶及水溶性树脂乳液等
速凝剂	粉状速凝剂：以铝酸盐、碳酸盐等为主要成分的无机盐混合物； 液体速凝剂：以铝酸盐、水玻璃等为主要成分，与其他无机盐复合而成的复合物

其中减水剂是混凝土外加剂中的最常用的材料，我国目前减水剂品种以第二代萘系产品为主体，占总量的80%以上，然而萘系外加剂的主要成分就是芳香族磺酸盐与甲醛的缩合物，如果不严格控制甲醛投入量，非常容易引起甲醛的污染。该类产品一般的合成工艺流程图如图1-6所示：

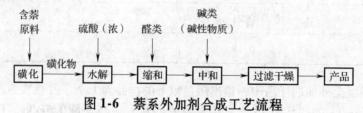

图1-6　萘系外加剂合成工艺流程

树脂系减水剂也是引起甲醛污染的又一种外加剂。磺化三聚胺甲醛树脂减水剂是世界上普遍应用的另一种高效减水剂。1964年由原西德研制成功，取名为Melment。它的合成是将三聚氰胺与甲醛反应，制成三羟甲基三聚氢胺，然后用亚硫酸氢钠磺化。由此在单体合成的过程中也产生了甲醛。

日本、欧美等国已在大量应用新一代减水剂，并逐步取代萘系等第二代减水剂，就是第三代聚羧酸系高性能减水剂，具有掺量低、减水率大、与水泥适应性显著改善、坍落度保持性能优异、强度增长明显、生产及使用过程中无任何污染等显著特点，而到2003年底我国聚羧酸系减水剂产量占减水剂总产量不到2%。

因此，就我国目前的情况来说，混凝土外加剂依然可能带来甲醛的污染，引起室内空气甲醛超标，这也是为什么我国的一些"毛坯房"也会出现甲醛超标的原因之一。

6. 关于土壤氡、室内氡浓度调查

国内外许多研究表明，地下地质构造断裂对民用建筑低层室内氡气污染的贡献不可忽视。

（2001年前）河南省地质科研所与河南省辐射环境检测管理站，对郑州地区城市建筑低层室内放射性气体危害及预防做了研究，本项研究于1997年完成。本次研究工作的任务有三个：

（1）郑州市区范围内土壤中的氡气含量进行普查测定，编制郑州市区土壤中（地表下60cm）氡气分布图，圈出氡异常区。

（2）研究氡气高异常及形成的原因，研究和制定消除高浓度氡放射性气体的办法和措施。

（3）从调查癌症发病率较高地区的放射性氡浓度着手，用实例说明氡气污染对人体健康的危害，以引起人们的重视。

本项研究涉及的土壤氡面积测量范围为：整个郑州市区，即南北长10km、东西宽13.2km，面积132km^2。整个室外工作时间为1996年4～5月，共两个月，完成398个物理测点。

1996年11～12月两个月的时间，项目对环境氡及其子体进行测量，共完成38个点的测量工作，其中测定了19个房间内的氡及其子体的浓度。对地下土壤及环境氡测量数据进行了核算整理，绘制了相应的成果图件，并于1997年3月底，完成成果报告的编写。

该研究还调研了国内外相关资料，表明氡在自然界是普遍存在的，凡有空气的空间就有氡及其子体的存在，氡在陆地大气中含量为4.4Bq/m^3，海岸边大气中含量为0.37Bq/m^3，土壤中的氡气浓度平均为7400Bq/m^3，研究表明土壤氡是居室环境氡的主要来源。

该研究对土壤氡测量主要结果为：土壤氡气测量共完成398个测点，并编制了1:17000比例尺的郑州市氡异常图。主要结论有：

（1）郑州市区地表下600mm处，多数地区氡气测量结果在10个脉冲以下，经换算在5500Bq/m^{3}以下，属正常水平。

（2）郑州市区分布着8个高浓度异常区，主要是：

1）黄河路西段，河南省地质研究所附近，实测结果为22000Bq/m^3～36850Bq/m^3；

2）郑州市汽车北站附近，实测结果为14850Bq/m^3～17600Bq/m^3；

3）河南省环保局附近，实测结果为11000Bq/m^3～22000Bq/m^3；

4）棉纺路西段，实测结果为13750Bq/m^3～33550Bq/m^3；

5）郑州第二砂轮厂附近，实测结果为11550Bq/m^3～28600Bq/m^3；

6）省图书馆—嵩山饭店，实测结果为12100Bq/m^3～23100Bq/m^3；

7）郑州某大学一带，实测结果为13750Bq/m^3～26950Bq/m^3；

8）郑州铁路局附近，实测结果为12100Bq/m^3。

（3）二砂厂（棉纺路西段）—嵩山饭店—郑州某大学—铁路局四个高异常区。从宏观分析可以看出，形成了一个走向偏东西向的异常带，该带长 10km，宽 0.5km ~ 2km，异常值在 11000Bq/m³ ~ 33550Bq/m³。这是郑州市区内土壤氡相对浓度最高地带，也是研究和观察的重点区。

将该异常带所处位置与郑州市 1:10000 基岩地质图进行对比，发现该异常带正好处在通过郑州市区的走向为近东西向断层——须水断层上方。因而，推断有规律的出现的这一条异常带，与须水断层有关。地下氡气沿断裂上运而富集。

郑州市室内氡浓度测量结果，主要有：

（1）室内开窗、开门（流通）氡浓度与室外环境氡浓度相近。

（2）在室外环境氡浓度较高的地段，如地科院，室内如采用水磨石地板、墙用 888 刷涂，其室内氡浓度（11.16Bq/m³）、子体潜能（3.4×10^{-8}J/m³）比室外氡浓度（26.3Bq/m³）还低、比子体潜能（7.5×10^{-8}J/m³）也低。这与地面为水磨石后，氡析出率比土壤低有关。可见适当的装修措施可以使土壤和墙壁氡析出率降低。

（3）地下室的氡及子体潜能值均高。由于地下室经常不开门窗，比较封闭，空气流通性差，致使氡浓度集累增高。子体潜能同样增高，如地科院地下室在 200Bq/m³ 以上，地矿厅地下室氡浓度为 150.69Bq/m³，子体潜能为 2.07×10^{-7}J/m³，比正常高一个数量级。

（4）郑州某大学校内室内氡浓度较高。

1）郑州某大学图书馆位于一层楼，但由于郑州某大学地下氡浓度高，且不经常开门窗氡浓度较高，氡浓度为 106.2Bq/m³，比正常地区高 4 倍以上，超过国家规定限值（100Bq/m³）；子体潜能为 2.13×10^{-7}J/m³，比正常值高出一个数量级。

2）郑州某大学工会—办公室（平房）情况：水泥地面，很少开门，测得结果是氡浓度为 96.76Bq/m³，比正常值高 3 倍 ~ 4 倍，接近国家限额值。子体潜能 1.25×10^{-7}J/m³，比正常值高一个数量级。该屋开门后，再测一次氡浓度降为 55.46Bq/m³，子体潜能变化不大，为 1.2×10^{-7}J/m³。同样房间，通风 3h 后，测得氡浓度降至正常值即 19.71Bq/m³，子体潜能为 1.9×10^{-8}J/m³。

由此看来，说明注意室内空气流通，氡及其子体会迅速降低达常规值。这也是消除氡危害的一项简单而重要的措施。还是这间屋，关闭三夜两天后，氡浓度上升到 41.3Bq/m³，比通风后实测数高出 2 倍多。子体潜能为 1.1×10^{-7}J/m³，比通风后实测高一个数量级，说明氡及其子体集累还是比较快的。

2003 ~ 2005 年，"规范"国家标准管理组组织进行了全国土壤氡调查，课题分设以下5 个子课题：①"国外土壤氡检测"子课题组。②"国内土壤氡浓度检测资料汇总、整理、研究"子课题组。③全国 18 个城市土壤氡本底调查子课题组，被调查的地区有：上海（浦东）、昆山、温州、广州、深圳、兰州、大连、邢台、太原、郑州、烟台、徐州、石家庄、通化、杭州、舟山、西宁、镇江等城市。为保证检测调查质量，事先制订了工作方案，统一检测仪器和检测方法，收集当地土壤镭、钍、钾含量资料（环保部门）和地质构造资料。④"表浅土壤氡异常检测方法研究"子课题组。⑤改进型的 FD – 3017 土壤氡检测仪研制。

18 个城市土壤氡调查结果及全国近 500 万 km² 国土面积航测数据的换算对照看，数据基本可信，统计出全国土壤氡平均值为 7300Bq/m³，与全球计算平均值 7000Bq/m³ 接近。

7. 在用民用建筑室内环境污染调查

2005 年央视二台曾组织进行了全国性室内环境污染调查，共调查了 22 个城市，检测项目有甲醛、苯、总挥发性有机物（TVOC）。入户检测共采集了 4735 个样本，调查依据《民用建筑工程室内环境污染控制规范》GB 50325—2001 进行，参加此次调查的家庭有 566 户，室内空气中甲醛检测结果见图 1-7。

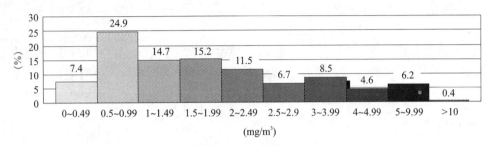

图 1-7　甲醛检测结果的数据分布

调查结果显示，甲醛合格的有 183 户，占检测总数的 32%；甲醛超标 383 户，占检测总数的 68%。

苯检测结果见图 1-8。

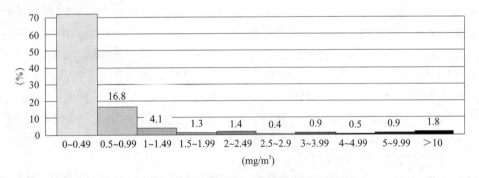

图 1-8　苯检测结果的数据分布

可以看出，室内空气中苯合格的有 492 户，占总数的 89%；苯超标 63 户，占总数的 11%；最高污染物浓度超出标准限值 110 倍。

室内空气中 TVOC 检测结果见图 1-9。

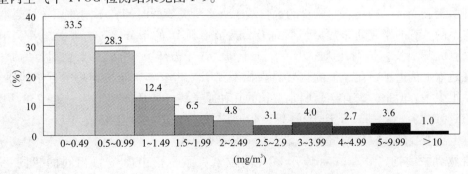

图 1-9　TVOC 检测结果的数据分布

可以看出，TVOC 合格的有 295 户，占总数的 62%；TVOC 超标 182 户，占总数的 38%；最高污染物浓度超出标准限量值 50 倍。

综上所述，央视二台组织调查的三种污染物中超标严重的是甲醛（超标比例 68%），其次是 TVOC（超标比例 38%），苯污染较轻（超标比例 11%）。央视二台的调查结论是：我国因装修造成的室内污染较为严重，应引起我国有关部门关注。

二、室内常见污染物来源及危害

《民用建筑工程室内环境污染控制规范》GB 50325 控制的室内空气中污染物有氡（氡 –222，Rn^{222}）、甲醛、氨、苯和总挥发性有机化合物（TVOC），还有建筑装修材料中的苯、甲苯、二甲苯、VOC、聚氨酯涂料中游离甲苯二异氰酸酯（TDI）等。

（一）氡气

氡是一种放射性气体，惰性气体，无色，无味。氡元素有几种同位素：氡 –222、氡 –220、氡 –219 等，分别来自不同的镭同位素镭 –226、镭 –224、镭 –223。镭同位素分别由由寿命非常长的铀 –238（半衰期 4.49×10^9 年）、钍 –232（半衰期 1.39×10^{10} 年）、铀 –235（半衰期 7.13×10^8 年）衰变而来。氡 –222 的半衰期 3.82d，氡 –220 的半衰期 54.5s，氡 –219 的半衰期 3.92s。氡气在水泥、沙石、砖块中形成后，一部分会跑到空气中来，会被人体吸入体内，在体内形成照射。几种氡同位素中，氡 –222 作用占了一大部分。一般来说，铀、钍、镭在自然界含量很微小，万分之几的含量即算是矿了，但比较而言，花岗岩中、铝矾土中、煤矸石中、粉煤灰中等含量较高些。氡的 α 射线会致癌，世界卫生组织（WHO）认定的 19 种致癌因素中，氡为其中之一，仅次于吸烟。WHO 建议室内氡浓度限量标准定为 100Bq/m³，"规范"将 I 类民用建筑室内限值定为 200Bq/m³（现场实测值，不经氡与其子体换算）。

1. 无机建材的氡气污染问题及 γ 外照射

（1）天然长寿放射性核素。

据多角度研究考证，地球年龄已有 45 亿年上下，在这 45 万万年的漫长岁月中，形成地球之初的那些许许多多不稳定的原子核（它们会放出 α 粒子、β 粒子、γ 光子等粒子，而变为别的原子核，这种现象物理学上叫原子核衰变），由于它们的半衰期长短不同（半衰期即由于衰变，一种物质原子核的数目减少一半所需要的时间，不同的原子核衰变，半衰期也不同，有的半衰期非常短，不到 1s，甚至不到 1s 的千分之一，万分之一，千万分之一；有的却很长，长到几天，几年，几千年，几千万年），所以，半衰期短的原子核，早已在地球上消逝了，在今天的自然界中找不到了。甚至半衰期长到几千万年的原子核，也很少很少了。但是，确有半衰期非常长的几种原子核（物质），例如，铀 –238（U^{238}）、铀 –235（U^{235}）、钍 –232（Th^{232}）、钾 –40（K^{40}）等，历经漫漫 45 亿年后，至今在我们的地球上还能找到，只是数量很少就是了（见表 1-20）。

自然界中的铀，并非一种原子核（同位素：原子核中质子数相同的叫同一种元素，同一种元素的原子核中，中子数可以不同。质子数相同、中子数不同的原子核叫同位素），而是有三种，它们的半衰期差别很大，在自然界中的存留量差别也很大（见表1-21）。

表1-20 几种长寿命放射性同位素的半衰期

同位素	K^{40}	Rb^{87}	U^{238}	U^{235}	Th^{232}	Re^{187}
半衰期（年）	1.31×10^9	4.7×10^{10}	4.5×10^9	7.1×10^8	1.39×10^{10}	4.3×10^{10}

表1-21 天然铀的成分

同位素	重量百分比	半衰期（年）	α放射量（%）	α粒子能量 Mev
U^{238}	99.28	4.5×10^9	48.9	4.18
U^{235}	0.714	7.1×10^8	2.2	4.4
U^{234}	0.00548	2.48×10^5	48.9	4.8

时至今日，虽然铀元素在自然界的含量微乎其微，但人类社会进入20世纪后，它始终令世人关注。首先是人们发现了铀-235（U^{235}）的裂变特性，即当一个铀-235原子核接受一个中子后，会发生分裂，变成两个质量小一点的原子核，在这个过程中，释放出另几个中子和大量能量，这就是所谓的"原子核裂变反应"。可以想见，如果条件合适，这种反应一经开始，即可以自持进行下去，那样，所释放出的能量可以大到改天换地的地步，这就是所谓的"链式反应"。这一原理创造了原子弹，1945年扔在日本广岛和长崎的原子弹，让世人永久的记住了铀。后来，铀-235用在核反应堆上，又成为建造核电站的核心材料，为人类造福。铀同位素中半衰期最长的是铀-238，由于它的衰变特性，使得它成为会对人们造成放射危害的、挥之不去的放射性同位素。其衰变过程为：

$$U^{238} \xrightarrow{\alpha} Th^{234} \xrightarrow{\beta} Pa^{234} \xrightarrow{\beta} U^{234} \xrightarrow{\alpha} Th^{230} \xrightarrow{\alpha} Ra^{226} \xrightarrow{\alpha} Rn^{222} \xrightarrow{\alpha} Po^{218} \xrightarrow{\alpha} Pb^{214} \xrightarrow{\beta}$$

$$Bi^{214} \xrightarrow{\beta} Po^{214} \xrightarrow{\alpha} Pt^{210} \xrightarrow{\beta} Bi^{210} \xrightarrow{\beta} Po^{210} \xrightarrow{\alpha} Pb^{214}$$

从U^{238}的衰变过程看，值得我们关注的有这样几点：

1）它放射出一个α粒子后，铀原子核变成了钍元素的原子核，这个钍元素原子核的原子量是234，它仍然不稳定，是放射性的，继续衰变，一直进行下去，直至衰变成铅-214（Pb^{214}），它是稳定的同位素原子核，不再衰变。在这个衰变链中间，所有的原子核都是放射性的。

2）U^{238}的衰变链中的每一种放射性同位素，作为前一级母原子核的衰变产物，在衰变过程中，与前一级母原子核处于平衡状态。由于铀-238的衰变期很长，所以，至今，衰变链中的所有同位素，在自然界中仍有存在，例如，Ra^{226}（镭-226）。

3）在U^{238}之后的14级衰变中，唯一氡-222是气体的放射性元素，且是惰性气体。也就是说，其他所有的衰变产物，随铀-238原子而生、而灭、而在，铀-238存在于岩石中，它们也就存在于岩石中。唯独氡－222例外，当它形成后，由于它是气体，且是惰性气体，它的半衰期是3.82d，在它的原子核发生衰变以前，有足够时间，会有一部分从岩石中逸出来。

（2）天然长寿放射性物质的放射危害。

天然放射性物质的放射危害，主要是通过其放射的射线对人体细胞基本分子结构的电离，破坏了分子结构和细胞而造成伤害的。因此，凡能对人体造成伤害的射线，通常叫做电离辐射。天然放射性物质放射的射线基本上有三种：α射线、β射线、γ（χ）射线。α射线和β射线都是带电粒子，α粒子在空气或其他物质中造成的电离密集，α粒子的能量损耗很快，射程（即可以穿透的距离）很短；β粒子造成的电离比α粒子较弱，能量损耗较慢，因而射程较长，但考虑到天然放射性物质在自然界中的含量毕竟很少，因而，β射线不至于从人体外部对人体构成伤害。值得注意的是γ（χ）射线，由于它在空气中的电离小、射程长，可以从建筑材料中放射出来，从人体外部对人体构成伤害。

天然放射性物质对人体构成放射危害的另一个途径，就是天然放射性物质进入体内。一般情况下，它们是很难进入体内的，但是，从岩石、土壤跑到空气中的氡气，却很容易随着人们的呼吸而进入肺部，并随着血液的流动走向全身。氡－222原子核放射的是α粒子，虽然α粒子难以从体外对人体构成伤害，但进入人体的氡－222原子所放射的α粒子，由于它的射程短，在它所经过的路径上，造成原子的电离密集，破坏细胞结构分子，在人体内对细胞的伤害也就十分集中，细胞受伤害的程度也就大，修复的可能性也较小。之所以氡气成为造成肺癌的第二位原因，道理也就在这里。

自然界中的氡并非一种同位素Rn^{222}，还有别的几种同位素，如Rn^{220}等，只是其他的几种氡同位素，要么份额很少，要么半衰期很短，没有实际意义，因此，首先值得关注的仍然是Rn^{222}。

在专业语言里，放射线从外部照射人体的现象，叫做外照射；放射性物质进入人体并从人体内部照射人体的现象，叫作内照射。

从理论上讲，几种天然放射性物质都是值得注意的。但是，如果同时考虑到它们在自然界中的存留量、考虑到它们的辐射类型，以及射线粒子的能量等因素后，真正需引起警惕的也就是铀（U^{238}、U^{235}、U^{234}）、钍（Th^{232}）、镭（Ra^{226}）、氡（Rn^{222}）、钾（K^{40}）等五种元素。其中，氡（Rn^{222}）带来的是内照射问题，钾（K^{40}）带来的是外照射问题（它放射γ射线和β射线，但β射线射程很短，不至于构成危害，K^{40}的γ射线能量很高，射程很长），铀（U^{238}、U^{235}、U^{234}）带来的也是外照射问题，这是因为，它既有γ射线和β射线，也有α射线。在建筑工程实际工作中，考虑到β射线和α射线射程短，从建筑材料中射出的可能性不大，不至于构成外照射危害，且铀同位素的γ射线相对能量也较小，穿透建筑材料物质并进入空气中后，照射人体的危害较小，所以，在评价放射性物质的危害时，往往不把铀作为防范的主要对象。钍－232（Th^{232}）的γ射线能量较高，射程较长，需考虑外照射危害。镭－226（Ra^{226}）情况较为复杂，这是因为，一方面，它的γ射线能量较高，射程较长，可以构成外照射危害，另一方面，它的衰变产物就是R^{222}，Rn^{222}在空气中的多少与镭－226（Ra^{226}）直接相关。也就是说，镭-226（Ra^{226}）既关系到内照射危害，又关系到外照射危害。以上四种同位素的主要辐射特征如表1-22。

表1-22 四种天然放射性核素的主要辐射特征

核素名称	内、外照射关系	γ射线能量（keV）
U^{238}	外照射	186
Th^{232}	外照射	238
Ra^{226}	内、外照射	352.5
K^{40}	外照射	1460

自然界中任何天然的岩石、砂子、土壤，无不含有铀、钍、镭、钾等长寿命天然放射性同位素（绝对不含天然放射性核素的物质是没有的）。只是在一般情况下，它们在天然物质材料中的含量极低罢了（在我国，铀含量超过万分之几即叫"矿"，可开采）。

由此可见，能够对建筑物内环境造成放射性污染的无机材料几乎全以天然土石为基本材料（砖、瓦、水泥、砂、花岗岩、大理石、石膏等属于此类），矿渣及工业生产的废渣开展综合利用后，也是如此，如煤矸石砖、粉煤灰制品（灰渣砖、掺粉煤灰的水泥、粉煤灰加气混凝土、砌块）等。有的地方甚至用赤泥（生产氧化铝后的废矿渣）以及铀矿的废矿石等作为建筑材料盖房使用的。

2. 地下地质构造断裂是民用建筑低层室内氡气污染的重要来源

美国和俄罗斯利用已有的航空放射性探测资料，作出了全国的氡危害预测图，然后在重点地区开展了地面测量工作。美国地调局和环保局合作对美国的氡危害作了调查，结果表明35%人口居住在氡危害较大的地区内。据美国环保局调查，全国有800万户住宅的室内氡气含量超标，每年因氡而患肺癌死亡人数约2万人。

美国环境地质学家 Brookins D. G. 1988年提出了较典型的氡的环境地质研究方法，经多年研究，他提出室内氡浓度水平与下列因素呈正相关：居室与山靠近的程度，土壤内氡气含量，房屋是否过分密封，阳光照射量及建筑材料等。1988年度，美国麻省大学几位教授对弗吉尼亚州和马里兰州调查结果表明，这里的室内氡气水平比预期值高2倍，约有45%的室内氡水平高于 EPA（美国环保局）规定的上限值（150Bq/m^3），同时发现室内氡的变化受季节影响和受地质构造控制的程度都很明显，冬季某些岩体上的建筑物氡水平有70%居室均超标。春季氡值有所下降，原因是春季开窗通风所致，由此推断，夏季室内氡水平则会更低。进一步查明室内氡浓度水平与房屋的结构也有关系，即地下室或者墙壁大部分埋在地下者，室内氡值较高，证明氡主要来源于土壤中。同时期的 C. E. Chrosinak 研究结果认为，地质条件与氡水平的关系并不明显，美国有一些家庭建筑在含铀很高的基岩上，但室内浓度比期望值低，而远离高铀区域的住房却有不可思议的高氡浓度，指出地下水面的波动及土壤类型对室内氡值影响较大，同时指出，氡的高浓度潜力依赖于 Ra，它是铀的子体，直接衰变为氡，同时也依赖于土壤的湿度、土壤的渗透性、季节和天气等。俄罗斯学者（Grammakov）早在 1936 年就提出了氡迁移的"扩散理论"。1991 年研究氡的环境地质时，在查明室内氡的地质来源中，也仅仅限于测定土壤和建筑材料中的铀、钍的含量。V. P. perelygin 研究认为：在岩石、土壤和建筑材料中铀与钍的浓度直接关系到空气中 Rn^{222} Rn^{220} 的浓度。1985 年德国生物学家 G. Keller 和地球物理学家 H. Schniders 共同研究氡环境地质，从 1980 年开始对 2 万户住宅进行居室氡测量，结果发现，这些住宅中约 3% 的室内氡浓度超过了 $300Bq/m^3$，在艾费尔地区的一个村庄内几所住宅氡浓度超过 $500Bq/m^3$，而这一区域处于铀、镭低水平内，据大量的研究测定，认为氡是随着地下水的对流，以及土壤中的气体上行，从基岩通过裂隙上升到居室的，因此得出"土壤氡高则室内氡高"的结论。

我国河南省郑州某大学校址，地质构造上处在走向为近东西向的须水断层附近，由于断裂的存在，使深部氡气易上升而析出地面，因而土壤氡浓度较高，相应的环境氡、室内氡也较高。由于沿断裂析出较易，氡气及其子体潜能集累也较快。故沿断层附近氡危害相应也会比其他地区大。

该校处在氡浓度高异常区带上，经测定在其校园内土壤含氡、环境及室内氡及子体均较高。校领导介绍该校癌症发生率比相当规模的河南其他大学高得多。经与该大学医院讨论和调查，近期学校癌症病人有 26 人之多，癌症类型有 18 种之多，其中肺癌有 7 例，白血病 5 例，肝癌 8 例，乳腺癌 6 例。

氡子体对人体的损害是造成癌症的原因之一，有资料表明，氡子体造成的肺癌占肺癌病人总人数的 25% 左右，该大学癌症发病高不能不说与氡浓度及气体潜能相对高有关。

河南省物探队氡研究组在某市某单位家属院进行测氡研究，首先在院内按微分测量进行了地下放射性氡气采样测定。结果发现地下氡气浓度全部超标，而且发现院内有三个高浓度异常区。

为了证明以上三处异常区内的住户室内空气放射性氡浓度是否也高，又分别对某几户室内的地表空气按积分测量进行了采样测定，其结果是异常区内的住户室内空气中的氡浓度也高，而异常区外的住户室内空气的氡浓度则低。

为了进一步研究，他们又对人们经常活动的空间高度（如床面、桌面等）进行了空气测定，发现在这个高度处，异常区内的住户氡浓度仍然超标。此测定结果揭示了该家属院内长期住在平房内（或一楼）的若干个住户出现癌症病故、血液病病故和心血管病故较多现象，而他（她）们的住房均处于高浓度异常区内。

综合上述，氡及其子体作为引起人类某些癌变的原因，虽然不能说它是造成癌症，特别是肺癌的唯一因素，但可以说它是造成癌症的主要因素之一。因此，在民用建筑工程中采取防氡、降氡工程措施是一项重要的工作，应积极展开。

世界卫生组织（World Health Organization，WHO）于 2009 年 9 月 21 日颁布了《室内氡手册》。这说明了成立于 2005 年 1 月的国际氡项目（International Radon Project，IRP）WHO - IRP 又有了新的举措。

世界卫生组织的国际氡项目（WHO - IRP）的工作目的如下：

- 制定有效降低氡危害的战略。
- 促进各国行政当局建立妥当的防氡、降氡政策。
- 提高公众及行政当局对氡危害的认识。
- 建立确认降氡措施效果的监督反馈机制。
- 在全球范围内对室内氡的健康危害进行评价，有效地分配降氡举措资源。
- 在全球范围内建立室内氡暴露数据库。

WHO 认为，氡及其子体的辐射照射是诱发肺癌的重要因素，全球范围内住宅及工作场所内的氡暴露会导致每年约有数万人死于肺癌，氡暴露是电离辐射中危险度最大的因素之一。从关注室内环境空气质量的角度出发，氡暴露问题正在成为继吸烟之后的与降低肺癌发生有关的又一关注对象。

最新的研究表明，由矿工流行病学研究外推得到的肺癌危险度与从住宅内氡暴露流行病学研究得到的肺癌危险度并没有太大的矛盾。室内氡浓度 $100Bq/m^3$ 就会导致肺癌危险增加 16%。所以，为了有效地控制室内氡的照射，减少肺癌发病率，WHO 于 2009 年 9 月 21 日发布了《室内氡手册》。

从公共卫生角度看，氡是一种天然产生的放射性气体，由铀（钍）、镭衰变产生，是人类受到电离辐射的主要来源。在含有铀（钍）、镭的土壤、岩石和矿石中，人们可以发现高浓度的氡气。氡气可以通过土壤的孔隙、地板的裂缝及管道的孔洞等途径进入我们生活的环境，在封闭的房屋中氡气能够累积到很高的水平。一些特殊的地区，建材和地下水也能成为室内氡的重要来源。

氡的主要危害是衰变时不断发射出的高能（ $5.49MeV \sim 7.68MeV$ ） α 粒子，吸入后这些 α 粒子会滞留在人体的呼吸道上，对局部细胞产生照射，最终诱发肺癌。

欧洲、北美和亚洲等国家室内氡与肺癌关系研究的最新资料显示，肺癌危险度与氡暴露水平呈直线关系，有 3%～14% 肺癌是由氡引起的。氡是继吸烟之后引起肺癌的第二因素。高氡与烟草联合有很强的联合效应，吸烟人群中患肺癌的比率比普通人群更高。

根据最新流行病学研究结果，WHO 采用了更严格的控制标准，在《室内氡手册》中将室内氡的控制限值降低到 $100Bq/m^3$ 。WHO 建议要重视室内氡的污染，要善于发现高氡房屋，并对其采取必要的降氡措施或积极的补救性的改造活动工作。鼓励建筑商对新建房屋从工程上采取防氡技术处理，这些技术包括地板隔膜、土壤减压等。建议各成员国建立国家范围的防氡政策，关注生活在高氡暴露区的人群健康，提高公众对氡健康风险的科学认识，采取可行性措施降低国家室内氡的平均水平。

《室内氡手册》主要内容如下：

氡是一种来源于岩石和土壤的放射性气体，很容易聚集在地下矿井或房屋这样的密闭环境中。土壤气体渗入被认为是普通室内氡的最主要来源，其他来源还有建筑材料和井水，这些在大多数情况下，贡献都不很大。公众接受的电离辐射剂量很大一部分来自于氡的暴露。最近欧洲、北美和亚洲等国家进行的室内氡与肺癌关系研究提供的有力证据表明，普通公众中的许多肺癌都是由氡引起的。目前估计，氡引起肺癌的比例约占肺癌总数的 3%～14%，具体数值与相关国家的平均氡浓度和所用计算方法有关。分析表明，肺癌危险度随氡的暴露量呈比例增加。

因为很多人生活都受到低、中水平的氡暴露，所以与较高氡浓度的暴露相比，大部分肺癌还是由低、中水平的氡暴露造成的。氡是继吸烟之后引起肺癌的第二因素。大部分氡引起肺癌的病例出现在吸烟人群中，这是由于吸烟与氡强化的联合效应所致。

氡的测量比较简单，但对评价室内氡的浓度却很重要。氡的测量需要采用标准程序，以保证测量结果的准确性和一致性。室内氡浓度变化与建筑结构和通风习惯有关。氡的浓度不仅随季节有很大变化，而且每天、每小时都有不同。由于有这些变化，所以估计室内氡的年平均浓度至少要有 3 个月或更长时间的可靠测量，短期测量只能为准确氡浓度提供初步估计。为了得到可靠的结果，强烈建议对测量装置进行质量保证。

工程上氡的防护包括对新建房屋的预防性处理和对现有建筑物的降低或补救性改造。氡的预防和降低措施的重点是要屏蔽氡的进入途径和通过不同的土壤减压技术逆向改变室内空间和户外土壤间的空气压力。在许多情况下，两种方法结合可以最有效地降低室内氡的浓度。

可利用利益－代价分析，对氡的预防和降低干预行动进行选择。在此方法中，针对不同的行动或政策，给出纯健康代价和纯健康利益，进而给出这些行动或政策的最优化系数。

优化分析表明，在 5% 住房氡浓度超过 $200\,\mathrm{Bq/m^3}$ 的地区，对所有新建房屋采取预防性措施是值得的。对新建房屋采取防氡措施，比对已有房屋采取降氡改造效果更好。对已有房屋而言，在一些低风险地区的测量费用可能会高于降氡费用，这是由于与需要降氡的房屋数相比，需要测量的房屋数更多。即使分析表明全国范围的整治方案没有效益，但是生活在高氡浓度室内的居民，肺癌风险会明显增高，仍需要采取降氡措施。

由于普通公众对室内氡引起的危险并不了解，所以建议进行特别的风险沟通。氡的风险沟通需要告知不同的群体，并推荐降低室内氡的措施。专业间的合作是必要的，需要技术和沟通方面的专家共同努力，制订出一套基础性的方案。氡危险度的信息应尽量简单，用简单易懂的语言向公众提供危险度信息。例如，可把氡引起肺癌的危险度与其他癌症危险度，或与日常生活中的一般危险度放在一起进行比较。

应制定国家范围的降低氡风险的公共卫生计划。国家级的防氡计划应包括降低全国氡浓度水平和全民危险度，还应包括降低生活在高氡地区人群的危险度。

国家级的防氡政策，应关注生活在高氡暴露地质区域的人群，提高公众对相关健康风险的认识。成功的国家方案的关键在于与其他健康促进计划（如室内空气质量，控制吸烟）配合行动，培训建筑专业人士和其他在贯彻防氡、降氡措施中的利益相关者。相应的建筑法规规定，在建筑时应有对防氡措施的要求，以及在购买和销售房屋时应进行氡的测量，这对判定是否为高氡浓度很重要。

国家参考水平代表在居室中可接受的最高的浓度，是国家计划的重要组成部分。对于室内氡浓度超过此水平的房屋，建议或要求采取补救行动。制定参考水平应考虑不同的国家性因素，如氡的分布、已有高氡浓度房屋的数量、室内氡水平的算术平均值、吸烟状况。根据最新的科学证据,世界卫生组织提出参考水平为$100Bq/m^3$,目的是减少室内氡暴露的健康危害。对于目前不具备达到这一水平的国家,所选择的参考水平不应超过$300Bq/m^3$,此值根据国际放射防护委员会(ICRP)最近的计算,相当于每年约为10mSv。

本手册提供的关于氡与健康方面的最新阐述,目的不是取代现有的辐射防护标准,而是强调与国家氡计划有关的规划、实施和评估方面的问题。

为提高我国居民的生存质量,减少或降低氡及其子体致肺癌造成的生命危害及经济损失,香山科学会议于2007年6月19~21日在北京召开了主题为"氡及其子体健康危害与控制"的第304次学术讨论会。

潘自强研究员在"氡及其子体健康危害与控制的现状和问题"的主题评述报告中论述了加强氡研究的意义、氡浓度和照射水平的现状、氡危害的控制、加强氡研究在我国具有特别重要的意义、氡危害相关的一些基本问题,以及进一步加强氡研究的建议。他指出,国际上已有直接证据表明住宅氡照射可以引起公众肺癌,并且没有发现其他任何癌症的增加。总体上讲我国氡、钍浓度及其照射水平高于世界平均值。尤其是从中国大陆部分城市建筑室内氡浓度变化趋势来看,2000年以后报道的数据比20世纪80年代的数据增高了约80%。引起这种显著增加的主要原因:一是建筑材料制造中使用了较高放射性含量的废渣(缺乏控制标准)。二是大量空调的利用要求关闭窗户导致室内空气换气次数减少,进而导致室内氡浓度水平的增高。三是过去测量方法的不规范导致了20世纪80年代的测量结果偏低。另外,在国际上铀矿的职业照射是一个照射水平的高端,但是实际上我国其他地下矿山和地下空间比铀矿还高。因此,在我国应当高度关注除铀矿和煤矿以外其他地下矿山和隧道施工等场所的氡照射问题。

在氡研究中,国内外都存在一个普遍性问题,只注重空气中氡浓度水平调查而轻视对其来源岩石和土壤中氡的研究。大气环境中氡浓度与氡地质潜势密切关联。底层建筑物室内氡90%以上来自地基岩石和土壤,且与地质构造年代、地层放射性核素丰度、区域地质构造、地球化学演变过程、地质断裂构造等密切相关。专家指出室内氡主要有地质途径和建材途径两种来源。工业废渣用作建材原料是引起室内氡浓度增高的一个重要因素。与会专家建议加强全国氡地质潜势填图研究工作,查清氡的来源,有针对性地采取预防措施,从源头加强氡的控制。

国内外研究表明:现代城镇住宅辐射污染主要来自建筑材料引起的内照射,在高层住宅内氡气60%~70%来源于建筑材料,对建筑材料的合理利用是影响居民辐射安全的重要环节。由于我国大量的工业矿渣被用来制造建筑材料,地热水的开发利用以及矿山不合理开发,使得我国辐射水平呈明显增加趋势。

国内外经验表明:建筑材料氡析出率增加一个数量级,内照射指数(I_{Ra})镭核素含量控制必须减少一倍,才能保证室内氡浓度不超过$200Bq/m^3$。因此,在国家标准《建筑材料放射性核素限量》GB 6566—2001不增加氡析出率限值指标前提下,本"规范"在第3.1.3条"民用建筑工程所使用的加气混凝土和空心率(孔洞率)大于25%的空心砖、空心砌块等建筑主体材料"条款中,增加了建筑主体材料表面氡析出率$(Bq/m^2 \cdot s) \leqslant 0.015$

指标。这项工作将为积累建筑材料氡析出率和内照射指数（I_{Ra}）镭核素含量提供科学数据，为将来 GB 6566—2001 标准修改提供宝贵的数据源。

三层以下的室内氡气的主要来源：来自地基的土壤和岩石，一般占室内氡的 90% 左右。含氡较高地区的建筑物中室内氡浓度较高。高氡区分布的范围相当广泛。美国、加拿大与欧盟已经先后编制了氡地质潜势图和室内氡水平调查现状图。

从源头上加强氡的控制，主要措施有：避免在地质断裂带和工业废渣堆放场上建房；地基采用氡含量较低的材料，并采取地基覆盖及涂料等控制氡的析出；选择镭含量和氡析出率低的建筑装饰材料，最好是采用绿色建材和防氡涂料。加强室内通风，并经常开启门窗，增加空气流通。但也要注意，通风降氡虽然是一种经济有效的控制方法，但是通风不当引起的负压将加剧氡向室内的扩散与渗流。通风降氡是治标之策，建筑隔氡才是治本之道。专家建议，在尽可能的情况下采用压入式通风等。开展室内氡—土壤氡关联性研究课题，就是希望寻找我国的高氡建筑物。新修订的 GB50325—2010 规范既有空心率（孔隙率）大于 25% 的建筑材料放射性限量表面氡析出率限量要求，又有新建住宅建筑设计与施工中氡控制要求和土壤中氡浓度及土壤表面氡析出率测定要求。

特别是正确利用"城市区域性土壤氡水平调查方法"可以起到圈定的高氡潜在地质远景区要加强民用建筑工程场地防氡工作，避免在新建房屋时再安装氡缓解装置和涂刷防氡涂料而增加建筑成本；可以有效地控制高氡潜在地质远景区的建筑材料流向别的地方。圈定的低氡潜在地质远景区可以宣布不再进行民用建筑工程场地土壤氡浓度测定工作，这样可以极大地节约检测成本。

（二）甲醛

甲醛是无色、具有强烈气味的刺激性气体。气体比重 1.06，略重于空气，易溶于水，其 35%～40% 的水溶液通称福尔马林。甲醛是一种挥发性有机化合物，污染源很多，污染浓度也较高，是室内环境的主要污染物之一。

甲醛是原浆毒物，能与蛋白质结合。吸入高浓度甲醛后，出现呼吸道的严重刺激和水肿、眼刺痛、头痛，也可能发生支气管哮喘，这些，均可能是由于甲醛的致敏作用。酚醛树脂又是重要致敏原，人体衣服有致敏污染物时，可引起全身致敏。皮肤直接接触甲醛，可引起皮炎、色斑、坏死。经常吸入少量甲醛，能引起慢性中毒，出现黏膜充血、皮肤刺激症、过敏性皮炎、指甲角化和脆弱、甲床指端疼痛等。全身症状有头痛、乏力、胃纳差、心悸、失眠、体重减轻以及植物神经紊乱等。WHO 已确认甲醛为致癌物质。国际癌症研究机构（IARC）汇集了 10 个国家的 26 位科学家针对甲醛的致癌性进行评议后指出，甲醛不但能导致鼻腔癌和鼻窦癌，并有强烈但尚不充分的证据显示可以引起白血病。

甲醛对室内暴露者的健康影响最敏感的是嗅觉和刺激。通常，人的甲醛嗅觉阈为 $0.06mg/m^3$～$0.07mg/m^3$，但个体差异很大，有的人嗅觉阈可高达 $2.68mg/m^3$。

室内空气中如果甲醛类含量过高，对眼睛和皮肤都有刺激作用，据研究，甲醛浓度达 0.1ppm 时，可引起咽部和上呼吸道的损伤，而浓度达到 0.25ppm 时，气喘病人和儿童会感到呼吸困难，若长期接触，会使人感到周身不适、头痛、眩晕、恶心，甚至可引起鼻癌。

自然界中的甲醛是甲烷循环中的一个中间产物，本底值很低，每立方米仅有几个微克。城市空气中的年平均浓度大约是 $0.005mg/m^3 \sim 0.01mg/m^3$，一般不超过 $0.03mg/m^3$。室内甲醛有多种来源，可来自室外的工业废气、汽车尾气、光化学烟雾等；室内来源主要有两方面，一是来自燃料和烟叶的不完全燃烧，二是来自建筑材料、装饰物品及生活用品等化工产品等。

甲醛的化学反应强烈，价格低廉，故广泛用于工业生产已有大约一百年历史。甲醛在工业上的用途主要是作为生产树脂的重要原料，例如脲醛树脂、三聚氰胺甲醛树脂、酚醛树脂等，这些树脂主要用作粘合剂。各种人造板（刨花板、纤维板、胶合板等）中由于使用了粘合剂，因而可含有甲醛。新式家具的制作，墙面、地面的装饰铺设都要使用粘合剂。因此，凡是大量使用粘合剂的环节，总会有甲醛释放。此外，某些化纤地毯、塑料地板砖、油漆涂料等也含有一定量的甲醛。甲醛还可来自化妆品、清洁剂、杀虫剂、消毒剂、防腐剂、印刷油墨、纸张、纺织纤维等多种化工轻工产品。甲醛还是人体内正常代谢产物之一。既是内生性物质（由蛋白质、氨基酸等正常营养成分代谢产生），也是许多外源性化学物质进入体内后的代谢分解产物。可见甲醛的来源极为广泛。甲醛在体内能很快代谢成甲酸，从呼出气和尿中排出。

由于甲醛的来源很多，容易造成室内污染。使用装饰物的室内，峰值也可达 $2.3mg/m^3$ 以上。我国大宾馆新装修后，峰值可达 $0.85mg/m^3$ 左右，使用一段时间后可降至 $0.08mg/m^3$ 以下。一般住宅在新装饰后的峰值约在 $0.2mg/m^3$ 左右，个别可达 $0.87mg/m^3$，使用一段时间后可降至 $0.04mg/m^3$ 以下。甲醛在室内的浓度变化，主要与污染源的释放量和释放规律有关；也与使用期限、室内温度、湿度以及通风程度等因素有关，其中温度和通风的影响最重要。

武汉理工大学对室内甲醛污染控制技术进行了调查，发现脲醛树脂、酚醛树脂、三聚氰胺甲醛树脂等释放甲醛的过程是一个持续的过程，而且释放量随着季节和气温的变化而变化，所以其将长期影响室内环境。例如，刨花板贴面的书柜，三年后家具内和家具外的甲醛浓度为 $0.455mg/m^3$ 和 $0.098mg/m^3$；而且，在这些树脂生产、储存以及加工的各个环节，也都存在着严重的甲醛污染问题，例如，脲醛树脂中游离甲醛的浓度为 3% 左右，107 胶中的甲醛浓度为 0.5% 左右。此外，还有极少量的甲醛是由于木材中的半纤维素分解而释放出来的。

我国脲醛胶树脂的年产量很大，为人造板（胶合板、刨花板和纤维板）用胶的大部分。其释放甲醛的原因大致如下：

（1）树脂合成时，余留未反应的游离甲醛。

（2）树脂合成时，已参与反应生成不稳定基的甲醛，在热压过程中又会释放出来。

（3）在树脂合成时，吸附在交替粒子周围已质子化的甲醛分子，在电解质的作用下也会释放出来。

随着人们环保意识的加强，以及对室内环境质量要求的提高，甲醛污染问题刺激着各国科技人员研究和开发低污染技术和非醛替代品。

许多国家（日本、荷兰、瑞典、前西德等）均已制定出了室内甲醛的限量建议值，见表1-23。我国公共场所卫生标准中，甲醛确定为 $0.12mg/m^3$，居室内建议为 $0.08mg/m^3$。

表1-23　国际上室内空气中游离甲醛的限量建议值

国家/组织	室内空气中限量
前西德	$0.12mg/m^3$　总人群
美国（威斯康星州）	$0.24mg/m^3$
丹麦	$0.14mg/m^3$
日本	$0.12mg/m^3$
中国	$0.08mg/m^3 \sim 0.12mg/m^3$
荷兰	0.12（$0.1ppm$）
WHO	<0.01 总人群，30min 均值
瑞士	$0.24mg/m^3$

（三）氨

氨（ammonia），分子式 NH_3，比重 0.5971，熔点 $-77.7℃$，沸点 $-33.5℃$，易被液化成无色液体，易溶于水、乙醇和乙醚。常温下 1 体积水能溶解 700 体积的氨，溶于水后形成氢氧化氨，俗称氨水。氨是制造尿素及其他氮肥的主要原料。氨气可通过皮肤及呼吸道引起中毒，嗅阈 $0.1mg/m^3 \sim 1.0mg/m^3$（Ⅰ类民用建筑室内限值定为 $0.2mg/m^3$），引起嗅觉反应的最低浓度为 $2.7 mg/m^3$。人们吸入浓度 $22mg/m^3$ 的氨气，5min 即引起鼻干。因极易溶于水，对眼、喉、上呼吸道作用快，刺激性强，轻者引起充血和分泌物增多，进而可引起肺水肿。长时间接触低浓度氨，可引起喉炎、声音嘶哑，重者，可发生喉头水肿、喉痉挛而引起窒息，也可出现呼吸困难、肺水肿、昏迷和休克。

室内空气污染是一个世界性的话题，治理室内空气污染也是一个世界性的难题，室内空气中的氨治理也是一样。

写字楼和家庭室内空气中的氨，主要来自建筑施工中使用的混凝土外加剂。混凝土外加剂的使用，有利于提高混凝土的强度和施工速度，国家有着严格的标准和技术规范。在冬季施工过程中，如果在混凝土墙体中加入会释放氨气的混凝土防冻剂，或为了提高混凝土的凝固速度，使用会释放氨气的高碱混凝土膨胀剂和早强剂，将留下氨污染隐患。

正常情况下，不应当出现氨污染室内空气的问题，可是我国北方地区近几年大量使用了高碱混凝土膨胀剂和含尿素的混凝土防冻剂，这些含有大量氨类物质的外加剂在墙体中随着温、湿度等环境因素的变化而还原成氨气从墙体中缓慢释放出来，造成室内空气中氨的浓度不断增高。

另外，室内空气中的氨也可来自室内装饰材料，比如家具涂饰时所用的添加剂和增白剂大部分都用氨水，氨水已成为建材市场中必备的商品。一般来说，氨污染释放期比较快，不会在空气中长期大量积存，对人体的危害相应小一些，但是，也应引起大家的注意。

本规范要求，民用建筑工程中所使用的阻燃剂、混凝土外加剂，严禁含有氨水、尿素、硝铵等可挥发氨气的成分。

混凝土外加剂中的防冻剂采用能挥发氨气的氨水、尿素、硝铵等后，建筑物内氨气严重污染的情况将会发生，有关部门已规定不允许使用这类防冻剂。但同样可能释放出氨气的织物和木材用阻燃剂，却未引起大家足够重视，随着室内建筑装修防火水平的提高，有必要预防可能出现的室内阻燃剂挥发氨气造成的污染。

（四）苯

苯（benzene）是一种无色、具有特殊芳香气味的液体，沸点为80.1℃，能与醇、醚、丙酮和四氯化碳互溶，微溶于水，苯的嗅觉阈值为$4.8mg/m^3 \sim 15.0mg/m^3$。甲苯、二甲苯属于苯的同系物，都是煤焦油分馏或石油的裂解产物。目前室内装饰中多用甲苯、二甲苯代替纯苯作各种涂料、胶粘剂和防水材料的溶剂或稀释剂。苯具有易挥发、易燃、蒸气有爆炸性的特点。人在短时间内吸入高浓度的甲苯、二甲苯时，可出现中枢神经系统麻醉作用，轻者有头晕、头痛、恶心、胸闷、乏力、意识模糊，严重者可致昏迷以致呼吸、循环衰竭而死亡。如果长期接触一定浓度的甲苯、二甲苯会引起慢性中毒，可出现头痛、失眠、精神萎靡、记忆力减退等神经衰弱样症候群。苯化合物已经被世界卫生组织确定为强致癌物质。

2000年11月北京一居民区里发生了一起因装修引起的爆炸事件，不但造成了装修材料的财产损失，而且还有人员中毒和伤亡。据了解，造成此次事故的主要原因是装修时所用的油漆稀料中的苯挥发后引起的爆炸。近年来，仅北京地区就发生多起类似事件：1999年6月，北京怀柔三渡河2名工人在给建筑物进行防水处理中昏倒，3人前来救助，其中4人中毒，致死2人，最后确诊为以苯为主的有机溶剂中毒。1999年7月，位于北京市某处的一座建筑工地发生了一起作业工人使用稀释剂中毒事件，造成19人中毒，死亡2人的严重后果。后经现场检测结果显示，在中毒事件发生后15h及36h，分别测得施工现场空气中苯含量超过国家允许最高浓度14.7倍和1.5倍。一些新装修的家庭和写字楼中也存在着严重的苯污染问题，有报道，对某座新建的写字楼进行室内环境检测，结果发现，新建楼内空气中苯最高含量达到$49mg/m^3$。

慢性苯中毒主要表现为苯对皮肤、眼睛和上呼吸道的刺激作用。经常接触苯，皮肤可因脱脂而变干燥，脱屑，有的出现过敏性湿疹。天津医院部门统计发现，有些患过敏性皮炎，喉头水肿，支气管类及血小板下降等病症的患者，其患病的原因均与房间装修时室内有害气体超标有关，专家们称之为化学物质过敏症。

长期吸入苯能导致再生障碍性贫血。初期时齿龈和鼻黏膜处有类似坏血病的出血症，并出现神经衰弱样症状，表现为头昏、失眠、乏力、记忆力减退、思维及判断能力降低等症状。以后出现白细胞减少和血小板减少，严重时可使骨髓造血机能发生障碍，导致再生障碍性贫血。若造血功能完全被破坏，可发生致命的颗粒性白细胞消失症，并可引起白血病。近些年来很多劳动卫生学资料表明：在长期接触苯系混合物的工人中，再生障碍性贫血罹患率较高。

女性对苯及其同系物危害较男性敏感，甲苯、二甲苯对生殖功能亦有一定影响。育龄妇女长期吸入苯还会导致月经异常，主要表现为月经过多或紊乱，初时往往因经血过多或月经间期出血而就医，常被误诊为功能性子宫出血而贻误治疗。孕期接触甲苯、二甲苯及苯系混合物时，妊娠高血压综合症、妊娠呕吐及妊娠贫血等妊娠并发症的发病率显著增高，专家统计发现接触甲苯的实验室工作人员和工人的自然流产率明显增高。

苯可导致胎儿的先天性缺陷。这个问题已经引起了国内外专家的关注。西方学者曾报道，在整个妊娠期间吸入大量甲苯的妇女，她们所生的婴儿多有小头畸形、中枢神经系统功能障碍及生长发育迟缓等缺陷。专家们进行的动物实验也证明，甲苯可通过胎盘进入胎儿体内，胎鼠血中甲苯含量可达母鼠血中的75%，胎鼠会出现出生体重下降，骨化延迟。

苯主要来自建筑装饰中使用大量的化工原材料，如涂料、胶粘剂。近年来，我国涂料工业发展迅速，1998年产量已达130万吨以上，年增速超过10%。涂料产量中的一大部分为建筑涂料（发达国家涂料总产量的约50%为建筑涂料）。污染物VOC、苯主要产生于涂料，涂料也是甲醛的另一来源。通常使用的涂料（胶粘剂、处理剂的情况一样）分为两种：水性涂料和溶剂型涂料。由于涂料品种繁多，所使用的成分也十分复杂，各种溶剂、稀释剂、着色剂、催干剂、树脂、油类、固化剂等不下上百种。在成膜和固化过程中，其中所含有的甲醛、苯类等可挥发成分会从涂料中释放出来，造成污染。特别是溶剂型涂料，由于溶剂为有机溶剂，其挥发性有机物含量（VOC）和苯很难避免，况且，许多生产企业为了降低成本，使用杂质含量很高的原料，挥发大量的苯类有毒有害物质。

"规范"修订后，在材料中增加了苯系物指标。本"规范"是室内空气污染的控制规范，宜更加强调污染物在施工过程的源头控制，工程验收过程的空气污染物限量主要体现对源头控制效果的检验。适时更新第三章材料中污染物含量控制的强制性指标和限量值，能够更好地结合十项强制性材料标准，对材料中释放量大、人们普遍关心的污染物进行优先控制。

甲苯、二甲苯、乙苯都是无色、有芳香气味、易挥发、易燃的液体，三者均微溶于水，易溶于二硫化碳等有机溶剂。甲苯和二甲苯对健康的影响效应主要体现在能产生中枢神经系统的损伤及引起黏膜刺激。当室内环境中甲苯、二甲苯的潜在来源很多时，经过缓慢释放后容易对居住人员产生长期的连续暴露，对敏感人群可能导致黏膜刺激、皮炎、头晕、睡眠不好、记忆力减退等新建建筑物综合症。尽管目前对甲苯和二甲苯的人体致癌性不确定，职业暴露研究中发现长期暴露于甲苯、二甲苯均会对人体神经中枢系统产生损害。

国际癌症研究机构（IARC）根据人体流行病学调查、病例报告和动物致癌实验资料进行综合评价，表明现有证据还不足以确定甲苯和二甲苯的人类致癌性，世界卫生组织（WHO）在2006年的波恩会议上总结，认为为甲苯、二甲苯制定相应室内空气导则值所需的科学证据不够充分，而推荐甲醛、苯等九种室内空气污染物应首先制定相应导则值，为其他国家制定室内空气质量（IAQ）相关标准提供参考。

材料中和工程上甲苯、二甲苯的使用量很大，材料标准主要从生产销售环节进行污染物的控制，本"规范"有必要从建设施工的材料选用这个环节上，进一步加大对材料释放污染物的控制，在施工过程中合理限制含有甲苯和二甲苯、乙苯的辅材使用，能更好地保障居民健康，降低污染物的暴露和对人身健康风险。

工业上甲苯目前主要用作硝基纤维素涂料（硝基漆）的稀释剂。工业混合二甲苯溶剂由于其溶解性强，挥发速度适中，是聚氨酯树脂的主要溶剂，也是目前涂料工业应用面最广、使用量最大的一种溶剂。对于具有明确人体致癌性的苯，当前美国、欧盟等已彻底禁止含苯涂料、溶剂的生产使用，我国《涂装作业安全规程 安全管理通则》GB 7691—2003 也禁止含苯的涂料、稀释剂和溶剂的使用，规定苯含量不得超过 1%（体积比）；建设部关于室内建筑装饰装修材料有害物质限量的十项强制性国家标准也分别对各类材料的苯含量进行严格规定。总结 2002 年以后我国部分城市 IAQ 监测数据可看出，目前室内环境中可释放甲苯、二甲苯的材料来源通常比释放苯的来源更广泛，然而苯超标率仍然普遍偏高，"三苯"仍然是目前我国新建及新装修建筑室内的主要空气污染物。这也在一定程度上反映了建材市场立法管理和环境标志制度建设的滞后，相关部门对材料标准和本"规范"的执行力度有所不足。

"规范"修订后，空气污染指标没有增加，仍保留原先五项，主要理由是：国家强制性标准中的指标应以少而精为好，指标间尽量不要存在相互包含关系。本"规范"的规定的总挥发性有机化合物（TVOC）指标，在化学成分上实际已经包含了甲苯、二甲苯、乙苯等多种苯系物，是一个化学污染物综合指标，对 TVOC 的控制能体现了对一大类有害空气污染物的总量控制。增加甲苯、二甲苯等空气污染物种类作为工程验收指标，尽管对分析成本、分析技术没有更高的要求，但从验收结果来看，指标的不达标情况增加。同时，还涉及材料及工艺工程的问题，如甲苯、二甲苯溶剂在室内建材中的缓释会影响检测结果的可重复性，使问题更复杂。

"WHO 欧洲空气质量指南"根据污染物职业暴露的最小有害作用剂量（LOAEL），制定甲苯的导则值为 $0.26mg/m^3$（1 周平均值），这个值也被认为能对人体生殖系统健康起到保护作用。WHO 也建议可以规定甲苯短期暴露的臭气阈值为 $1mg/m^3$（30min 均值）。目前仅有德国、波兰、中国香港等少数国家（地区）对室内空气中的甲苯进行限量，而将二甲苯作为室内空气质量管理优先指标的国家更少。我国现行国家标准《室内空气质量标准》GB/T 18883 的挥发性有机污染物指标很多，并规定甲苯、二甲苯的推荐的标准值均为 $0.2mg/m^3$（1h 均值），增加哪些污染物作为本"规范"的验收指标，需要充分的科学依据。若体现建设工程中对甲苯、二甲苯等污染物的重视，一方面可以完善对材料污染物含量的控制，并对施工过程提出要求；另一方面也可参照现行国家标准《室内空气质量标准》GB/T 18883 提出相关指标，写进建设工程合同。

同样，可以认为甲苯、二甲苯对健康影响已包含在 TVOC 指标中。尽管苯和 TVOC 的检测条件有所不同，但 TVOC 值实际上包含了甲苯和二甲苯，且"三苯"通常是 TVOC 中比例较大的主要成分。TVOC 本身是一个反映和衡量复合污染物对人体产生综合健康效应的化学指标，这种健康效应包括了甲苯和二甲苯（本身毒性较低）二者导致的或与其他物种协同导致的健康效应。目前采用的三种有机污染物指标（致癌物甲醛、苯以及有机物综合指标 TVOC），能在"规范"具体实施过程中起到抓住主要矛盾的目的。如要从严控制甲苯和二甲苯，可以从严控制 TVOC。

（五）总挥发性有机化合物（TVOC）

本规范修订后，总挥发性有机化合物（TVOC）定义为：在本规范规定的检测条件下，所测得空气中保留时间在正己烷和正十六烷之间且包括它们在内的所有已知和未知挥发性有机化合物的总量。材料检测中的挥发性有机化合物（VOC）定义为：在本规范规定的检测条件下，所测得材料中挥发性有机化合物的总量。二者均强调在"本规范所规定的检测条件"（参照相应附录）。

国际上对室内挥发性有机物污染的研究已有 30 多年的历史，术语"挥发性有机物（VOCs）"最初是用来指示参与室外大气光化学反应的一类含碳化合物。它们的来源十分广泛。许多国家对化学品加以监管以控制对流层中臭氧和光化学烟雾的污染。美国国家环保署（USEPA）最初对 VOCs 规范的定义如下："除一氧化碳、二氧化碳、碳酸、金属碳化物、碳酸铵之外，参与大气光化学反应的任何一种碳化合物，但还应排除光化学反应活性很弱的一些化合物：甲烷、乙烷、丙酮、乙酸甲酯、1，1，1 – 三氯乙烷和四氯乙烯等（多属于卤代烃类和全氟化碳化合物）"。随后 USEPA 依据 VOCs 特殊的采样和分析检测方法对其进一步加以定义。

VOCs 被引入到室内空气污染研究领域后，意义上有明显不同，但室内 VOCs 没有统一的定义。IAQ 研究者通常认为，以一定的采样分析方法测定到的所有室内蒸气态有机化合物即为 VOCs，检测到的 VOCs 总量一般以总挥发性有机物 TVOC 来表示。分析方法差异一般会导致室外 VOCs 定义以外的一些化合物也被纳入室内空气研究中的 VOCs 定义范围。例如，丙酮、1，1，1 – 三氯乙烷和四氯乙烯。另外，室外空气中的甲烷包含在 VOCs 范围中，但在室内空气研究领域一般将其和 VOCs 分开考虑。

WHO 根据有机物的沸点，将室内有机化学污染物分成了四类（表 1-24）。VOCs 在室内环境中普遍存在，在非职业室内环境中，甚至可以检测到上百种 VOCs，按其化学结构可大致分为八大类：烷类、芳烃类、烯类、卤烃类、酯类、醛类、酮类和其他化合物，其中一些物质具有致癌、致畸、致突变毒性。表 1-25 列出了一些在室内空气中常被检测的有害 VOCs 物质（部分被列入 USEPA 的有害环境空气污染物 HAPs 名单）以及对应的潜在室内来源，可看出这些 VOCs 主要来源于各种室内建筑装修装饰材料。

表 1-24　室内有机化学物的标准分类（WHO）

分　　类	沸点范围	一般采样方法	例　　子
超挥发性有机物（VVOC）	0℃ 至 50℃ ~ 100℃	间歇式采样；活性炭吸附	甲醛
挥发性有机物（VOC）	50℃ ~ 100℃ 至 240℃ ~ 260℃	Tenax、碳分子筛或活性炭吸附	苯、甲苯、二甲苯、苯乙烯
半挥发性有机物（SVOC）	240℃ ~ 260℃ 至 380℃ ~ 400℃	聚氨酯泡沫体或 AXD – 2 吸附	磷酸三丁烯（TBP）、邻苯二甲酸二辛酯（DOP）
颗粒物载带的有机化合物或颗粒态有机物质（POM）	>380℃	滤膜采样	磷酸三甲苯酯（TCP）、杀虫剂

表1-25 一些在室内空气中常被检测的有害 VOC 物种及其潜在室内来源

化合物	已报道的潜在室内来源
苯*	家具、油漆和涂料、木质产品
甲苯	胶粘剂、防水材料和密封剂、地板材料、家具、电器、油漆和涂料、墙壁和天花板材料、木质产品
二甲苯（邻、间、对）	地板材料、家具、电器、油漆和涂料、墙壁和天花板材料
乙苯	地板材料、绝缘产品、电器、油漆和涂料
对二氯苯*	杀虫剂、地板材料
甲醛*	地毯、地板材料、家具、HVAC 系统和组件、室内空气反应、绝缘产品、油漆和涂料、装饰品、暖气和烹调设备、墙壁和天花板材料、木质产品
乙醛*	地板材料、HVAC 系统和组件、电器、木质产品
萘	杀虫剂（卫生球）
二氯甲烷*	家具
三氯乙烯*	家具
四氯乙烯*	防水材料和密封剂、装饰品
四氯化物*	杀虫剂
正乙烷	地板材料、家具、油漆和涂料、木质产品
苯乙烯	地毯、地板材料、绝缘产品、家电、装饰品、油漆和涂料、木质产品

资料来源：John D. Spengler, Jonathan M. Samet, John F. Mccarty. Indoor Air Quality Handbook. McGRAW – Hill, 2000.

* 表示 EPA 的有害环境空气污染物 HAPs。

大多室内 VOCs 以微量或痕量水平存在，随着监测手段和分析技术的不断发展，更多种类的挥发性有机物被发现和研究。理论上，应该针对每一种挥发性有机化合物制定室内空气污染的导则值。但实际上，短期内对上百种 VOCs 中的单物质进行健康影响评价是很困难的，目前只有少数几个 VOC 单种的代谢毒理学和剂量—反应关系被确定，大多数 VOCs 物种缺少充足的毒理学资料；同时新的物质层出不穷，可能具有不同的健康影响，并取代相关标准中已存在的指标。因此，使用"TVOC"来指示和评价暴露于这类挥发性有机物所产生的综合健康效应和不舒适性是合理的和必要的，同时这个概念的使用有利于进行总量控制，这个标准被很多国家的室内控制质量标准所采纳。国际标准 ISO 16000—6—2004 中采用了世界卫生组织对 SVOC、VOCs、VVOC 的分类定义（根据沸点），而对 TVOC 的定义如下：

"用 Tenax TA® 采集、使用火焰离子化检测器（TVOC – FID）或质谱检测仪（TVOC – MS）检测、保留时间在正己烷和正十六烷之间（包括）的挥发性有机物的总和，采用等效甲苯质量方法进行定量。

　　注：尽管本规范描述了单种 VOCs 的测定方法，在实践中常用 TVOC 单一浓度值来表征空气中的 VOCs。应该强调的是，TVOC 值的获得取决于所使用的采样和分析方法，因此在描述时需要附加这些方法的说明。"

　　使用甲苯等效质量方法来确定 TVOC 其实是一种半定量的方法，实际上混合物中其他物质的响应系数和甲苯可能存在差异。对于 TVOC 以外 VOCs 物种的测定，可以选择其他吸附剂和分析条件（见 ISO 16017—1）。

　　VOCs 或 TVOC 的测定与具体的研究目的直接相关，表现在对标准气体物质的要求。如用于氯代烃分析使用的氯代烃混合标气 USEPA TO–14A（19 组分）、用于多环芳烃分析的标准芳烃混合气体 USEPA TO–14A（14 组分），一般分析所用的 TO–15/17（25 或 64 组分）（标气色谱图如图 1-10）、用于臭氧前驱物分析的 PAMs（57 组分），也可以根据研究的需要适当增加标气物质。分析 VOCs 的关键技术在于选择合适的色谱柱和分析条件，使得分析物有效分离，减少共存物干扰。

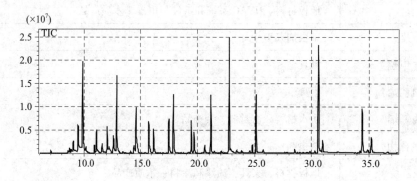

图 1-10　TO–15 标气标准色谱图

　　TVOC 在室内空气中作为异类污染物，是极其复杂的，而且新的种类不断被合成出来。由于它们单独的浓度低，但种类多，一般不予以逐个分别表示，以 TVOC 表示其总量。TVOC 中除醛类以外，常见的还有苯、甲苯、二甲苯、三氯乙烯、三氯甲烷、萘、二异氰酸酯类等。主要都来源于各种涂料、粘合剂及各种人造材料等。近 10 年来，已对上百种的这类化学物质进行了鉴别，尽管大多数以极低的浓度存在，但若干种 VOC 共同存在于室内时，其联合作用及对人体健康的影响是不可忽视的。曾参与室内空气污染物对公共卫生影响研究工作的世界卫生组织（WHO）工作组和其他的检查机构，如美国国家科学院/国家研究理事会（NAS/NRC）的室内污染物委员会一直强调 TVOC 是一类重要的空气污染物。

　　目前认为，TVOC 可有嗅味，表现出毒性、刺激性，而且有些化合物具有基因毒性。TVOC 能引起机体免疫水平失调，影响中枢神经系统功能，出现头晕、头痛、嗜睡、无力、胸闷等自觉症状；还可能影响消化系统，出现食欲不振、恶心等；严重时甚至可损伤肝脏和造血系统，出现变态反应等。

　　家庭室内有机化合物的污染已受到多方面的广泛重视，这方面有不少的研究报告，有的研究调查规模很大，达数百户住宅。现已从室内空气中鉴定出 500 多种有机物，其中有

20 多种为致癌物或致突变物。

各个国家都针对建筑物中 VOC 进行了调查。德国 kraused 测定了 500 户家庭室内 VOC 情况，共监控了 57 种化合物浓度，结果表明，除甲醛外，各种化合物的平均浓度都低于 $25\mu g/m^3$，高于室外浓度 5 倍~8 倍，各种化合物的浓度变化范围较大；英国测定了 100 户住宅，在四周时间内，室内 VOC 浓度平均值为 $121.8\mu g/m^3$，此为室外浓度的 2.4 倍；Oston 对 757 户加拿大住宅随机监测室内 VOC 浓度，共测定了 57 种化合物，平均值在 $20\mu g/m^3$ 左右；日本花井义道的研究表明，竣工 2 个月后的室内 TVOC 高出室外 5.9 倍~13.5 倍，竣工 8 个月后的建筑物室内各种有机化合物浓度已显著降低，其中脂烃和芳烃类化合物浓度已与室外相接近。竣工 10 年后 TVOC 的测定结果与竣工后 8 个月的结果相差无几。

Ozkaynak 报道，美国对在航天计划中使用的 5000 多种材料测定了 VOC 的释放情况，其中很多材料也广泛用于家庭中。现将几种典型的建筑装修材料中 VOC 的释放量以及范围汇总于表 1-26。从上述结果可以明显看出，一些在家庭中常用的物品和材料中能释放出多种有机化合物。在大约 100 多种材料中，苯、三氯乙烯、甲基氯仿和苯乙烯的检出频率最高。不同样品之间释放有机化合物的变动范围很大，其中某些物品，例如粘合剂、泡沫材料和胶带等可释放出多种不同的 VOC。

Tichenort 等把受试材料放入 1L 特制容器中，用顶空分析法，使用 GC/MS 对释放出的化合物进行分析（表 1-27）。这些在家庭日常生活中经常使用的产品可释放出数十种有机化合物。其中某些化合物对人体健康有明显危害，甚至有的具有致癌性，例如苯。

表 1-26　建筑装修材料中 VOC 的释放（中值，$\mu g/g$）

释放的化学物质	粘合剂	涂料	纤维品	油漆
1，2－二氯乙烷	0.80	—	—	—
苯	0.90	0.60	—	0.90
四氯化碳	1.00	—	—	—
氯仿	0.15	—	0.10	—
乙基苯	—	—	—	527.80b
1，8－萜二烯	—	—	—	—
甲基氯仿	0.40	0.20	0.07	—
苯乙烯	0.17	5.20	—	33.50
四氯乙烯	0.60	—	0.30	—
三氯乙烯	0.30	0.09	0.03	—
样品数	98	22	30	4

表 1-27　用 GC/MS 从装修材料中鉴定出的有机化合物

材料/产品	释放出的主要有机化合物
腻子胶	丁酮、丙酸丁酯、2-丁氧基乙醇、丁醇、苯、甲苯
地板胶（水基）	壬烷、癸烷、十一碳烷、二甲基辛烷、2-甲基壬烷、二甲基苯
刨花胶合板	甲醛、丙酮、乙醛、丙醇、丁酮、苯甲醛、苯
乳胶涂料	2-丙醇、丁酮、乙基苯、丙苯、1,1-羟基双丁烷、丙酸丁酯、甲苯
亮漆	三甲基戊烷、二甲基己烷、三甲基己烷、三甲基庚烷、乙基苯、1,8-萜二烯
聚氨酯地板抛光剂	壬烷、癸烷、十一碳烷、丁酮、乙基苯、二甲基苯

住宅内墙壁和地板的装饰是室内装修的重要方面。在室内装修中，几乎都用各种材料覆盖墙面和地面，以便在室内构成色彩协调的环境。但是，随着这些新的合成材料使用的增加，消费者感到不适的主诉也明显增加，往往认为这与挥发性有机化合物的释放有关。因此有不少的研究集中检测了墙壁和地面覆盖材料中有机物释放的情况。

Bremer 的研究发现，不同厂家生产的聚氯乙烯（PVC）地板在 100L 的小室试验中，能释放出大约 150 种挥发性有机化合物，其中以脂烃和芳烃类为主，还含有大量脂族碳酸酯以及脂肪醇和芳香醇。

总体来看，地板材料，包括尼龙地毯、漆布、橡胶地板、PVC 地板、乙烯地板等释放的挥发性有机化合物主要为烷烃/环烷烃、芳香烃、烯烃、醇、酚、醛、酮、萜烯。而苯乙烯丁二烯橡胶衬底的地毯是 4-苯基-环己烯和苯乙烯的来源。

许多研究证实，室内空气中有机化合物的浓度明显高于室外空气，甚至高于城市工业区或石化工业区。这说明在通常情况下有机化合物的污染主要来源于室内，例如使用各种家用化学品、建筑材料、装饰材料以及诸如吸烟等个人活动。

虽然化合物的浓度不高，其均值通常低于 $10\mu g/m^3 \sim 20\mu g/m^3$，TVOC 每立方米大约为数百微克，通常低于 $400\mu g/m^3$，单个化合物浓度很少超过 $50\mu g/m^3$，TVOC 通常低于 $1mg/m^3$。该浓度水平远远低于职业暴露的阈限值。一般认为，"不良建筑物综合征"与暴露于 TVOC 的综合作用有关，而不是由于单个化合物的作用。总起来看，暴露于低浓度 VOC 的情况下，到底对健康的危害是什么？程度如何？仍不很清楚。在这方面的定量研究资料很少，Mlhave 就挥发性有机化合物对健康影响的流行病学调查和实验研究进行了较全面的综述，认为 TVOC 浓度小于 $0.2mg/m^3$ 时不会引起刺激反应；而大于 $3mg/m^3$ 时就会出现某些症状；$3mg/m^3 \sim 25mg/m^3$ 可导致头痛和其他弱神经毒作用；大于 $25mg/m^3$ 时呈现毒性反应（表 1-28）。

表1-28　VOC引起人体不适感觉的剂量—反应关系

TVOC浓度（mg/m³）	刺激或不适反应	暴露范围
<0.20	无刺激或不适	感觉舒适的范围
0.20~3.0	感觉刺激或不适，可能同时存在其他影响因素	多因素暴露范围
3.0~25	出现反应，可能头痛，可能同时存在其他影响因素	感觉不舒适的范围
>25	除头痛外，还出现其他神经毒性作用	毒性反应范围

我国北京市化学毒物检测研究所（2001年前）对北京市73个不同类型的旅馆饭店和17个楼房住宅、4个办公场所，共94个不同建筑的室内环境进行了监测，结果表明，VOC的平均水平和总水平分别为47.95μg/m³和335μg/m³。

北京环境保护监测中心（2001年前），为了解掌握室内空气中挥发性有机污染物的种类、存在浓度及来源，对二十几所房屋（包括居室、宾馆客房、会议室、写字楼、多功能厅）的室内外空气、部分装修材料进行了采样和分析。在对室内空气进行的采样分析中，共检出300多种有机化合物，其中，有一部分是对人体健康可产生较大危害的有毒化合物。

白郁华等人于1997年3~6月对北京大学园区室内空气污染进行了综合调查，发现室内总挥发性有机化合物（TVOC）的平均浓度为0.86ppm（40次测量平均值），浓度范围在0.31ppm~3.91ppm之间。

国外对室内总挥发性有机化合物（TVOC）的监测相对较多。

目前国内外对种类繁多的有机物的综合污染，引起了高度重视和警惕，各国均相继制定了TVOC的相关标准，见表1-29。

表1-29　涂料和胶粘剂及室内空气TVOC规定

国家/组织	类型	限量
日本涂料工业协会	乳胶漆	<1%
欧共体	涂料（光泽度45）	≤30g/L
欧共体	涂料（≥45）	≤200g/L
国家环保局	水性涂料	≤250g/L
英国涂料联合会（建议值）	建筑装饰涂料 　无光内墙 　有光内墙 　外墙涂料 　户外门窗涂料	 90g/L~150g/L 125g/L 100g/L 50g/L
卫生部标准《室内用涂料卫生规范》	溶剂型 水性	≤500g/L Ⅰ类（光泽值≤45/60°）≤30g/L Ⅱ类（光泽值>45/60°）≤200g/L

续表 1-29

国家/组织	类　型	限　量		
地方标准《健康型建筑涂料》DB31/T 15—1998	建筑涂料	TVOC ≤ 30g/L；VOC 空气残留浓度 ≤3.0mg/m³		
欧洲汽车涂装业	生产规模：<500 台/a，<6 座；>5000 台/a，≥6 座；≤5000 台/a	新厂（g/m²）	老厂（g/m²）	
		1997 年	2002 年	2007 年
		45	90	60
		70	120	90
		90	120	90
日本厚生省	室内空气	TVOC：300μg/m³；烷烃：100μg/m³；萜烯类：30μg/m³；卤代烃：20μg/m³；醛酮（甲醛组分）：20μg/m³；其他：50μg/m³；芳烃：50μg/m³		
世界卫生组织	室内空气	20μg/m³～50μg/m³（VOC 平均值）300μg/m³平均值（VOC 总量）		
卫生部标准《室内空气质量卫生规范》	室内空气	0.60mg/m³		
国家标准《室内环境质量评价标准》	室内空气	0.20 mg/m³（一级指舒适、良好的室内环境）；0.30 mg/m³［二级指能保护大众（包括老人和儿童）健康的室内环境］；0.60 mg/m³（三级指能保护员工健康、基本能居住或办公的室内环境）		

　　本规范中对建筑材料中涂料、胶粘剂和水性处理剂中 TVOC 均提出了规范性要求，并对验收时室内空气作出限值规定。

（六）甲苯二异氰酸酯(TDI)

　　甲苯二异氰酸酯（TDI）的分子式为 $CH_3C_6H_3(NCO)_2$，无色液体，是溶剂型涂料中容易存在的一种有毒物质，它对眼和呼吸道有明显刺激，可引起过敏性哮喘和过敏性皮炎，刺激阈浓度 0.5ppm。凡分子结构中含有 –NCO 基团的化合物统称为异氰酸酯化合物，甲苯二异氰酸酯是苯环的 2，4 - 或 2，6 位，含有 - NCO 基团的无色或淡黄色液体，易燃，有强烈的刺激性气味，溶于乙醚、丙酮或其他有机溶剂，空气中嗅觉阈浓度为 0.27ppm ~ 2.7ppm。

TDI 通常是 2，4 - 二氨基甲苯和光气作用制得，但回收率不高，仅 70% 左右。残留在二异氰酸酯中的未反应物很多，若未经充分提纯去杂，则大量存在于异氰酸酯中，而 2，4 - 二氨基甲苯则是经动物试验表明确具有致癌性。德国联邦总署 MAK（被允许的最大工作场所浓度）委员会将 2，4 - 二氨基甲苯列为 MAK（Ⅲ）A2 组，而且异氰酸酯形成聚氨酯后，如经化学处理（包括检测时的还原处理）将有可能释放出二氨基化合物，因此 TDI 必须将未反应的相应的芳香胺除尽，才能用于聚氨酯生产。

所谓聚氨酯树脂是由多异氰酸酯和具有两个以上活性氢原子的化合物反应生成的聚合物，由于多聚氨酯树脂反应条件及其他因素的限制，在以聚氨酯树脂为基料生产的涂料和胶粘剂中，存在游离的 TDI 及其他异氰酸酯化合物，这些异氰酸酯单体都是毒性很大的物质，长期吸入其蒸气和气溶胶，可损害健康，引起呼吸不适，眼角发干、发疼，严重时引起头痛、气短、支气管炎、哮喘等呼吸系统疾病，造成视力下降。皮肤上接触到这些单体后，引起皮肤干燥、发痒，严重时引起皮肤开裂、溃烂等病症。鉴于此，许多科技工作者，从化学反应合成工艺入手，降低多异氰酸酯预聚物中游离的 TDI 及其他多异氰酸酯单体含量。游离的 TDI 一直是媒介关注的重点，不少厂家也都宣称自己的涂料与胶粘剂产品游离 TDI 很低（≤0.5%）。

国内外学者对室内环境污染进行了大量研究，常见的有毒有害物质有 10 种以上，其中绝大部分为有机物，另外还有氨、氡气等。在编制本规范过程中，通过规范编制组的调查研究，发现在我国目前发展水平下，民用建筑工程室内最可能出现的化学污染物是甲醛、氨、苯系物和挥发性有机物（VOC），以及放射性气体氡。因此，将氡、甲醛、氨、苯、VOC 或 TVOC（严格讲，VOC 或 TVOC 不是一般意义上的一种污染物，它是多种可挥发有机物的总和，这里只是出于叙述的方便起见，把 VOC 也作为一种污染物）及材料中的甲苯、二甲苯、TDI 等列为本规范控制的污染物是适宜的。理由是：

（1）这几种污染物属常见污染物，对身体危害较大，如甲醛、氨对人有强烈刺激性，对人的肺功能、肝功能及免疫功能等都会产生一定的影响，甲醛是致癌物质；氡、苯、TDI、VOC 或 TVOC 中的多种成分都具有一定的致癌性等。

（2）甲醛、氨、苯等挥发性较强，在空气中挥发量较多，在验证性调查中，时常检出。

（3）从被调查的现场人员所反映的自身感受（自觉症状及刺激）情况看，与这些有害物质对人体的已知刺激作用相一致。

将这几种污染物首先列为控制对象，与国内已开展此类研究的专家学者的意见是一致的。

有害于健康的室内空气已经引起全球性的人口发病率和死亡率的增加。来自世界银行的研究资料（20 世纪末）表明，我国每年由于室内空气污染造成的损失，如果按支付意愿价值估计，约为 106 亿美元。据国际有关组织调查统计，世界上 30% 的新建和重修的建筑物中所发现的有害于健康的污染，已被列入对公众健康危害最大的五种环境因素之一。

依据现行国家标准《室内空气质量标准》GB 18883 对室内主要污染物的限量指导，

近几年来对新建及新装修的室内环境污染物的检测报道不断，集中体现甲醛、TVOC 和苯系物的超标问题。中国环境监测总站 2006～2007 年对 256 户新建及新装修房屋居室的室内空气质量（IAQ）检测结果统计，室内空气污染中氨超标率为 18.8%，最大值超标倍数为 14.2 倍；甲醛超标率为 15.9%，最大值超标倍数为 5.1 倍；苯超标率为 14.6%，最大值超标倍数为 1500 倍；甲苯超标率为 33.5%，最大值超标倍数为 47.1 倍；二甲苯超标率为 29.8%，最大值超标倍数为 34.8 倍；TVOC 超标率为 46.1%，最大值超标倍数 81.8 倍。

2006 年北京市疾病预防控制中心公布了一份历时 7 年的室内环境调查报告，报告显示，由于长时间停留在室内空气污染的环境中，生活在北京新建及新装修的 10 个小区和 30 多家高档宾馆、写字楼、会议中心和实验室里的 1 万多人中，有 30% 出现胸闷、头痛、头晕、睡眠不好和喉部问题，30%～40% 出现皮肤性黏膜刺激症状，此外还有 40% 出现鼻炎症状。我国新建及新装修房屋室内空气污染具有普遍性，其严重程度对长期暴露人群产生的健康危害令人警醒，对其存在的 IAQ 污染超标问题亟待解决。

2006～2008 年南开大学也开展了三城市新建及新装修（1 年内）室内主要污染物的污染状况调查，结果和其他研究报道类似（表 1-30）：6 种关注的污染物均存在不同程度的超标问题，不同城市之间、不同污染物之间的污染水平均存在差异。

表 1-30　三城市新建及新装修室内主要污染物平均浓度和超标率（单位：mg/m³）

城市（样本）	氨	甲醛	苯	甲苯	二甲苯	TVOC
GB/T 18883	0.10	0.10	0.11	0.20	0.20	0.60
天津（$n=116$）	0.06 (7.1%)	0.24 (56.7%)	0.10 (11.7%)	0.13 (8.3%)	0.11 (20.0%)	1.18 (53.2%)
石家庄（$n=76$）	0.28 (57.3%)	0.08 (19.7%)	0.14 (36.8%)	0.45 (53.6%)	0.14 (21.7%)	1.08 (62.0%)
重庆（$n=84$）	0.09 (7.4%)	0.12 (60.8%)	0.09 (3.2%)	0.20 (1.6%)	0.12 (8.7%)	0.97 (69.8%)

2008 年春季，南开大学对 36 户家庭人员涉及的不同微环境 VOCs 和个体暴露进行检测，共分析了美国 EPA TO14 及 TO15 中规定的 56 种化合物，其中个体检测出 37 种 VOCs，检出率为 66.1%，室内环境检测出 38 种 VOCs，检出率为 67.9%。室外环境检测出 29 种 VOCs，检出率为 51.8%。其中在个体及微环境中的检出率均为 100% 的物质，包括：苯、甲苯、乙苯、对、间二甲苯、邻二甲苯、四氯化碳、1，2－二氯乙烷、苯乙烯、1，3，5－三甲苯、2－丁酮、乙酸乙酯、环己烷共 12 种，说明这些 VOCs 在室内外环境中广泛存在。庚烷在室外环境检出率为 100%，在汽车内和办公环境未检出，居室检出率也较低，说明庚烷可能主要来源于室外大气，而非机动车辆。除氯仿、四氯化碳、庚烷和 4－乙基甲苯外，其他 12 种 VOCs 均满足个体暴露量大于个单一微环境浓度的关系，表明以某单一微环境浓度来表示个体暴露水平是不准确的。苯、1，2－二氯乙烷、甲苯、苯乙烯、2－丁酮及乙酸乙酯等物质的居室浓度与个体暴露浓度更接近，表明用居室浓度可以在一定程度上反映个体暴露水平（表 1-31）。

表1-31 16种VOCs的个体暴露及微环境浓度统计表 (*n*=36)

VOCs物种	个体暴露浓度 (μg/m³)			居室室内浓度 (μg/m³)			办公室浓度 (μg/m³)			室外环境浓度 (μg/m³)			汽车内浓度 (μg/m³)		
	检出率	平均值	中位数	检出率	平均值	中位数	检出率	平均值	中位数	检出率	平均值	中位数	检出率	平均值	中位数
氯仿	90%	0.401	0.341	87.5%	0.267	0.228	100%	0.446	0.429	100%	0.429	0.276	100%	0.627	0.783
四氯化碳	100%	0.124	0.099	100%	0.097	0.083	100%	0.126	0.145	100%	1.568	0.895	100%	0.196	0.183
苯	100%	7.180	2.808	100%	6.134	2.178	100%	1.384	1.060	100%	3.895	3.647	100%	2.340	2.064
1,2-二氯乙烷	100%	19.352	1.336	100%	9.888	0.685	100%	1.107	1.077	100%	0.863	0.857	100%	0.784	0.803
甲苯	100%	14.286	2.472	100%	7.466	2.127	100%	1.458	1.453	100%	1.886	1.962	100%	2.734	2.113
乙苯	100%	2.406	0.816	100%	1.316	0.537	100%	0.295	0.266	100%	4.322	3.587	100%	0.877	0.919
对,间二甲苯	100%	2.672	1.230	100%	1.547	0.934	100%	0.470	0.428	100%	3.449	3.023	100%	1.417	1.429
邻二甲苯	100%	0.959	0.396	100%	0.473	0.257	100%	0.065	0.055	100%	1.302	1.099	100%	0.422	0.512
苯乙烯	100%	0.448	0.299	100%	0.266	0.173	100%	0.077	0.075	100%	0.275	0.279	100%	0.201	0.185
1,3,5-三甲苯	100%	0.317	0.253	100%	0.149	0.119	100%	0.053	0.043	100%	0.310	0.331	100%	0.415	0.348
1,3-丁二烯	90%	0.774	0.441	100%	0.537	0.347	66.7%	0.248	0.248	0%	U	U	100%	0.622	0.477
2-丁酮	100%	7.294	0.624	100%	3.965	0.608	100%	0.488	0.472	100%	1.181	1.273	100%	0.486	0.492
乙酸乙酯	100%	2.766	1.874	100%	1.721	1.511	100%	0.936	1.197	100%	0.990	0.922	0%	U	U
环己烷	100%	3.968	4.248	100%	3.455	4.107	100%	3.342	3.633	100%	2.139	1.188	100%	4.151	4.020
庚烷	10%	0.425	0.425	12.5%	0.107	0.107	0%	U	U	100%	3.052	3.986	0%	U	U
4-乙基甲苯	90%	0.370	0.347	87.5%	0.169	0.156	33.3%	0.019	0.019	100%	0.346	0.386	100%	0.490	0.436

注: U代表未检出。

另外，需要说明的一个问题是：关于是否增加微生物指标问题。"规范"修订后未增加室内空气中微生物指标，但同时增加关于防潮和室内通风的条文。室内环境的生物性污染可以通过空气湿度和潮湿环境进行规范（根据水的存在形态）。在建筑室内环境，生活用水、给排水管网的布设、空调冷凝水和各种加湿系统都涉及水的存在。水也可以在建筑结构内部表面发生冷凝，可能会引起材料的破坏和微生物在材料表面的生长，通常以可见的霉菌出现。空气湿度过高或环境过于潮湿，也有利于一些过敏源的产生。

从 ISO 和其他国家 IAQ 标准来看，室内微生物的控制主要体现在对室内水蒸气（空气湿度）、霉菌等指标的控制。如加拿大居民室内空气质量暴露指南中规定了夏季室内湿度控制在 30% ~80%，冬季室内湿度控制在 30% ~55%；新加坡环境部 1996 年颁布的办公楼良好 IAQ 指引中规定室内可接受的空气相对湿度应不高于 70%；芬兰的室内气候分级中专门规定了建筑工程对室内水和湿度控制的要求和措施。对于霉菌，在室内环境中来源广泛，在新建建筑中，霉菌的来源有限，一般空气的霉菌浓度相对较低，同时还伴随着微生物的生长和消亡过程起伏变化。另外，微生物浓度的变化很大程度上取决于具体的时间段和地点，如果室内微生物浓度相对室外浓度高，或者检测到的物种有别于室外情况，这就表明建筑物室内可能发生霉变情况。目前很多国家在 IAQ 相关标准中涉及霉菌或总微生物指标。

室内空气微生物来源主要包括室外空气（如霉菌）进入室内环境；室内装饰装修材料，如地毯、壁纸等，因潮湿引起的霉菌孳生；空调机组过滤网、冷却盘管等滋生的细菌；人及动物身上的微生物（如细菌和病毒）。控制室内环境微生物污染的最有效的方法是进行合理的室内工程设计，以保证有充足的通风和除湿，原"规范"已经对通风设计要求进行了规范。而对于新建、改建和扩建的民用建筑工程室内环境，可能存在因室内装饰装修材料设计布置地点的不合理（如过于接近水源，空调冷凝水的导排不合理，室内装修夹层细缝中）使得建筑工程在交付使用后，局部室内地点出现室内微生物滋生的隐患，目前针对工程过程的防潮还没有相应的标准规范，修订后的"规范"要求对工程过程可能存在的微生物滋生环境加以消除和控制，但不把微生物作为验收指标。

第五节 污染物控制措施与控制限值

一、污染物控制措施

室内环境污染物主要来源不外乎：建筑材料和装修材料、室外污染物、燃烧产物和人的活动。具体一点来说，室内环境污染源于以下几个方面：

（1）室内有机装饰材料及家具的污染，这些是造成室内空气污染的主要因素，油漆、胶合板、刨花板、泡沫填料、内墙涂料、塑料贴面等物品均会挥发甲醛、苯、甲苯、氯仿等有毒气体，且具有相当的致癌性。

（2）无机建筑材料、装饰材料的污染。例如，建筑施工中，为改变混凝土性能而加入的化学物质（北方冬季施工加入的防冻剂即渗出有毒气体氨）。由地下土壤和建筑物墙体材料和装修石材、地砖、瓷砖中的放射性物质释放的氡气污染。氡是一种无色无味的天然放射性气体，对人体危害极大。据美国国家环保署调查，美国每年有数万人死于氡污染。

（3）室外污染物的进入。室外大气的严重污染和生态环境的破坏，使人们的生存环境恶化，加剧了室内空气的污染。

（4）燃烧产物造成的室内空气污染。做饭与吸烟是室内燃烧的主要污染，厨房中的油烟和香烟中的烟雾成分极其复杂，目前已经分析出300多种不同物质，它们在空气中以气态、气溶胶态存在。其中气态物质占90%，许多物质具有致癌性。

（5）人体自身的新陈代谢及各种生活废弃物的挥发成分也是造成室内空气污染的一个原因。人在室内活动，除人体本身通过呼吸道、皮肤、汗腺可排出大量污染物外，其他日常生活，如化妆、洗涤、灭虫等也会造成空气污染，因此房间内人数过多时，会使人疲倦、头昏。另外，人在室内活动时会增加室内温度，促使细菌、病毒等微生物大量繁殖。特别是在一些中小学校里，情况会更加严重。

从污染属性上来看，可以将室内环境污染分为三大类：

（1）物理性污染，如：噪声、电磁波、电离辐射；

（2）化学性污染，如：二氧化碳、一氧化碳、氮氧化物、二氧化硫、氨、甲醛、苯及其他挥发性有机物等；

（3）生物性污染，各种病原菌及寄生虫等。

从技术上讲，为解决室内环境污染问题需根据污染物产生的具体情况，可分别采取以下措施：

1. 从污染源头控制

（1）防治放射性氡气污染需采取的措施：

1）建筑工程应避开氡异常的地质环境；

2）在工程地点采取工程处理措施以减少地质、土壤环境产生的氡；

3）进行建筑材料和装修材料的放射性比活度控制。

（2）防治甲醛污染需采取的措施：

1）改革生产工艺过程，减少甲醛的使用量，使产品中的甲醛含量降低。

2）木材类产品先放置在特制的烘烤室内，予以40℃烘烤，加速甲醛的释放后，再投入市场。

（3）防治氨污染需采取的措施：

在建筑工程中，所使用的阻燃剂、混凝土外加剂，严禁含有氨水、尿素、硝铵等可挥发氨气的成分，以避免工程交付使用后墙体释放出氨气。

（4）防治苯及TVOC的污染需采取的措施：

1）工程中应采用符合国家标准的和污染少的装修材料，这是降低室内空气中苯含量的根本措施。比如选用符合环境指标要求的涂料和胶粘剂；选用无污染或者少污染的水性材料；同时注意对胶粘剂的选择。

2）施工工艺的选择。在油漆和做防水时，施工工艺不规范，可使得室内空气中苯含量大大增高，有的居民反映，一家装修，全楼都是气味，而且这种空气中的高浓度苯十分危险，不但使人中毒，还很容易发生爆炸和火灾。

2. 加强室内的通风换气

生活的现代化使室内装修的日益普遍、室内污染日趋严重。生活现代化使城市住宅楼房越来越高，人们在室内生活的时间随之增多。电视机的普及，使千千万万人在电视机旁度过整个晚上的时光。世界性的能源不足，冬季里室温偏低，尤其是空调的普遍使用，要求建筑结构有良好的密封性能，以达到节能的目的，致使多数家庭在冬季减少了开窗换气的次数，使室内空气污染不断加剧。

更多新的建筑材料的推广应用，使得由装修而引入的化学污染物成分越来越复杂，在这种情况下，如果自然通风换气不够，将会导致长期工作和生活在该种环境下的人们出现不适感，症状最多的是头痛、胸闷、易疲劳、烦躁、皮肤过敏反应，并有刺激性气味，世界卫生组织将此种现象称为致病建筑物综合症。

据国外一项对三幢写字楼空气质量的调查显示（2001 年前），三幢办公楼均存在氨和甲醛污染，尤其是氨污染严重。对工作人员询问调查表明，工作人员有不适感，有刺激性气味、刺鼻、刺眼流泪，并伴有头痛、头晕、胸闷、乏力、咽喉肿痛、皮肤过敏等症状，降低了工作效率。通过检测和现场调查说明，三幢空调办公大楼室内空气质量恶劣，为典型病态建筑。三幢楼的空调系统均存在不同程度问题，换气次数少、新风量不足、气流组织不合理。由于以往的空调设计更多考虑的是人们对温度和湿度的要求，并未太多注意室内空气质量对人体健康的影响，导致空调系统达不到通风要求，成为室内空气质量变坏的关键因素之一。

消除室内空气污染，最有效的方式是通风换气，在室外空气好的时候打开窗户通风，有利于室内有害气体散发和排出。对于依赖空调系统的密闭空间，必须改善空调系统，保证新风量与换气量。

3. 采用空气净化装置

可选用确有效果的室内空气净化器和空气换气装置，保持室内空气的净化，这是清除室内有害气体行之有效的办法。

进一步开发研制新型净化剂，例如：日本科学家发明了一种有特殊"胃口"的物质，这种物质可以将空气中的烟雾全部"吃掉"。据悉，这种物质是由用于制造化妆品和染料的二氧化钛与活性石墨混合而成，这种混合物质加到建筑材料中，再由这种建筑材料建起高楼大厦、护路墙和桥梁，这些建筑物就可以在全天候条件下吃掉大气中的污染物，这种发明可以说是清除大气污染的一种有效方法。但仅仅将污染空气吸入还是不够的，还要将其最终变成无害物质。为此交次博士用紫外线照射这些吸收了污染物的物质，因为即使是最弱的紫外线光也可以激活二氧化钛，使其将空气中的氧化氮和氧化硫转化为氮酸和硫酸物，这些物质是不会蒸发到空气中的。同时，他提出将二氧化钛和活性石墨混合在一起的粉末加到建筑材料当中去，建成的建筑物无形中就成了一座座或一道道"海绵体"，可以吸收掉污染空气的有害气体，即使是污染最严重的城市，也可以使天空变得干净起来。晴天、阴天都对这种物质的工作没有妨碍，而建筑物的表面也不会因吸收了有害气体而变黑。他特别指出这种建筑板不需要维护，只要每周有点阳光，下一点雨即可清除大气中的污染物。初步试验表明，这些建筑板可以将大气污染严重的东京市的空气有害物质减少三成。他还指出，采用这种办法来消除污染，比简单地制定更加严格的条例或者是控制车流的办法要好得多。

4. 改进建筑装修施工工艺

在施工过程中，可通过工艺手段，对建筑材料进行处理，以减少污染。例如：对木制板材表面及端面采取有效的覆盖处理措施，控制室内木制板材在空气中的暴露面积，从而可以减少板材中残留的和未参与反应的挥发性有机物向周围环境的释放等。

二、规定污染物控制限值

在研究确定室内环境污染限量标准过程中，有人认为，可以用室外环境质量限量标准作为室内标准。但是经过研究，认为这样不妥，因为室内与室外污染情况有很大差别。例如，放射性核素氡，它的室内外浓度（放射强度）之比，可达 5 倍～10 倍甚至更多，一些挥发性有机物的室内外浓度比例，也可高达几十倍，加上暴露时间和暴露方式不同，污染物影响也不尽相同，可能差异很大，故不能简单用室外限量标准作为室内环境质量标准。我们认为，在一般情况下，污染物浓度的室内标准应严于室外标准。

新修订的《民用建筑工程室内环境污染控制规范》GB 50325—2010 有关住宅等室内氡浓度限量值维持原来数值（200Bq/m³），并没有采纳世界卫生组织（WHO）于 2009 年 9 月 21 日颁布的《室内氡手册》的建议，主要是由于我国目前的实际室内氡水平情况还不很清楚。这样，我们国家不同国家标准中室内空气中氡浓度的行动水平不一致情况没有得到改善的状况下，《民用建筑工程室内环境污染控制规范》GB 50325—2010 仍然严于《室内空气质量标准》GB/T 18883—2002 关于室内空气中氡浓度的行动水平为 400Bq/m³（年平均）。

有调查资料表明，家庭居室内空气中甲醛含量可达 0.05mg/m³～2mg/m³。

"规范"中的污染物控制限值分为两类：一是空气中的控制限值，二是材料中的控制限值。我们在确定限量值标准时，一是考虑凡国家已有标准的，即采用国家现行标准，凡国家尚无标准的，尽量参考国内外相关标准（ISO、ASTMD、EN 等标准及国内行业标准等），这样做，有利于加入 WTO 后与国际接轨。在涉及材料的环境指标（限值）时，既考虑了规范对促进我国相关工业水平提高的导向性，又注意到了目前发展水平和我国的国情。这样，根据本规范对民用建筑进行分类（Ⅰ类、Ⅱ类两种类型）后，对于室内环境污染的控制，在宽严程度上有所区别。

制定标准规范是一项深入、细致的工作，需要大量实验数据和多方专家联合工作。从掌握的资料看，目前国内外对单一种类污染物的"暴露—剂量反应"研究还很不够，对污染物的协同作用和拮抗作用的研究更少。由于室内环境卫生受室内空气污染物暴露分布、暴露—效应关系和受暴露的人群等诸方面因素的影响，因此需要环境学专家、毒理学专家、环境与职业病及流行病学专家等共同工作，相互协调，这样才能得出科学的评估意见。目前已有多种暴露模型用于人体对污染的暴露估计。不少研究人员认为，空气质量标准应包括污染物的最高允许浓度、时间加权浓度等方面内容。

随着人们生活水平的提高，环境意识的增强，人们对室内环境污染日益关注，因而使各国公众和政府对这一问题愈加重视，我国对室内空气污染问题的研究工作也在加强，注意在卫生学、毒理学、环境化学、室内污染管理等领域开展研究。随着时间的推移，"规范"中的限量值将会不断有所变化。

第六节　关于民用建筑工程的分类

所谓的"建筑物的室内"包括很多情况，进行污染控制不能一个标准，而应分别考虑，如住宅、办公室、医院、学校、餐馆、影剧院、托儿所、养老院、交通工具内等，情况均不相同。不同类型建筑物室内的空气污染状况不同，即使同一类型建筑物"室内"的环境条件和污染状况也常常存在很大差别，制定室内环境标准需要考虑的因素很多。

本规范中，按不同的室内环境要求，将民用建筑工程分为两类：

（1）Ⅰ类民用建筑工程：住宅、医院、老年建筑、幼儿园、学校教室等民用建筑工程；

（2）Ⅱ类民用建筑工程：办公楼、旅店、文化娱乐场所、书店、图书馆、展览馆、体育馆、商店、公共交通等候室、饭店餐厅、理发店等民用建筑工程。

这是将建筑物本身的功能与现行国家标准中已有的污染物控制指标综合考虑后作出的分类。例如，根据室内甲醛污染控制指标形成自然分类见表1-32：

表1-32　根据甲醛污染指标形成的自然分类

标准名称	标准号	甲醛指标 （mg/m³）	适用的民用建筑	类别
《旅店业卫生标准》	GB 9663	≤0.12	各类旅店客房	Ⅱ
《文化娱乐场所卫生标准》	GB 9664	≤0.12	影剧院（俱乐部）、音乐厅、录像厅、游艺厅、舞厅（包括卡拉OK歌厅）、酒吧、茶座、咖啡厅及多功能文化娱乐场所等	Ⅱ
《理发店、美容店卫生标准》	GB 9666	≤0.12	理发店、美容店	Ⅱ
《体育馆卫生标准》	GB 9668	≤0.12	观众座位在1000个以上的体育馆	Ⅱ
《图书馆、博物馆、美术馆、展览馆卫生标准》	GB 9669	≤0.12	图书馆、博物馆、美术馆和展览馆	Ⅱ
《商场（店）、书店卫生标准》	GB 9670	≤0.12	城市营业面积在300m²以上和县、乡、镇营业面积在200m²以上的室内场所、书店	Ⅱ
《医院候诊室卫生标准》	GB 9671	≤0.12	区、县级以上的候诊室（包括挂号、取药等候室）	Ⅱ

标准名称	标准号	甲醛指标（mg/m³）	适用的民用建筑	类别
《公共交通等候室卫生标准》	GB 9672	≤0.12	特等和一、二等站的火车候车室，二等以上的候船室，机场候机室和二等以上的长途汽车站候车室	Ⅱ
《饭馆（餐厅）卫生标准》	GB 16153	≤0.12	有空调装置的饭馆（餐厅）	Ⅱ
《居室空气中甲醛的卫生标准》	GB/T 16127	≤0.08	各类城乡住宅	Ⅰ

在确定民用建筑分类时，主要考虑的是人们在其中停留时间的长短，以及建筑物内污染积聚的可能性（与空间大小有关）。将民用建筑分为两类后，分别提出了不同要求。住宅、医院、老年建筑、幼儿园和学校教室等，由于人们在其中停留的时间较长，且老年、幼儿、体弱者居多，是我们首先应当关注的，一定要严格要求，定为Ⅰ类。其他如旅馆、办公楼、文化娱乐场所、商场、公共交通等候室、餐厅、理发店等，要么一般人们在其中停留的时间较少，要么在其中停留（工作）的以健康人群居多，因此，定为Ⅱ类。分类既有利于减少污染物对人体健康影响，又有利于建筑材料的合理利用，降低工程成本，促进建筑材料工业的健康发展。

在本次"规范"修订中，针对办公楼等的归类问题再一次进行了调查，结果表明，近年来，精装修办公楼（河南、深圳等地）室内污染超标比例仍在 40% 左右，主要以甲醛和 TVOC 超标为主。考虑到现有办公楼验收时检测超标率已达 40%，若提高办公楼的归类等级，势必造成更大比例的验收不合格，对"规范"实施不利。

当然，多数人认为，办公楼建筑应当归为Ⅰ类，从严控制，因为，人们每天在里面工作，工作时间往往超过 8h，但是，考虑到现有办公楼验收时检测超标情况较多，若提高办公楼的归类等级，势必造成更大比例的验收不合格，对"规范"实施不利。因此，作为权宜之计，暂且仍放在Ⅱ类，并在今后进一步加强工程过程中的污染控制，待办公楼整体室内环境水平有所提高后再将其划入Ⅰ类。

至于食品冷库的归属问题，原先"规范"已明确不属于本规范管理范围，属"仓储性建筑工程"，另外，考虑到目前大部分省市的工程质量监督部门均未对食品冷库的建设过程实施监督，所以，难以通过实施"规范"来实现对食品冷库的室内空气污染控制。

第七节　关于"规范"的贯彻执行

"规范"的贯彻执行要靠各部门齐抓共管，也就是说，解决民用建筑工程室内环境污染问题是一个系统工程，建设系统应率先垂范，各有关部门必须密切配合。管好建设工程全过程，为社会提供环境品质优良的民用建筑，是社会大众赋予建设系统的光荣使命。

建设系统已把控制好民用建筑工程室内环境污染当做自己的一项重要责任。已经制定了涉及民用建筑工程室内环境污染控制的系列标准，加强设计、施工、工程验收全过程的环境质量管理，抓紧检测机构的建设，培训技术力量，保证室内环境污染控制措施得到落实。

有关行业管理部门也需抓紧制定相关标准，并抓紧进行产业结构调整，严格产品出厂管理，加强对建筑装修材料的市场监督，逐步淘汰落后产品。也就是说，把好材料出厂关。

社会各方面要普及建筑工程室内环境污染控制的有关知识，提高全民室内环保意识，加强自我保护和社会监督。

《民用建筑工程室内环境污染控制规范》GB 50325—2010 的出台，虽然是关于建筑工程室内环境污染控制的强制性国家标准，但对真正意义上的室内环境污染来说，也仅仅是一个开端。要真正解决我国的室内环境污染问题需要一个过程，需要社会各方面坚持不懈的长期努力。

面对室内环境污染问题，我国悲观人士认为：我国"第三次污染时代刚刚到来"；也有西方人士认为"中国正遭受室内空气污染之痛"，"中国相关部门虽然颁布了室内空气质量标准及十类装饰材料的有害物质限量标准，但由于政府相关部门的监管流于形式及社会消费大众的环保意识薄弱，更由于相关商家的单纯逐利目标而罔顾职业道德及社会责任"。但是，他们也承认："中国有能力改变现状。在这个能实现令人羡慕的经济增长的国家，只要愿意，他们就能解决这一污染问题。"

实际上，回顾历史，西方发达国家也是从室内环境污染中走过来的。20 世纪 70 年代、80 年代曾经给西方发达国家带来过许多痛苦和烦恼的民用建筑工程的室内环境污染问题，通过他们将近 20 年的努力，由于采取了种种措施，才比较满意地解决了问题。8 年前，我们曾到欧洲考察，发现德、法、奥等国对建筑材料的有害物质含量均有明确要求，材料出厂附检测报告，工程开发商能自觉使用符合要求的材料，工程竣工交付使用时污染超标的情况已经成为过去。我们在参观考察过程中，所接触过的宾馆、饭店、商场、办公室、车站、机场候机室等公共场所，装修档次均比较高，装修时间有长有短，有的装修工作正在进行中，但均闻不到明显气味。建材市场里货架上尚未出售的新板材、开了罐的涂料也均闻不到明显气味，使用板材制作的宾馆房间的衣柜、小桌，打开之后，无刺激气味感觉。

分析发现，西方发达国家之所以能在将近 20 年时间里解决了室内环境污染问题，主要原因在于两个方面：一是资金雄厚，可以较容易地淘汰落后生产工艺和产品，保证使用环境品质好的材料；另一个原因在于，他们是一个市场经济成熟的社会，技术经济管理的法制化较为健全，法律、法规（包括技术标准）的权威性强，执法监督有力，惩处严厉，人们按法律行事的自觉性高。考察中，我们曾向工程设计人员问及"工程竣工验收时，如果发现污染超标准怎么办？"时，回答者似对提出这样的问题不可理解，解释说：在他们那里不会发生这种情况，也没有听说过发生有这种情况，当然，如果真的发生了这种情况的话，那么，开发商将被起诉，他的公司也就破产了，因为今后没有人再找他做事，受到的惩罚将是很严厉的、毁灭性的。

看来，相比之下，我国在这两个方面有较大差距，这恐怕也是解决我国新建筑物室内环境污染问题的主要困难所在。我国是一个发展中大国，拥有 13 亿多人口，我国的工业发展水平（经济实力、科技实力）与社会发展水平还比较低，并且，污染问题解决必须与加强法制建设同步。这种情况虽然会随着我国社会经济的发展逐步得到改善，但毫无疑问，在这一进程中，每前进一步，都需要付出艰苦努力。

对照并回顾"规范"出台的近 10 年历史，可以有信心地说：再有 10 多年，当我国步入小康社会的时候，我国老百姓家里的环境质量状况也一定会从根本上得到改善，我国人民群众在享受蓝天、白云、碧水的同时，也必将能享受到较为宽敞、明亮、清新、温馨的居家生活，身体将更加健康，精神将更加愉快，当然，所有这些，只有社会各方面更加努力才能做到。

第二章　建筑材料与装修材料的污染控制

第一节　无机非金属材料的污染控制

一、"规范"对无机非金属材料污染控制的有关规定

"规范"第 3.1.1 条规定："民用建筑工程所使用的砂、石、砖、砌块、水泥、混凝土、混凝土预制构件等无机非金属建筑主体材料的放射性限量，应符合表 3.1.1 的规定。"

表 3.1.1　无机非金属建筑主体材料放射性限量

测定项目	限　量
内照射指数 I_{Ra}	≤1.0
外照射指数 I_{γ}	≤1.0

第 3.1.1 条为强制性条文，必须严格执行。建筑材料中所含的长寿命天然放射性核素，会放射 γ 射线，直接对室内构成外照射危害。γ 射线外照射危害的大小与建筑材料中所含的放射性同位素的比活度直接相关，还与建筑物空间大小、几何形状、放射性同位素在建筑材料中的分布均匀性等相关。

目前，国内外普遍认同的意见是：将建筑材料的内、外照射问题一并考虑，经过理论推导、简化计算，提出了一个控制内、外照射的统一数学模式，即：

$$I_{Ra} \leq 1 \tag{2-1}$$
$$I_{\gamma} \leq 1 \tag{2-2}$$

凡能同时满足公式（2-1）、（2-2）要求的建筑材料，即为控制氡-222 的内照射危害及 γ 外照射危害达到了"可以合理达到的尽可能低水平"，即在长期连续的照射中，公众个人所受到的电离辐射照射的年有效剂量当量不超过 1mSv。我国早在 1986 年已经接受了这一概念，并依此形成了我国的《建筑材料放射性核素限量》GB 6566 等国家标准。

"规范"将无机非金属材料划分成建筑主体材料（包括掺杂工业废渣且空心率较大的建筑材料）和装修材料，分别对内、外照射指数进行限量。其中特别对无机非金属装修材料的限量分成两个等级，进行分类管理。

空心砖以粘土煤矸石或粉煤灰为主要材料，是近年内建筑行业常用的墙体主材，由于质轻、消耗原材少等优势，已经成为国家建筑部门首先推荐的产品。混凝土小型空心砌块由普通混凝土或轻集料混凝土制成，空心率在 25%～50%，一般简称混凝土砌块或砌块。加气混凝土砌块是用加气混凝土和泡沫混凝土制成，易于切割，也广泛应用于民用建筑的维护结构。为实现节约能源和循环经济，我国《环境标志产品技术要求　建筑砌块》

HJ/T 207—2005中规定，这类产品中使用的废弃物和工业副产品（如稻草、木屑、炉渣、粉煤灰、煤矸石、硫石膏等）等的含量应大于35%。另一方面，这些掺入的废弃物和工业副产品却容易带来建筑室内环境的放射性污染，近些年这个问题开始得到普遍关注。

　　民用建筑工程中使用的无机非金属建筑主体材料制品（如商品混凝土、预制构件等），如所使用的原材料（水泥、沙石等）的放射性指标合格，制品可不再进行放射性指标检验。

　　"规范"第3.1.2条规定："民用建筑工程所使用的无机非金属装修材料，包括石材、建筑卫生陶瓷、石膏板、吊顶材料、无机瓷质砖粘结材料等，进行分类时，其放射性限量应符合表3.1.2的规定。"

表3.1.2　无机非金属装修材料放射性限量

测定项目	限　量	
	A	B
内照射指数 I_{Ra}	≤1.0	≤1.3
外照射指数 I_γ	≤1.3	≤1.9

　　第3.1.2条为强制性条文，必须严格执行。无机非金属建筑装修材料制品（包括石材），连同无机粘接材料一起，主要用于贴面材料，由于材料使用总量（以质量计）比较少，因而适当放宽了对该类材料的放射性环境指标的限制。不满足A类装修材料要求，而同时满足内照射指数（I_{Ra}）不大于1.3和外照射指数（I_γ）不大于1.9要求的为B类装修材料。

　　"规范"第3.1.3条规定："民用建筑工程所使用的加气混凝土和空心率（孔洞率）大于25%的空心砖、空心砌块等建筑主体材料，其放射性限量应符合表3.1.3的规定。"

表3.1.3　加气混凝土和空心率（孔洞率）大于25%的建筑主体材料放射性限量

测定项目	限　量
表面氡析出率 [Bq/ (m² · s)]	≤0.015
内照射指数 I_{Ra}	≤1.0
外照射指数 I_γ	≤1.3

　　第3.1.3条规定加气混凝土和空心率（孔洞率）大于25%的空心砖、空心砌块等建筑主体材料，氡的析出率比外形相同的实心材料大许多倍，有必要增加氡的析出率限量要求 [不大于0.015Bq/（m² · s）]。另外，同体积的这些材料中，由于放射性物质减少25%以上，因此，内照射指数（I_{Ra}）不大于1.0和外照射指数（I_γ）不大于1.3时，使用范围不受限制。

　　2010年修订后的"规范"细化了空心率大于25%的建筑材料种类，包括空心砖、空心砌块、加气混凝土等，并对其放射性限量增加了"表面氡析出率"指标

$[\leqslant 0.015 Bq/ (m^2 \cdot s)]$。

"规范"第 3.1.4 关于检测方法的规定:"建筑主体材料和装修材料放射性核素的检测方法应符合现行国家标准《建筑材料放射性核素限量》GB 6566 的有关规定,表面氡析出率的检测方法应符合本规范附录 A 的规定。"

无机非金属建筑材料放射性比活度按照《建筑材料放射性核素限量》GB 6566—2001 规定的方法进行测定,采用低本底多道 γ 能谱仪测定衰变链基本平衡后的检验样品的镭-226、钍-232 和钾-40 比活度。本"规范"附录 A 规定了仪器直接测定建筑材料表面氡析出率的方法,包括取样与测量两部分,工作原理分为被动收集型和主动抽气采集型两种。此外,还可按《建筑物表面氡析出率的活性炭测量方法》GB/T 16143—1995 要求进行建筑材料表面氡析出率的测量。

材料表面氡析出率检测方法有多种,目前,我国无建筑材料表面氡析出率检测方法的全面标准,因此,在专项研究的基础上,编制了附录 A。

需要说明的是:本"规范"所说的材料表面氡析出率指:被测材料表面积(m²):采气容器净容积(m³) =2:1 规范状态下的测量值。如果测定条件不符合要求,需对测量结果进行换算。之所以提出"被测材料表面积(m²):采气容器净容积(m³) =2:1 规范状态"概念,主要考虑两个原因:①不规范测量条件下的测量结果无法进行比较;②一般 15m² 的住房,其室内墙地面面积在 80m² 左右,室内容积在 40m³ 左右,其墙地面面积:室内容积≈2:1,也就是说,将被测材料表面积(m²):采气容器净容积(m³) =2:1 规范状态比较接近工程实际,对评价实际室内氡浓度有利。

"规范"附录 A"材料表面氡析出率测定"的有关规定。

A.1.1 建筑材料表面氡析出率的测定仪器包括取样与测量两部分,工作原理分为被动收集型和主动抽气采集型两种。测量装置应符合下列规定:

1 连续 10h 测量探测下限不应大于 $0.001 Bq/ (m^2 \cdot s)$;

2 不确定度不应大于 20%;

3 仪器应在刻度有效期内;

4 测量温度应为 25℃ ±5℃;相对湿度应为 45% ±15%。

A.1.2 被动收集型测定仪器表面氡析出率测定步骤应包括:

1 清理被测材料表面,将采气容器平扣在平整表面上,使收集器端面与被测材料表面间密封,被测表面积(m²)与测定仪器的采气容器容积(m³)之比为 2:1。

2 测量时间 1h 以上,根据氡析出率大小决定是否延长测量时间。

3 仪器表面氡析出率测量值乘以仪器刻度系数后的结果,为材料表面氡析出率测量值。

A.1.3 主动抽气采集型测定建筑材料表面氡析出率步骤应包括:

1 被测试块准备:使被测样品表面积(m²)与抽气采集容器(抽气采集容器或盛装被测试块容器)内净空间(即抽气采集容器内容积,或盛装被测试块容器内容积减去被测试块的外形体积后的净空间)容积(m³)之比为 2:1,清理被测试块表面,准备测量。

2 测量装置准备:抽气采集容器(或盛装被测试块容器)与测量仪器气路连接到位。试块测试前,测量气路系统内干净空气氡浓度本底值并记录。

3 将被测试块及测量装置摆放到位,使抽气采集容器(抽气采集容器或盛装被测试块容器）密封，直至测量结束。

4　准备就绪后即开始测量并计时，试块测量时间在 2h 以上、10h 以内。

5　试块的表面氡析出率 ε 应按照下式进行计算：

$$\varepsilon = \frac{cV}{ST} \qquad (A.1.3)$$

式中：ε——试块表面氡析出率 [Bq/ (m^2 · s)]；

　　　　c——测量装置系统内的空气氡浓度（Bq/m^3）；

　　　　V——测量系统内净空间容积（抽气采集容器内容积，或盛装被测试块容器内容积 减去被测试块的外形体积后的净空间）（m^3）；

　　　　S——被测试块的外表面积（m^2）；

　　　　T——从开始测量到测量结束经历的时间（s）。

A.2.1　建筑材料表面氡析出率活性炭测量方法应符合现行国家标准《建筑物表面氡析出率的活性炭测量方法》GB/T 16143 的有关规定。

二、有关背景资料

（一）相关标准《建筑材料放射性核素限量》GB 6566—2001 的形成过程

建筑材料是人类生活的必需品，与人们的关系十分密切；但建筑材料中所含的放射性核素发射的 γ 射线对人体产生外照射，它所释放的氡及其子体又使人们受到内照射。建筑材料中放射性核素对人体造成的内、外照射，是公众环境电离辐射的主要组成部分，其影响是不容忽视的。

20 世纪 80 年代后期，我国先后制定了三个国家标准，对建材中放射性物质的含量进行控制。①国家标准《建筑材料放射卫生防护标准》GB 6566—86；②国家标准《建筑材料用工业废渣放射性物质限制标准》GB 6763—86；③国家标准《掺工业废渣建筑材料产品放射性物质控制标准》GB 9196—88。

2001 年对 GB 6566 进行了修订，新版《建筑材料放射性核素限量》GB 6566—2001 要求：建筑主体材料的内照射指数和外照射指数均不大于 1.0，对于空心率大于 25% 的建筑主体材料应满足内照射指数不大于 1.0 且外照射指数不大于 1.3，对装修材料的放射性水平进行三级管理，见表 2-1：

表 2-1　装修材料的放射性水平限量（GB 6566—2001）

分类	限　　量		用　　途
	内照射指数	外照射指数	
A 类	≤1.0	≤1.3	不受限
B 类	≤1.3	≤1.9	不可用于 I 类民用建筑的内饰面
C 类	—	≤2.8	可用于建筑外饰面和室外其他用途
花岗石	—	＞2.8	可用于碑石、海堤、桥墩等地方

GB 6566—2001 将建筑材料分为建筑主体材料和装修材料两类。对于建筑主体材料放射性核素 Ra^{226}、Th^{232} 和 K^{40} 的内、外照射控制式为：

$$M_r = \frac{C_{Ra}}{370} + \frac{C_{Th}}{260} + \frac{C_K}{4200} \leqslant 1.0 \qquad (2-3)$$

$$M_{Ra} = \frac{C_{Ra}}{200} \leqslant 1.0 \qquad (2-4)$$

式中 C_{Ra}、C_{Th}、C_K 分别为 Ra^{226}、Th^{232} 和 K^{40} 的含量（Bq/kg）；M_{Ra}、M_r 分别为内、外照射指数。这两个控制式与以往的各个标准是基本相同的，但在其他的许多方面值得商榷。

对于装修材料，根据放射性水平大小，GB 6566—2001 划分为三类，它的具体内容及其与已被替代的行业标准 JC 518—93 的比较列于表 2-2。

表 2-2　装修材料与天然石材控制标准的比较*（GB 6566—2001 与 JC 518—93）

标准	A 类	B 类**	C 类	其 他
GB 6566—2001	$M_{Ra} \leqslant 1$ $M_r \leqslant 1.3$ 使用不受限制	$M_{Ra} \leqslant 1.3$，$M_r \leqslant 1.9$ 不可用于 I 类民用建筑内饰面，但可用于其他一切建筑的内、外饰面	$M_r \leqslant 2.8$ 用于建筑物外饰面及室外其他用途	$M_r > 2.8$ 用于碑石、海堤、桥墩等
JC 518—93	$C_{Ra} \leqslant 200$ $C_{Ra}^e \leqslant 350$ 使用不受限制	$C_{Ra} \leqslant 250$，$C_{Ra}^e \leqslant 700$ 不可用于居室内饰面，但可用于其他一切建筑内、外饰面	$C_{Ra}^e \leqslant 1000$ 用于建筑物外饰面	$C_{Ra}^e > 1000$ 用于碑石、海堤、桥墩等

* 表示 C_{Ra}^e 为建材中所有放射性核素 γ 外照射的镭当量浓度（$C_{Ra}^e = C_{Ra} + 1.35 C_{Th} + 0.088 C_K$）（Bq/kg）。

** 表示 I 类民用建筑为住宅、老年公寓、托儿所、医院和学校等。

在所有现已废止的建材标准中，JC 518—93 对放射性的限制是最宽的；与 A 类相比，B 类和 C 类产品的外照射限制都有成倍的放宽，对"其他类"材料根本不作限制；但它当时只用于天然石材，对别的建材不适用。表 2-2 表明，GB 6566—2001 只与 JC 518—93 的 A 类产品内照射指数相同；由于前者的放射性核素限制值比后者稍大，外照射指数为后者的 1.34 倍；B 类和 C 类的限制都比后者有所放宽。因此，GB 6566—2001 不仅完全采纳了 JC 518—93 的分类原则，而且比 JC 518—93 的要求放得更宽，还把这些分类标准从天然石材推广到了所有无机非金属装修材料；但令人难以理解的是，对装修材料的控制为什么可以明显高于建筑主体材料的控制值。特别是用于内饰面的装修材料，其对人体的相对影响明显大于建筑主体材料，按理说应该从严控制才是。对于 B 类产品，对许多公众而言，近距离接触的时间比较多，如商场营业人员、宾馆服务人员、办公室工作人员、仓库管理人员、工厂生产人员和其他公共设施的工作人员，长期在室内工作，他们所受到的建筑材料照射的附加剂量也应该得到有效控制。对于 C 类产品，仍然有一定的公众在其周围近距离经常性地长时间逗留。即使对于 C 类以外的花岗石，虽然与人的直接关系已经不大，但在一定条件下，放射性物质有可能污染水源进入生态环境，尤其应避免用于建造引水工程。总之，对于建材的分类标准和使用范围的规定必须十分慎重，不仅要考虑大多数公众的健康，也应该考虑特定公众的安全；不仅要考虑建材对人体的照射，也应该考虑对生态环境的影响。

公式（2-3）和（2-4）是在辐射防护的最优化原则指导下，考虑了我国各方面的现状和要求，十分慎重地建立起来的，是以往所有建材放射性控制国家标准的共同基础；由此产生的建材内、外照射年附加有效剂量限值也已经达到了 4.6mSv/a 和 0.6mSv/a 的水平。十几年的使用实践表明，我国原有的各个建材放射性限制国家标准的基本内容是合理的，关键是要加以统一和完善。

到 2000 年，三个国家标准修订为两个标准：国家标准《建筑材料放射卫生防护标准》GB 6566—86 和国家标准《建筑材料产品及建材用工业废渣放射性物质控制要求》GB 6763—2000。

2001 年，又将上述两个国家标准和建材行业标准《天然石材产品放射防护分类控制标准》JC 518—93 合并修订为一个统一的国家标准《建筑材料放射性核素限量》GB 6566—2001。这一标准明确了对建材产品实行强制检定和有证销售的规定，取消了 γ 辐射剂量率检测的判定方法，结束了管理标准不统一的局面，但也带来了对测量要求和限制值明显放宽等问题。

（1）以国际放射防护委员会（ICRP）第 82 号出版物"线性无阈"的理论为依据，控制建材产品放射性水平的目的在于限制随机效应的发生率，使它控制在社会可接受的水平。把建材及其他各种实践活动对公众所致的天然辐射照射的附加剂量限制在 1mSv/a 以内。

（2）以我国建筑材料产品的放射性水平为基本出发点。按辐射防护三大原则，把建材产品的生产、使用的各种实践活动，所带来的总的社会利益应大于所付出的代价。用辐射防护最优化的原则指导掺渣建材产品的生产和装修材料的应用。把建材产品的天然放射性对人体的照射剂量降低到可合理达到的最低水平。

（3）建筑物室内氡浓度来源，不仅与建材中的 Ra^{226} 含量、氡在建材中的析出率有关，而且与地基的地质条件、建筑结构有关，更与人们的生活习惯、室内通风条件有关。本规范与原被修订的三项标准一样，仅从建材中的 Ra^{226} 含量提出控制要求。

《建筑材料放射性核素限量》GB 6566—2001 结束了我国建材标准长期不统一的局面，规定了对建材中放射性实现强制检定的要求，但在装修材料分类、空心材料、废渣利用、测量方法等方面存在着一些不合理的规定，与以往的国家标准相比，对建材中的放射性控制明显放宽，甚至比原来的建材行业标准对石材的控制还要宽，影响了公众的辐射防护安全。

（二）建筑材料表面氡析出率调查

本规范 GB 50325—2010 提出了建筑材料（空心材料、加气混凝土等）氡析出率的限量要求，实际上，国内不少研究者早已注意到此问题并进行了大量研究工作。

张文涛在文章"建筑材料表面氡析出水平调查"中提供了以下数据，见表2-3：

表2-3　建筑材料表面氡析出水平

建筑类别	地面	墙壁	建筑类别	地面	墙壁
窑洞（粉刷）	19.74	13.59	楼房22	1.84	5.57 *，7.0
窑洞（砖墙壁）	18.88	29.58	楼房23	2.51 *	2.80
老式窑洞	18.03	37.23	楼房24	2.22	1.59 *，1.93
平房1	3.52	4.49 *，10.83	楼房25	4.81	1.95
平房2	7.10	1.33	地下室1	29.74	6.50
平房3	5.19	1.40，1.69	地下室2	23.35	6.50
楼房11	5.22	2.63	地下室3	（彩砖地面）11.9	5.11
楼房12	2.48	2.52	地下室4	（油漆地面）6.50	4.70
楼房13	2.04	1.50	楼房31	4.61	4.66
楼房14	2.14	0.58 *，2.79	楼房32	4.84	7.30
楼房15	15.90	1.89 *，2.69	楼房33	3.04	8.23
楼房21	3.23	3.78 *，3.94	楼房34	18.86	7.95
煤渣砖房1	7.12	128.45	煤渣砖房2	9.89	219.23
高炉渣砖房	14.35	214.89	大理石砖房	5.24	68.34

    注：未标明者为水泥地面，墙壁为涂料表面；

        * 为油漆表面；

        带下划线的数据为测量的对比点。

王南萍在文章"我国天然石材的放射性水平及特征"等文献中也提供了部分天然石材表面氡析出率，见表2-4～表2-7。

表2-4　我国天然石材放射性水平（Bq/kg）

石材名称	岩性	品种数	样品数	Ra^{226}		Th^{232}		R^{40}	
				范围	均值	范围	均值	范围	均值
大理石	—	3	3	0.34～97	25.2	0.59～193	11.9	9～1003	105
花岗石	超基性、基岩	10	16	4.0～25.4	9.6	0.5～53.5	13.6	17～787	353
	中性岩	9	12	20.9～155	52.1	3.2～201	69.6	281～1618	941
	酸性岩	71	138	6.3～374	79.6	9.8～276	99.9	446～1810	1128
	碱性岩	2	7	53.7～200	126.9	65.8～252	158.9	2419～3357	2920
	变质岩	6	9	16.7～172	48.2	18.4～81.2	48.6	754～1369	1064
板石	板岩	1	1		10.6		4.2		241

表 2-5 天然石材表面氡析出率（一）

样品名称	岩性	粒度	Ra^{226}含量（Bq/kg）	氡析出率 [10^{-3}Bq/（m^{2}s）]
济南青	辉长岩	细	14.8	4.0±0.4
米易绿	辉石正长岩	中粗	21.8	1.4（22%）*
将军红	片麻状花岗岩	中粗	95.0	4.0±0.4
柳埠红	钾长花岗岩	中粗	39.0	2.3（14%）
天山蓝宝	斜长花岗岩	细	18.0	1.4（21%）
石棉红	正长岩	中细	—	1.6（20%）
荥经红	正长岩	中粗	34.6	3.0（10%）
中国红	正长岩	细	28.8	3.6（9%）
白虎涧	黑云母花岗岩	中粗	23.0	2.3±0.3
贵妃红	黑云母花岗岩	中粗	77.0	2.3（13%）
岑溪红 A	黑云母钾长花岗岩	粗	363.0	7.0±0.4
岑溪红 B	黑云母钾长花岗岩	粗	81.3	8.4±0.4

* 表示括号内的百分数为 95% 置信水平时测量计数的相对误差。

表 2-6 天然石材表面氡析出率（二）

石材名称	表面氡析出率 [mBq/（m^2·s）]	备　注
天山蓝	1.4	
中国红	3.6	
石棉红	1.6	
贵妃红	2.3	
荥经红	3.0	
广济红	6.4	用活性炭累积盒收集，V 谱仪测定
米易绿	1.4	
柳埠红	2.3	
岑溪红 A	7.2	
白虎涧	4.05	
岑溪红 B	8.37	
济南青	4.60	

表 2-7　不同建筑材料表面氡析出率

类　　别	表面氡析出率 $[Bq/(m^2 \cdot s)]$
青砖（裸体）	$(18 \pm 0.3) \times 10^{-3}$
红砖（裸体）	$(11 \pm 0.6) \times 10^{-3}$
砖 + 白灰	$(4.6 \pm 2.3) \times 10^{-3}$
油漆墙	$(2.5 \pm 1.4) \times 10^{-3}$
花岗石	$(2.8 \pm 1.5) \times 10^{-3}$
UN1982 代表值	2×10^{-3}

由表 2-6、表 2-7 可以看出，花岗石表面氡析出率平均值为 $(3.85 \pm 2.36) \times 10^{-3}$ Bq/ $(m^2 \cdot s)$，其波动范围为 $(1.6 \sim 8.37) \times 10^{-3}$ Bq/ $(m^2 \cdot s)$，介于砖 + 白灰和油漆之间。

谈成龙在文章"建筑材料放射性检测的国际惯例"等文献说明了：从 2003 年汇集的资料看，世界上大部分建材的氡析出率均低于"联合国原子辐射效应科学委员会"确认的全球大地氡析出率的平均值：16 $[mBq/(m^2 \cdot s)]$ ~26 $[mBq/(m^2 \cdot s)]$，但也有不少建材的氡析出率超过该值。世界若干国家建材的氡析出率检测结果见表 2-8、表 2-9。

表 2-8　一些国家建筑材料的氡析出率（一）

国家及地区	建材产品	析出率 $[mBq/(m^2 \cdot s)]$	
		Rn	Th
北欧国家	砖	0.56 ~ 1.4	
	混凝土	0.56 ~ 8.4	
	轻质混凝土	0.28 ~ 0.84	
	铝质页岩混凝土	14.0 ~ 56.0	
	石膏	1.4 ~ 11.2	
印度	普通砖	0.04	193.82
	耐火砖	0.01	28.7
	普通石板	0.01	15.9
	大理石	0.007	9.41
中国（云南）	浅灰色白云岩	1.71	
	深灰色白云岩	34.37	
	大理岩	16.872	
	黑云母花岗岩	184.26	
	风化花岗岩	47.36	

表 2-9 一些国家建筑材料的氡析出率（二）

国别	建筑类别	密度（%）	Ra^{226}（Bq/kg）	射气系数（%）	氡析出率（%）
韩国	普通砖	24.9 ± 1.2	27.0 ± 11.0	5.90 ± 1.7	0.0109 ± 0.0023
	红砖	18.4 ± 2.6	35.4 ± 8.2	2.4 ± 0.8	0.0061 ± 0.0013
	磷石膏	68.3 ± 0.8	271 ± 61.0	11.5 ± 1.8	0.2404 ± 0.0754
	由壁纸包裹的磷石膏		271 ± 61.0	6.7 ± 1.4	0.1387 ± 0.0403
	瓷砖	31.6 ± 0.6	60.2 ± 17.0	3.1 ± 0.9	0.0139 ± 0.0063
	花岗岩石材	1.27 ± 0.4	53.1 ± 32	4.29 ± 1.75	0.0186 ± 0.0175

国别	建筑类别	密度（$10^3 kg/m^3$）	Ra^{226}（Bq/kg）	射气系数（%）	氡析出率 [Bq/（$m^2 \cdot h$）]
意大利	粘土	2.0 ~ 2.7	21 ~ 42	0.04	2.7 ~ 7.4
	石灰	1.1 ~ 2.0	0.4 ~ 30	0.23	0.16 ~ 22
	石膏	2.0 ~ 2.4	0.6 ~ 13	0.08	0.15 ~ 4.1
	混凝土	1.4 ~ 1.6	12 ~ 40	0.15	4.1 ~ 16
	基性岩浆岩	2.7	5.0 ~ 64.0	0.01	0.22 ~ 2.8
	酸性岩浆岩	2.4 ~ 2.7	55 ~ 225	0.08	17 ~ 79
	片岩	2.6 ~ 3.0	34 ~ 42	0.02	2.9 ~ 4.1

国别	建材类别	氡析出率 [Bq/（$m^2 \cdot h$）]	
		氡射气	钍射气
印度	大理石	0.026 ± 0.02	33.6 ± 4.8
	石板	0.038 ± 0.009	56.8 ± 19.8
	水泥砖	0.024 ± 0.005	29.4 ± 11.1
	耐火砖	0.042 ± 0.003	102.5 ± 26.5
	非耐火砖	0.160 ± 0.010	692.2 ± 76.8

　　葛黎明和陈英民在文章"掺工业废渣新型墙体材料氡析出率的测量"中分析：从表2-10中可以看出，砌块和粉煤灰砖的氡析出率平均水平明显高于粘土砖，煤矸石砖的氡析出率平均水平略高于粘土砖，三种新型建材由高到低分别是粘土砖的4倍、2倍和1.5倍。四种墙砖氡析出率水平测量结果分析采用单因素方差分析方法，以粘土砖组作为参照组，其他三组与之比较，可以看出砌块组与粘土砖组差异具有显著性（$P < 0.01$），粉煤灰砖组与粘土砖组差异亦具有统计学意义（$P < 0.05$），但是煤矸石砖组与粘土砖组差异无统计学意义（$P > 0.05$）。本次研究中砌块和粉煤灰砖的氡析出率明显高于传统墙砖粘土砖。在大量使用砌块和粉煤灰的建筑物中，氡浓度就可能高于同样适用粘土砖的建筑物，造成额外的剂量负担。本研究从测量氡析出的角度出发，同样建议生产厂家应在生产过程中进行放射性检测，控制粉煤灰的掺入比例。

表 2-10　传统墙砖与新型墙砖的氡析出率比较

组别	氡析出率 $[Bq/(m^2 \cdot h^1)]$	95% CI	P 值
粘土砖	2.63 ± 0.56	—	—
砌块	9.70 ± 2.54	$17.03 \sim 26.59$	<0.01
粉煤灰砖	5.83 ± 1.85	$10.80 \sim 15.42$	<0.05
煤矸石砖	$4.70 + 2.45$	$7.83 \sim 13.32$	>0.05

注：传统墙砖：粘土砖；新型墙砖：砌块、粉煤灰砖、煤矸石砖。

刘福东在文章"建筑材料氡析出率变化"结果分析中指出：表 2-10 的测量结果表明：若原材料相近，加工工艺基本相同，则氡析出率的差别不明显；但原材料和加工工艺若有明显差别，则氡析出率的差别很大，甚至相差（1~2）个量级。

如包头某厂家生产的建筑材料，在原材料组成上，主要采用工业废渣（水淬渣）和钢渣，其水淬渣活度浓度较高（400Bq/kg ~ 1000Bq/kg），而其他建筑材料的原材料主要为粉煤灰、水泥和普通矿渣。

在加工工艺上，该厂生产建筑材料的最后一道工艺采用自然保养法，一般自然保养 1 至 3 个月后销售给用户，成本明显比北京地区的低。而其他厂家生产建筑材料的最后一道工艺一般采用高温焙烧或蒸汽保养等，成品可立即销售。从测量结果可看出，尽管成品建筑材料的放射性核素镭的活度浓度差别不大（至少无数量级上的差别或相近），但该厂生产的建筑材料的氡析出率比一般建筑材料至少高 1 个量级。这些测量结果表明：有些建筑材料的放射性核素镭的测量活度浓度与氡析出率相关性不大，即使工艺不同，氡析出率的差异也很大。

居室内氡浓度与建筑材料的氡析出率的关系更为直接，而建筑材料氡析出不仅与放射性核素镭的活度浓度有关，还与孔隙度、粒径、微观亚微观结构等因素有关。因此，仅通过控制建筑材料的放射性活度浓度尚不能较好地控制人体所受的内照射。我国建筑材料种类繁多，产品原材料以及加工工艺差异较大，通过来自不同厂家四类建筑材料 19 个样品的测量可以初步得出以下结论：①同种建筑材料组成成分相同，加工工艺相近的掺渣建筑材料的氡析出率差别不明显，但是如果原材料以及加工工艺明显不同，即使放射性核素类含量相近的同一类建筑材料，氡的析出率可以相差（1~2）个量级；②有些建筑材料的氡析出率与放射性核素 Ra^{226} 是相关的，但是，有些掺渣建筑材料的氡的析出率与建筑材料的天然放射性核素镭的活度浓度相关性很小，这说明如果只控制建筑材料中镭活度浓度来控制内照射是不合理的。

为减少居民所受的内照射，建筑材料生产厂家可通过试验选择合理原材料或者改变配比，并通过改变生产工艺等环节尽可能降低建筑材料氡析出率，使之达到合理又尽可能低的水平。因此，建议建材生产厂家对建筑材料生产工艺对氡析出率影响进行研究，以选择更合理生产工艺和原材料。

表 2-11 包头建筑材料氡析出与放射性活度测量结果

建筑材料	样品标号	放射性核素活度浓度（Bq/kg）			(295+351) keV 峰面积	测量时间（s）	氡析出率 [mBq/(m²·s)]
		Ra²²⁶	Th²³²	K⁴⁰			
陶粒空心砌块	1001	211.0±2.6	55.9±3.6	395.0±3.3	81	4000	3.63±0.59
	1002	66.5±3.0	64.9±2.9	272.0±3.0	54	4000	2.44±0.43
	1003	112.0±3.1	44.4±4.2	294.0+3.5	104	4000	4.75±0.61
	1004	22.2±4.1	24.7±3.7	117.0±3.3	76	4000	3.50±0.48
	1005	45.0±3.4	180.0±17.2	210±24.1	2117	5000	75.7±3.5
矿渣空心砌块	2001	32.7±3.1	30.8±3.0	122.0±3.1	82	5000	2.96±0.48
	2002	20.9±3.7	22.0±3.3	75.7±3.5	72	5000	2.63±0.51
	2003	29.0±3.8	22.8±3.9	230.0±2.9	84	5000	3.11±0.46
	2004	35.4±3.2	41.4±2.8	120.0±3.4	533	50000	2.11±0.17
	2005	14.0±3.9	13.4±3.8	66.6±3.0	170	10000	3.07±0.35
	2006	23.1±3.6	26.5±3.2	148.0±3.1	172	10000	3.18±0.43
	2007	51.0	212.0	123.0	1954	5000	70.6±3.3
实心砖	3001	21.1±3.2	27.1±2.8	555.0±2.1	197	20000	1.88±0.24
	3002	56.0±8.0	190.0±4.5	201.0±25.0	2236	5000	79.2±3.6
	3003	42.0±6.5	168.0±3.0	86.0±7.1	2402	5000	88.5±4.0
隔板	01	73.1±7.0	74.7±7.5	243.1±25.0	106	5000	1.76±0.26
	21	92.9±8.5	71.1±7.0	176.8±17.0	47	1200	3.28±0.19
	17	92.5±9.0	71.9±7.0	164.0±16.0	119	1200	8.60±0.53
	74	24.2±2.4	16.8±2.0	219.5±22.0	115	1200	8.20±0.50

注：样品 2007 的活度浓度由包头环保局提供，隔板的活度浓度由中国建筑材料科学研究总院测量，其他数据由国防科工委放射性计量一级站的测量。

从以上国内外现有数据来看，"规范"在第 3.1.3 条规定"民用建筑工程所使用的加气混凝土和空心率（孔洞率）大于 25% 的空心砖、空心砌块等建筑主体材料"条款中，增加建筑主体材料表面氡析出率 [Bq/(m²·s)] ≤0.015 指标是有现实意义的。

第二节 人造木板

一、"规范"有关规定

"规范"对人造木板的定义为：以植物纤维为原料，经机械加工分离成各种形状的单元材料，再经组合并加入胶粘剂压制而成的板材，包括胶合板、纤维板、刨花板等；饰面人造木板是以人造木板为基材，经涂饰或复合装饰材料面层后的板材。

"规范"第3.2.1条规定："民用建筑工程室内用人造木板及饰面人造木板，必须测定游离甲醛含量或游离甲醛释放量。"

本条为强制性条文，必须严格执行。民用建筑工程使用的人造木板及饰面人造木板是造成室内环境中甲醛污染的主要来源之一。目前国内生产的板材大多采用廉价的脲醛树脂胶粘剂，这类胶粘剂粘接强度较低，加入过量的甲醛可提高粘接强度。以往，由于胶合板、细木工板等人造木板国家标准没有甲醛释放量限制，许多人造木板生产厂就是采用多加甲醛这种低成本方法使粘接强度达标的。有关部门对市场销售的人造木板抽查发现甲醛释放量超过欧洲 EMB 工业标准 A 级品几十倍。由于人造木板中甲醛释放持续时间长、释放量大，对室内环境中甲醛超标起着决定作用，如果不从材料上严加控制，要使室内甲醛浓度达标是不可能的。因此，必须测定游离甲醛含量或释放量，便于控制和选用。

"规范"第3.2.2条规定："当采用环境测试舱法测定游离甲醛释放量，并依此对人造木板进行分级时，其限量应符合现行国家标准《室内装饰装修材料　人造板及其制品中甲醛释放限量》GB 18580 的规定，见表3.2.2。"

表 3.2.2　环境测试舱法测定游离甲醛释放量限量

级　别	限量（mg/m^3）
E_1	≤0.12

"环境测试舱法"可以直接测得各类板材释放到空气中的游离甲醛浓度，"穿孔法"可以测试板材中所含的游离甲醛的总量，"干燥器"法可以测试板材释放到空气中游离甲醛浓度。在实际应用中，三者各有优缺点。从工程需要而言，环境测试舱法提供的数据可能更接近实际一些，因而，美国规定采用环境测试舱法，已不再采用"穿孔法"，但环境测试舱法的测试周期长，运行费用高，目前在板材生产过程中，各类板材均采用环境测试舱法进行分类难以做到。故本规范优先在进口量很大的饰面人造木板上采用环境测试舱法测定游离甲醛释放量，有利于和国际接轨。

"规范"第3.2.3条规定："当采用穿孔法测定游离甲醛含量，并依此对人造木板进行分级时，其限量应符合现行国家标准《室内装饰装修材料　人造板及其制品中甲醛释放限量》GB 18580 的规定。"

"规范"第3.2.4条规定："当采用干燥器法测定游离甲醛释放量，并依此对人造木板进行分级时，其限量应符合现行国家标准《室内装饰装修材料　人造板及其制品中甲醛释放限量》GB 18580 的规定。"

"规范"第3.2.5条规定："饰面人造木板可采用环境测试舱法或干燥器法测定游离甲醛释放量，当发生争议时应以环境测试舱法的测定结果为准；胶合板、细木工板宜采用干燥器法测定游离甲醛释放量；刨花板、纤维板等宜采用穿孔法测定游离甲醛含量。"

"穿孔法"测定人造木板中的游离甲醛含量是国内外传统方法，欧洲标准《纤维板标准》EN 622—1：1997 和欧洲 EMB 工业标准规定的游离甲醛分级和指标均采用欧洲标准《穿孔法板材甲醛释放量测定》EN120，即 A 级板甲醛释放量不大于 9.0mg/100g；B 级板甲醛释放量大于 9.0mg/100g，但不大于 40.0mg/100g；考虑到我国生产厂家较普遍采用"穿孔法"的实际情况，本规范保留刨花板、中密度纤维板采用"穿孔法"测定游离甲醛含量，并依此进行分类的做法。"穿孔法"按现行国家标准《室内装饰装修材料 人造板及其制品中甲醛释放限量》GB 18580 的规定进行。

饰面人造木板是预先在工厂对人造木板表面进行涂饰或复合面层，不但可避免现场涂饰产生大量有害气体，而且可有效地封闭人造木板中的甲醛向外释放，是欧美国家鼓励采用的材料。但是如果用"穿孔法"测定饰面人造木板中的游离甲醛含量，则封闭甲醛向外释放的作用体现不出来，不利于能有效地降低室内环境污染的饰面人造木板的发展。而环境测试舱法可以接近实际地测得饰面人造木板的甲醛释放量，故规定饰面人造木板用环境测试舱法测定游离甲醛释放量。由于饰面人造木板在施工时除断面外不再会采取降低甲醛释放量的措施，所以不设 E_2 类饰面人造木板。

胶合板、细木工板采用"穿孔法"测定游离甲醛含量时，因在溶剂中浸泡不完全，而影响测试结果。采用"干燥器"法可以解决这个问题，且该方法操作简单易行，测试时间短，所得数据为游离甲醛释放量。E_1 类和 E_2 类限值系参考国家人造板检测中心提供的数据制定。"干燥器"法按现行国家标准《室内装饰装修材料 人造板及其制品中甲醛释放限量》GB 18580 的规定进行，试样四边用不含甲醛的铝胶带密封。

"规范"第 3.2.6 条规定："环境测试舱法测定游离甲醛释放量，宜按本规范附录 B 进行。"

"规范"第 3.2.7 条规定："采用穿孔法及干燥器法进行检测时，应符合现行国家标准《室内装饰装修材料 人造板及其制品中甲醛释放限量》GB 18580 的规定。"

"规范"附录 B 的有关规定：

B.0.1 环境测试舱的容积应为 $1m^3 \sim 40m^3$。

B.0.2 环境测试舱的内壁材料应采用不锈钢、玻璃等惰性材料建造。

B.0.3 环境测试舱的运行条件应符合下列规定：

1 温度：23℃ ±1℃；

2 相对湿度：45% ±5%；

3 空气交换率：（1 ±0.05）次/h；

4 被测样品表面附近空气流速：0.1m/s ~ 0.3m/s；

5 人造木板、粘合木结构材料、壁布、帷幕的表面积与环境测试舱容积之比应为 1:1，地毯、地毯衬垫的面积与环境测试舱容积之比应为 0.4:1；

6 测定材料的 TVOC 和游离甲醛释放量前，环境测试舱内洁净空气中 TVOC 含量不应大于 $0.01mg/m^3$、游离甲醛含量不应大于 $0.01mg/m^3$。

B.0.4 测试应符合下列规定：

1 测定饰面人造木板时，用于测试的板材均应用不含甲醛的胶带进行边沿密封处理；

2 人造木板、粘合木结构材料、壁布、帷幕应垂直放在环境测试舱内的中心位置，材料之间距离不应小于200mm，并与气流方向平行；

3 地毯、地毯衬垫应正面向上平铺在环境测试舱底，使空气气流均匀地从试样表面通过；

4 环境测试舱法测试人造木板或粘合木结构材料的游离甲醛释放量，应每天测试1次。当连续2d测试浓度下降不大于5%时，可认为达到了平衡状态。以最后2次测试值的平均值作为材料游离甲醛释放量测定值；如果测试第28d仍然达不到平衡状态，可结束测试，以第28d的测试结果作为游离甲醛释放量测定值；

5 环境测试舱法测试地毯、地毯衬垫、壁布、帷幕的TVOC或游离甲醛释放量，试样在试验条件下，在测试舱内持续放置时间应为24h。

B.0.5 环境测试舱内的气体取样分析时，应将气体抽样系统与环境测试舱的气体出口相连后再进行采样。

B.0.6 材料中TVOC释放量测定的采样体积应为10L，测试方法应符合本规范附录G的规定，同时应扣除环境测试舱的本底值。

B.0.7 材料中游离甲醛释放量测定的采样体积应为10L～20L，测试方法应符合现行国家标准《公共场所空气中甲醛测定方法》GB/T 18204.26中酚试剂分光光度法的规定，同时应扣除环境测试舱的本底值。

B.0.8 地毯、地毯衬垫的TVOC或游离甲醛释放量应按下式进行计算：

$$EF = C_\mathrm{S}(N/L) \tag{B.0.8}$$

式中：EF——舱释放量 $[mg/(m^2 \cdot h)]$；

C_S——舱浓度 (mg/m^3)；

N——舱空气交换率 (h^{-1})；

L——材料/舱负荷比 (m^2/m^3)。

环境测试舱法测试板材游离甲醛释放量，舱容积可以有大有小。从理论上讲，容积小于1m³的测试舱也可以使用，但考虑到测试舱进行测试的具体条件，即小舱使用的板材量太少，代表性差，所以，附录B中规定的舱容积应为1m³～40m³，最好使用大舱。欧盟国家称12m³以上容积的舱为大舱，美国称5m³以上为大舱。

正常情况下，板材释放游离甲醛的数量随时间呈指数衰减趋势，开始时释放量较大，后逐渐减少。因此，理论上讲，在有限的测试时间内，板材中的游离甲醛不可能达到平衡释放。实际上，从工程实践角度看，相邻几天内甲醛释放量相差不大时，即可认为已进入平衡释放状态。这样做，对室内环境污染评价影响不大。这就是文中所规定的，在任意连续2d测试时间内，浓度下降不大于5%时，可认为达到了平衡状态。

如果测试进行28d仍然达不到平衡，继续测试下去所用的时间太长，因此，不必继续进行测试，此时，严格来讲，可通过公式计算确定甲醛平衡释放量。在欧盟标准中，列出了所使用的计算公式 $C = A/(1 + Bt^D)$，式中，A、B、D均为正的常数。C是实测值，不同板材的A值不同。经验表明，B值取0.1，D值取回0.5，较为合适，这样取值后，给A值带来的误差在20%以内。虽然做此简化，计算甲醛平衡释放浓度值仍然比较麻烦，因为要使用最小二乘法进行反复计算。因此，为进一步简化起见，在本规范附录 B 中，未再提出进行公式计算的要求，仅以第 28d 的测试结果作为最后的平衡测试值。

二、有关背景材料

（一）人造木板产业有关情况

人造木板是装修材料中使用得最多的材料之一。据有关方面提供的数字，改革开放以来，我国几种主要建筑人造木板（刨花板、竹材人造板、胶合板、纤维板等）工业年增长速度达 16%，1997 年产量已达 1648 万 m^3，2009 年产量高达 9000 万 m^3 以上，目前，我国人造木板总产量和消费量居世界第一位。并且，国家出于封山育林需要，将大大减少林木开发，为缓解木材供需矛盾，今后仍将大力发展人造木板工业。

人造木板散发有毒、有害气体源于板材生产过程中所使用的胶粘剂。我国用得最普遍的胶粘剂是酚醛树脂和脲醛树脂。脲醛树脂是尿素和甲醛在催化剂作用下缩合而成的，酚醛树脂是苯酚和甲醛在酸或碱催化剂作用下缩聚而成的，二者皆以甲醛为主要原料。一般情况下，脲醛树脂中的游离甲醛浓度约 3%，酚醛树脂中也有一定的游离甲醛。由于脲醛树脂价格较低，所以，许多厂家使用的胶粘剂以脲醛树脂胶为主，且大多采用粗制的脲醛树脂胶粘剂。由于这类胶粘剂粘接强度较低，加之 2001 年以前胶合板、细木工板等人造木板国家标准没有甲醛释放量限制，所以，许多人造木板生产厂就采用多加甲醛这种低成本方法使粘接强度达到要求，有关部门对市场销售的人造木板抽查发现，甲醛释放量超过欧洲 EMB 工业标准 A 级品达几十倍。人造木板中甲醛释放持续时间往往很长，所造成的污染很难在短时间内解决，必须测定人造木板的游离甲醛含量或释放量。

为了控制民用建筑工程使用的人造木板及饰面人造木板的甲醛释放，采用与工程实际一致的环境测试舱法测定人造木板的游离甲醛释放量最可靠，但环境测试舱法设备成本高、测试一个样品周期近一个月、测试费用高，难以对量大面广的人造木板生产、销售、使用等环节及时有效地控制甲醛危害。考虑到板材生产行业中，对不同类型的板材的游离甲醛含量或释放量是按不同的相适应的测定方法所测得的结果进行分类的，厂家也是按此将生产的板材分类出厂并进入市场的，能够达到控制人造木板游离甲醛含量或释放量的目的，因此，《民用建筑工程室内环境污染控制规范》GB 50325—2010中，亦按不同板材的不同检测方法进行分类，与生产厂家的分类方法保持一致。这样，用户可按照自己的用途和规范要求，在市场上选用不同类型及不同级别的板材。

人造木板以及衍生出来的面饰人造木板和木家具等木制品是民用建筑工程中最常使用的一大类建筑装修材料。表 2-12 比较了几个国家和地区的关于木制品污染物限量的相关标准。

表 2-12　木制品甲醛含量/释放量检测相关标准比较

标准	参考标准	适用样品	甲醛释放量限量		检测方法
GB 18584—2001	GB/T 17657—1999	木家具	≤1.5mg/L		(9~11)L 干燥器法
GB 18580—2001	GB/T 17657—1999	中密度纤维板、高密度纤维板、刨花板、定向刨花板	≤9mg/100g	E1	穿孔萃取法
			≤30mg/100g	E2	(9~11)L 干燥器法
		胶合板、装饰单板贴面胶合板、细木工板等	≤1.5mg/L	E1	40L 干燥器法
			≤5.0mg/L	E2	
		饰面人造板	≤1.5mg/L	E1	气候箱法(仲裁法)
			≤0.12mg/m³	E1	
HBC 17—2003	GB/T 17657—1999 GB 18580—2001	纤维板、刨花板、胶合板、细木工板等	0.20mg/m³		同 GB 18580—2001
		饰面板	0.12mg/m³		
EN 13986：2004(欧盟)	EN 717—1:2004	无饰面的胶合板、定向刨花板、刨花板、中高密度板、实木板、层积材；饰面或贴面的刨花板、胶合板、纤维板、实木板、水泥刨花板、层积材等	≤0.124mg/m³	E1	选择 1:12m³ 气候箱
					选择 2:1m³ 气候箱
			>0.124mg/m³	E2	选择 3:0.225m³ 气候箱
	EN 717—2:2004	无饰面的胶合板、实木板、层积材；饰面或贴面的刨花板、胶合板、纤维板、实木板、水泥刨花板、层积材等	≤3.5mg/m²·h 或 ≤5mg/m²·h(生产后 3d 内)　　E1		甲醛气体分析测试装置(专用)
			3.5mg/m²·h < HCHO ≤g/m²·h 或 5mg/m²·h < HCHO ≤12mg/m²·h(生产后 3d 内)　　E2		
	EN 120	无饰面的刨花板、定向刨花板、中高密度板	≤8mg/100g 干燥人造板　　E1		穿孔萃取法
			8mg/100g < HCHO ≤ 30mg/100g 干燥人造板　　E2		

标准	参考标准	适用样品	甲醛释放量限量	检测方法
ASTM D 5582—2000		木制品	≤0.2ppm 或 0.3ppm	10.5L 干燥器法
		家具	≤0.3ppm	
JIS 1460—2001（日本）		木制品	≤0.3/0.4mg/L　F☆☆☆☆	（9～11）L 干燥器法
			≤0.5/0.7mg/L　F☆☆☆	
			≤1.5/2.1mg/L　F☆☆	
			≤5.0/7.0mg/L　F☆	
		家具	F☆☆☆以上	
CNS 11818（中国台湾）		木制品	≤0.3/0.4mg/L　F1	干燥器法
			≤0.5/0.7mg/L　F2	
			≤1.5/2.1mg/L　F3	

资料来源：http://bbs.instrument.com.cn

（二）人造板中游离甲醛的释放随环境条件变化

人造板中游离甲醛在不同温度下释放量不同，山东建科院曾进行了模拟研究，采用细木工板模拟室内板材使用，其研究和测定简介如下：

1. 实验原理

参照 GB/T 17657—1999（干燥器法测甲醛释放量）

2. 实验仪器

主要设备：温控装置（0，5，10，15，20，25，30，35，40）℃；

干燥器（9～11）L；

7230 型分光光度计。

3. 模拟实验

将 4 个低温箱与 5 个干燥箱设置成 9 个温度，分别为 0，5，10，15，20，25，30，35，40℃，用温度传感器显示实际的温度。先将干燥器放在这 9 个温度下调节 24h，再将同批次的细木工板按照标准裁成 15cm×5cm 的试件同时放在不同温度（9 个）的干燥器内 24h，然后将吸收甲醛的水，显色测定吸光度。

4. 实验结论

板材不同温度下游离甲醛释放量模拟研究试验结果列表如表 2-13：

表 2-13　材料不同温度下游离甲醛释放量

1		2		3		4		5	
温度（℃）	吸光度	温度（℃）	吸光度	温度（℃）	吸光度	温度（℃）	吸光度	温度（℃）	吸光度
0.73	0.103	0.43	0.079	0.51	0.099	0.6	0.08	0.65	0.076
5.8	0.065	5.98	0.079	6.08	0.102	5.88	0.082	5.9	0.072
9.81	0.102	10.18	0.106	8.87	0.108	9.08	0.103	8.98	0.108
14.09	0.166	14.05	0.203	14.05	0.269	14.04	0.216	14.08	0.189
18.07	0.204	20	0.447	20	0.481	19.98	0.458	20	0.476
20	0.538	25.14	0.75	25.14	1.1	25.09	0.98	25.2	0.89
29.87	1.86	29.69	2.16	30.45	2.92	29.98	2.26	29.87	2.67
36.92	2.73	35.02	2.35	35.14	3.17	35.06	2.68	35.1	2.98
41.58	3.22	41.7	3.9	41.43	4.45	41	4.12	40.98	4.23

将表中数据绘制成曲线如下（图 2-1）：

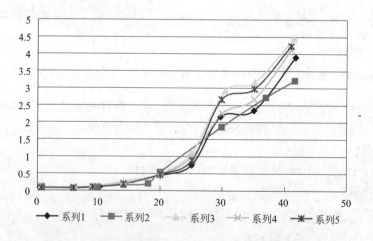

图 2-1　板材不同温度下游离甲醛释放量曲线图

结果表明，板材中游离甲醛释放量与温度呈正相关，随温度增加而增加。当温度高于 25℃时，增加幅度明显增大。

（三）人造木板的有关生产知识

为了加深对人造木板释放甲醛机理的理解，现对建筑用人造木板（刨木板、竹材人造板、胶合板、纤维板等）的有关生产知识简要介绍如下：

1. 胶合板

胶合板是用多层薄板纵横交错排列胶合而成的板状材料。

统计资料表明：每生产 1m³ 胶合板，约需 2.5m³ 原木，可代替 4.3m³ 原木制成的板材使用。所以，生产胶合板是合理利用和节约木材的重要途径之一。

胶合板生产中所用胶的种类有：

（1）豆胶。豆胶是用脱脂大豆粉调制的胶，因其无味，可用以制造茶叶箱板，适用于冷压或热压法制板，但强度低、不耐潮，所以，现在生产中很少使用。

（2）血胶。血胶是用动物血调制的胶，用于湿热法生产胶合板，其产品强度比豆胶稍高，生产中尚有少量使用。

（3）脲醛树脂胶。它是由尿素、甲醛经缩聚而成的树脂胶，适用于干热法生产胶合板。产品强度高、耐水性强，原料来源丰富，价格便宜，所以被广泛应用于胶合板生产中。

（4）酚醛树脂胶。它是由酚类（苯酚、甲酚或间苯二酚等）和醛类（甲醛与糠醛等）缩聚合成的树脂胶，用于干热法制造胶合板生产中。产品强度、耐水性等都高于以上胶种，但价格稍贵，因而多用于有特殊要求的胶合板生产，如航空胶合板或长期室外用胶合板等。

胶合板生产方法分为湿热法、干冷法和干热法。干和湿是指胶合时用的是干单板还是湿单板，热和冷是指用热压胶合还是用冷压胶合。

湿热法。旋制的单板不经干燥，直接涂胶后热压成板。因合板的含水率高，所以，需对合板进行干燥。过去血胶常用此法，此法出板率高，现在生产中很少应用。

干冷法。旋制的单板经过干燥后涂胶，在冷压机中胶压，合板需要进行干燥。豆胶或冷固性树脂胶用于此法，适用于小型工厂。

干热法。旋制单板经干燥后涂胶，在热压机中胶合。几乎各种胶合剂都适用于此法。此法胶合时间短，生产率高，合板质量高，所以现在生产中被广泛采用。

世界上胶合板生产已有 100 多年的历史，最早始于美国。1875 年开始胶合板的工业化生产，之后，逐渐在世界各国发展起来。据 1979 年的统计，全世界胶合板生产量为 3447 万 m³。世界胶合板产量于 1988 年到达了顶峰，接近于 5200 万 m³，1994 年我国产量为 260 万 m³。

新中国成立前只能生产蛋白胶的胶合板，现在主要生产合成树脂胶合板，并已取得了很大成绩。1951 年产量为 1.7 万 m³，1984 年为 49.8 万 m³。但和世界先进水平相比，差距仍很大。这主要是因为我国原有的基础差，森林资源少，胶合板原料紧张；基础工业薄弱，提供不了先进的成套设备和廉价的胶料；科研力量弱，管理方面也存在问题等。这些都影响着胶合板生产的发展。

2. 细木工板

细木工板是以木板条拼接或空心板作芯板，两面覆盖两层或多层胶合板，经胶压制成的一种特殊胶合板。细木工板主要作为结构材料，被广泛应用手家具制造、缝纫机台板、车厢、船舶等的生产和建筑业等。

3. 刨花板

用木材加工剩余物或小径木等做原料，经专门机床加工成刨花，加入一定数量的胶粘剂,再经成型、热压而制成的一种板状材料,叫作刨花板。刨花板生产是利用废材解决工业用材短缺问题,进行木材综合利用的重要途径之一,据统计,$1.3m^3$的废材可生产$1m^3$的刨花板,可替代$3m^3$原木制成的板材使用。

刨花板分类方法很多,目前尚无统一分类方法,常见的有:

(1) 按刨花板密度分类:低密度刨花板、中密度刨花板、高密度刨花板。

(2) 按制造方法分类:平压法刨花板、辊压法刨花板、挤压法刨花板。

(3) 按结构分类:单层刨花板、三层刨花板、渐变结构刨花板。

刨花板被广泛应用于家具、建筑、交通运输、包装等方面。尤其是在家具制造方面,国外比较普遍地使用刨花板,有的国家90%的刨花板用于家具生产。在国内,刨花板家具也日益增多。

刨花板生产工艺流程因使用原料、产品品种、设备等的不同而不同,但作为工艺流程的主要工序则是相同的,如原料准备、刨花板制造、刨花干燥、拌胶、板坯铺装、热压、最后加工等。这些工序在工艺流程中是连续的,只根据具体条件而有所增减。

生产刨花板的原料很多,有木材、竹材和农产品废料等。但从世界各主要刨花板生产国家的情况来看,90%以上都是以木材为原料的。

在施胶工艺中,为使刨花板具有一定的强度及防水、防火、防腐等性能,向刨花施加胶粘剂、防水剂、防火剂、防腐剂、硬化剂等胶和化学药剂。因刨花是散状物体,为使胶均匀分布在刨花表面上,在实际生产中,大都采用雾状喷洒胶液的方法,同时利用机械搅拌,将刨花抛散开来,使刨花每个表面都暴露在胶雾中,以达到均匀着胶的目的。所以刨花的施胶又叫刨花拌胶。

刨花板使用的胶粘剂,主要为热固性脲醛树脂胶。长期在室外使用的刨花板,则用酚醛树脂胶。生产上都希望施胶量小,而制成的刨花板强度高、质量好。影响施胶量的因素较多,需要认真研究。

生产密度为$0.6g/cm^3 \sim 0.7g/cm^3$的刨花板,树脂用量(固体树脂质量与干刨花板质量的百分比)为:单层刨花板为6% ~10%;三层结构刨花板为表面10% ~20%;芯层为5% ~7%;渐变结构刨花板(平均施胶量)为8% ~10%。

当树脂胶拌入刨花后,要求在一定时间内能迅速固化,故需加入固化剂。常用的固化剂为氯化铵。其用量为树脂质量的0.1% ~0.2%,以达到适宜的活性时间和固化时间。加入固化剂的胶液,要求活性时间在6h ~8h,以使胶液在调胶、拌胶、铺装直到等待热压等操作过程中,不发生固化现象,且在100℃热压条件下,又具有$0.5min \sim 1min$的固化时间或更短些时间。

防水剂,是向刨花中施加疏水性物质,并使其凝在刨花表面上,堵塞毛细孔以达到防水的目的。常用的防水剂有石蜡乳液、融溶石蜡等,在刨花拌胶的同时加入刨花中。防水剂的施加量越多,刨花板的吸水率越低,但强度也随之降低,因而防水剂用量要适当,一般为干刨花量的0.4% ~1.5%。

防火剂,主要是含磷和氮元素的混合物,如磷酸铵、硫酸铵、碳酸铵等。施加在刨花上,使刨花板具有一定的防火性能,这对建筑用板很重要。

防腐剂，为了使刨花板具有防腐、防虫性能，而施加的硫酸铜、氟化钠、五氯酚等药物。

目前我国生产的刨花板一般都未加防腐剂、防火剂，只加胶粘剂和石蜡乳液。

在热压与加工工艺中，板坯受热时，胶粘剂也因受热而增加了流展性，在压力作用下产生流动，很容易从刨花这一表面转移到另一表面，并在所有刨花表面上融化和扩散，之后树脂迅速缩聚而固化，形成一定强度。

国内外刨花板的生产，在"三板"发展历史上是发展最晚的，但发展速度却最快。我国刨花板生产时间很短，第一个刨花板车间于 1958 年在北京木材厂建成投产，20 世纪 60 年代初从瑞士、德国引进了 3 套挤压法刨花板成套设备，先后在北京、上海和成都建成车间。之后又由原捷克引进 9 套平压法建筑用刨花板设备（2 整套，7 个半套），使刨花板生产能力达 4 万 ~5 万 m^3/年。到 20 世纪 70 年代末，在木材供求矛盾日趋紧张的情况下，我国出现了一个刨花板投资热潮。1979 年林业部决定由德国引进整套年产 3 万 m^3 单层压机平压法设备，安装在北京木材厂；到 1981 年全国已拥有刨花板厂（车间）125 家，其中属于轻工系统 98 家，林业系统 12 家，物质系统 9 家，其他部门 6 家，设计能力达 64.6 万 m^3；1982 年底，实际产量只有 10.24 万 m^3；到 1985 年，生产能力已达 155.5 万 m^3，而实际销售的刨花板仅为 12 万 m^3 多一些。累计投资 10 亿余元。

4. 纤维板

纤维板是以植物纤维为原料，经过纤维分离、成型、热压（或干燥）状产品。

纤维板的分类方法很多，可按原料、生产方法、密度、结构、用途和外观等进行分类。

纤维板按密度可分为三类：密度在 $0.8g/cm^3$ 以上的称硬质纤维板；密度在 $0.4g/cm^3$ ~ $0.8g/cm^3$ 的称半硬质纤维板（$0.5g/cm^3$ ~ $0.88g/cm^3$ 称中密度纤维板）；密度在 $0.4g/cm^3$ 以下称软质纤维板。

硬质纤维板强度大，多用于车辆、轮船、飞机的装修以及建筑业、家具制造业等方面。软质纤维板具有绝缘、隔热、吸音等性能，主要用于建筑部门，如播音室、影剧院的壁板及天棚等。半硬质纤维板是家具制造、建筑内部装修的优良材料。

纤维板生产方法很多，按成型介质分为湿法和干法两大类。

湿法是目前主要的制造工艺，其特点是以水作为纤维运输和板坯成型的介质，成型后的湿板坯含水率为 60% ~70%。湿法的优点是不用胶粘剂，有时少量使用胶粘剂是为了进一步提高产品质量。

干法的特点是以空气作为纤维运输和板坯成型的介质，成型后板坯含水率仅为 5% ~10%。因板坯缺乏水分，单凭热压过程中的压力和温度的作用，在纤维与纤维之间不能形成足够的结合力，故需加胶粘剂，以提高产品强度和耐水性。

世界纤维板生产始于 20 世纪初叶，半个世纪中，纤维板发展很快，成为完整、独立的工业体系。

我国的纤维板生产是从 1958 年开始的，历经 29 年，从无到有、从小到大、从土到洋，发展到现在的具有完整工业生产体系的水平。根据 1979 年林产工业设计院统计，分布在全国 28 个省市的纤维板厂、车间共 340 多个，这些工厂中国产设备占 67%。1975 年年产量为 18 万 m^3，1981 年为 56.8m^3，1985 年达到 80 万 ~ 90 万 m^3。

5. 中密度纤维板

中密度纤维板是采用干法或湿法生产工艺制成的密度在 0.5g/cm^3 ~ 0.88g/cm^3 纤维板，适用于制造家具、建筑内装、车辆和船舶的内装、电器器材和乐器箱体制造等。

中密度纤维板对原材料的要求比其他类型人造板低，这一点对发展木材综合利用开辟了新的途径。

干法生产中密度纤维板与干法硬质纤维板的生产工艺流程基本相同。在施胶工艺中，中密度纤维板密度低，孔隙度大，又采用干法生产，因而仅靠纤维自身结合力，远远达不到强度和耐水性的要求，这就需要添加防水剂和胶粘剂，其施加量比干法硬质纤维板要高许多。防水剂主要用液体石蜡，在木片蒸煮处理后施加，施加量为 0.3% ~1%；胶粘剂依据产品用途而定。室内用的产品常采用脲醛树脂，在纤维分离后施加，施胶量为 8% ~ 12%。

中密度纤维板于 20 世纪 60 年代首先由美国研制投产，在 30 多年的时间里发展很快。据统计，1982 年已有 18 个国家 34 个工厂采用干法生产中密度纤维板，产量占世界纤维板产量的 20% ~30%。我国福州于 1981 年由美国引进一套干法中密度纤维板设备。1980 年株洲干法纤维板厂改造为中密度纤维板厂，并于 1982 年末投产。1986 年由瑞典引进的干法中密度纤维板设备在我国南岔建厂投产。

三、相关标准摘要

国家标准《人造板及饰面人造板理化性能试验方法》GB/T 17657—1999，用穿孔法测定游离甲醛含量。该法等同于欧洲标准《穿孔法板材甲醛含量测定》EN 120—1982，具体如下：

1　方法提要

受试板块在甲苯溶液中加热至沸腾规定时间，然后用蒸馏水或去离子水吸收所萃取的甲醛，用乙酰丙酮分光光度法测定水溶液中甲醛含量。

2　试剂

所用试剂凡未指明规格者均为分析纯，实验用水均为蒸馏水或去离子水。

2.1　甲苯：无水无干扰测试结果的杂质。

2.2　乙酰丙酮溶液：量取 4mL 乙酰丙酮于 1000mL 容量瓶中，用水溶解，并加水至刻度线。

2.3　200g/L 乙酸铵溶液：称量 200g 乙酸铵，用水溶解，并用水稀释至 1000mL。

2.4　碘溶液 [C (1/2I$_2$) =0.1mol/L]：称量12.7g碘和30g碘化钾，加水溶解，并用水稀释至1000mL。

2.5　5g/L淀粉溶液：称量0.5g可溶性淀粉，用少量水调成糊状后，再加刚煮沸的水至100mL，冷却后，加入0.1g水杨酸保存。

2.6　1mol/L氢氧化钠溶液：称量40g氢氧化钠，加水溶解，并用水稀释至1000mL。

2.7　0.5mol硫酸溶液：向500mL水中加入28mL硫酸（优级纯）混匀后，再加水至1000mL。

2.8　硫代硫酸钠标准溶液 [C (Na$_2$S$_2$O$_3$) =0.1000mol/L]：称量26g硫代硫酸钠（Na$_2$S$_2$O$_3$·5H$_2$O），溶于新煮沸冷却的水中，加入0.2g无水碳酸钠，再用水稀释至1000mL。贮于棕色瓶中，如混浊应过滤。放置一周后，标定其准确浓度。

2.9　甲醛标准溶液

2.9.1　甲醛标准储备溶液：量取2.5g含量为35%～40%甲醛溶液放入1000mL容量瓶中，加入至刻度线。此溶液1mL约含1mg甲醛。其准确度用下述碘量法标定。此溶液可稳定3个月。

　　标定方法：准确量取20.00mL待标定的甲醛储备溶液，于250mL碘量瓶中，加入25.00mL碘标准溶液，10mL 1mol/L氢氧化钠溶液，放置15min。加入15.00mL 0.5mol/L硫酸溶液，再放置15min。用0.1000mol/L硫代硫酸钠标准溶液滴定，至溶液呈淡黄色。加入1mL 5g/L淀粉溶液，溶液呈蓝色，继续滴定至蓝色刚好褪去，即为终点，记录所用硫代硫酸钠标准体积（V$_2$，mL）。同时，用水作空白滴定，记录空白滴定所用硫代硫酸钠标准体积（V$_1$，mL）。标定滴定和空白滴定各重复两次，两次滴定所用硫代硫酸钠标准溶液的体积不得超过0.05mL。甲醛储备溶液的准确浓度用下式计算：

$$甲醛标准储备溶液浓度(mg/mL) = \frac{(V_1 - V_2) \times M \times 15}{20}$$

式中：M——硫代硫酸钠标准溶液的浓度，mol/L；

　　　　15——甲醛摩尔质量的1/2；

　　　　20——标定时所量取甲醛储备溶液的体积，mL。

2.10.2　甲醛标准工作溶液：临用时，将甲醛标准储备溶液用水稀释成1.00mL含0.015mg甲醛的标准工作溶液。

3　仪器和设备

3.1　天平：最小量度0.001g。

3.2　电热鼓风恒温干燥箱。

3.3　分光光度计。

3.4　连续可调控温电热套。

4　试样的准备

4.1　将受试板材每端各去除50cm宽条，然后沿板宽方向均匀截取受试板块。

4.2　截取 2.5cm×2.5cm 的受试板块 24 块，用于含水量测定；另截取 1.5cm×2.0cm 的受试板块，用于甲醛含量测定。

5　分析步骤

5.1　含水量测定：用 6~8 块受试板块（2.5cm×2.5cm）为一组样品，进行平行试验，测定含水量。

　　将样品放入经 103±2℃ 干燥恒重的小烧杯（小烧杯恒重量为 m_0）中，称重（m_1）。然后放入 103±2℃ 干燥箱中通风干燥约 12h 后，取出，放入干燥器中冷却至室温，称量至恒重（m_2）。连续两次称量中受试板块质量相差不超过 0.1% 时，方可认为达到恒重质量。

5.2　含水量计算：

$$H = \frac{m_1 - m_2}{m_1 - m_0} \times 100\%$$

5.3　多孔器萃取（见图）

5.3.1　以 0.1g 的精度称量 105~110g 受试板块，放入球形烧杯中，加入 600mL 甲苯。然后连接多孔器套管和烧瓶。

5.3.2　多孔器套管中加入约 1000mL 水，水面距离吸管口 1.5~2.0cm。连接冷凝器。

5.3.3　在 250mL 锥形吸收瓶中加入 100mL 水，与多孔器套管相连，然后打开冷却水和加热器。

5.3.4　以第一个气泡通过内置过滤器开始计时。2h（±0.5min）后萃取结束，关闭加热器，移开锥形吸收瓶。

5.3.5　在冷却到室温后打开多孔器套管活塞，让套管中的水流入 2000mL 容量瓶中，用蒸馏水冲洗多孔器套管内壁 2 次，每次 200mL。洗液回收入容量瓶中。萃取甲苯。锥形收吸收瓶中的水合并入 2000mL 容量瓶中，加蒸馏水至刻度线。

5.3.6　同时用同一批号的甲苯作空白实验。

　　注：装置使用前，为促进甲苯循环，应对多孔器侧臂采取保温措施。

　　·甲苯在整个萃取过程中以 70~90 滴/min 的速度回流。

　　·在萃取过程中和结束后，应注意不能让水从吸收瓶倒流入装置的其他部分。

5.4　萃取液中甲醛的测定：

5.4.1　标准曲线：分别吸取 0、5.0、10.0、20.0、50.0、100.0mL 甲醛标准工作溶液于 100mL 容量瓶中，稀释至刻度，加入 10mL 乙酰丙酮溶液和 10mL 200g/L 乙酸铵溶液，加塞后，混匀。在 40℃ 恒温箱中加热 15min，避光冷却至室温。在分光光度计 412nm 波长处，用 5mm 比色皿，以纯水作参比，分别测定其吸光度（A）。然后以甲醛含量（mg）为横坐标，对应的吸光度为纵坐标，绘制标准工作曲线。

5.4.2　样品分析：用移液管移取 10mL 多孔器萃取溶液及 10mL 空白实验溶液于 100mL 容量瓶中，稀释至刻度。以下同第 5.4.1 条操作。

6　结果计算

$$E = \frac{(A_s - A_b)f(100 + H)V}{M_0}$$

式中：E——每 100g 试件释放甲醛毫克数，mg/100g；

　　　A_s——萃取液的吸光度；

　　　A_b——蒸馏水的吸光度；

　　　f——标准曲线的斜率，mg/mL；

　　　M_0——用于萃取试验的试件质量，g；

　　　H——受试板材的含水率，%；

　　　V——容量瓶体积，2000mL。

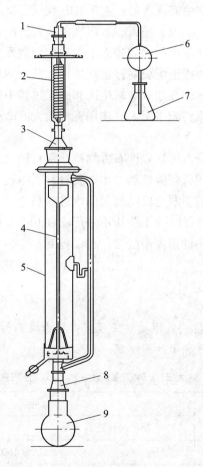

（单位：mm）

图　多孔器

1—锥形连接管；2—冷凝管；3—锥形连接管；4—内置过滤器；5—多孔套管；
6—（双）球管；7—250mL 锥形烧瓶；8—锥形连接管；9—1000mL 球形烧瓶

第三节　涂　　料

建筑涂料一般指用于建筑物内墙、外墙、顶棚、地面、门窗、家具、防水等目的的涂料，主要由胶结基料、颜料、填料、溶剂（或水）及各种配套助剂组成，配制工艺简单，可根据装饰性、耐磨性、耐腐蚀性、耐燃烧性、耐老化性不同使用功能要求，通过改变配方，有针对性的生产。例如，挥发有害气体较少的水性内墙乳胶漆、无溶剂环氧地面涂料，光亮耐磨的各种溶剂型金属和木器油漆，具有防火、防腐、防水等特殊性能的建筑涂料等。这些建筑涂料对改善生活环境，提高建筑装修水平起到不可替代的促进作用。

随着人们对室内空气污染的重视，主要通过挥发溶剂成膜的建筑涂料成为各方关注的焦点。有人提出只要不用涂料等化学建材装修，就可免除室内空气污染。照此观点大量采用天然原木材的话，且不说对生态资源的严重破坏，就是直接使用了不经防护处理的天然原木材，也很容易出现腐烂、生虫、长霉、藏污现象，若扩散到室内空气中会长期污染空气并传染疾病。另外，不采用涂料的内墙表面上的粉尘会散发到空气中使空气混浊，而且没有涂料这道能有效阻隔墙体或地下放射性氡气的话，其长期释放出的过量放射性氡气对人身危害更大。当然，目前国内在建筑涂料生产和施工过程中确实存在着忽视室内空气污染的问题，尤其是在溶剂型涂料施工时大量使用毒性较大的苯溶剂，对施工人员和邻居危害严重，必须尽快加以制止。

建筑涂料中或多或少都含有可挥发性有害物质。用量较大的内墙涂料，由于对耐磨和耐水性能要求不高，可以采用乳胶漆这类以水为稀释剂、挥发性有害物质含量较少且毒性小的水性涂料。以聚乙烯醇缩甲醛为胶结材料的水性涂料中，由于含有大量游离甲醛，已被北京市和建设部列为淘汰产品。为了防止不法厂家在水性涂料中加入能提高涂料的防霉性的甲醛，必须对水性涂料中的游离甲醛含量加以控制。

一、"规范"有关规定

"规范"第 3.3.1 条规定："民用建筑工程室内用水性涂料和水性腻子，应测定游离甲醛的含量，其限量应符合表 3.3.1 的规定。"

表 3.3.1　室内用水性涂料和水性腻子中游离甲醛限量

测定项目	限量	
	水性涂料	水性腻子
游离甲醛（mg/kg）	≤100	

水性涂料挥发性有害物质较少，尤其是住房和城乡建设部等部门淘汰以聚乙烯醇缩甲醛为胶结材料的水性涂料后，污染室内环境的游离甲醛有可能大幅度降低。修订后的"规范"增加对"水性墙面腻子"甲醛含量的控制。

欧共体生态标准（1999/10/EC）规定：光泽值 ≤45（α = 60°）的涂料，VOC ≤

30g/L；光泽值≥45（$\alpha = 60°$）的涂料，VOC≤200g/L（涂布量大于$15m^2$/L的，VOC≤250g/L）。

重金属属于接触污染，与本规范这次要控制的五种有害气体污染没有直接的关系，故在产品标准中规定控制指标比较合适。水性墙面涂料和水性墙面腻子中VOC含量不要求在工程过程中复验。

因此，本规范规定室内用水性墙面涂料和水性墙面腻子中游离甲醛限量不大于100mg/kg，与有关标准基本一致。

"规范"第3.3.2条规定："民用建筑工程室内用溶剂型涂料和木器用溶剂型腻子，应按其规定的最大稀释比例混合后，测定VOC和苯、甲苯＋二甲苯＋乙苯的含量，其限量应符合表3.3.2的规定。"

表3.3.2 室内用溶剂型涂料和木器用溶剂型腻子中VOC、苯、甲苯＋二甲苯＋乙苯限量

涂料类别	VOC（g/L）	苯（%）	甲苯＋二甲苯＋乙苯（%）
醇酸类涂料	≤500	≤0.3	≤5
硝基类涂料	≤720	≤0.3	≤30
聚氨酯类涂料	≤670	≤0.3	≤30
酚醛防锈漆	≤270	≤0.3	—
其他溶剂型涂料	≤600	≤0.3	≤30
木器用溶剂型腻子	≤550	≤0.3	≤30

室内用溶剂型涂料和木器用溶剂型腻子含有大量挥发性有机化合物，现场施工时对室内环境污染很大，但数小时后即可挥发90%以上，1周后就很少挥发了。因此，在避开居民休息时间进行涂饰施工、增加与室外通风换气、加强施工防护措施的前提下，目前仍可使用符合现行标准的室内用溶剂型涂料。随着新材料、新技术的发展，将逐步采用低毒性、低挥发量的涂料。现行溶剂型涂料标准大多有固含量指标，本规范在考虑稀释和密度的因素后，换算成VOC指标，与有关标准一致，便于生产质量管理。

室内溶剂涂料和木器用溶剂型腻子中苯质量分数指标不得超过0.3%。

"规范"第3.3.3条规定："聚氨酯漆测定固化剂中游离二异氰酸酯（TDI、HDI）的含量后，应按其规定的最小稀释比例计算出聚氨酯漆中游离二异氰酸酯（TDI、HDI）含量，且不应大于4g/kg。测定方法宜符合现行国家标准《色漆和清漆用漆基 异氰酸酯树脂中二异氰酸酯（TDI）单体的测定》GB/T 18446的有关规定。"

聚氨酯漆中含有毒性较大的二异氰酸脂（TDI），本规范与《室内装饰装修材料 溶剂型木器涂料中有害物质限量》GB 18581—2009的规定一致，要求游离TDI含量应不大于4g/kg。测定方法应符合现行国家标准《色漆和清漆用漆基 异氰酸酯树脂中二异氰酸酯（TDI）单体的测定》GB/T 18446的规定。

"规范"第3.3.4条规定："水性涂料和水性腻子中游离甲醛含量的测定方法，宜符合现行国家标准《室内装饰装修材料 内墙涂料中有害物质限量》GB 18582有关的规定。"

水性墙面涂料和水性墙面腻子中VOC含量不要求在工程过程中复验抽查。

"规范" 3.3.5 条规定："溶剂型涂料中挥发性有机化合物（VOC）、苯、甲苯＋二甲苯＋乙苯含量测定方法，宜符合本规范附录 C 的规定。"

附录 C 中"溶剂型涂料、溶剂型胶粘剂中挥发性有机化合物（VOC）、苯系物含量测定"的有关规定。

C.1　溶剂型涂料、溶剂型胶粘剂中挥发性有机化合物（VOC）含量测定

C.1.1　溶剂型涂料、溶剂型胶粘剂应分别测定其密度及不挥发物的含量，并计算挥发性有机化合物（VOC）的含量。

C.1.2　不挥发物的含量应按现行国家标准《色漆、清漆和塑料 不挥发物含量的测定》GB/T 1725 的方法进行测定。

C.1.3　密度应按现行国家标准《色漆和清漆 密度的测定－比重瓶法》GB/T 6750 提供的方法进行测定。

C.1.4　样品中 VOC 的含量，应按下式进行计算：

$$C_{\text{VOC}} = \frac{\omega_1 - \omega_2}{\omega_1} \rho_s \times 1000 \qquad\qquad (\text{C.1.4})$$

式中：C_{VOC}——样品中挥发性有机化合物含量（g/L）；

ω_1——样品质量（g）；

ω_2——不挥发物质量（g）；

ρ_s——样品在 23℃ 的密度（g/mL）。

C.2　溶剂型涂料中苯、甲苯＋二甲苯＋乙苯含量测定

C.2.1　仪器及设备应包括：

1　带有氢火焰离子化检测器的气相色谱仪；

2　长度 30m～50m、内径 0.32mm 或 0.53mm 石英柱、内涂覆二甲基聚硅氧烷、膜厚 1μm～5μm 的毛细管柱；柱操作条件为程序升温，初始温度为 50℃，保持 10min，升温速率 10℃/min～20℃/min，温度计至 250℃，保持 2min；

3　容积为 10mL、20mL 或 60mL 的顶空瓶；

4　恒温箱；

5　1μL、10μL、1mL 注射器若干个。

C.2.2　试剂及材料应包括：

1　含苯为 20.00mg/mL 的标准溶液，以及浓度均为 500.00mg/mL 的甲苯、二甲苯、乙苯（单组分）标准溶液（或色谱纯苯、甲苯、二甲苯、乙苯）；

2　20mm×70mm 的定量滤纸条；

3　载气为氮气（纯度不应小于 99.99%）。

C.2.3　样品测定应包括下列步骤：

1　标准系列制备：取 5 只顶空瓶，将滤纸条放入顶空瓶后密封；用微量注射器准确吸取适量的标准溶液，注射在瓶内的滤纸条上，使苯的含量分别为 0.300mg、0.600mg、0.900mg、1.200mg、1.800mg；使甲苯、二甲苯、乙苯（单组分）的含量均分别为

2.00mg、5.00mg、10.00mg、25.00mg、50.00mg。

2　样品制备：取装有滤纸条的顶空瓶称重，精确到0.0001g，应将样品（约0.2g）涂在滤纸条上，密封后称重，精确到0.0001g，两次称重的差值为样品质量。

3　将上述标准品系列及样品，置于40℃恒温箱中平衡4h，并取0.20mL顶空气作气相色谱分析，记录峰面积。

4　应以峰面积为纵坐标，分别以苯、甲苯、二甲苯、乙苯质量为横坐标，绘制标准曲线图。

5　应从标准曲线上查得样品中苯、甲苯、二甲苯、乙苯的质量。

C.2.4　计算方法应符合下列规定：

1　样品中苯的质量分数应按下式计算：

$$C_1 = \frac{m_1}{W} \times 100 \qquad (C.2.4-1)$$

式中：C_1——样品中苯的质量分数（%）；

$\quad m_1$——被测样品中苯的质量（g）；

$\quad W$——样品的质量（g）。

2　样品中甲苯+二甲苯+乙苯的质量分数应按下式计算：

$$C_2 = \frac{m_2 + m_3 + m_4}{W} \times 100 \qquad (C.2.4-2)$$

式中：C_2——样品中甲苯+二甲苯+乙苯的质量分数（%）；

$\quad m_2$——被测样品中甲苯的质量（g）；

$\quad m_3$——被测样品中二甲苯的质量（g）；

$\quad m_4$——被测样品中乙苯的质量（g）；

$\quad W$——样品的质量（g）。

C.3　溶剂型胶粘剂中苯、甲苯+二甲苯含量测定

C.3.1　仪器及设备应包括：

1　带有氢火焰离子化检测器的气相色谱仪；

2　长度30m~50m、内径0.32mm或0.53mm石英柱、内涂覆二甲基聚硅氧烷、膜厚1μm~5μm的毛细管柱；柱操作条件为程序升温，初始温度为50℃，保持10min，升温速率10℃/min~20℃/min，温度升至250℃，保持2min；

3　容积为10mL、20mL或60mL的顶空瓶；

4　恒温箱；

5　1μL、10μL、1mL注射器若干个。

C.3.2　试剂及材料应包括：

1　含苯为20.00mg/mL的标准溶液，以及浓度均为500.00mg/mL的甲苯、二甲苯（单组分）标准溶液（或色谱纯苯、甲苯、二甲苯）；

2　20mm×70mm的定量滤纸条；

3　载气为氮气（纯度不应小于99.99%）。

C.3.3　样品测定应包括下列步骤：

1　标准系列制备：取5只顶空瓶，将滤纸条放入顶空瓶后密封；用微量注射器准确吸取适量的标准溶液，注射在瓶内的滤纸条上，使苯的含量分别为0.300mg、0.600mg、0.900mg、1.200mg、1.800mg；使甲苯、二甲苯（单组分）的含量均分别为2.00mg、5.00mg、10.00mg、25.00mg、50.00mg。

2　样品制备：取装有滤纸条的顶空瓶称重，精确到0.0001g，应将样品（约0.2g）涂在滤纸条上，密封后称重，精确到0.0001g，两次称重的差值为样品质量。

3　将上述标准品系列及样品，置于40℃恒温箱中平衡4h，并取0.20mL顶空气作气相色谱分析，记录峰面积。

4　应以峰面积为纵坐标，分别以苯、甲苯、二甲苯质量为横坐标，绘制标准曲线图。

5　应从标准曲线上查得样品中苯、甲苯、二甲苯的质量。

C.3.4　计算方法如下：

1　样品中苯的质量分数应按下式计算：

$$C_1 = \frac{m_1}{W} \times 100 \qquad\qquad (C.3.4-1)$$

式中：C_1——样品中苯的质量分数（%）；

　　　m_1——被测样品中苯的质量（g）；

　　　W——样品的质量（g）。

2　样品中甲苯＋二甲苯的质量分数应按下式计算：

$$C_2 = \frac{m_2 + m_3}{W} \times 100 \qquad\qquad (C.3.4-2)$$

式中：C_2——样品中甲苯＋二甲苯的质量分数（%）；

　　　m_2——被测样品中甲苯的质量（g）；

　　　m_3——被测样品中二甲苯的质量（g）；

　　　W——样品的质量（g）。

附录C参考了《Paints and varnishes – Determination of volatile organic compound（VOC）content – Part 1：Difference method》ISO 11890—1的原理及方法。

原理是：当样品准备后，先测定不挥发物质含量及密度，再通过公式计算出样品中VOC的含量。

不挥发物质含量测定，采用了现行国家标准《色漆和清漆　挥发物和不挥发物的测定》GB/T 6751的规定，该标准所采用的方法与ISO 11890—1所推荐的方法相一致。

密度测定是采用现行国家标准《色漆和清漆—密度的测定　比重瓶法》GB 6750—2007的规定，与ISO 11890—1推荐的方法相一致。

溶剂型涂料、溶剂型胶粘剂中苯系物含量测定采用顶空气相色谱法，此法样品前处理简便易行。

二、有关背景资料

在参考国内外标准的基础上，本规范规定室内用水性涂料或水性腻子中游离甲醛含量不大于100mg/kg，与其他有关标准基本一致。

欧共体生态标准（1999/10/EC）规定：光泽值不大于45（a＝60°）的涂料，挥发性有机化合物（VOC）含量应不大于30g/L；光泽值不小于45（a＝60°）的涂料，挥发性有机化合物（VOC）含量应不大于200g/L［涂布量大于15m^2/L的，挥发性有机化合物（VOC）含量不大于250g/L］。

室内用溶剂型涂料主要有醇酸清漆、醇酸调和漆、醇酸磁漆、硝基清漆、聚氨酯漆、酚醛清漆、酚醛磁漆、酚醛防锈漆等。这些涂料用于各种木器、金属和水泥表面涂饰，能满足不同性能要求，是国内很多油漆厂的传统产品。这些溶剂型涂料含有大量挥发性有机溶剂，现场施工时对室内环境污染很大，但数小时后即可挥发90%以上，一周后余量已很少。因此，可避开居民休息时间进行涂饰施工，同时增加与室外通风换气，加强施工防护措施，以及在施工中不使用苯溶剂等条件下，本规范仍允许使用符合现行标准的溶剂型涂料。以二甲苯为主溶剂的O/W多彩内墙涂料，由于施工时挥发出大量苯类毒性有害溶剂，在内墙大面积使用会对室内环境造成严重污染，没有必要保留，我国部分地区已将其列为淘汰产品，可以用低污染的水性内墙涂料替代。

随着新材料、新技术的发展，在保证建筑使用性能要求的前提下，部分溶剂型涂料将逐步被低毒性、低挥发有机化合物的水性涂料替代。但即使在欧美等发达国家，目前木器和金属涂料大部分还在使用溶剂型涂料。可见，不可过分夸大溶剂型涂料的毒害。不分场合一概采用水性涂料将会顾此失彼影响建筑工程质量，给生产企业和用户造成混乱和损失。

民用建筑室内装修工程中采用的稀释剂和溶剂应符合现行国家标准《涂装作业安全规程：劳动安全和劳动卫生管理》GB 7691第2.1节"禁止使用含苯（包括工业苯、石油苯、重质苯，不包括甲苯、二甲苯）的涂料、稀释剂和溶剂"的规定。混苯中含有大量苯，故严禁使用。

涂漆前的处理工艺应符合现行国家标准《涂装作业安全规程　涂漆前处理工艺安全及其通风净化》GB 7692—1999第5.2.8条"涂漆前处理作业中严禁使用苯"、第5.2.9条"大面积除油和清除旧漆作业中，禁止使用甲苯、二甲苯和汽油"的规定。可采用机械打磨等低污染方法清除旧漆，或用其他低挥发、低毒性的脱漆剂大面积除油。

涂料、胶粘剂、处理剂、稀释剂和溶剂用后应及时封闭存放，这样，不但可减轻有害气体对室内环境的污染，而且可保证材料的品质。剩余的废料应及时清出室内，不在室内用溶剂清洗施工用具，是施工人员必须具备的保护室内环境的基本素质。

《室内装饰装修材料　内墙涂料中有害物质限量》GB 18582—2008中规定了室内装饰装修用水性墙面涂料（包括面漆和底漆）和水性墙面腻子中的VOC、苯系物总和（苯＋甲苯＋乙苯＋二甲苯）、游离甲醛以及4种可溶性重金属（Pb、Cd、Cr、Hg）的限量。苯系物总和限量值均为300mg/kg，其他与本"规范"限量值基本一致。

《室内装饰装修材料　水性木器涂料中有害物质限量》GB 24410—2009：规定了室内装饰装修用水性木器涂料和木器用水性腻子中的VOC、苯系物总和（苯＋甲苯＋乙苯＋二甲苯）、乙二醇醚及其酯类、游离甲醛和4种可溶性重金属（Pb、Cd、Cr、Hg）的限量。规定涂料和腻子的挥发性有机化合物（VOCs）限量值分别为300g/L、60g/kg。

《室内装饰装修材料　溶剂型木器涂料中有害物质限量》GB 18581—2009：规定了室

内装饰装修用聚氨酯类（包括面漆和底漆）、硝基类和醇酸类溶剂型木器涂料以及木器用溶剂型腻子中的 VOC、苯、其他苯系物总和（甲苯＋二甲苯＋乙苯）、游离二异氰酸酯（TDI、HDI）含量总和、甲醇、卤代烃以及 4 种可溶性重金属的限量。各限量值与本"规范"基本一致。

《环境标志产品技术要求　防水涂料》HJ 457—2009：对产品中的甲醛和 VOCs 的限量如表 2-14、表 2-15。

表 2-14　挥发固化型防水涂料中有害物限值

项　　目	双组分聚合物水泥防水涂料		单组分丙烯酸酯聚合物乳液防水涂料
	液料	粉料	
VOC（g/kg）≤	10	—	10
甲醛（mg/kg）	100	—	100

表 2-15　反应固化型防水涂料中有害物限值

项　　目	环氧防水涂料	聚脲防水涂料	聚氨酯防水涂料	
			单组分	双组分
VOC（g/L）≤	150	50	100	
苯（g/kg）≤	0.5			
苯类溶剂（g/kg）≤	80	50	80	
固化剂中游离 TDI（%）≤	—	0.5	—	0.5

第四节　胶　粘　剂

一、"规范"有关规定

随着建筑装修技术水平的提高，各种新型材料不断涌现，大量应用于各类建筑施工，这些材料之间的结合方式主要采用胶粘剂。对建筑用胶粘剂的要求是价格低，施工简便，性能满足使用要求。

建筑胶粘剂与建筑涂料一样，也主要由胶结基料、填料、溶剂（或水）及各种配套助剂组成，配制工艺简单。根据不同使用要求，通过改变配方，可有针对性的生产出很多种建筑胶粘剂产品。过去这些建筑胶粘剂生产和应用过程中，只考虑粘结性能和降低成本问题，忽视了挥发性有机化合物的控制，实际上建筑胶粘剂对室内空气的污染危害比建筑涂料还要大。由于建筑胶粘剂粘结后被材料覆盖，有害气体迟迟散发不尽，尤其是封闭在塑料地板与楼（地）面之间、壁纸与墙壁之间的胶粘剂，由于使用面积较大，不能像溶剂型建筑涂料那样，仅采取简单的通风措施就可短期排除有害溶剂，而必须严格控制胶粘剂中的有害物质含量。因此，在保证正常使用功能的前提下，应尽量选用低毒性、低有害气体挥发量的溶剂型胶粘剂或水性胶粘剂。

住宅等Ⅰ类民用建筑工程室内地面承受负荷不大，粘贴塑料地板时可选用有害气体挥发量较少的水性胶粘剂。办公楼等Ⅱ类民用建筑工程中地下室及不与室外直接自然通风的房间，难以排放溶剂型胶粘剂中的有害物质，可在能保证塑料地板粘结强度的条件下，尽可能采用水性胶粘剂。

并非所有的水性胶粘剂挥发有害气体都少，水溶性聚乙烯醇缩甲醛胶粘剂（107 胶）中就含有大量未参加反应的游离甲醛，即使达到建材工业行业标准《水溶性聚乙烯醇建筑胶粘剂》JC/T 438 规定的游离甲醛含量不大于 0.5% 即 5.0g/kg 的要求，当它用于粘贴墙壁纸或粘贴墙地瓷砖这些大面积用途时，累积释放出的游离甲醛仍会长期严重污染室内环境。市场上已经有低污染的粉状壁纸胶和低甲醛水性胶粘剂可以替代。因此，民用建筑工程室内装修时，不得采用聚乙烯醇缩甲醛胶粘剂（107 胶）。

室内常用溶剂型胶粘剂中的氯丁橡胶胶粘剂、聚氨酯胶粘剂和环氧树脂胶粘剂固含量分别约为 20%、50% 和 80%，换算成 VOC 指标分别不大于 800g/L、500g/L 和 200g/L。溶剂型胶粘剂中的挥发性有机化合物（VOC）、苯、甲苯＋二甲苯含量和聚氨酯类胶粘剂中游离甲苯二异氰酸酯（TDI）的含量参照现行国家标准《室内装饰装修材料　胶粘剂中有害物质限量》GB 18583—2008 制定。

"规范"第 3.4.1 条规定："民用建筑工程室内用水性胶粘剂，应测定挥发性有机化合物（VOC）和游离甲醛的含量，其限量应符合表 3.4.1 的规定。"

表 3.4.1　室内用水性胶粘剂中 VOC 和游离甲醛限量

测定项目	限　量			
	聚乙酸乙烯酯胶粘剂	橡胶类胶粘剂	聚氨酯类胶粘剂	其他胶粘剂
挥发性有机化合物（VOC）（g/L）	≤110	≤250	≤100	≤350
游离甲醛（g/kg）	≤1.0	≤1.0	—	≤1.0

"规范"第 3.4.2 条规定："民用建筑工程室内用溶剂型胶粘剂，应测定挥发性有机化合物（VOC）、苯、甲苯＋二甲苯的含量，其限量应符合表 3.4.2 的规定。"

表 3.4.2　室内用溶剂型胶粘剂中 VOC、苯、甲苯＋二甲苯限量

项　目	限　量			
	氯丁橡胶胶粘剂	SBS 胶粘剂	聚氨酯类胶粘剂	其他胶粘剂
苯（g/kg）	≤5.0			
甲苯＋二甲苯（g/kg）	≤200	≤150	≤150	≤150
挥发性有机物（g/L）	≤700	≤650	≤700	≤700

"规范"第3.4.3条规定:"聚氨酯胶粘剂应测定游离甲苯二异氰酸酯(TDI)的含量,按产品推荐的最小稀释量计算出聚氨酯漆中游离甲苯二异氰酸酯(TDI)含量,且不应大于4g/kg。测定方法宜符合现行国家标准《室内装饰装修材料 胶粘剂中有害物质限量》GB 18583—2008附录 D 的规定。"

二、相关标准摘要

(一)《室内装饰装修材料 胶粘剂中有害物质限量》GB 18583—2008

国家标准《室内装饰装修材料 胶粘剂中有害物质限量》GB 18583—2008 中将胶粘剂分为溶剂型、水基型和本体性三大类。对于水基型胶粘剂(包括缩甲醛类),测定项目除游离甲醛和 VOC(限量值与"规范"一致)外,还规定各类水基型胶粘剂的苯含量不大于0.2g/kg,甲苯+二甲苯总含量不大于 10g/kg。对于溶剂型胶粘剂,除"规范"中规定的四种指标限量外,还规定了甲苯二异氰酸酯和卤代烃(二氯甲烷、1,2-二氯乙烷、1,1,2-三氯乙烷和三氯乙烯)的限量。此外,还规定本体性胶粘剂中的总挥发性有机物含量不大于 100 g/L。

国家标准《室内装饰装修材料 胶粘剂中有害物质限量》GB 18583—2008 内容摘要如下:

1 范围

本标准规定了室内建筑装饰装修用胶粘剂中有害物质限量及其试验方法。

本标准适用于室内建筑装饰装修用胶粘剂。

2 规范性引用文件

下列文件中的条款通过本标准的引用而成为本标准的条款。凡是注日期的引用文件,其随后所有的修改单(不包括勘误的内容)或修订版均不适用于本标准,然而,鼓励根据本标准达成协议的各方研究是否可使用这些文件的最新版本。凡是不注日期的引用文件,其最新版本适用于本标准。

GB/T 601 化学试剂 标准滴定溶液的制备

GB/T 606—2003 化学试剂 水分测定通用方法 卡尔·费休法(ISO 6353—1:1982,NEQ)

GB/T 2793—1995 胶粘剂不挥发物含量测定

GB/T 13354—1992 液态胶粘剂密度的测定方法 重量杯法

3 要求

3.1 室内建筑装饰装修用胶粘剂分类

室内建筑装饰装修用胶粘剂分为溶剂型、水基型、本体型三大类。

3.2 溶剂型胶粘剂中有害物质限量

溶剂型胶粘剂中有害物质限量值应符合表1的规定。

表1　溶剂型胶粘剂中有害物质限量值

项　目	指　标			
	氯丁橡胶胶粘剂	SBS胶粘剂	聚氨酯类胶粘剂	其他胶粘剂
游离甲醛（g/kg）	≤0.50		—	—
苯（g/kg）	≤5.0			
甲苯+二甲苯（g/kg）	≤200	≤150	≤150	≤150
甲苯二异氰酸酯（g/kg）	—		≤10	—
二氯甲烷（g/kg）		≤50		
1，2-二氯乙烷（g/kg）	总量≤5.0	总量≤5.0	—	≤50
1，1，2-三氯乙烷（g/kg）				
三氯乙烯（g/kg）				
总挥发性有机物（g/L）	≤700	≤650	≤700	≤700

注：如产品规定了稀释比例或产品有双组分或多组分组成时，应分别测定稀释剂和各组分中的含量，再按产品规定的配比计算混合后的总量。如稀释剂的使用量为某一范围时，应按照推荐的最大稀释量进行计算。

3.3　水基型胶粘剂中有害物质限量值

水基型胶粘剂中有害物质限量值应符合表2的规定。

表2　水基型胶粘剂中有害物质限量值

项　目	指　标				
	缩甲醛类胶粘剂	聚乙酸乙烯酯胶粘剂	橡胶类胶粘剂	聚氨酯类胶粘剂	其他胶粘剂
游离甲醛（g/kg）	≤1.0	≤1.0	≤1.0	—	≤1.0
苯（g/kg）	≤0.20				
甲苯+二甲苯（g/kg）	≤10				
总挥发性有机物（g/kg）	≤350	≤110	≤250	≤100	≤350

3.4　本体型胶粘剂中有害物质限量值

本体型胶粘剂中有害物质限量值应符合表3的规定。

表3　本体型胶粘剂中有害物质限量值

项　目	指　标
总挥发性有机物（g/L）	≤100

4　试验方法

4.1　游离甲醛含量的测定按附录 A 进行。

4.2　苯含量的测定按附录 B 进行。

4.3　甲苯及二甲苯含量的测定按附录 C 进行。

4.4　游离甲苯二异氰酸酯含量的测定按附录 D 进行。

4.5　二氯甲烷、1，2－二氯乙烷、1，1，2－三氯乙烷和三氯乙烯含量的测定按本标准附录 E 进行。

4.6　总挥发性有机物含量的测定按附录 F 进行。

5　检验规则

5.1　型式检验

本标准所列的全部技术要求均为型式检验项目。在正常生产情况下，每年至少进行一次型式检验。生产配方、工艺及原材料有较大改变时或停产三个月后又恢复生产时应进行型式检验。

5.2　取样方法

在同一批产品中随机抽取三份样品，每份不小于 0.5kg。

5.3　检验结果的判定

在抽取的三份样品中，取一份样品按本标准的规定进行测定。如果所有项目的检验结果符合本标准规定的要求，则判定为合格。如果有一项检验结果未达到本标准要求时，应对保存样品进行复验，如复验结果仍未达到本标准要求时，则判定为不合格。

附　录　A

（规范性附录）

胶粘剂中游离甲醛含量的测定　乙酰丙酮分光光度法

A.1　范围

本方法适用于室内建筑装饰装修用胶粘剂中游离甲醛含量的测定。

本方法适用于游离甲醛含量大于 0.05g/kg 的室内建筑装饰装修用胶粘剂。

A.2　原理

水基型胶粘剂用水溶解，而溶剂型胶粘剂先用乙酸乙酯溶解后，再加水溶解。将溶解于水中的游离甲醛随水蒸出。在 pH＝6 的乙酸－乙酸铵缓冲溶液中，馏出液中甲醛与乙酰丙酮作用，在沸水浴条件下迅速生成稳定的黄色化合物，冷却后在 415nm 处测其吸光度。根据标准曲线，计算试样中游离甲醛含量。

A.3　试剂

除非另有说明，在分析中仅使用确认为分析纯的试剂和蒸馏水或去离子水或相当纯度的水。

A.3.1　乙酸铵。

A.3.2　冰乙酸：$\rho = 1.055 \text{g/mL}$。

A.3.3　乙酰丙酮：$\rho = 0.975 \text{g/mL}$。

A.3.3.1　乙酰丙酮溶液：0.25%（体积分数）。称取25g乙酸铵（A.3.1），加少量水溶解，加3mL冰乙酸（A.3.2）及0.25ml乙酰丙酮（A.3.3），混匀后再加水至100mL，调整pH=6.0，此溶液于2℃~5℃贮存，可稳定一个月。

A.3.4　盐酸溶液：1+5（$V+V$）。

A.3.5　氢氧化钠溶液：30g/100mL。

A.3.6　碘。

A.3.6.1　碘标准溶液：$c(1/2 \text{I}_2) = 0.1 \text{mol/L}$，按GB/T 601进行配制。

A.3.7　硫代硫酸钠溶液：$c(\text{Na}_2\text{S}_2\text{O}_3) = 0.1 \text{mol/L}$，按GB/T 601进行配制。

A.3.8　淀粉溶液：1g/100mL，称1g淀粉，用少量水调成糊状，倒入100mL沸水中，呈透明溶液，临用时配制。

A.3.9　甲醛：质量分数为36%~38%。

A.3.9.1　甲醛标准储备液：取10mL甲醛溶液（A.3.9）置于500mL容量瓶中，用水稀释至刻度。

A.3.9.2　甲醛标准储备液的标定：吸取5.0mL甲醛标准储备液（A.3.9.1）置于250mL碘量瓶中，加碘标准溶液（A.3.6.1）30.0mL，立即逐滴地加入氢氧化钠溶液（A.3.5）至颜色退到淡黄色为止（大约0.7mL）。静置10min，加入盐酸溶液（A.3.4）15mL，在暗处静置10min，加入100mL新煮沸但已冷却的水，用标定好的硫代硫酸钠溶液（A.3.7）滴定至淡黄色，加入新配制的淀粉指示剂（A.3.8）1mL，继续滴定至蓝色刚刚消失为终点。同时进行空白试验。按式（A.1）计算甲醛标准储备液质量浓度$\rho_{甲醛}$。

$$\rho_{甲醛} = \frac{(V_1 - V_2)\ c \times 15.0}{5.0} \tag{A.1}$$

式中：$\rho_{甲醛}$——甲醛标准储备液质量浓度，单位为毫克每毫升（mg/mL）；

　　　　V_1——空白消耗硫代硫酸钠溶液的体积，单位为毫升（mL）；

　　　　V_2——标定甲醛消耗硫代硫酸钠溶液的体积，单位为毫升（mL）；

　　　　c——硫代硫酸钠溶液的浓度，单位为摩尔每升（mol/L）；

　　　15.0——甲醛（1/2HCHO）摩尔质量；

　　　5.0——甲醛标准储备液取样体积，单位为毫升（mL）。

A.3.9.3　甲醛标准溶液：用水将甲醛标准储备液（A.3.9.1）稀释成10.0μg/mL甲醛标准溶液。在2℃~5℃贮存，可稳定一周。

　　注：可直接选用甲醛溶液标准样品（GSB 07—1179—2000）。

A.3.10　乙酸乙酯。

A.4　仪器

A.4.1　单口蒸馏烧瓶：500mL。

A.4.2 直形冷凝管。

A.4.3 容量瓶：250mL、200mL、25mL。

A.4.4 水浴锅。

A.4.5 分光光度计。

A.5 分析步骤

A.5.1 标准曲线的绘制

按表 A.1 所列甲醛标准储备液的体积，分别加入六只 25ml 容量瓶（A.4.3），加乙酰丙酮溶液（A.3.3.1）5mL，用水稀释至刻度，混匀，置于沸水浴中加热 3min，取出冷却至室温，用 1cm 的吸收池，以空白溶液为参比，于波长 415nm 处测定吸光度，以吸光度 A 为纵坐标，以甲醛质量浓度 ρ（$\mu g/mL$）为横坐标，绘制标准曲线，或用最小二乘法计算其回归方程。

表 A.1 标准溶液的体积与对应的甲醛质量浓度

甲醛标准溶液（A.3.9.3）/mL	对应的甲醛质量浓度/（$\mu g/mL$）
10.00	4.0
7.50	3.0
5.00	2.0
2.50	1.0
1.25	0.5
0[1]	0[1]
1）空白溶液。	

A.5.2 样品测定

A.5.2.1 水基型胶粘剂

称取 2.0g～3.0g 试样（精确到 0.1mg），置于 500mL 的蒸馏烧瓶中，加 250ml 水将其溶解，摇匀。装好蒸馏装置，加热蒸馏，蒸至馏出液为 200mL，停止蒸馏。如蒸馏过程中发生沸溢现象，应减少称样量，重新试验。将馏出液转移至 250mL 的容量瓶中，用水稀释至刻度。取 10mL 馏出液于 25mL 容量瓶中，加 5mL 的乙酰丙酮溶液（A.3.3.1），用水稀释至刻度，摇匀。将其置于沸水浴中加热 3min，取出冷却至室温。然后测其吸光度。

A.5.2.2 溶剂型胶粘剂

称取 5.0g 试样（精确到 0.1mg），置于 500mL 的蒸馏烧瓶中，加入 20mL 乙酸乙酯（A.3.10）溶解样品，然后再加 250mL 水将其溶解，摇匀。

装好蒸馏装置，加热蒸馏，蒸至馏出液为 200mL，停止蒸馏。将馏出液转移至 250mL 的容量瓶中，用水稀释至刻度。取 10mL 馏出液于 25mL 容量瓶中，加 5mL 的乙酰丙酮溶液（A.3.3.1），用水稀释至刻度，摇匀。将其置于沸水浴中加热 3min，取出冷却至室温。然后测其吸光度。

A. 6　结果表述

直接从标准曲线上读出试样溶液甲醛的质量浓度。

试样中游离甲醛含量 ω，计算公式（A. 2）如下：

$$\omega = \frac{(\rho_t - \rho_b) \cdot V \cdot f}{1000m} \tag{A. 2}$$

式中：ω——试样中游离甲醛含量，单位为克每千克（g/kg）；

　　　ρ_t——从标准曲线上读取的试样溶液中甲醛质量浓度，单位为微克每毫升（μg/mL）；

　　　ρ_b——从标准曲线上读取的空白溶液中甲醛质量浓度，单位为微克每毫升（μg/mL）；

　　　V——馏出液定容后的体积，单位为毫升（mL）；

　　　m——试样的质量，单位为克（g）；

　　　f——试样溶液的稀释因子。

附　录　D
（规范性附录）
聚氨酯胶粘剂中游离甲苯二异氰酸酯含量的测定　气相色谱法

D. 1　范围

本方法适用于室内建筑装饰装修用聚氨酯胶粘剂中游离甲苯二异氰酸酯含量的测定。

本方法能测定游离甲苯二异氰酸酯含量在 0.1g/kg 以上的室内建筑装饰装修用聚氨酯胶粘剂。

D. 2　原理

试样用适当的溶剂稀释后，加入正十四烷作内标物。将稀释后的试样溶液注入进样装置，并被载气带入色谱柱，在色谱柱内被分离成相应的组分，用氢火焰离子化检测器检测并记录色谱图，用内标法计算试样溶液中甲苯二异氰酸酯的含量。

D. 3　试剂

D. 3. 1　乙酸乙酯：加入 100g 5A 分子筛（D. 3. 4），放置 24h 后过滤。

D. 3. 2　甲苯二异氰酸酯。

D. 3. 3　正十四烷：色谱纯。

D. 3. 4　5A 分子筛：在 500℃的高温炉中加热 2h，置于干燥器中冷却备用。

D. 4　仪器

D. 4. 1　进样装置：微量注射器。

D. 4. 2　色谱仪：带氢火焰离子化检测器。

D. 4. 3　色谱柱：固定液为二甲基聚硅氧烷。

D. 4. 4　记录装置：积分仪或色谱工作站。

D.4.5　测定条件

　　注：可选用其他达到分离效果的测定条件。

D.4.5.1　汽化室温度：200℃。

D.4.5.2　检测室温度：250℃。

D.4.5.3　柱箱温度：160℃。

D.4.5.4　氮气：纯度大于99.99%。

D.4.5.5　氢气：纯度大于99.99%。

D.4.5.6　空气：硅胶除水。

D.5　分析步骤

D.5.1　内标溶液的制备

　　称取0.2g（精确到0.1mg）正十四烷于25mL的容量瓶中，用除水的乙酸乙酯稀释至刻度，摇匀。

D.5.2　相对质量校正因子的测定

　　称取0.2g~0.3g（精确到0.1mg）甲苯二异氰酸酯于50mL的容量瓶中，加入5mL内标物，用适量的乙酸乙酯稀释，取1μL进样，测定甲苯二异氰酸酯和正十四烷的色谱峰面积。根据公式计算相对质量校正因子，相对质量校正因子f'的计算公式（D.1）如下：

$$f' = \frac{m_i}{m_s} \cdot \frac{A_s}{A_i} \tag{D.1}$$

式中：m_i——甲苯二异氰酸酯的质量，单位为克（g）；

　　　m_s——所加内标物质量，单位为克（g）；

　　　A_i——甲苯二异氰酸酯的峰面积；

　　　A_s——所加内标物的峰面积。

D.5.3　试样溶液的制备及测定

　　称取2.0g~3.0g（精确到0.1mg）样品于50mL容量瓶中，加入5mL内标物，用适量的乙酸乙酯稀释，取1μL进样，测定试样溶液中甲苯二异氰酸酯和正十四烷的色谱峰面积。

D.6　结果表述

　　试样中游离甲苯二异氰酸酯含量w，计算公式（D.2）如下：

$$w = f' \frac{A_i}{A_s} \cdot \frac{m_s}{m_i} \times 1000 \tag{D.2}$$

式中：w——试样中游离甲苯二异氰酸酯含量，单位为克每千克（g/kg）；

　　　f'——相对质量样正因子；

　　　m_i——待测试样的质量，单位为克（g）；

　　　m_s——所加内标物质量，单位为克（g）；

　　　A_i——待测试样的峰面积；

A_s——所加内标物的峰面积。

附 录 F
（规范性附录）
胶粘剂中总挥发性有机物含量的测定方法

F.1 范围

本方法适用于室内建筑装饰装修用胶粘剂中总挥发性有机物含量的测定。

F.2 原理

将适量的胶粘剂置于恒定温度的鼓风干燥箱中，在规定的时间内，测定胶粘剂总挥发物含量。用卡尔·费休法或气相色谱法测定其中水分的含量。胶粘剂总挥发物含量扣除其中水分的量，计算得胶粘剂中总挥发性有机物的含量。

F.3 试剂

除非另有说明，在分析中仅使用确认为分析纯的试剂和蒸馏水或去离子水或相当纯度的水。

F.3.1 卡尔·费休试剂。

F.4 仪器

F.4.1 鼓风干燥箱：温度能控制在 105℃±1℃。

F.4.2 卡尔·费休滴定仪。

F.4.3 气相色谱仪：配有热导检测器。

F.5 分析步骤

F.5.1 总挥发分含量的测定

按 GB/T 2793—1995 规定的方法进行测定。

F.5.2 胶粘剂中水分含量的测定

F.5.2.1 卡尔·费休法

按 GB/T 606—2003 规定的方法进行测定。

F.5.2.2 气相色谱法

F.5.2.2.1 试剂

F.5.2.2.1.1 蒸馏水。

F.5.2.2.1.2 无水 N，N－二甲基甲酰胺（DMF），分析纯。

F.5.2.2.1.3 无水异丙醇，分析纯。

F.5.2.2.2 仪器

F.5.2.2.2.1 气相色谱仪：配有热导检测器。

F.5.2.2.2.2 色谱柱：柱长 1m，外径 3.2mm，填装 177μm~250μm 的高分子多孔微球的不锈钢柱。（对于程序升温，柱温的初始温度 80℃，保持时间 5min，升温速率 30℃/min，终止温度170℃，保持时间5min；对于恒温，柱温为140℃，在异丙醇完全出完后，把柱温调到170℃，待DMF峰出完。若继续测试，再把柱温降到140℃）。

F. 5. 2. 2. 2. 3　记录仪。

F. 5. 2. 2. 2. 4　微量注射器。

F. 5. 2. 2. 2. 5　具塞玻璃瓶：10mL。

F. 5. 2. 2. 3　试验步骤

F. 5. 2. 2. 3. 1　测定水的响应因子R

在同一具塞玻璃瓶中称0.2g左右的蒸馏水和0.2g左右的异丙醇（精确至0.1mg），加入2mL的N，N-二甲基甲酰胺，混匀。用微量注射器进1μL的标准混样，记录其色谱图。

按式（F.1）计算水的响应因子R：

$$R = \frac{m_i A_{H_2O}}{m_{H_2O} A_i} \tag{F.1}$$

式中：R——水的响应因子；

　　m_i——异丙醇质量，单位为克（g）；

　　m_{H_2O}——水的质量，单位为克（g）；

　　A_{H_2O}——水峰面积；

　　A_i——异丙醇峰面积。

若异丙醇和二甲基甲酰胺不是无水试剂，则以同样量的异丙醇和二甲基甲酰胺（混合液），但不加水作为空白，记录空白的水峰面积。

按式（F.2）计算水的响应因子：

$$R = \frac{m_i(A_{H_2O} - B)}{m_{H_2O} A_i} \tag{F.2}$$

式中：R——水的响应因子；

　　m_i——异丙醇质量，单位为克（g）；

　　m_{H_2O}——水的质量，单位为克（g）；

　　A_{H_2O}——水峰面积；

　　A_i——异丙醇峰面积；

　　B——空白中水的峰面积。

F. 5. 2. 2. 3. 2　样品分析

称取搅拌均匀后的试样0.6g和0.2g的异丙醇（精确至0.1mg），加入到具塞玻璃瓶中，再加入2mL N，N-二甲基甲酰胺，盖上瓶塞，同时准备一个不加试样的异丙醇和N，N-二甲基甲酰胺作为空白样。用力摇动装有试样的小瓶15min，放置5min使其沉淀，也可使用低速离心机使其沉淀。吸取1μL试样瓶中的上清液，注入色谱仪中，并记录其色谱图。

按式（F.3）计算试样中水的质量分数$w_水$：

$$w_水 = \frac{100 \times (A_{H_2O} - B)m_i}{A_i m_p R} \tag{F.3}$$

式中：A_{H_2O}——水峰面积；

    B——空白中水峰面积；

    A_i——异丙醇峰面积；

    m_i——异丙醇质量，单位为克（g）；

    m_p——试样质量，单位为克（g）；

    R——响应因子。

F.5.3 胶粘剂密度的测定

按 GB/T 13354—1992 规定的方法进行测定。

F.6 结果的表述

试样中总有机挥发物含量 w，计算公式（F.4）如下：

$$w = [(w_总 - w_水)/(1 - w_水)] \times \rho \times 1000 \qquad (F.4)$$

式中：w——试样中总有机挥发物含量，单位为克/升（g/L）；

    $w_总$——总挥发分含量质量分数；

    $w_水$——水分含量质量分数；

    ρ——试样的密度，单位为克每毫升（g/mL）。

（二）《室内装饰装修材料 地毯、地毯衬垫及地毯胶粘剂有害物质释放限量》GB 18587—2001

国家标准《室内装饰装修材料 地毯、地毯衬垫及地毯胶粘剂有害物质释放限量》GB 18587—2001 中对地毯胶粘剂污染物限量进行分级管理。测定项目包括总挥发性有机化合物（TVOC）、甲醛和 2 - 乙基己醇，A 级限量分别为 10.000、0.050、3.000mg/（m³·h）。

国家标准《室内装饰装修材料 地毯、地毯衬垫及地毯胶粘剂有害物质释放限量》GB 18587—2001 内容摘要如下：

1 范围

本标准规定了地毯、地毯衬垫及地毯胶粘剂中有害物质释放限量、测试方法及检验规则。

本标准适用于生产或销售的地毯、地毯衬垫及地毯胶粘剂。

2 规范性引用文件

下列文件中的条款通过本标准的引用而成为本标准的条款。凡是注日期的引用文件，其随后所有的修改单（不包括勘误的内容）或修订版均不适用于本标准，然而，鼓励根据本标准达成协议的各方研究是否可使用这些文件的最新版本。凡是不注日期的引用文件，其最新版本适用于本标准。

GB/T 15516—1995 甲醛的测定 乙酰丙酮分光光度法

GB/T 16052—1995 车间空气中苯乙烯的直接进样气相色谱测定方法

GB/T 18204.26—2000   公共场所空气中甲醛测定方法

ISO/DIS 16000—6：1999   室内空气   第 6 部分——室内易挥发性有机化合物的测定

ISO 16017—1：2000   室内空气、环境空气和工作场所空气——利用吸附管/热解吸/毛细管气相色谱仪进行取样和分析

3   术语和定义

下列术语和定义适用于本标准。

3.1

总挥发性有机物   total volatile organic compounds

用气相色谱非极性柱分析保留时间在正己烷和正十六烷之间并包括它们在内的已知和未知的挥发性有机化合物。

3.2

空气交换率   air exchange rate

每小时进入舱内清新空气的体积和舱内有效容积之比，单位为小时负一次方（h^{-1}）。

3.3

材料/舱负荷比   product loading factor

试样的暴露表面积和舱内有效的容积之比，单位为平方米每立方米（m^2/m^3）。

3.4

空气流速   air velocity

通过试样表面的空气速度，单位为米每秒（m/s）。

4   要求

4.1   限量及分级规定

地毯、地毯衬垫及地毯胶粘剂有害物质释放限量应分别符合表 1、表 2、表 3 的规定。

A 级为环保型产品，B 级为有害物质释放限量合格产品。

表1   地毯有害物质释放限量

单位为毫克每平方米小时

序号	有害物质测试项目	限　量	
		A 级	B 级
1	总挥发性有机化合物（TVOC）	≤0.500	≤0.600
2	甲醛（Formaldehyde）	≤0.050	≤0.050
3	苯乙烯（Styrene）	≤0.400	≤0.500
4	4 - 苯基环己烯（4 - Phenylcyclohexene）	≤0.050	≤0.050

表2 地毯衬垫有害物质释放限量

单位为毫克每平方米小时

序号	有害物质测试项目	限 量	
		A 级	B 级
1	总挥发性有机化合物（TVOC）	≤1.000	≤1.200
2	甲醛（Formaldehyde）	≤0.050	≤0.050
3	丁基羟基甲苯（BHT – butylated hydroxytoluene）	≤0.030	≤0.030
4	4 – 苯基环己烯（4 – Phenylcyclohexene）	≤0.050	≤0.050

表3 地毯胶粘剂有害物质释放限量

单位为毫克每平方米小时

序号	有害物质测试项目	限 量	
		A 级	B 级
1	总挥发性有机化合物（TVOC）	≤10.000	≤12.000
2	甲醛（Formaldehyde）	≤0.050	≤0.050
3	2 – 乙基乙醇（2 – ethyl – 1 – hexanol）	≤3.000	≤3.500

4.2 标签标识

在产品标签上，应标识产品有害物质释放限量的级别。

5 测试方法

5.1 有害物质释放限量测试方法按附录 A 的规定进行。

5.2 有害物质分析方法按表4执行。

表4 有害物质分析方法

有害物质	分 析 方 法
总挥发性有机化合物 TVOC	
4 – 苯基环己烯 4 – PCH	ISO/DIS 16000 – 6：1999
丁基羟基甲苯 BHT	ISO 16017 – 1：2000　气相色谱法
2 – 乙基己醇	
甲醛 HCHO	GB/T 15516—1995　乙酰丙酮分光光度法 GB/T 18204.26—2000　酚试剂分光光度法
苯乙烯	GB/T 16052—1995　气相色谱法

5.3 测试结果的计算

根据样品分析结果，有害物质释放量按式（1）计算：

$$EF = C_s (N/L) \qquad\qquad (1)$$

式中：EF——舱释放量，单位为毫克每平方米小时（mg/m²h）；

　　　C_s——舱浓度，单位为毫克每立方米（mg/m³）；

　　　N——舱空气交换率，单位为小时负一次方（h⁻¹）；

　　　L——材料/舱负荷比，单位为平方米每立方米（m²/m³）。

附 录 A
（规范性附录）
小型环境试验舱法

A.1　小型环境试验舱

　　小型试验舱由密封舱、空气过滤器、空气温湿度调节控制及监控系统、空气气流、流量调节控制装置、空气采样系统等部分组成。如图 A.1 所示。

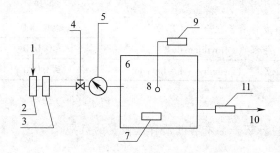

图 A.1　小型环境试验舱示意

1—空气进气口；2—空气过滤器；3—空气温湿度调节系统；4—空气气流调节器；5—空气流量调节器；

6—密封舱；7—气流速度和空气循环的控制装置；8—温度和湿度传感器；9—温度和湿度的监测系统；

10—排气口；11—空气取样的集气管

　　它是模拟室内环境，在一定的试验条件下（温度、湿度、空气流速和空气交换率等），将试样暴露在舱内，持续一定时间后，采集舱内有害气体。

A.2　小型环境试验舱内试验条件

　　——空气温度 23.0℃ ±1.0℃；

　　——空气相对湿度 50.0% ±5.0%；

　　——空气交换率 1.0h⁻¹；

　　——空气流速 0.1m/s～0.3m/s。

第五节　水性处理剂

　　"规范"第 3.5.1 条规定："民用建筑工程室内用水性阻燃剂（包括防火涂料）、防水剂、防腐剂等水性处理剂，应测定游离甲醛的含量，其限量应符合表 3.5.1 的规定。"

表 3.5.1　室内用水性处理剂中游离甲醛限量

测定项目	限　量
游离甲醛（mg/kg）	≤100

"规范"第 3.5.2 条规定："水性处理剂中游离甲醛含量的测定方法，宜按现行国家标准《室内装饰装修材料　内墙涂料中有害物质限量》GB 18582 的方法进行。"

水性阻燃剂主要有溴系有机化合物阻燃整理剂（固含量不小于 55%）、聚磷酸铵阻燃整理剂（固含量不小于 55%）、聚磷酸铵阻燃剂和氨基树脂木材防火浸渍剂等，其中氨基树脂木材防火浸渍剂含有大量甲醛和氨水，不适合室内用。防水剂、防腐剂、防虫剂等处理中也有可能出现甲醛过量的情况，要对室内用水性处理剂加以控制。

水性处理剂中 VOC 含量不要求在工程过程中复验抽查。

由于水性处理剂与水性涂料接近，故游离甲醛含量定为不大于 0.1g/kg。测定方法与水性涂料相同。

第六节　其他材料

"规范"修订后，除了对原"规范"中的五大类建筑装修材料的污染物含量进行修订（包括指标和限量值）之外，还新增加了章节对未能进行归类但在民用建筑工程中可能引起室内污染的若干种材料进行了氨和甲醛等释放量的规定，体现了规范修订过程的全面性和科学性。

"规范"第 3.6.1 条规定："民用建筑工程中所使用的能释放氨的阻燃剂、混凝土外加剂，氨的释放量不应大于 0.10%，测定方法应符合现行国家标准《混凝土外加剂中释放氨的限量》GB 18588 的有关规定。"

本条为强制性条文，必须严格执行。混凝土外加剂中的防冻剂采用能挥发氨气的氨水、尿素、硝铵等后，建筑物内氨气严重污染的情况将会发生，有关部门已规定不允许使用这类防冻剂。但同样可能释放出氨气的织物和木材用阻燃剂却未引起大家足够重视，随着室内建筑装修防火水平的提高，有必要预防可能出现的室内阻燃剂挥发氨气造成的污染。

"规范"第 3.6.2 条规定："能释放甲醛的混凝土外加剂，其游离甲醛含量不应大于 500mg/kg，测定方法应符合现行国家标准《室内装饰装修材料　内墙涂料中有害物质限量》GB 18582 的有关规定。"

在市场调查中发现，许多混凝土外加剂（减水剂）的主要成分是芳香族磺酸盐与甲醛的缩合物，若合成工艺控制不当，产品很容易大量释放甲醛，造成室内空气中甲醛的污染。因此，能释放甲醛的混凝土外加剂（减水剂）应对其游离甲醛含量进行控制。

"规范"第 3.6.3 条规定："民用建筑工程中使用的粘合木结构材料，游离甲醛释放量不应大于 0.12mg/m³，其测定方法应符合本规范附录 B 的有关规定。"

"规范"第 3.6.4 条规定："民用建筑工程室内装修时，所使用的壁布、帷幕等游离甲醛释放量不应大于 0.12mg/m³，其测定方法应符合本规范附录 B 的有关规定。"

粘合木结构所采用的胶粘剂可能会释放出甲醛，游离甲醛释放量不应大于 0.12mg/m³，其测定方法应按本规范附录 B 环境测试舱法进行测定。

粘合木结构材料可以根据不同的功能特性要求通过多层木板胶合定制，其强度高、尺寸稳定、阻燃、防腐，克服了天然木结构材料的缺陷，在巴黎戴高乐机场等著名工程中被大量采用。我国目前使用粘合木结构还比较少，尽管粘合木结构材料所用的胶粘剂会释放游离甲醛，但这种新型结构有其许多优点，预计今后会被大量应用，因此，先规定其游离甲醛释放量指标是适宜的。大尺寸的粘合木结构材料采用环境模拟测试舱法较为合适。

"规范"第 3.6.5 条规定："民用建筑工程室内用壁纸中甲醛含量不应大于 120mg/kg，测定方法应符合现行国家标准《室内装饰装修材料　壁纸中有害物质限量》GB 18585 的有关规定。"

"规范"第 3.6.6 条规定："民用建筑工程室内用聚氯乙烯卷材地板中挥发物含量测定方法应符合现行国家标准《室内装饰装修材料　聚氯乙烯卷材地板中有害物质限量》GB 18586 的规定，其限量应符合表 3.6.6 的有关规定。"

表 3.6.6　聚氯乙烯卷材地板中挥发物限量

名　　　称		限量（g/m²）
发泡类卷材地板	玻璃纤维基材	≤75
	其他基材	≤35
非发泡类卷材地板	玻璃纤维基材	≤40
	其他基材	≤10

聚氯乙烯卷材地板弹性好、接缝少、耐污染、装饰效果好、价格便宜，非常适合学校、医院、候车室等室内地面装饰装修。聚氯乙烯卷材地板是用聚氯乙烯树脂加入各种添加剂后，涂压在玻璃纤维布、化学纤维无纺布或麻布等基材上加工而成，聚氯乙烯卷材地板中的树脂、添加剂和基材会释放出氯乙烯、增塑剂、基材处理剂等挥发物质，当挥发物含量过大时刺激性气味会有害人身健康，影响使用，有必要对聚氯乙烯卷材地板中挥发物含量进行控制。

"规范"第 3.6.7 条规定："民用建筑工程室内用地毯、地毯衬垫中总挥发性有机化合物和游离甲醛的释放量测定方法应符合本规范附录 B 的规定，其限量应符合表 3.6.7 的有关规定。"

表 3.6.7　地毯、地毯衬垫中有害物质释放限量

名　　　称	有害物质项目	限量（mg/m²·h）	
		A 级	B 级
地毯	总挥发性有机化合物	≤0.500	≤0.600
	游离甲醛	≤0.050	≤0.050
地毯衬垫	总挥发性有机化合物	≤1.000	≤1.200
	游离甲醛	≤0.050	≤0.050

　　地毯步感舒适、装饰效果好，非常适合高级办公室、会议室、宾馆等室内地面装饰装修。地毯是用化学纤维或羊毛在麻布等基材上编织而成，通过加入阻燃剂、防虫剂、防静电剂等赋予地毯优良性能的同时，也引入了会释放挥发性有机化合物和游离甲醛等物质，会提高地毯弹性的地毯衬垫大多用橡胶制成，也会释放挥发性有机化合物当挥发物，当挥发性有机化合物和游离甲醛含量过大时刺激性气味会有害人身健康，影响使用，有必要对地毯、地毯衬垫中挥发性有机化合物和游离甲醛含量进行控制。

第三章 工程勘察设计阶段的污染控制

工程勘察设计是工程项目进入实质阶段的第一步，对于控制民用建筑工程室内环境污染有着至关重要的作用，勘察资料是否详尽，对场地土壤氡情况是否掌握，采取措施是否得当，以及设计时选材是否合适，用量是否恰当，都会对室内环境污染控制产生很大影响，在设计阶段，如能较好地贯彻执行"规范"提出的要求，后面的工作就好做一些；如果在设计阶段，没有把好关，后面的很多工作就难以做好。因此，工程设计阶段的工作做得如何，是贯彻实施《民用建筑工程室内环境污染控制规范》GB 50325 的关键，也关系到贯彻实施该"规范"的全过程。

我国建筑业发展史中，从未把控制民用建筑工程室内环境污染作为工程设计的一项要求。与过去的设计概念相比，"规范"给设计内容中增加了许多新东西，例如：设计人员要关注工程地点土壤中氡的浓度情况，如果土壤中氡的浓度高，要采取降氡工程措施；要根据民用建筑的分类，选用符合环境要求的建筑材料和装修材料，超过环境指标要求的材料不允许使用；工程竣工验收要进行室内现场检测，指标超过标准，不允许投入使用等。所以，对于设计人员来说，提出民用建筑控制环境污染要求是个新问题。多数工程设计人员对新的设计要求和有关知识尚不熟悉，缺少专门研究。解决此问题没有别的办法，只能是抓紧学习新东西，尽快熟悉"规范"。作为设计人员，如果对新情况、新要求长期不了解、不熟悉，将很难适应工作，不可避免地会发生这样那样的问题。

《民用建筑工程室内环境污染控制规范》GB 50325—2010 贯彻了工程建设全过程控制的原则，对于工程勘察设计中如何控制室内环境作出了一般规定，并对防氡问题及设计中的材料选择提出了要求，以下就将对这些问题进行说明。

第一节 工程勘察设计中的土壤氡污染控制

为了做好民用建筑土壤氡污染控制中的设计工作，设计人员要密切注意工程设计前的工程地质勘探工作，关注工程地点地下有无地质断层，掌握工程地点土壤中的氡浓度情况，应按照该工程地点土壤中的氡浓度高低程度，并参照该工程的民用建筑类别分级，根据《民用建筑工程室内环境污染控制规范》GB 50325—2010 中的有关规定，进行控制污染的工程设计。

一、工程设计前应掌握工程地点土壤氡情况

本规范第4.2.1条要求："新建、扩建的民用建筑工程的工程地质勘察资料，应包括工程所在城市区域土壤氡浓度或土壤表面氡析出率测定历史资料及土壤氡浓度或土壤表面

氡析出率平均值数据"。因此，设计人员要密切注意工程设计前的工程地质勘探工作，关注工程地点地下有无地质断层，注意搜集当地区域放射性背景资料。当存在地质断层时，要掌握工程地点土壤中氡浓度情况。

在《民用建筑工程室内环境污染控制规范》GB 50325—2010 中，对于建筑物底层室内氡污染控制的一个主要着眼点就是土壤中的氡。地表土壤中的氡主要来自两个方面：地层深处和地表土壤中的长寿命放射性核素。地层深处的氡气或沿着缝隙向上扩散，或溶在地下水中随着地下水的流动而迁移，沿着缝隙向上涌动扩散，源源不断地补充地表土壤中的氡（地表土壤中的氡陆陆续续向地表空气中扩散同时发生着）。地表土壤中的长寿命放射性核素 Ra^{226}（它作为 U^{238} 的衰变产物）等在衰变过程中，会不断地释放出氡气。放射性核素 Ra^{226} 衰变释放的氡气多少，与土壤中放射性核素 Ra^{226} 的含量有关。

我国环境保护部门曾于 20 世纪 80 年代末组织全国各省市对国土范围的天然环境放射性状况进行调查，各省市按 25km×25km 网格布点的土壤中天然放射性核素含量已有据可查，在城市市区范围做了 2km×2km 网格布点的土壤中天然放射性核素的含量调查，可以说，全国国土范围内的土壤中天然放射性核素含量已基本清楚。在这次全国性调查中，还做了陆地 γ 辐射水平调查，其中包括建筑物内 γ 辐射剂量率调查，此项调查与土壤中天然放射性核素含量调查，两者相互印证，数据可靠。我国部分省市地表土壤中的长寿命放射性核素含量数值见表 3-1。

表 3-1　我国部分省市地表土壤中的长寿命放射性核素含量（Bq/kg）

区域 \ 放射性核素	U^{238}	Th^{232}	Ra^{226}	K^{40}	陆地 γ 剂量率（10^{-8}Gy/h）
河南省	33.8	50.6	28.2	576.2	6.14
山东省	33.5	45.2	30.3	671.0	5.67
武汉市	—	66.4	43.8	513.8	5.78
安徽省	42.1	52.89	41.3	553	5.66
贵州省	45.8	41.4	70.7	305.1	6.43
浙江省	46.3	63	43.0	711	7.23
辽宁省	27	37.4	36.7	676	6.12
联合国推荐	10~50 (25)	7~50 (25)	—	100~700 (370)	—

从上表中可以看出，各省市地表土壤中的长寿命放射性核素含量没有大的差别，如果将这种一般性土壤作为建筑材料看待，并按建筑材料的放射性指标限值要求（Ra^{226} 比活度≤200Bq/kg），那么，一般性土壤的长寿命放射性核素含量远低于建筑材料的放射性指标限值。资料表明，这种一般性土壤中自身产生的氡，浓度一般在 3000Bq/m³ 以上（土壤中），浓度高低随风化成土壤的岩石成分而异。

氡是一种无化学活性的惰性气体，渗透性很强。国内外大量实测资料表明，工程地点土壤中的氡，对建筑物的室内氡浓度影响很大。而土壤中的氡，除了由所在地点土壤本身所含的放射性物质释放外，往往与地质断层密切相关：地下地质断层总是富集氡气的地方，那里富集的氡气会经地下缝隙或地下水的向上涌动而源源不断地向地表移动，造成地表土壤中氡气的明显增加，并能达到一般非地质断层区域的几倍、几十倍，甚至更多。氡在土壤中扩散情况，受多方面因素影响：地下裂缝深浅、走向、土质密实程度、潮湿程度、地下水深浅及流动情况等，均是氡气在地下扩散范围和程度的影响因素。因此，地下有地质断层的区域，土壤中氡浓度高的可能性就大，实际情况可以通过实测得知。这也就是"规范"规定必须进行现场实测的原因。

从防氡降氡角度出发，工程设计关心的地面范围，仅限于可能影响到建筑物室内环境的地面区域，包括建筑物基础所占有的地面部分，以及工程设计中与建筑物相沟通的各种地下通道、地下管线预留沟槽、孔洞等所占有的地面部分等。只要这些通道、沟槽、孔洞与建筑物相连，那么，其中的氡气就可能相互串通，最终对建筑物内空间造成污染。因此，建筑物施工所涉及的这些地面区域，设计人员均应对其土壤中氡浓度情况给予关注。

土壤中氡与地上空气中的氡有密切关系。这方面资料不多，（河南）郑州、云南个旧、（山东）青岛的土壤氡调查可以说明这一点。以下仅就这三个地方的调查资料做一简介：

1. 郑州市土壤中氡调查

全区共布测点 391 个。该项研究的环境及室内氡测量，是在土壤工作基础上进行的。布点原则是在土壤氡高异常区适当加密，同时在正常区域选择一两个点进行测量，以便于成果解释。

该项研究在城市中进行土壤氡气的面积测量时，测点布置受密集的建筑影响，难以按正规的网格状布置，只能因地而异，根据城市道路分布状况沿路按一定距离布点测量。郑州市环境氡情况，测量结果见表 3-2。

表 3-2　郑州市区环境氡日变化特点

地点	时　间	氡气浓度（Bq/m³）	子体 α 潜能（J/m³）
河南省地科所门前	1996 年 11 月 5 日 9 时	41.3	7.5×10^{-8}
	1996 年 11 月 5 日 16 时	21.24	5.4×10^{-8}
	1996 年 11 月 19 日 9 时	31.74	2.36×10^{-8}
	1996 年 11 月 19 日 11 时 20 分	45.43	3.19×10^{-8}
	1996 年 11 月 19 日 12 时 40 分	20.65	2.5×10^{-8}
	1996 年 11 月 19 日 13 时 30 分	17.35	2.3×10^{-8}
	1996 年 11 月 19 日 14 时 40 分	21.12	2.5×10^{-8}
郑州某大学工会门前	1996 年 11 月 21 日 9 时	11.45	2.24×10^{-8}
	1996 年 11 月 21 日 10 时 20 分	14.75	2.7×10^{-8}
	1996 年 11 月 21 日 11 时 30 分	20.65	2.6×10^{-8}

续表 3-2

地点	时　　间	氡气浓度（Bq/m³）	子体 α 潜能（J/m³）
河南省环保局 辐射站门前	1996 年 12 月 17 日 8~9 时	27. 14	2.02×10^{-8}
	1996 年 12 月 17 日 11~12 时	29. 38	2.07×10^{-8}
	1996 年 12 月 17 日 14 时 30 分	16. 52	1.74×10^{-8}
	1996 年 12 月 17 日 16 时 20 分	17. 94	2.1×10^{-8}

从上表可以看出，上述三个地方空气中氡浓度一般上午高于下午，11 点左右可达到最高值，而后开始逐步降低。

土壤地表下（600mm 处）氡与环境氡关系。所选环境氡测定点，均测量过土壤中氡浓度，这几个点有的土壤中氡浓度高，有的低，一般环境氡浓度与土壤中氡浓度呈相关性。如地科所、郑州某大学土壤氡浓度高，而环境中的氡浓度相应也高；而土壤中氡浓度较低的省地矿厅、郑州化学制药厂，环境氡浓度相应也低。见表 3-3：

表 3-3　郑州市区土壤及环境氡浓度

地　　点	土壤氡浓度（Bq/m³）	环境氡浓度（Bq/m³）	备注
河南省地科所	7000~22500	31~5	上午
郑州某大学	13750~27000	14~20	上午
省环保局辐射站	11000~22000	27~29	上午
省地矿厅	1100~3800	9.2	上午
郑州化学制药厂	2200~3000	10	上午

2. 青岛市环境氡浓度分布规律研究

青岛市位于海阳－青岛断裂带东侧、崂山岩体的西南角。区内有多条 NE 向断裂穿过，构成该区的构造框架，为氡的运移提供了良好的通道；出露岩石的岩性主要为崂山花岗岩，区内表层土壤主要为花岗岩风化土壤，土壤层虽不太厚，一般为 400mm~500mm，但仍适合开展土壤氡气测量。土壤中放射性元素铀、镭含量见下表 3-4。由表中数据可见，该区土壤中铀与镭基本处于平衡状态；铀含量明显高于世界土壤铀含量的平均值（1.8×10^{-6}），但低于花岗岩平均铀含量，表明该区花岗岩风化成土壤过程中有部分铀流失。

表 3-4　土壤铀、镭含量

样　　号	U²³⁸	Ra²²⁶	U、Ra 平衡系数
1	2.7×10^{-6}	1.10×10^{-6}	1.207
2	2.3×10^{-6}	9.38×10^{-7}	1.180
3	2.7×10^{-6}	9.60×10^{-7}	1.046
4	2.5×10^{-6}	9.44×10^{-7}	1.106
5	3.1×10^{-6}	1.06×10^{-6}	0.993

大多数测点的氡浓度都在 $1000Bq/m^3 \sim 4000Bq/m^3$ 范围内，测量结果的变化趋势基本一致；青岛市土壤氡浓度整体偏低，虽然青岛市处在崂山花岗岩之上，土壤中放射性元素铀、镭含量偏高，但是土壤层不厚且疏松，氡气的储气条件不好，加上氡浓度很低的海风对近地表土壤中氡气的稀释作用，使青岛市土壤氡浓度整体水平不高，而只在构造线附近偏高。室内空气中氡主要来自房屋地基土壤中的氡，构造线附近的氡浓度普遍较高，这是因为断裂是氡元素运移的主要通道。

3. 云南省个旧地区氡测量研究

个旧是我国肺癌发病率最高的地区之一。个旧地区 85% 以上面积为山区、半山区。该项研究在进行土壤中氡气浓度测量的同时，野外采集的土样经加工后，进行室内 γ 能谱 U、Th、Ra、K 分析。

结果表明，本区土壤中具有较高的氡浓度。土壤平均氡浓度比全球土壤平均值（$7000Bq/m^3$）高出了 2.3 倍，最高值为 60 倍，最低值仅为 $416Bq/m^3$。个旧地区从区域上看，氡浓度的分布范围与铀元素的分布范围相吻合，有些区域铀元素含量不高，但土壤氡浓度仍然很高，原因在于该区域地下岩层裂隙节理十分发育。

为进行土壤氡方面的进一步专题研究，建设部于 2003 年设立了《土壤氡检测技术研究》科技攻关课题，由河南省建科院组织管理，牵头单位是核工业北京地质研究院。课题设置以下研究内容：①对国外"土壤氡—室内空气氡浓度的关联性"研究资料进行调研；即调研发达国家（美、前苏联、欧盟等）进行国土土壤氡调查的技术资料，以及为防止室内氡危害而制定的有关标准、规定等；②调查国内土壤氡浓度历史资料（核工业系统、地矿系统、国土资源部系统），争取绘制全国土壤氡浓度分布图，粗略统计全国（或部分地区）土壤氡浓度平均值，提出需进行工程处理的土壤氡异常值限量值（或倍数）；③组织了全国 18 个城市（地区）（东、西、南、北、中）参加，对当地进行网格化土壤氡浓度测量（每地方 50 个 ~100 个测点，统一检测布点方案、统一检测仪器和检测方法），实际考察全国土壤氡浓度情况；④地下水位表浅地区土壤氡检测方法及检测仪器研制（以发现土壤氡浓度异常值为目标）。课题分设以下 5 个子课题：①"国外土壤氡检测"子课题组，该子课题牵头单位是核工业北京地质研究院。②"国内土壤氡浓度检测资料汇总、整理、研究"子课题组，该子课题牵头单位是核工业航测遥感中心。③全国 18 个城市土壤氡本底调查子课题组，被调查的地区有：上海（浦东）、昆山、温州、广州、深圳、兰州、大连、邢台、郑州、烟台、徐州、石家庄、通化、太原、杭州、舟山、西宁、镇江等城市。为保证检测调查质量，事先制订了工作方案，统一检测仪器和检测方法，收集当地土壤镭、钍、钾含量资料（环保部门）和地质构造资料。课题牵头单位是昆山市建设工程质量检测中心，技术负责单位是清华大学工程物理系。④"表浅土壤氡异常检测方法研究"子课题组，该项目由苏州大学负责，核工业航测遥感中心配合。⑤改进型的 FD-3017 土壤氡检测仪研制，负责单位是上海申核电子仪器有限公司。

从已完成的 18 个城市土壤氡调查结果及全国近 500 万平方公里国土面积航测数据的换算对照看，数据基本可信，统计出全国土壤氡平均值为 $7300Bq/m^3$，与全球计算平均值 $7000Bq/m^3$ 接近，各地实测数据与航测计算数据的吻合程度接近 70%。并粗略推算出了全国 144 个重点城市的平均土壤氡浓度（注：由于多方面原因，这些推算结果不可作为工程勘察设计阶段，在决定是否进行工地土壤氡浓度测定时，判定该城市土壤氡浓度平均值的依据），首次编制了中国土壤氡浓度背景概略图（1:800万）。与此同时，在统一方案下，运用了多种检测方法，严格质量保证措施，开展了18个城市的土壤氡实地调查（连同过去的共20个城市），所取得的数据具有较高的可信度，并与航测数据进行了比较研究，两方面结果大体一致。全国土壤氡水平调查结果表明，大于$10000Bq/m^3$的城市约占被调查城市总数的20%。

民用建筑工程在工程勘察设计阶段可根据建筑工程所在城市区域土壤氡调查资料，结合本规范的要求，确定是否采取防氡措施。当地土壤氡浓度实测平均值较低（不大于$10000Bq/m^3$）、且工程地点无地质断裂构造时，土壤氡对工程的影响不大，工程可不进行土壤氡浓度测定。当已知当地土壤氡浓度实测平均值较高（大于$10000Bq/m^3$）或工程地点有地质断裂构造时，工程仍需要进行土壤氡浓度测定。土壤氡浓度不大于$20000Bq/m^3$时或土壤表面氡析出率不大于$0.05Bq/（m^2 \cdot s）$时，工程设计中可不采取防氡工程措施。

一般情况下，民用建筑工程地点的土壤氡测定目的在于发现土壤氡浓度的异常点。本规范中所提出的几个档次土壤氡浓度限量值（$10000Bq/m^3$、$20000Bq/m^3$、$30000Bq/m^3$、$50000Bq/m^3$）考虑了以下因素：

（1）从郑州市1996年所做的土壤氡调查中，发现土壤氡浓度达到$15000Bq/m^3$上下时，该地点地面建筑物室内氡浓度接近国家标准限量值；土壤氡浓度达到$25000Bq/m^3$上下时，该地点地面建筑物室内氡浓度明显超过国家标准限量值。我国部分地方的调查资料显示，当土壤氡浓度达到$50000Bq/m^3$上下时，室内氡超标问题已经突出。从这些材料出发，考虑到不同防氡措施的不同难度，将采取不同防氡措施的土壤氡浓度极限值分别定在$20000Bq/m^3$、$30000Bq/m^3$、$50000Bq/m^3$。

（2）在一般数理统计中，可以认为偏离达到平均值（$7300Bq/m^3$）2倍（即$14600Bq/m^3$，取整数$10000Bq/m^3$）为超常，3倍（即$21900Bq/m^3$，取整数$20000Bq/m^3$）为更超常，作为确认土壤氡明显高出的临界点，符合数据处理的惯例。

（3）参考了美国对土壤氡潜在性危害性的分级：1级为小于$9250Bq/m^3$，2级为$9250Bq/m^3 \sim 18500Bq/m^3$，3级为$18500Bq/m^3 \sim 27750Bq/m^3$，4级为大于$27750Bq/m^3$。

（4）参考了瑞典的经验：高于$50000Bq/m^3$的地区定为"高危险地区"，并要求加厚加固混凝土地基基础和地基下通风结构。本规范将必须采取严格防氡措施的土壤氡浓度极限值定为$50000Bq/m^3$。

（5）参考了俄罗斯的经验：将45年来积累的1亿8千万个氡原始数据，以$50000Bq/m^3$为基线，圈出全国氡危害草图。经比例尺逐步放大的氡测量后发现，几乎所有大范围的室内高氡均落在$50000Bq/m^3$等值线内，说明$50000Bq/m^3$应是土壤（岩石）气氡可能造成室内超标氡的限量值。

基于以上考虑，"规范"对勘察设计中的土壤氡污染控制提出以下规定：

第4.1.2条规定："民用建筑工程设计应根据建筑物的类型和用途控制装修材料的使用量。"

第4.2.1条规定："新建、扩建的民用建筑工程的工程地质勘察资料，应包括工程所在城市区域土壤氡浓度或土壤表面氡析出率测定历史资料及土壤氡浓度或土壤表面氡析出率平均值数据。"

第4.2.2条规定："已进行过土壤中氡浓度或土壤表面氡析出率区域性测定的民用建筑工程，当土壤氡浓度测定结果平均值不大于10000Bq/m³或土壤表面氡析出率测定结果平均值不大于0.02Bq/（m²·s），且工程场地所在地点不存在地质断裂构造时，可不再进行土壤氡浓度测定；其他情况均应进行工程场地土壤氡浓度或土壤表面氡析出率测定。"

第4.2.3条规定："当民用建筑工程场地土壤氡浓度不大于20000Bq/m³或土壤表面氡析出率不大于0.05Bq/（m²·s）时，可不采取防氡工程措施。"

第4.2.4条规定："当民用建筑工程场地土壤氡浓度测定结果大于20000Bq/m³，且小于30000Bq/m³，或土壤表面氡析出率大于0.05Bq/（m²·s）且小于0.1Bq/（m²·s）时，应采取建筑物底层地面抗开裂措施。"

第4.2.5条规定："当民用建筑工程场地土壤氡浓度测定结果大于或等于30000Bq/m³，且小于50000Bq/m³，或土壤表面氡析出率大于或等于0.1Bq/（m²·s）且小于0.3Bq/（m²·s）时，除采取建筑物底层地面抗开裂措施外，还必须按现行国家标准《地下工程防水技术规范》GB 50108中的一级防水要求，对基础进行处理。"

第4.2.6条规定："当民用建筑工程场地土壤氡浓度大于或等于50000Bq/m³或土壤表面氡析出率平均值大于或等于0.3Bq/（m²·s）时，应采取建筑物综合防氡措施。"

第4.2.7条规定："当I类民用建筑工程场地土壤中氡浓度大于或等于50000Bq/m³，或土壤表面氡析出率大于或等于0.3Bq/（m²·s）时，应进行工程场地土壤中的镭-266、钍-232、钾-40比活度测定。当内照射指数（I_{Ra}）大于1.0或外照射指数（I_γ）大于1.3时，工程场地土壤不得作为工程回填土使用。"

以上第4.2.4、4.2.5、4.2.6条皆为强制性条文，必须严格执行。

大量资料表明，土壤氡来自土壤本身和深层的地质断裂构造两方面，因此，当土壤氡浓度高到一定程度时，需分清两者的作用大小，此时进行土壤天然放射性核素测定是必要的。对于I类民用建筑工程而言，当土壤的放射性内照射指数（I_{Ra}）大于1.0或外照射指数（I_γ）大于1.3时，原土再作为回填土已不合适，也没有必要继续使用，而采取更换回填土的办法，简便易行，有利于降低工程成本。也就是说，I类民用建筑工程要求采用放射性内照射指数（I_{Ra}）不大于1.0、外照射指数（I_γ）不大于1.3的土壤作为回填土使用。

土壤氡水平高时，为阻止氡气通道，可以采取多种工程措施，但比较起来，采取地下防水工程的处理方式最好，因为这样既可以防氡，又可以防止地下水，事半功倍，降低成本。况且，地下防水工程措施有成熟的经验，可以做得很好。只是土壤氡浓度特别高时，才要求采取综合的防氡工程措施。在实施防氡基础工程措施时，要加强土壤氡泄漏监测，保证工程质量。本规范第4.2.2条所说"区域性测定"，系指某城市、某开发区等城市区域性土壤氡水平实测调查，由于这项工作涉及建设、规划、国土等部门，是一项基础性科研工作，因此，宜专门立项，组织相关技术人员参加，最后调查成果应经过科技鉴定并发表，以保证其权威性。

本规范所说"民用建筑工程场地土壤氡测定"系指建筑物单体所在建筑场地的土壤氡浓度测定。

二、工程设计应包含土壤氡污染控制内容

民用建筑工程设计中，涉及室内氡污染控制的设计要求，是按照三方面情况考虑决定的：一是按照该工程地点土壤中氡浓度高低程度，二是参照该工程的民用建筑类别分级，三是依据《民用建筑工程室内环境污染控制规范》GB 50325 中的有关规定。

工程的民用建筑分类是决定工程设计的第二要素。规范将民用建筑分为两类：第一类民用建筑要求的严格一些，第二类要求的松一点。不同类别的建筑，验收标准也不一样。

执行《民用建筑工程室内环境污染控制规范》GB 50325 中的有关规定，防氡地下工程设计类同于防水工程设计，这主要是因为地下土壤中的氡进入室内的主要途径是缝隙，因此，只要做好了防地面开裂，做好进入室内管线空洞的密封和工程基础部分的防水设计，也就基本做好了地下防氡设计。由于《新建低层住宅建筑设计与施工中氡控制导则》GB/T 17785—1999 已经废止，所以"规范"在这次修订中增加了附录 D "新建住宅建筑设计与施工中氡控制要求"，主要考虑了通过"疏导"和"封堵"两方面的措施来达到防氡的目的：

附录 D　新建住宅建筑设计与施工中氡控制要求

D.0.1　建筑物底层宜设计为架空层，隔绝土壤氡进入室内。

D.0.2　当民用建筑工程有地下室设计时，应利用地下室采取防氡措施，隔绝土壤氡进入室内。

D.0.3　架空层底板或地下室的地板应采取以下措施减少开裂：

1　在地板（底板）里预埋钢筋编织网；

2　添加纤维类材料增强抗开裂性能；

3　加强养护以确保浇筑混凝土的质量。

D.0.4　架空层底板或地下室的地板所有管孔及开口结合部应选用密封剂进行封堵。

D.0.5　架空层底板或地下室的地板下宜配合采用土壤降压处理法进行防氡（图 D.0.5），设计施工注意事项应包括下列内容：

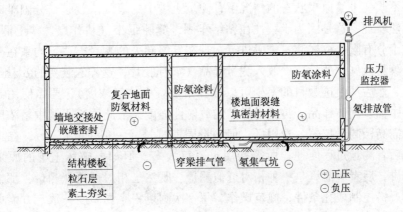

图 D.0.5　土壤降压法系统图

1 在底板下连续铺设一层 100mm～150mm 高的卵石或粒石，其粒径在 12mm～25mm 之间；

2 底板下空间被地梁或地垄墙分隔成若干空间时，在地梁或地垄墙上要预留洞口或穿梁排气管来打断这种分隔，消除对气流的阻碍，保证底板下气流通畅；

3 在排氡分区中央设置 1200mm×1200mm×200mm 的集气坑；

4 安装直径为 100mm～150mm 的 PVC 排氡管，从集气坑引至室外并延伸到屋面以上，排气口周边 7.5m 范围内不得设置进风口；

5 在排氡管末端安装排风机；

6 设置报警装置：当系统非正常运行、底板空间的负压不能满足系统需求时，系统会发出警报，提示工作人员对系统的运行进行检查。

D.0.6 采用集中中央空调的民用建筑，宜加大室内新风量供应。

D.0.7 采用自然通风的民用建筑，宜加强自然通风，必要时采取机械通风。

D.0.8 民用建筑工程中所采用的防氡复合地面材料宜具有高弹性、高强度、耐老化、耐酸、耐碱、抗渗透等性能。

D.0.9 民用建筑工程所采用的墙面防氡涂料及腻子宜具有较好的耐久性、耐潮湿性、粘结力、延伸性。

三、本规范对土壤氡浓度、土壤氡析出率测定要求

土壤氡对造成室内环境氡浓度污染起着重要作用，因此，许多西方发达国家开展了国土土壤氡的普遍调查，特别是在城市发展规划地区（这方面资料公开发表的不多），测试土壤氡所使用的方法大体相同。

截至目前，我国尚未开展全国范围的土壤氡实地调查工作。通过测量土壤中的氡气探知地下矿床，是一种经典的探矿方法。原核工业部（现核工业总公司）处于勘查铀矿的需要，一直把测量土壤中氡浓度作为一种探矿手段使用，并制定了中国核工业总公司行业标准《氡及其子体测量规范》EJ/T 605—91。核地质探矿中，在进行土壤中氡浓度调查时，执行这一标准。

在绝对不改变土壤原来状态的情况下，测量土壤中的氡气浓度是十分困难的，有些情况下几乎无法实现，这是因为土壤往往粘结牢固，缝隙很小（耕作层、沙土例外），其中存留的空气十分有限，取样测量难以进行。现在发展起来的测量方法，均系在土壤中创造一个空间以聚集氡气，然后要么放入测量样品（如乳胶片，这样氡衰变的 α 粒子会在胶片上留下痕迹，然后从痕迹数目的多少可以推算出土壤中的氡浓度），要么使用专用工具从形成的空洞中抽取气体样品，再测量样品的放射性强度，依此推断土壤中氡浓度。前者方法简单，无需高档测量仪器，费用低，但测量周期过长（一般 15d 以上），在工程实践中使用困难。后者测量过程便捷，所需费用也不算太多，但却要破坏土壤的原来状态，因此，严格来讲，后者只能算是一种相对性近似测量。既然是相对性近似测量，那么，测量过程中就必须严格控制成孔条件，规范操作，每一次测量程序要高度一致，方能保证数据的可靠性和可比性。

使用专用工具从土壤孔洞中抽吸气体样品，再测量样品的放射性强度，依此推断土壤中氡浓度这种方法，国内外均有现成的可用仪器。

在本规范附录 E.1 中，确定的土壤中氡浓度及土壤表面氡析出率测试方法主要内容有：

E.1　土壤中氡浓度测定

E.1.1　土壤中氡气的浓度可采用电离室法、静电收集法、闪烁瓶法、金硅面垒型探测器等方法进行测量。

E.1.2　测试仪器性能指标应包括：

1　工作温度应为：−10℃～40℃之间；

2　相对湿度不应大于 90%；

3　不确定度不应大于 20%；

4　探测下限不应大于 400Bq/m³。

E.1.3　测量区域范围应与工程地质勘察范围相同。

E.1.4　在工程地质勘察范围内布点时，应以间距 10m 作网格，各网格点即为测试点，当遇较大石块时，可偏离 ±2m，但布点数不应少于 16 个。布点位置应覆盖基础工程范围。

E.1.5　在每个测试点，应采用专用钢钎打孔。孔的直径宜为 20mm～40mm，孔的深度宜为 500mm～800mm。

E.1.6　成孔后，应使用头部有气孔的特制的取样器，插入打好的孔中，取样器在靠近地表处应进行密闭，避免大气渗入孔中，然后进行抽气。宜根据抽气阻力大小抽气 3 次～5 次。

E.1.7　所采集土壤间隙中的空气样品，宜采用静电扩散法、电离室法或闪烁瓶法、高压收集金硅面垒型探测器测量法等方法测定现场土壤氡浓度。

E.1.8　取样测试时间宜在 8：00～18：00 之间，现场取样测试工作不应在雨天进行，如遇雨天，应在雨后 24h 后进行。

E.1.9　现场测试应有记录，记录内容应包括：测试点布设图，成孔点土壤类别，现场地表状况描述，测试前 24h 以内工程地点的气象状况等。

E.1.10　地表土壤氡浓度测试报告的内容应包括：取样测试过程描述、测试方法、土壤氡浓度测试结果等。

E.2　土壤表面氡析出率测定

E.2.1　土壤表面氡析出率测量所需仪器设备应包括取样设备、测量设备。取样设备的形状为盆状，工作原理分为被动收集型和主动抽气采集型两种。现场测量设备应满足以下工作条件要求：

1　工作温度范围应为：−10℃～40℃；

2　相对湿度不应大于 90%；

3　不确定度不应大于 20%；

4　探测下限不应大于 0.01Bq/（m²·s）。

E.2.2　测量步骤应符合下列规定：

　　1　按照"E.1　土壤中氡浓度测定"的要求，首先在建筑场地按 20m × 20m 网格布点，网格点交叉处进行土壤氡析出率测量。

　　2　测量时，需清扫采样点地面，去除腐殖质、杂草及石块，把取样器扣在平整后的地面上，并用泥土对取样器周围进行密封，防止漏气，准备就绪后，开始测量并开始计时（t）。

　　3　土壤表面氡析出率测量过程中，应注意控制下列几个环节：

　　1）使用聚集罩时，罩口与介质表面的接缝处应当封堵，避免罩内氡向外扩散（一般情况下，可在罩沿周边培一圈泥土，即可满足要求）。对于从罩内抽取空气测量的仪器类型来说，必须更加注意。

　　2）被测介质表面应平整，保证各个测量点过程中罩内空间的体积不出现明显变化。

　　3）测量的聚集时间等参数应与仪器测量灵敏度相适应，以保证足够的测量准确度。

　　4）测量应在无风或微风条件下进行。

E.2.3　被测地面的氡析出率应按下式进行计算：

$$R = \frac{N_t \cdot V}{S \cdot T} \qquad\qquad (E.2.3)$$

式中：R——土壤表面氡析出率 $[Bq/(m^2 \cdot s)]$；

　　　N_t——t 时刻测得的罩内氡浓度（Bq/m^3）；

　　　S——聚集罩所罩住的介质表面的面积（m^2）；

　　　V——聚集罩所罩住的罩内容积（m^3）；

　　　T——测量经历的时间（s）。

E.3　城市区域性土壤氡水平调查方法

E.3.1　测点布置应符合下列规定：

　　1　在城市区域应按 2km × 2km 网格布置测点，部分中小城市可按 1km × 1km 网格布置测点。因地形、建筑等原因测点位置可以偏移，但最好不超过 200m。

　　2　每个城市测点数量应在 100 个左右。

　　3　应尽量使用 1:50000～1:100000（或更大比例尺）地形（地质）图和全球卫星定位仪（GPS），确定测点位置并在图上标注。

E.3.2　调查方法应满足下列要求：

　　1　调查前应制订方案，准备好测量仪器和其他工具。仪器在使用前应进行标定，如使用两台或两台以上仪器进行调查，最好所用仪器同时进行标定，以保证仪器量值的一致性。

　　2　测点定位：调查测点位置应用 GPS 定位，同时应对地理位置进行简要描述。

　　3　测量深度：调查打孔深度统一定为 500mm～800mm，孔径 20mm～40mm。

　　4　测量次数：每一测点应重复测量 3 次，以算术平均值作为该点氡浓度（或每一测

点在 $3m^2$ 范围内打三个孔，每孔测一次求平均值）。

5　其他测量要求（如天气）和测量过程中需要记录的事项应按本规范附录 E.1 的规定执行。

E.3.3　调查的质量保证应符合下列规定：

1　仪器使用前应按仪器说明书检查仪器稳定性（如测量标准 α 源、电路自检等方法）。

2　使用两台以上的仪器工作时应检查仪器的一致性，一般两台仪器测量结果的相对标准偏差应小于 25%。

应挑选 10% 左右测点进行复查测量，复查测量结果应一并反映在测量原始数据表中。

E.3.4　城市区域土壤氡调查报告的主要内容应包括以下内容：

1　城市地质概况、放射性本底概况、土壤概况；

2　测点布置说明及测点分布图；

3　测量仪器、方法介绍；

4　测量过程描述；

5　测量结果，包括原始数据、平均值、标准偏差等，如有可能绘制城市土壤浓度等值线图；

6　测量结果的质量评价包括仪器的日常稳定性检查、仪器的标定和比对工作、仪器的质量监控图制作。

（一）土壤中氡浓度测试注意事项

由于土壤中氡浓度测定目前尚无国家标准，所以，本规范附录 E 是根据核工业行业标准《氡及其子体测量规范》EJ/T 605—91 及全国 18 个城市土壤氡浓度水平调查的体会，结合工程实际需要提出的一个概要。土壤氡测量仪器需在野外作业，因此，对温、湿度环境条件要求较高。

（1）为了提高检测数据的可靠性和准确性，可采取以下措施：

1）检测工作开始前，应对检测仪器进行比对和核查，观察仪器数据是否有异常变化，以确定仪器是否处于正常工作状态，必要时可使用 α 标准源。

2）每一测点进行多次测量，降低测量数据的不确定度。

3）使用 FD3017 等需人工抽取气体样本的仪器时，应注意匀速提升抽气装置，速度不应太快。

4）周围环境里电磁辐射等因素的干扰可能造成的数据异常波动，测试人员应能根据经验进行判别，必要时进行复测。

5）定期进行测量仪器的校准和检定以及期间核查。

取样器深入地表土壤的深度太深，将加大测试工作的难度，也不太必要；深度太浅，土壤中氡含量易受大气环境影响，不足以反映深部情况。参照《氡及其子体测量规范》EJ/T 605—91 及地质探矿经验，一般情况下取 500mm～800mm 较为适宜。考虑到采样管道空腔体内采样气体体积的需要，采样孔径的直径也不宜太大，以 20mm～40mm 较为适宜。

（2）工程现场取样布点密一点自然好，可以测仔细一些，但考虑到以下情况，确定以10m 网格测量取样：

1）一般情况下，同一建筑场地内土壤的天然成分不会有大的起伏，按 10m 网格取样应具代表性。

2）如果地下有地质构造，其向上扩散氡气应有相当范围，一般不会只集中在地面和小一点地方，因此，按 10m 网格取样应可以发现问题。

3）在能满足工作要求的情况下，布点不必过密，尽量减少工作量，以减轻企业负担。据了解，一个熟练人员进行现场取样测量，大体 10min 可以完成一个测点，一般工程项目，1d 内可以完成室外作业。

本规范附录第 E.1.4 条中要求布点数目不应少于 16 个，主要是考虑到多点取样测量更接近实际，更具代表性。"布点位置应覆盖基础工程范围"这一要求的目的是为了重点了解基础工程范围内，土壤中氡浓度情况，因为基础工程范围内土壤中氡对建筑物未来室内氡污染影响最大。

本规范附录第 E.1.5 条："在每个测试点，应采用专用钢钎打孔。孔的直径宜为20mm ~ 40mm，孔的深度宜为 500mm ~ 800mm。"成孔情况如何将影响到测量结果。专用钢钎打孔可以保证成孔过程快捷、大小合适，利于专用取样器抽取样品，利于保持取样条件的一致性。

本规范附录第 E.1.6 条："成孔后，应使用头部有气孔的特制的取样器，插入打好的孔中，取样器在靠近地表处应进行密闭，避免大气渗入孔中，然后进行抽气。宜根据抽气阻力大小抽气 3 次 ~ 5 次。"这一条对具体操作过程的要求，主要是为了避免大气混入。成孔后的取样操作要连贯进行，熟练快捷，一气呵成。在现场实际中，总要先通过一系列不同抽气次数的实验，观察测量数据的变化，选择并确定最佳抽气次数后，再正式进行取样测试。现场工作人员经多次现场工作后会积累经验，进一步丰富和规范现场操作。

本规范附录第 E.1.8 条要求："取样测试时间宜在 8:00 ~ 18:00 之间，现场取样测试工作不应在雨天进行，如遇雨天，应在雨后 24h 后进行。"土壤中氡浓度随地下水情况、地温、数据的可对比性，最好一个工程项目范围内的取样测试在一天内完成。如遇雨天，由于下雨将改变土壤的多方面情况，应暂停工作，待土壤里外情况稳定下来（应按一天一夜后处理），即可开始工作。

本规范附录第 E.1.9 条："现场测试应有记录，记录内容应包括：测试点布设图，成孔点土壤类别，现场地表状况描述，测试前 24h 以内工程地点的气象状况等。"

本规范附录第 E.1.10 条："地表土壤氡浓度测试报告的内容应包括：取样测试过程描述、测试方法、土壤氡浓度测试结果等。"对现场记录及测试报告提出若干要求。这些要求主要是为了便于对测量结果进行分析和对比研究，保证结果的可靠性。防氡降氡工程措施要根据地表土壤氡浓度测试结果而定，因此，土壤氡浓度测定事关重大，规范发布执行后，应在工作实践中积累资料，以便今后修订中进一步完善补充。

（二）土壤表面氡析出率测试注意事项

氡在土壤中的浓度决定于诸多与土壤特性相关的物理参数，如土壤镭含量，土壤粒径大小、成土矿石的类型以及孔隙度、渗透性和射气系数等。此外，土壤氡浓度还随土壤深度呈指数增长。气压、气温等天气和气候因素也可能影响土壤氡浓度。而地表氡析出率除了与土壤氡浓度密切相关以外，还必须考虑氡在析出过程中的扩散、对流、吸收和吸附等复杂作用的影响，而且，地表氡析出率相比土壤氡浓度而言更容易受地表状况和外界气象因素的影响，如气温气压梯度、降雨和地表风速等。

土壤中的氡分为自由氡（也称游离氡）和束缚氡两部分。自由氡是指存在于土壤孔隙、裂隙之中并在自然条件下也能参与扩散、对流，与外界交换的那部分氡；束缚氡是指被牢牢地束缚在土壤颗粒内部，不能参与扩散、对流，不与外界交换的那部分氡。土壤中自由氡和束缚氡的总和，称为土壤氡的总量。单位体积土壤中的自由氡的数量（以 Bq 为单位）除以单位体积土壤中孔隙的总体积，即为土壤氡的孔隙浓度，通常意义的土壤氡浓度均为土壤氡的孔隙浓度。在铀－镭均匀分布的土壤层中，从表层到土壤深部，氡的浓度随深度增加而增加了，也就是趋于饱和了，这时的氡浓度称为土壤氡的饱和浓度。

土壤氡的保存度是表征土壤氡保存能力的物理参数。土壤中的自由氡并不能百分之百地保存在土壤中，有相当一部分被释放到地面以上的大气中，越接近地表，被释放到大气中的比例就越高。为了定量地描述这一现象，就引入了保存度的概念。在这里，土壤氡的保存度定义为：地下 50cm 深处的土壤中自由氡的孔隙浓度与土壤中氡的饱和浓度之比。比如，保存度为 30%，就是在地下 50cm 深的土壤中，自由氡的 30% 被保存下来，70% 被释放到地面以上的大气中。

土壤氡的保存度取决于土壤氡的扩散系数 K。K 值大，表明土壤的透气性好，土壤自由氡易于排放到大气中去，从而使得氡的保存度减小；相反，K 值小，表明土壤的透气性差，土壤自由氡的保存度即相应增大。不同类型的土壤，虽然铀、镭含量相差不大，但是由于土壤氡保存条件的差别，可以导致土壤氡的浓度相差很大。土壤氡的饱和浓度乘以土壤氡的保存度即为土壤氡浓度。通常意义上的土壤氡浓度是指土壤中自由氡的浓度。

引起自由氡运移的作用主要有扩散和对流作用两种，扩散作用是由于热运动，气体分子由浓度高的地方向浓度低的地方迁移，氡的扩散作用是氡迁移的一种重要机理，尤其在土壤的浅部层位来说，由于其紧邻空—地界面，氡的扩散作用更是氡向上迁移的主导作用。

在测量土壤氡气的过程中，由于氡气的半衰期是 3.8d，相对测量时间较长，主要考虑氡气的扩散作用。地下垂直地面方向，氡的稳定运移方程：

$$C = \frac{A}{\lambda\eta} + \left(C_0 - \frac{A}{\lambda\eta}\right)\exp\left(-\frac{\sqrt{V^2 + 4\lambda D\eta} - V}{2D} \cdot X\right) \tag{3-1}$$

式中：V——氡源层中氡的对流速度（cm/s）；

D——氡的扩散系数（cm^2/s）；

η——氡源介质孔隙度；

X——深度（cm）；

C_0——氡源层与介质的界面处氡浓度；

λ——氡的衰变常数（s^{-1}）；

A——氡源层产生的活动氡。

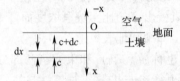

图 3-1　氡在土壤中扩散运移示意图

根据计算，氡在聚集罩开始罩着被测地面时，氡气浓度曲线在开始时呈现逐步上升过程，经过一段时间聚集，应该趋向于一条直线。

我国南方部分地区地下水位浅（特别是多雨季节）难以进行土壤氡浓度测量。有些地方土壤层很薄，基层全为石头，同样难以进行土壤氡浓度测量。这种情况下，可以使用测量氡析出率的办法了解地下氡的析出情况。

由于各检测机构接触氡析出率测试时间不长，对于测量时间的把握，由于聚集罩内氡浓度到一定时间后就达到平衡，不再呈线性增加，所以一定要确定好合适的时间，避免由于测量时间过长造成检测结果数据偏低。

第二节　工程勘察设计中的建筑材料、装修材料选择

控制建筑材料和装修材料的污染物含量是实现民用建筑工程室内环境污染控制的主要手段，因此，在编制规范过程中，编制组做了大量工作。规范中所列材料的环境指标（限量），既考虑了标准对促进我国相关工业工艺水平提高的导向性，又注意到了目前的多数企业的接受能力，便于今后贯彻执行。

事实上，几乎所有的建筑装修材料都会产生室内环境污染问题，比如，谈到放射性危害，仅仅考虑石材是不够的。自然界中任何天然的岩石、砂子、土壤，无不含有天然放射性核素，工程中所使用的砖、瓦、水泥、砂、花岗岩、大理石、石膏等也都是放射性的主要来源；谈到环境对人们的危害，仅仅考虑放射性也是不够的。例如人造板材及涂料类产品还有化学污染，如甲醛和氨具有强烈的刺激性、苯和TVOC中部分成分具有致癌性。我们认为要彻底解决室内环境污染问题，应从控制建材放射性污染和化学污染两方面入手，对民用建筑工程及装修工程做全过程控制，即严格控制从勘察、设计、材料选择开始，到施工及竣工验收各个环节的环境污染指标。

选用适合工程需要的材料是工程设计的任务之一，也是工程设计人员必须注意的核心问题，这是因为规范控制民用建筑工程室内环境污染的核心点在于控制材料，实质内容是选用合适的材料，并控制材料使用量。

以下是"规范"对材料选择的要求：

第 4.3.1 条规定："民用建筑工程室内不得使用国家禁止使用、限制使用的建筑材料。"其中包括政府管理部门及国家标准（包括行业标准）明确禁止使用的建筑材料，属原则性要求。

本条为强制性条文，必须严格执行。

第 4.3.2 条规定："Ⅰ类民用建筑工程室内装修采用的无机非金属装修材料必须为 A 类。"

本条为强制性条文，必须严格执行。按照本规范第 3.1.1 条的规定，无论是Ⅰ类或Ⅱ类民用建筑工程，使用的无机非金属建筑主体材料均必须符合表 3.1.1 的要求。对Ⅰ类民用建筑工程严格要求是必要的，因此，Ⅰ类民用建筑只允许采用 A 类无机非金属建筑装修材料。

第 4.3.3 条规定："Ⅱ类民用建筑工程宜采用 A 类无机非金属装修材料；当 A 类和 B 类无机非金属装修材料混合使用时，每种材料的使用量应按下式计算：

$$\sum f_i \cdot I_{\mathrm{Rai}} \leq 1.0 \qquad (4.3.3 - 1)$$

$$\sum f_i \cdot I_{\gamma i} \leq 1.3 \qquad (4.3.3 - 2)$$

式中：f_i ——第 i 种材料在材料总用量中所占的质量百分比（%）；

I_{Rai} ——第 i 种材料的内照射指数；

$I_{\gamma i}$ ——第 i 种材料的外照射指数。"

本规范提倡Ⅱ类民用建筑也使用 A 类材料。当 A 类材料和 B 类材料混合使用时（实际中很可能发生），应按公式计算的 B 类材料用量掌握使用，不要超过，以便保证总体效果等同于全部使用 A 类材料。

实际上就是要求Ⅰ类建筑只能使用 A 类建筑装修材料，即Ⅰ类建筑只能使用最好的材料，人们对这一点是可以接受的。对于Ⅱ类建筑物，要求就灵活一些；最好采用 A 类建筑装修材料，但也允许使用 B 类建筑装修材料，只是对于使用 B 类材料的数量有一定的限制。实际上，总的效果是按照全部使用 A 类材料的比活度值，掌握使用 B 类材料的量。在工程实践中，除非使用部分 B 类材料十分必要的场合，且数量有限的话（如宾馆大堂的花岗岩地板图案拼接时，使用有限的花色华丽的 B 类建筑装修材料等），无需仔细计算，是会符合要求的。因为，一般情况下，实际使用的 A 类建筑装修材料的放射性比活度总是距离限量有不小的差值，这也就为小量使用 B 类建筑装修材料余留了一定的空间。

第 4.3.4 条规定："Ⅰ类民用建筑工程的室内装修，采用的人造木板及饰面人造木板必须达到 E_1 级要求。"

本条为强制性条文，必须严格执行。Ⅰ类民用建筑室内装修工程中只能使用达到 E_1 级要求的人造木板及饰面人造木板，否则室内甲醛很难达到验收要求。当使用细木工板数量较大时，应按照《细木工板》GB/T 5849—2006 标准要求，使用 E_0 级细木工板。

第 4.3.5 条规定："Ⅱ类民用建筑工程的室内装修，采用的人造木板及饰面人造木板

宜达到 E_1 级要求；当采用 E_2 级人造木板时，直接暴露于空气的部位应进行表面涂覆密封处理。"

Ⅱ类民用建筑室内装修工程中提倡使用达到 E_1 级要求的人造木板及饰面人造木板，当使用 E_2 级人造木板时，直接暴露于空气的部位要求用涂饰等表面覆盖处理的方法进行处理，以减缓甲醛释放。

第4.3.6条规定："民用建筑工程的室内装修，所采用的涂料、胶粘剂、水性处理剂，其苯、甲苯和二甲苯、游离甲醛、游离甲苯二异氰酸酯（TDI）、挥发性有机化合物（VOC）的含量，应符合本规范的规定。"

第4.3.7条规定："民用建筑工程室内装修时，不应采用聚乙烯醇水玻璃内墙涂料、聚乙烯醇缩甲醛内墙涂料和树脂以硝化纤维素为主、溶剂以二甲苯为主的水包油型（O/W）多彩内墙涂料。"

聚乙烯醇水玻璃内墙涂料、聚乙烯醇缩甲醛内墙涂料或以硝化纤维素为主的树脂，以二甲苯为主溶剂的 O/W 多彩内墙涂料，施工时挥发大量甲醛和苯等有害物，对室内环境造成严重污染。我国部分地区已将其列为淘汰产品，可以用低污染的水性内墙涂料替代。

第4.3.8条规定："民用建筑工程室内装修时，不应采用聚乙烯醇缩甲醛类胶粘剂。"

聚乙烯醇缩甲醛胶粘剂甲醛含量较高，若用于粘贴壁纸等材料，释放出大量的甲醛迟迟不能散尽，市场上已经有低污染的胶可以替代。

第4.3.9条规定："民用建筑工程室内装修中所使用的木地板及其他木质材料，严禁采用沥青、煤焦油类防腐、防潮处理剂。"

本条为强制性条文，必须严格执行。沥青类防腐、防潮处理剂会持续释放出污染严重的有害气体，故严禁用于室内木地板及其他木质材料的处理。

第4.3.10条规定："Ⅰ类民用建筑工程室内装修粘贴塑料地板时，不应采用溶剂型胶粘剂。"

第4.3.11条规定："Ⅱ类民用建筑工程中地下室及不与室外直接自然通风的房间粘贴塑料地板时，不宜采用溶剂型胶粘剂。"

溶剂型胶粘剂粘贴塑料地板时，胶粘剂中的有机溶剂会被封在塑料地板与楼（地）面之间，有害气体迟迟散发不尽。Ⅰ类民用建筑工程室内地面承受负荷不大，粘贴塑料地板时可选用水性胶粘剂。Ⅱ类民用建筑工程中地下室及不与室外直接自然通风的房间，难以排放溶剂型胶粘剂中的有害溶剂，故在能保证塑料地板粘结强度的条件下，尽可能采用水性胶粘剂。

第4.3.12条规定："民用建筑工程中，不应在室内采用脲醛树脂泡沫塑料作为保温、隔热和吸声材料。"

脲醛树脂泡沫塑料价格低廉，但作为室内保温、隔热、吸声材料时会持续释放出甲醛气体，故应尽量采用其他类型的材料。

第三节　工程设计中的通风要求

一、"规范"有关规定

通风对于改善室内环境，降低室内污染物浓度有着显著的作用，2001 版《规范》中第 4.1.3 条规定：民用建筑工程的室内通风设计，应符合现行国家标准《公共建筑节能设计标准》GB 50189 和《民用建筑设计通则》GB 50352 的要求，已经对通风设计有了原则性的要求，但近年来，由于通风不好的原因造成室内污染物浓度超标的案例屡见不鲜，所以新修订的 2010 版"规范"勘察设计章节中细化了对通风设计的要求如下：

第 4.1.3 条规定："民用建筑工程的室内通风设计，应符合现行国家标准《民用建筑设计通则》GB 50352 的有关规定，对于采用中央空调的民用建筑工程，新风量应符合现行国家标准《公共建筑节能设计标准》GB 50189 的有关规定。"

本条明确了新风量要求。

第 4.1.4 条规定："采用自然通风的民用建筑工程，自然间的通风开口有效面积不应小于该房间地板面积的 1/20。夏热冬冷地区、寒冷地区、严寒地区等 I 类民用建筑工程需要长时间关闭门窗使用时，房间应采取通风换气措施。"

本条强调了夏热冬冷地区、寒冷地区、严寒地区的 I 类民用建筑工程的通风换气，这个主要是考虑到这些地区的气候条件可能导致长时间关闭外窗，而现在由于节能方面的要求，外窗气密性能很好，导致室内换气不好，室内污染物浓度超标。

二、相关背景概述

目前住宅使用中普遍存在这样的现象，为了节约能耗，大多数人使用空调时门窗紧闭，注重于室内空气的温度等热舒适性，全然不知在如此封闭的状态下，各种污染物正在悄悄地蓄集，当超过人体的耐受力时可直接危害健康。徐宏煜等人通过实测案例提醒人们在关注节能减排的同时，更要关注健康。具体如下：

1. 实验测试现场概况（见图 3-2）

实验现场位于某住宅的五楼（该住宅共十一层），建筑主体为混凝土框架结构，墙体材料为轻型加气砌块，室内已装修，放置木家具。该居室的建筑材料和装饰材料均经放射性检测，结果合格，室内除人呼吸以外，无其他 CO_2 的来源。

居室为单开门、双扇推拉窗，房间面积 $12.74m^2$，居室内净容积（扣除家具后）$27.18m^3$，装有挂壁式空调 1.5 匹，实验时开启空调，室内温度约 24℃。

2. 测试设备

（1）Airboxx 型室内空气质素监测仪，配置能够实时连续监测室内空气中二氧化碳、一氧化碳、温度及湿度，美国 KD Engineering 公司生产；

（2）RAD7 型 α 能谱氡气检测仪，美国 Durridge 公司生产。

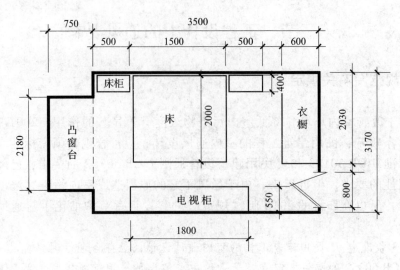

图 3-2　居室平面布置

3.　测试内容

（1）测试一：居室主人在关闭门窗状态下休息时，观察室内二氧化碳、氡浓度的变化。

采用示踪气体法测量居室在关闭门窗状态下的室内小时换气率为 25%。测量时间是从晚上 22:00 至次日早晨 7:00，居室主人（健康成年人）关闭门窗休息，共 9h。测量居室内二氧化碳浓度变化，检测周期 15min/次，同时测量居室内氡浓度变化，检测周期 40min/次。

（2）测试二：将居室窗缝用胶带密封后，观察室内氡浓度的变化。

采用示踪气体法测量此时居室内小时换气率为 10%。测量时间是从晚上 22:00 至次日早晨 7:00，无人居住，共 9h。测量居室内氡浓度变化，检测周期 40min/次。

4.　测试结果

（1）测试一：室内二氧化碳浓度变化（在此期间室外二氧化碳浓度约 0.04%），见图 3-3，室内氡浓度变化，见图 3-4。

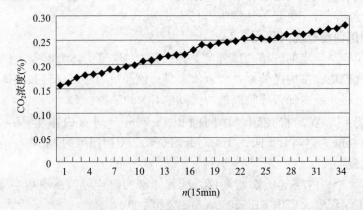

图 3-3　9h 睡眠时 CO_2 浓度变化

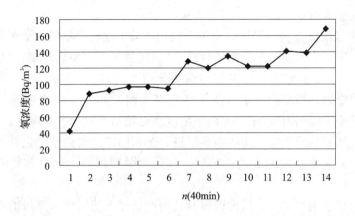

图3-4　9h睡眠时氡浓度变化

从图3-3、图3-4中分别看出，人在休息的9h期间，居室内二氧化碳浓度从0.14%升高至0.28%，浓度提高了一倍，氡浓度从42Bq/m³上升到168Bq/m³，浓度提高了126Bq/m³，二氧化碳和氡均蓄集明显，空气品质明显下降。

（2）测试二：室内氡浓度变化，见图3-5。

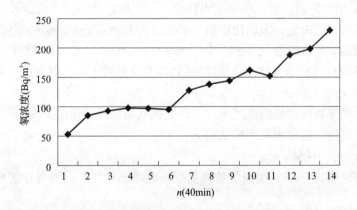

图3-5　窗缝密封后9h氡浓度变化

从图3-5中看出同一个居室在提高其门窗的密封性后，在相同时间段内，居室内氡浓度从53Bq/m³上升到230Bq/m³，浓度提高了177Bq/m³，氡蓄集加剧，空气品质进一步明显下降。

5. 讨论

在我国大部分地区，均有使用空调的季节，人们居家常常为了节电而将门窗紧闭，往往忽略了空气品质下降对人体的危害。

（1）就居室内 CO_2 而言，我国于2002年发布《室内空气质量标准》，其中 CO_2 浓度不得高于0.10%，我国的研究者也认为室内的 CO_2 浓度的清洁标准为0.07%。测试结果表明，居室在关闭门窗的状态下，人通过呼吸而排出的 CO_2 在室内蓄集，浓度逐渐升高，已大大超出了国家标准的规定。

（2）就居室氡浓度而言，受试居室位于楼房的第五层，其氡的主要来源于室内无机非金属建筑材料，即结构用混凝土及墙体材料。《民用建筑工程室内环境污染控制规范》GB 50325 要求室内空气中氡浓度值在关闭门窗 24h 后不得高于 $200Bq/m^3$。从实验结果中看到，居室关闭门窗后，当室内每小时换气率为 25% 时，9h 内氡浓度明显蓄集；若将窗缝密封，小时换气率下降到 10% 时，9h 内氡浓度就已超出国家标准的规定。

综合上述，随着我国节能工作的步步推进，建筑门窗的密封性能也越来越好，若居民在使用空调时，只注意温度的舒适和节能，而过度关闭门窗，会引起室内空气品质的下降。

我们认为，在使用空调时，门窗应留有适当的缝隙或使用引入新风的系统，稀释室内污染物浓度，使之达到最佳室内空气品质，人们应逐步把"健康"放到"节能"之前，真正意义上的节能实际上要同时满足"健康"与"舒适"两个要求，当然保持室内小时换气率的多少，是平衡空气质量和节约能耗的关键。

为了弄清换气率对室内污染物浓度的影响，国家建筑工程室内环境检测中心安排进行了专题实验研究，实验情况及主要结果如下：

（1）实验方案：

1）用环境测试舱模拟室内环境，根据实验需要改变舱内的温度、湿度、换气率等实验条件，所以采用环境测试舱来模拟室内环境。

2）在环境测试舱内置一玻璃比重瓶（40mL），去掉塞子，内装一定量（20mL）的甲醛溶液，保持瓶口上方的空气流速一定，舱内的温度（21℃±0.5℃）、湿度（45%±5%），因比重瓶的口径一定，瓶内甲醛溶液的挥发应相对恒定，以此成为一个单位时间内甲醛释放量基本稳定的污染物释放源。

3）通过改变环境测试舱内换气率，来研究换气率对舱内甲醛平衡浓度的影响。

4）舱内甲醛浓度的检测采用酚试剂分光光度法。

（2）实验设备、材料：

1）环境测试舱（$4m^3$）：能调节舱内温度、湿度、换气率，河南建筑科学研究院研制生产。

2）BS-H2 型双气路恒流大气采样器：该采样器的采样流量为标态下的采样流量，上海百斯建筑科技有限公司生产。

3）玻璃比重瓶（40mL）：瓶口尺寸直径 9mm，瓶口高 10mm。

4）甲醛溶液：采用市售的分析纯甲醛溶液（浓度约 36%~37%）。

5）大型气泡采样管：10mL 规格。

6）酚试剂：10g/瓶，产地：美国。

7）可见光分光光度计：型号 7230G，上海精密科学仪器厂生产。

（3）实验步骤：

1）用 20mL 大肚移液管吸取 20.00mL 甲醛溶液，放入玻璃比重瓶中，置于环境舱正中部，距舱底部 600mm。关紧舱门，调节舱内温度 21℃±0.5℃，湿度 45%±5%，舱内空气流量 0.2m/s。

2）通过调节舱内进气口和出气口的流量来达到调节换气率的目的。具体操作为调节进气口和出气口的流量一致，其中进气口的气体为经过活性炭净化的干净气体，出气口的气体为舱内的气体。

3）分别调节进气口和出气口的流量为 0.5m³/h、1m³/h、2m³/h、3m³/h、4m³/h、5m³/h、6m³/h，舱内体积为 4m³，对应换气率即为 0.125 次/h、0.25 次/h、0.5 次/h、0.75 次/h、1 次/h、1.25 次/h、1.5 次/h，进行 7 次实验，每次实验舱内污染物浓度平衡时间为 14h。用酚试剂溶液做吸收液，用恒流大气采样器采样，调节采样流量 500mL/min，采样时间 20min，即采集 10L 舱内气体。用酚试剂分光光度法测舱内平衡浓度。

（4）实验结果：以下为 7 次实验的实验结果（表3-5）。

表3-5　舱内甲醛浓度和换气率关系

进、出口流量 （m³/h）	折合为换气率 （次/h）	舱内温度 （℃）	舱内湿度 （%）	舱内甲醛平衡浓度 （mg/m³）
1	0.125	21.5	49%	0.532
2	0.25	21.5	48.5	0.412
3	0.5	21.2	50.0	0.203
4	0.75	21.4	50.0	0.178
5	1.0	20.8	48.2	0.154
6	1.25	21.5	48.2	0.141
7	1.5	20.6	48.6	0.130

不同换气率下舱内甲醛平衡浓度关系如图 3-6 所示。

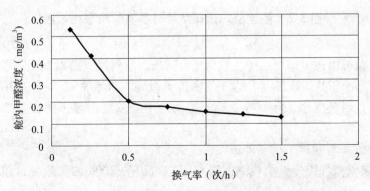

图3-6　不同换气率下舱内甲醛平衡浓度关系图

由图 3-6 可知，在污染源恒定、环境温、湿度不变的情况下，当房间的换气次数为 0.25 次/h，室内空气中甲醛浓度保持在比较高的水平；当房间的换气次数大于 0.5 次/h，室内空气中甲醛浓度会明显降低，并保持在比较稳定的低水平。

1965 年，Stoger 结合对刨花板甲醛释放的研究最早提出了室内空间甲醛浓度与换气数之间的关系，根据 Stoger 的计算方法，空间中甲醛浓度表示为：

$$C = f(1 + n)/Vn \tag{3 - 2}$$

式中：C——空间甲醛浓度（mg/m³）；

　　　V——空间容积（m³）；

　　　n——换气数（次/h）；

　　　f——刨花板中产生的甲醛（mg/h）。

为了和上面的实验更好地进行比较，我们取 $f = 0.236mg/h$，$V = 4m³$，再分别取 $n = 0.125$，0.25，0.5，0.75，1.0，1.25，1.5（次/h），则可得出 $C = 0.531$，0.295，0.177，0.138，0.118，0.106，0.098（mg/m³）。

利用 n 和 C 两组数据作图并与本实验结果图进行比较如下：

从下图 3-7 可以看出，其结果和我们的实验结果基本一致。

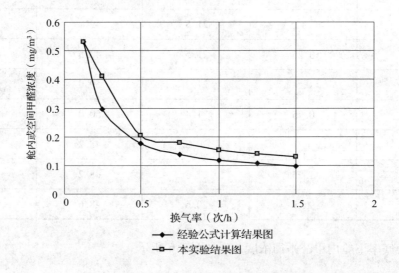

图 3-7　经验公式计算结果与本实验结果比较图

（5）结论。

从以上实验可以初步得出这样的结论：房间内的空气换气率对室内的甲醛浓度有一定影响。当换气率小于 0.5 次/h（相当于气密性 3 级到 4 级水平），房间内甲醛浓度维持在比较高的水平；当换气率大于 0.5 次/h，房间内甲醛浓度明显下降，并维持在比较低的水平。

（6）从换气率看建筑节能对外窗气密性要求的问题。

《建筑外窗气密性能分级及检测方法》GB/T 7107—2008 对建筑外窗单位缝长的气密性作如下分级（表 3-6）：

表 3-6　建筑外窗气密性能分级

分　　级	1	2	3	4	5	6	7	8
单位缝长气密性 $[m^3/(m \cdot h)]$	4.0≥ >3.5	3.5≥ >3.0	3.0≥ >2.5	2.5≥ >2.0	2.0≥ >1.5	1.5≥ >1.0	1.0≥ >0.5	0.5≥ >0

为方便应用，需要建立一个房间模型，在此模型基础上将外窗气密性换算为换气次数，假定一个自然通风的房间：面积为 $15m^2$，层高 3.0m；双扇平推塑钢窗：高 1.5m、宽 2.0m；窗户面积和房间地面面积的比为：1/5（一般民用建筑窗地比为 1/5~1/8，窗地比越小，窗户面积不变的情况下，换气次数越少，这里选择换气次数较多为例），按标准风压考虑，那么，房间的气密性和换气次数有如下关系（表 3-7）：

表 3-7　气密性和换气次数关系

分　　级	1	2	3	4	5	6	7	8
单位缝长气密性 $[m^3/(m \cdot h)]$	4.0≥ >3.5	3.5≥ >3.0	3.0≥ >2.5	2.5≥ >2.0	2.0≥ >1.5	1.5≥ >1.0	1.0≥ >0.5	0.5≥ >0
换气次数	0.76≥ >0.66	0.66≥ >0.57	0.57≥ >0.47	0.47≥ >0.38	0.38≥ >0.29	0.29≥ >0.19	0.19≥ >0.09	0.09≥ >0

注：这里需要说明的是，新老外窗气密性检测标准分级不同，而且节能设计的一些标准也按老检测标准进行分级，本书所述均按新标准分级。

显然，气密性 5 级以上的外窗换气次数远远小于 0.5 次/h，经调查目前外窗气密性的等级，一般在 4 级~5 级的居多，若勉强要求降低外窗气密性以保证室内环境质量，势必对建筑节能造成影响。例如：一般公共建筑的建筑外窗气密性要求不得低于 5 级（即：对于设定的典型房间来说换气次数不允许大于 0.38 次/h），多层建筑的建筑外窗气密性要求不低于 3 级（即：对于设定的典型房间来说换气次数不允许大于 0.57 次/h），高层建筑（七层以上）的建筑外窗气密性要求不低于 5 级（对于设定的典型房间来说换气次数不允许大于 0.38 次/h），因此，靠降低窗户气密性以解决通风问题显然是不现实的。

考虑到自然通风建筑并不是要靠外窗缝隙通风，且夏热冬冷地区、寒冷地区、严寒地区采用自然通风的民用建筑工程经常在冬季或夏季长时间关闭门窗，所以，"规范"提出了采取通风换气措施来解决这一问题。

三、相关标准摘要

关于通风和新风量的问题，在一些现行的国家标准、行业标准及地方标准中或多或少都有规定，主要国家标准规范有：

（一）《民用建筑设计通则》GB 50352—2005

《民用建筑设计通则》GB 50352—2005 是各类民用建筑设计必须共同遵守的通用规则，在其第 2、3、7 章，尤其是第 7.2 节部分专门对通风进行了要求。部分条文如下：

2.0.35　通风

为保证人们生活、工作或生产活动具有适宜的空气环境，采用自然或机械方法，对建筑物内部使用空间进行换气，使空气质量满足卫生、安全、舒适等要求的技术。

7.2.1　建筑物室内应有与室外空气直接流通的窗口或洞口，否则应设自然通风风道或机械通风设施。

7.2.2　采用直接自然通风的空间，其通风开口面积应符合下列规定：

1　生活、工作的房间的通风开口有效面积不应小于该房间地板面积的 1/20；

2　厨房的通风开口有效面积不应小于该房间地板面积的 1/10，并不得小于 $0.60m^2$，厨房的炉灶上方应安装排除油烟设施，并设排烟道。

7.2.3　严寒地区居住用房，厨房、卫生间应设自然通风道或通风换气设施。

7.2.4　无外窗的浴室和厕所应设机械通风换气设施，并设通风道。

7.2.5　厨房、卫生间的门的下方应设进风固定百叶，或留有进风缝隙。

7.2.6　自然通风道的位置应设于窗户或进风口相对的一面。

8.2.1　民用建筑中暖通空调系统及其冷热源系统的设计应满足安全、卫生和建筑物功能的要求。

8.2.2　室内空气设计参数及其卫生要求应符合现行国家标准《采暖通风与空气调节设计规范》GB 50019 及其他相关标准的规定。

本"规范"和《民用建筑设计通则》GB 50352—2005 相比较，在通风设计方面，本"规范"还强调了夏热冬冷地区、寒冷地区、严寒地区等 I 类民用建筑工程需要长时间关闭门窗使用时，房间应采取通风换气措施，这主要考虑到在实际应用中，除严寒地区外，夏热冬冷地区、寒冷地区也会长时间关闭门窗，从而造成室内污染情况加剧，同时考虑到"规范"的经济可行性，所以只对这些地区的 I 类民用建筑工程进行了采取换气措施的要求。

（二）《公共建筑节能设计标准》GB 50189—2005

《公共建筑节能设计标准》GB 50189—2005 是为了规范公共建筑的节能设计，提高能源利用效率而发布的国家强制性标准，其中包括了建筑与建筑热工设计，采暖、通风和空气调节节能设计等内容，为了改善公共建筑的室内环境，还在第 3.0.2 条中对新风量进行了要求。

3.0.2　公共建筑主要空间的设计新风量，应符合表 3.0.2 的规定。

该条文主要考虑到机械通风方式的公共建筑，为保障室内空气的质量，规定了最小的新风量要求，以保障足够的换气率，降低室内环境污染。

表3.0.2　公共建筑主要空间的设计新风量

建筑类型与房间名称			新风量 [m³/(h·p)]
旅游旅馆	客房	5 星级	50
		4 星级	40
		3 星级	30
	餐厅、宴会厅、多功能厅	5 星级	30
		4 星级	25
		3 星级	20
		2 星级	15
	大堂、四季厅	4~5 星级	10
	商业、服务	4~5 星级	20
		2~3 星级	10
	美容、理发、康乐设施		30
旅店	客房	1~3 星级	30
		4 星级	20
文化娱乐	影剧院、音乐厅、录像厅		20
	游艺厅、舞厅（包括卡拉 OK 歌厅）		30
	酒吧、茶座、咖啡厅		10
体育馆			20
商场（店）、书店			20
饭馆（餐厅）			20
办公			30
学校	教室	小学	11
		初中	14
		高中以上	17

（三）《采暖通风与空气调节设计规范》GB 50019—2003

《采暖通风与空气调节设计规范》GB50019—2003 是为了规范采暖通风与空气调节设计，合理利用和节约能源与资源，保护环境，改善并提高劳动条件，营造舒适的生活环境而发布的国家强制性标准，其内容包括了对采暖、通风空气调节等方面的设计要求，适用于新建、扩建和改建的民用和工业建筑。部分条文如下：

3.1.9　建筑物室内人员所需最小新风量，应符合以下规定：

　　1　民用建筑人员所需最小新风量按国家现行有关卫生标准确定；

　　2　工业建筑应保证每人不小于 $30m^3/h$ 的新风量。

5.1.10　凡属没有机械通风系统的房间，人员所需的新风量应满足第3.1.9条的规定；人员所在房间不设机械通风系统，应有可开启的外窗。

（四）《空调通风系统运行管理规范》GB 50365—2005（摘要）

2.0.1　空气调节

　　通过处理和输配空气，控制空间的空气温度、湿度、洁净度和气流速度等参数，达到给定要求的技术。本规范中简称空调。

2.0.2　通风

　　为改善生产和生活条件，采用自然或机械方法，对某一空间进行换气，以使空气环境满足卫生和安全等适宜要求的技术。

4.2.6　对人流密度相对较大且变化较大的场所，宜采用新风需求控制，应根据室内 CO_2 浓度值控制新风量，使 CO_2 浓度满足本规范第4.3.1条的要求。

4.3.1　空调通风系统在运行期间，应合理控制新风量，空调房间内 CO_2 浓度应小于 0.1%。

4.3.3　新风量宜按照设计要求均衡地送到各个房间。

A.2.5　新风量评价指标：

　　1　根据实测人均新风量，可按照表 A.2.5 查出对应的评价分数。

表 A.2.5　人均新风量评分（满分 100 分）

新　风　量	评价得分
满足本规范第4.3.1条要求	100 分
不满足本规范第4.3.1条要求	0 分

　　2　新风量的测试应按照现行国家标准执行。

第四节　民用建筑室内装修设计注意事项

当进行室内装修设计时，作为装修设计人员，首先要明确将要进行室内装修设计的建筑物属于什么类型，因为，Ⅰ类民用建筑和Ⅱ类民用建筑各有不同的要求。在开始设计前，还要熟悉将要进行室内装修设计的建筑物的既有状况，特别是对已使用过的建筑物。它的通风情况如何？现有的室内环境污染状况如何（哪怕是直观感觉）？有无必要对现有情况进行测试？在了解情况的基础上，考虑如何着手工作，以便在新装修中去除原有污染，并避免新的污染。

通风是消除室内环境污染的有效方法，因此，装修设计中，一定要按照建筑设计通风的规范要求进行。特别是在大开间改为小开间的装修设计中，对小开间的通风状况要进行重新计算，凡达不到建筑设计通风要求的，应采取必要措施；保证小开间的通风需要。

选用既适合于工程需要又符合有关要求的建筑材料和装修材料，是工程设计的任务之一。选材也是室内装修设计中控制室内环境污染的中心环节。在明确了建筑物的类别后，应根据建筑物的类别要求进行选材。无论是无机建筑材料和装修材料，还是板材、涂料等，都要按照《民用建筑工程室内环境污染控制规范》GB 50325 中对该种材料的限值要求，在设计文件中注明其级别和性能指标，以便工程施工时施工单位遵照执行。要注意，只有 II 类民用建筑才允许混合使用无机的 A 类装修材料和 B 类装修材料，但要控制使用 B 类装修材料的数量，具体数量要通过计算确定。《民用建筑工程室内环境污染控制规范》GB 50325 中对有机材料或 I 类民用建筑的装修，均不允许混合使用不同级别的材料。

室内装修设计较多的是家庭室内装修设计。虽然家庭室内装修大多不纳入社会管理，但作为室内装修设计人员，切不可掉以轻心，应本着对业主负责的精神，按照《民用建筑工程室内环境污染控制规范》GB 50325 的有关规定，将防止室内环境污染的有关情况向业主说清楚，并提出自己的设计意见。

在进行室内装修设计时，遇到以下两种情况，需考虑进行样板间测试的必要性：同一设计方案用于多数套房时（具体数量需酌情考虑）；室内装修中使用板材数量大，使用涂料、胶粘剂数量大且材料档次不高等情况出现时。设计单位应根据具体情况提出意见，如有必要，可向施工单位作出说明，并提出建议，或与施工单位协商，最后由施工单位决定。

第五节　改、扩建工程设计中的新问题

改、扩建工程设计是在已有建筑物基础上进行的工程设计。为满足工程设计的一般要求，改、扩建工程设计前，首先需对原工程状况进行了解。为此，需认真调研原工程设计方案，了解原工程施工情况和工程竣工验收记录。

从民用建筑工程室内环境污染控制角度讲，改、扩建工程设计前，需了解工程地点的地下地质构造情况、工程地点土壤氡浓度情况、基础工程防氡工程措施设计及施工情况、无机建筑材料的环境指标数据、板材及涂料等有机材料的环境指标数据和使用情况、工程竣工验收时的室内环境污染检测数据等。对于原工程验收时室内环境污染检测数据符合标准要求的，在进行新的改、扩建工程设计时，要努力保持，不能超过标准。

改、扩建工程设计中值得注意的一个问题是原有工程类别与改、扩建工程后的工程类别是否一致。如果改、扩建工程前的原有工程类别与改、扩建工程后的新的工程类别相一致，即前后要求一样，情况较为简单，因为，同样类别的工程所要求的建筑材料、设计原则、基础方面相同。或者，改、扩建工程前的原有工程类别为Ⅰ类民用建筑，改、扩建工程后的新的工程类别为Ⅱ类民用建筑，情况也较为简单，因为，改、扩建工程要求比原先更松一些，更容易做到。如果改、扩建工程前的原有工程类别为Ⅱ类民用建筑，而改、扩建工程后的新的工程类别为Ⅰ类民用建筑，情况就要复杂一些，因为，即使原工程竣工验收时，室内环境污染检测数据符合当时的Ⅱ类民用建筑标准要求，也不一定符合Ⅰ类民用建筑的室内环境污染指标要求，这样，只能在改、扩建工程设计时（通过改、扩建工程），努力使改、扩建工程后的新的工程符合Ⅰ类民用建筑的室内环境污染指标要求，这就增加了改、扩建工程的难度，在有些情况下，甚至难以实现（如工程基础方面的问题、墙体方面的问题等）。

为了做好改、扩建工程设计，除必要调阅原工程档案资料外，更需对改、扩建前的室内环境污染现状进行检测和评价。只有把改、扩建前的室内环境污染现状检测和评价工作做好了，才能更好地进行改、扩建工程设计。现状是工作的出发点。

对于改、扩建前的室内环境污染现状检测结果，无论是否超标准，都应当认真对待，总结经验。如果某些项目超过指标，应认真查找原因，以便在改、扩建工程设计中想办法解决。

"改、扩建工程"的概念范围很宽。当从基础工程开始，进行新的且与原有建筑物在空间上互不连通的建筑物建设时，改、扩建工程设计视同全新的、独立的工程设计，应按现行国家标准《民用建筑工程室内环境污染控制规范》GB 50325—2010的有关规定，认真做好。

第四章 工程施工阶段的污染控制

第一节 一 般 规 定

贯彻实施《民用建筑工程室内环境污染控制规范》GB 50325—2010 的中心环节在施工阶段。不仅工程设计中的室内环境污染控制措施需通过工程施工加以实施，而且，特别在装修工程中，许多施工前的装修设计只是做到效果图为止，具体选材及设计细节和技术处理，往往都是在施工过程中一并完成的。因此，在这种情况下，施工也是设计的一部分。或者说，施工中有设计，设计中有施工。这样，对于民用建筑工程室内环境污染控制而言，施工就担负起了更多的责任。

"规范"对于工程施工一共列了 20 条要求，其中一般规定 5 条，材料进场检验 6 条，施工要求 9 条。

关于工程施工的"一般规定"，有以下 5 条内容：

"规范"第 5.1.1 条规定："建设、施工单位应按设计要求及本规范的有关规定，对所用建筑材料和装修材料进行进场抽查复验。"

本条规定是保证施工质量的习惯做法。为保证工程质量，我国《建设工程质量管理条例》规定，建筑材料进场需进行验收，按照工程设计要求对建筑材料的性能指标要求进行对照。本规范发布执行前，以往的建筑材料和装修材料性能指标中没有环境性能指标要求，因此，在进行材料性能指标验收时，也就没有进行环境性能指标验收的要求。现在，《民用建筑工程室内环境污染控制规范》GB 50325—2010 已经发布执行，环境性能指标已经成为建筑材料和装修材料性能指标的一部分，因此，当对建筑材料和装修材料进行进场验收时，要注意验收其环境性能指标，看是否符合设计要求。

"规范"第 5.1.2 条规定："当建筑材料和装修材料进场检验，发现不符合设计要求及本规范的有关规定时，严禁使用。"

本条为强制性条文，必须严格执行。为了控制室内环境污染必须在工程建设的全过程严格把关，其中，施工过程中把好材料关十分关键。因此，当建筑材料和装修材料进场检验，发现不符合设计要求及本规范的有关规定时，严禁使用。

当然，如果进场建筑材料和装修材料的环境性能指标比设计要求的还要好，建设单位、设计单位均认为合适，自然可以使用。

"规范"第 5.1.3 条规定："施工单位应按设计要求及本规范的有关规定进行施工，不得擅自更改设计文件要求。当需要更改时，应按规定程序进行设计变更。"

民用建筑工程室内环境污染控制的首要环节是工程设计，工程设计文件是该工程设计要求的集中体现，也是工程室内环境污染控制措施的全面体现，综合了对建筑物的多方面要求。因此，不按设计要求及本规范的有关规定进行施工或擅自更改设计，都会造成难以挽回的不良后果。按照设计要求及本规范有关规定进行施工，是施工单位应当做到的。当然，如果施工中发现问题，施工单位应及时与设计单位取得联系，根据具体情况，并经原设计单位同意，更改设计。切不可擅自更改设计文件要求，随意施工。

"规范"第5.1.4条规定："民用建筑工程室内装修，当多次重复使用同一设计时，宜先做样板间，并对其室内环境污染物浓度进行检测。"

民用建筑工程室内装修，多次重复使用同一设计，为避免由于设计不适当造成大批量装修工程超标，因此，宜先做样板间，并对其室内环境污染物浓度进行检测。

这一条首先是对施工的规定，同时也是对设计的规定。制作样板间只是推荐性的要求，具体决定权在施工单位。本条提出先做样板间的问题，主要基于以下考虑：

（1）当进行工程室内装修时，即使装修设计文件已经对建筑材料和装修材料提出了要求，在设计时也尽可能按照现行国家标准《民用建筑工程室内环境污染控制规范》GB 50325的要求进行了计算，但在实际工程过程中，材料的环境指标究竟如何，很难把握（其中有原因属于检测方法的局限性所带来的问题，以及目前市场上经常出现的假冒伪劣问题等），施工中材料用量有多有少（如涂料施工），施工操作的精细程度差别很大等，所有这些均会带来许多意想不到的情况。而事先制作样板间，并对其室内环境污染物浓度进行检测，就可做到心中有数。

（2）制作样板间已经是现在装修工程比较通行的做法。既然如此，利用制作的样板间，并对其室内环境污染物浓度进行一下检测，可以一举两得，做到心中有数，以免许多套房子装修完成后，发现问题已难以解决，造成大的经济损失。况且，如果检测结果良好，还可增加样板间的宣传力度。无论如何，制作样板间并对其室内环境污染物浓度进行检测，都是十分必要的，比较起来，投资也不大。

"规范"第5.1.5条规定："样板间室内环境污染物浓度的检测方法，应符合本规范第6章的有关规定。当检测结果不符合本规范的规定时，应查找原因并采取相应措施进行处理。"

样板间室内环境污染物浓度的检测方法与工程验收时室内环境污染物浓度检测方法一样。自然，如果检测结果不符合本规范的规定，应查找原因并采取相应措施进行处理，这正是制作样板间的主要目的。工程实践中，不乏这种情况，即制作样板间是一回事，正式装修又是一回事。这就失去了制作样板间的意义，样板间的测试结果也不能代表工程正式装修后的情况。由于样板间室内装修和检测时周边工程尚未完工，可能有污染严重的施工作业，因此，样板间室内环境检测期间必须停止周边有空气污染的施工作业，保证检测结果真实可靠。

第二节 材料进场检验

关于"材料进场检验"，"规范"中有以下6条内容：

"规范"第5.2.1条规定："民用建筑工程中，建筑主体采用的无机非金属材料和建筑装修采用的花岗岩、瓷质砖、磷石膏制品必须有放射性指标检测报告，并应符合本规范第3章、第4章要求。"

本条为强制性条文，必须严格执行。为保证民用建筑工程的室内环境质量，落实本规范第3章、第4章的规定，本条要求建筑工程主体中所采用的无机非金属材料必须有放射性指标检测报告；十多年来，国家有关部门曾对无机非金属装修材料多次抽样检测，发现花岗岩石材、瓷质砖、磷石膏制品放射性超标情况突出，因此，要求建筑工程装修材料花岗岩、瓷质砖、磷石膏制品必须有放射性指标检测报告。

本条要求民用建筑工程中所采用的无机非金属建筑材料和装修材料，必须有放射性指标检测报告，而不仅仅是产品合格证书。这是因为，《民用建筑工程室内环境污染控制规范》GB 50325 对建筑材料和装修材料的性能提出了许多新的要求，产品出厂仅仅有一个产品合格证书而没有检测报告，很难看出产品的性能指标是否符合设计要求。只有材料生产厂家提供了材料的放射性指标检测报告，才可以直接看到该材料的性能指标，然后对照设计要求，决定是否用于工程。

对不同产品的出厂检测报告的时间有效性，《民用建筑工程室内环境污染控制规范》中没有提出具体规定，但有些方面是显而易见的。例如，为工地提供河沙的场地，常年不变，就不必要按生产的批次经常进行检测，每年监测一次也就够了；而人造木板、涂料、人造地板砖、天然石材产品等，则要按生产配方变化、按批次进行产品出厂检测。也就是说，如果检测报告所显示的时间明显不合适，可以提出疑问。另外，不同的监测项目所要求的方法不同，只有从检测报告上可以看出检测方法是否符合标准要求。对于不符合标准要求的检测报告，不予承认。

"规范"第 5.2.2 条规定："民用建筑工程室内饰面采用的天然花岗岩石材或瓷质砖使用面积大于 200m^2 时，应对不同产品、不同批次材料分别进行放射性指标的抽查复验。"

本条提出，当工程中使用的天然花岗岩石材数量较大时，应进行放射性指标的复验，"数量较大"的界线是 200m^2。提出 200m^2 的界限，有避开一般小规模装修之意。一般情况下，装修使用的天然花岗岩石材数量达不到 200m^2，对小规模装修管理和材料复验费用有许多方面的困难，暂不放在管理范围内是适宜的。至于不同产地、不同厂家的石材产品，性能指标可能相差很大，因此，应分别进行放射性指标的复验。这里所说的抽查复验，不是一般的验收，而是要进行工程现场取样检验，以确保准确无误。

目前，从全国调查的情况看，天然花岗岩石材和瓷质砖的放射性含量较高，并且不同产地、不同花色的产品放射性含量各不相同，因此，民用建筑工程室内饰面采用的天然花岗岩石材和瓷质砖，应对放射性指标加强监督，当同种材料使用总面积大于 200m^2 应进行抽查复检。

"规范"第 5.2.3 条规定："民用建筑工程室内装修中所采用的人造木板及饰面人造木板，必须有游离甲醛含量或游离甲醛释放量检测报告，并应符合设计要求和本规范的有关规定。"

5.2.3 条为强制性条文，必须严格执行。每种人造木板及饰面人造木板均应有能代表该批产品甲醛释放量的检验报告。当同种板材使用总面积大于 500m^2 时，应进行复检抽查。具体复检用样品数量，由检测方法的需要决定。不同的方法需不同的用量，具体数量可从各种检测方法得知。

第 5.2.3 条要求与第 5.2.1 条相仿，即人造木板及饰面人造木板出厂时只有合格证书还不够，而应有游离甲醛含量或游离甲醛释放量检测报告。只有检测报告才能说明板材的真实情况，况且，不同板材在出厂前进行级别分类的方法不同，检测分析方法也不同。生产厂家经常根据用户要求变换生产配方和生产工艺，不同生产配方和生产工艺下生产的板材，散发游离甲醛的情况会有差别，因此，随生产配方和生产工艺的变化，应当提供相应的板材检测报告。

　　"规范"第 5.2.4 条规定："民用建筑工程室内装修中采用的人造木板或饰面人造木板面积大于 $500m^2$ 时，应对不同产品、不同批次材料的游离甲醛含量或游离甲醛释放量分别进行抽查复验。"

　　本条与第 5.2.2 条相仿，只不过数量的界线是 $500m^2$。由于不同板材在出厂前进行级别分类的方法不同，检测分析方法也不同，所以，在进行板材分级复验时，最好使用的方法与板材在出厂前进行级别分类的方法相同，检测分析方法也最好相同，以免因为使用的方法不同而发生纠纷。由于多种原因，不同方法所确定的分级之间存在有不一致现象。在今后一个时期内，估计我国对于板材分级仍会几种方法并存。

　　"规范"第 5.2.5 条规定："民用建筑工程室内装修中所采用的水性涂料、水性胶粘剂、水性处理剂必须有同批次产品的挥发性有机化合物（VOC）和游离甲醛含量检测报告；溶剂型涂料、溶剂型胶粘剂必须有同批次产品的挥发性有机化合物（VOC）、苯、甲苯 + 二甲苯、游离甲苯二异氰酸酯（TDI）含量检测报告，并应符合设计要求和本规范的有关规定。"

　　本条为强制性条文，必须严格执行。本条规定与板材的有关规定有相仿之处，对民用建筑工程室内装修中所采用的水性涂料、水性胶粘剂、水性处理剂提出必须具有游离甲醛含量检测报告，以及对溶剂型涂料、溶剂型胶粘剂提出必须具有挥发性有机化合物（VOC）、苯、甲苯 + 二甲苯、游离甲苯二异氰酸酯（聚氨酯类）含量检测报告，也是可以理解的。况且，相当一段时间以来，各种假冒伪劣产品充斥市场，一般消费者不辨真假，许多污染严重的涂料类产品进入装修市场，给群众的工作生活环境造成极大危害。

　　"规范"第 5.2.6 条规定："建筑材料和装修材料的检测项目不全或对检测结果有疑问时，必须将材料送有资格的检测机构进行检验，检验合格后方可使用。"

　　本条为强制性条文，必须严格执行。建筑材料或装修材料的环境检验报告中项目不全或有疑问时，应送有资质的检测机构进行检验，检验合格后方可使用。这是不言而喻的。至于材料进场复验，因带有仲裁性质，应由有一定资质、有能力承担的检测单位承担此项任务。

　　本条规定是对工程实践中可能发生的一种情况（发生疑问、争议）的处理方法。工程实践中，建设单位、施工单位、材料生产厂家之间就材料的某些事情发生疑问或争议是常有的事，这种情况发生后，往往单凭材料出厂时的检测报告已无法解决问题，只能求助于有资格的检测机构进行检验，并按照检验结果确定。这是带有仲裁性质的检验，当然，带有仲裁性质的检验也要根据国家规定的标准方法进行。进行仲裁性质的检验，应是有资格的检测机构才能承担的。一般来讲，只有通过质量技术监督机构认可，并经建设行政主管部门考核合格的检测单位才能具备检测资格。

第三节　施　工　要　求

　　关于防污染"施工要求"，规范中有 9 条内容，主要条文如下：

　　"规范"第 5.3.1 条要求："采取防氡设计措施的民用建筑工程，其地下工程的变形缝、施工缝、穿墙管（盒）、埋设件、预留孔洞等特殊部位的施工工艺，应符合现行国家标准《地下工程防水技术规范》GB 50108 的有关规定。"

地下工程的变形缝、施工缝、穿墙管（盒）、埋设件、预留孔洞等特殊部位是氡气进入室内的通道，因此严格要求。

本条对"采取防氡设计措施的民用建筑工程"，提出了若干具体要求。这里，主要是指第 4.2.5 条中所说的民用建筑工程，即"民用建筑工程场地土壤氡浓度测定结果大于或等于 30000Bq/m³，且小于 50000Bq/m³，或土壤表面氡析出率大于或等于 0.1Bq/（m²·s）且小于 0.3Bq/（m²·s）时，除采取建筑物底层地面抗开裂措施外，还必须按现行国家标准《地下工程防水技术规范》GB 50108 中的一级防水要求，对基础进行处理。"简单地讲，当工程地点土壤中的氡浓度较高时，地下工程的变形缝、施工缝、穿墙管（盒）、埋设件、预留孔洞等特殊部位均可能成为地下及周围土壤中氡进入工程室内的通道，因此，这些部位必须进行严密处理，保证密封。由于地下防氡密封处理的施工工艺与防水密封处理的施工工艺相仿，所以，按照现行国家标准《地下工程防水技术规范》GB 50108—2008 中的一级防水要求对基础进行处理，即可满足防氡要求。

《地下工程防水技术规范》GB 50108—2008 主要内容如下：

地下工程的防水设计，应考虑地表水、潜水、上层滞水、毛细管水等的作用，以及由于人为因素引起的附近水文地质改变的影响确定。单建式的地下工程，宜采用全封闭、部分封闭的防排水设计；附建式的全地下或半地下工程的防水设防高度，应高出室外地坪高程 500mm 以上。

地下工程迎水面主体结构应采用防水混凝土，并应根据防水等级的要求采取其他防水措施。

地下工程变形缝（诱导缝）、施工缝、后浇带、穿墙管（盒）、预埋件、预留通道接口、桩头等细部结构，应采取加强措施。

地下工程防水等级：一级不允许渗水，结构表面无湿渍；二级不允许渗水，结构表面可有少量湿渍；三级有少量漏水点，不得有线流和漏泥沙，任意 100m² 防水面积上的漏水或湿渍点数不超过 7 处，单个漏水点的最大漏水量不大于 2.5L/d，单个湿渍的最大面积不大于 0.3m²；四级有漏水点，不得有线流和漏泥沙，整个工程平均漏水量不大于 2L/（m²·d）；任意 100m² 防水面积上的平均漏水量不大于 4L/（m²·d）。

地下工程的防水等级，可按工程或组成单元划分。

地下工程的防水设防要求，应根据使用功能、使用年限、水文地质、施工方法、环境条件、结构形式及材料性能等因素确定。

对于没有自流排水条件而处于饱和土层或岩层中的工程，可采用下列防水方案：

（1）防水混凝土自防水结构或钢、铸铁管筒或管片；

（2）设置附加防水层，采用注浆或其他防水措施。

对于没有自流排水条件而处于非饱和土层或岩层中的工程，可采用下列防水方案：

（1）防水混凝土自防水结构、普通混凝土结构或砌体结构；

（2）设置附加防水层或采用注浆或其他防水措施。

对于有自流排水条件的工程，可采用下列防水方案：

（1）防水混凝土自防水结构、普通混凝土结构、砌体结构或锚喷支护；

（2）设置附加防水层、衬套、采用注浆或其他防水措施。

对处于侵蚀性介质中的工程，应采用耐侵蚀的防水砂浆、混凝土、卷材或涂料等防水方案。

对受振动作用的工程，应采用柔性防水卷材或涂料等防水方案。

对处于冻土层中的工程，当采用混凝土结构时，其混凝土抗冻融循环不得小于100次。

具有自流排水条件的工程，应设自流排水系统。无自流排水条件，有渗漏水或需应急排水的工程，应设机械排水系统。

防水混凝土的抗渗能力，不应小于0.6MPa。防水混凝土的抗渗等级应比设计要求提高0.2MPa。

防水混凝土的环境温度，不得高于80℃；处于侵蚀性介质中防水混凝土的耐侵蚀要求应根据介质的性质按有关标准执行。

防水混凝土结构的混凝土垫层，其抗压强度等级不应小于C15，厚度不应小于100mm，在软弱土层中不得小于150mm。

防水混凝土结构，应符合下列规定：

（1）衬砌厚度不应小于250mm；

（2）裂缝宽度不得大于0.2mm；

（3）钢筋保护层厚度应根据结构的耐久性和工程环境选用，迎水面钢筋保护层厚度不应小于50mm。

防水混凝土使用的水泥，应符合下列规定：

（1）水泥品种宜采用硅酸盐水泥、普通硅酸盐水泥，采用其他品种水泥时应经试验确定；

（2）在受侵蚀性介质作用时，应按介质的性质选用相应的水泥品种；

（3）不得使用过期的或受潮结块的水泥，并不得将不同品种或强度等级的水泥混合使用。

用于防水混凝土的砂、石，应符合下列规定：

（1）宜选用坚固耐久、粒型良好的洁净石子；最大粒径不宜大于40mm，泵送时其最大粒径不应大于输送管径的1/4，吸水率不应大于1.5%；不得使用碱活性骨料；石子的质量要求应符合现行行业标准《普通混凝土用碎石或卵石质量标准及检测方法》JGJ 53的有关规定。

（2）砂宜选用坚硬、抗风化性强、洁净的中粗砂，不宜使用海砂；砂的质量要求应符合现行行业标准《普通混凝土用砂、石质量标准及检测方法》JGJ 52的有关规定。

防水混凝土可根据工程需要掺入引气剂、减水剂、密实剂、膨胀剂、防水剂、复合型外加剂及水泥基渗透结晶性材料，其品种和用量应经试验确定。所用外加剂的技术性能应符合国家现行有关标准的质量要求。

防水混凝土可掺入一定数量的磨细粉煤灰或磨细砂、石粉等，粉煤灰掺量不应大于20%，磨细砂、石粉的掺量不宜大于5%。粉细料应全部通过0.15mm筛孔。防水混凝土的配合比应通过试验确定。

防水混凝土拌和物应机械搅拌；搅拌的时间不应小于2min。掺外加剂时，应根据外加剂的技术要求确定搅拌时间。

防水混凝土拌和物在运输后如出现离析，必须进行二次搅拌。当坍落度有损失后不能满足施工要求时，应加入原水灰比的水泥浆或掺加同品种的减水剂进行搅拌，严禁直接加水。

防水混凝土应采用机械振捣密实，应避免漏振、欠振和超振。

防水混凝土应连续浇筑，宜少留施工缝。当留设施工缝时，应遵守下列规定：

（1）墙体水平施工缝不应留在剪力最大处或底板与侧墙的交接处，应留在高出底板表面不小于300mm的墙体上。拱（板）墙结合的水平施工缝，宜留在拱（板）墙接缝线以下150mm～300mm处，墙体有预留空洞时，施工缝据空洞边缘不应小于300mm。

（2）垂直施工缝应避开地下水和裂隙水较多的地段，并宜与变形缝相结合。

在施工缝上浇灌混凝土前，应清除表面浮浆和杂物，然后铺设净浆或涂刷混凝土界面处理剂、水泥基渗透结晶型防水涂料等材料，再铺30mm～50mm厚的1:1水泥砂浆，并应及时浇筑混凝土。

大体积防水混凝土的施工，应符合下列规定：

（1）掺入减水剂、缓凝剂等外加剂和粉煤灰、磨细矿渣粉等掺和料；

（2）宜采用水化热低和凝结时间长的水泥；

（3）混凝土内部预埋管道，进行水冷散热；

（4）在设计许可的情况下，掺粉煤灰混凝土设计强度等级的龄期宜为60d或90d。

（5）炎热季节施工时，应采取降低原材料温度、减少混凝土运输时吸收外界热量等降温措施，入模温度不应大于30℃。

（6）应采取保温保湿养护。混凝土中心温度与表面温度的差值不应大于25℃，表面温度与大气温度的差值不应大于20℃，温降梯度不得大于3℃/d，养护时间不应少于14d。

防水混凝土结构内部设置的各种钢筋或绑扎铁丝，不得接触模板，用于固定模板用的螺栓必须穿过混凝土结构时，可采用工具式螺栓或螺栓加堵头，螺栓上应加焊方形止水环。拆模后将留下的凹槽用密封材料封堵密实，并应用聚合物水泥砂浆抹平。

防水混凝土的冬季施工，应符合下列规定：

（1）混凝土入模温度不应低于5℃；

（2）混凝土养护宜采用综合蓄热法、蓄热法、暖棚法、掺化学外加剂方法，不得采用电热法或蒸汽直接加热法。

（3）应采取保温保湿措施。

关于附加防水层，该规范规定：

附加防水层有水泥砂浆防水层、卷材防水层、涂料防水层、金属防水层等，它适用于需增强其防水能力、受侵蚀性介质作用或受振动作用的地下工程。

附加防水层宜设在迎水面或复合衬砌之间。

附加防水层应在基础垫层、围护结构或初期支护验收合格后方可施工。

在附加防水层施工过程中，应对每一个工序进行质量检查，合格后方可进行下一工序的施工。

关于水泥砂浆防水层，该规范要求水泥砂浆防水层所用的材料，应符合下列规定：

（1）应使用硅酸盐水泥、普通硅酸盐水泥或特种水泥，不得使用过期或受潮结块的水泥；

（2）砂宜采用中砂，含泥量不应大于1%，硫化物和硅酸盐含量不应大于1%；

（3）搅拌水泥砂浆用水，应符合现行行业标准《混凝土用水标准》JGJ 63 的有关规定；

（4）聚合物乳液的外观：应为均匀液体，无杂质、无沉淀、不分层。聚合物乳液的质量要求应符合现行行业标准《建筑防水涂料用聚合物乳液》JC/T 1017 的有关规定；

（5）外加剂的技术性能应符合现行国家有关标准的质量要求。

基层表面应平整、坚实、清洁，并充分湿润、无明水。

基层表面的孔洞、缝隙，应采用与防水层相同的防水砂浆堵塞并抹平。

施工前应将预埋件、穿墙管预留凹槽内嵌填密封材料后，再施工水泥砂浆防水层。

防水砂浆的配合比和施工方法应符合所掺材料的规定，其中聚合物水泥防水砂浆的用水量应包括乳液中的含水量。

水泥砂浆防水层应分层铺抹或喷射，铺抹时应压实、抹平，最后一层表面应提浆压光。

聚合物水泥防水砂浆拌和后应在规定时间内用完，施工中不得任意加水。

水泥砂浆防水层各层应紧密粘合，每层宜连续施工；必须留设施工缝时，应采用阶梯坡形槎，但离阴阳角处的距离不得小于200mm。

水泥砂浆防水层不得在雨天、五级及以上大风中施工。冬季施工时，气温不应低于5℃。夏季不宜在30℃以上或烈日照射下施工。

水泥砂浆防水层终凝后，应及时进行养护，养护温度不宜低于5℃，并应保持砂浆表面湿润，养护时间不得少于14d。

聚合物水泥防水砂浆未达到硬化状态时，不得浇水养护或直接受雨水冲刷，硬化后应采用干湿交替的养护方法。潮湿环境中可在自然条件下养护。

关于卷材防水层，该规范规定：

卷材防水层应采用抗菌性的橡胶、塑料、沥青类等卷料。

粘贴橡胶、塑料、沥青类的卷材，必须采用与卷材相应的胶粘剂。

卷材防水层应铺设在混凝土结构的迎水面。基面应符合下列规定：

（1）卷材防水层宜用经常处在地下水环境，易受侵蚀性介质作用或受振动作用的地下工程。

（2）卷材防水层应铺设在混凝土结构的迎水面。

（3）卷材防水层用于建筑物地下室时，应铺设在结构底板垫层至墙体防水设防高度的结构基面上；用于单建式的地下工程时，应从结构地板垫层铺设至顶板基面，并应在外围形成封闭的防水层。

卷材防水层的基面应坚实、平整、清洁，阴阳角处应做圆弧或折角，并应符合所用卷材的施工要求。

铺贴卷材严禁在雨天、雪天、五级及以上大风中施工，冷贴法施工的环境气温不宜低于5℃，热熔法、焊接法施工的环境气温不宜低于 -10℃。施工过程中下雨或下雪时，应做好已铺卷材的防护工作。

采用外防外贴法铺贴卷材防水层时，应符合下列规定：

（1）应先铺平面，后铺立面，交接处应交叉搭接；

（2）临时性保护墙宜采用石灰砂浆砌筑，内表面宜做找平层。

（3）从底面折向立面的卷材与永久性保护墙的接触部位，应用空铺法施工；卷材与临时性保护墙或围护结构模板接触的部位，应将卷材临时贴附在该墙上或模板上，并应将顶端临时固定。

（4）当不设保护墙时，从底面折向立面的卷材接槎部位应采取可靠的防护措施。

（5）混凝土结构完成，铺贴立面卷材时，应先将接槎部位的各层卷材揭开，并应将其表面清理干净，如卷材有局部损伤，应及时进行修补，卷材接槎的搭接长度，高聚物改性沥青类卷材应为150mm，合成高分子类卷材应为100mm；当使用两层卷材时，卷材应错槎接缝，上层卷材应盖过下层卷材。

采用外防内贴法铺贴卷材防水层，应符合下列规定：

（1）混凝土结构的保护墙表面应抹厚度为20mm的1∶3水泥砂浆找平层，然后铺贴卷材。

（2）卷材宜先铺立面，后铺平面。铺贴立面时，应先铺转角，后铺大面。

卷材作夹层防水层时，应符合下列规定：

（1）基层宜平整、清洁；

（2）塑料卷材可用膨胀螺栓或射钉固定在基面上；

（3）卷材可用粘结或焊接法连接。

卷材防水层经检查合格后，应做保护层。

防水涂料品种的选择应符合下列规定：

（1）潮湿基层宜选用潮湿基面粘结力大的无机防水涂料或有机防水涂料，也可采用先涂无机防水涂料而后再涂有机防水涂料构成复合防水涂层；

（2）冬期施工宜选用反应型涂料；

（3）埋置深度较深的重要工程、有振动或有较大变形的工程，宜选用高弹性防水涂料；

（4）有腐蚀性的地下环境宜选用耐腐蚀性较好的有机防水涂料，并应做刚性保护层；

（5）聚合物水泥防水涂料应选用Ⅱ型产品。

涂料防水层的基面，必须清洁、无浮浆、无水珠、不渗水，使用油溶性或非湿固性等涂料时，基面应保持干燥。

涂料的配合比和制备及施工，必须严格按各种涂料的要求进行。

涂料的涂刷或喷涂，不得少于两遍，后一层的涂料必须待前一层涂料结膜后方可进行，涂刷或喷涂必须均匀。第二层的涂刷方向，应与第一层相垂直。

为增强防水效果，涂料可与玻璃丝布、玻璃毡片、土工布等纤维材料复合使用。

关于金属板防水层，该规范规定：

金属板防水层可用于长期浸水、水压较大的水工及过水隧道，所用的金属板和焊条的规格及材料性能，应符合设计要求。

金属板的拼接应采用焊接，拼接焊缝应严密。竖向金属板的垂直接缝，应相互错开。

主体结构内侧设置金属板防水层时，金属板应与结构内的钢筋焊牢，也可在金属板防水层上焊接一定数量的锚固件。

主体结构外侧设置金属板防水层时，金属板应焊在混凝土结构的预埋件上。金属板经焊缝检查合格后，应将其与结构间的空隙用水泥砂浆灌实。

金属板防水层应用临时支撑加固。金属板防水层底板上应预留浇捣孔，并应保证混凝土浇筑密实，待底板混凝土浇筑完成后应补焊严密。

金属板防水层如先焊成箱体，再整体吊装就位时，应在其内部加设临时支撑。

金属板防水层应采取防锈措施。

关于注浆防水，该规范规定：

注浆包括预注浆、衬砌前围岩注浆、回填注浆、衬砌内注浆、衬砌后围岩注浆等，应根据工程水文地质条件按下列要求选择注浆方案：

（1）在工程开挖前，预计涌水量大的地段、软弱地层，宜采用预注浆；

（2）开挖后有大股涌水或大面积渗漏水时，应采用衬砌前围岩注浆；

（3）衬砌后渗漏水严重的地段或充填壁后的空隙地段，应进行回填注浆；

（4）衬砌后或回填注浆后仍有渗漏水时，宜采用衬砌内注浆或衬砌后围岩注浆。

注浆施工前，应进行调查，搜集下列有关资料：

（1）工程地质纵横剖面图及工程地质、水文地质资料，如围岩孔隙率、渗透系数、节理裂隙发育情况、涌水量、水压和软土地层颗粒级配、土壤标准贯入试验值及其物理力学指标等；

（2）工程开挖中工作面的岩性、岩层产状、节理裂隙发育程度及超、欠挖值等；

（3）工程衬砌类型、防水等级等；

（4）工程渗漏水的地点、位置、渗漏形式、水量大小、水质、水压等。

注浆实施前应符合下列规定：

（1）预注浆前先施作的止浆墙（垫），注浆时应达到设计强度；

（2）回填注浆应在衬砌混凝土达到设计强度后进行；

（3）衬砌后围岩注浆应在回填注浆固结体强度达到 70% 后进行。

在注浆施工期间及工程结束后，应对水源取样检查，如有污染，应及时采取相应措施。

注浆材料的选择可根据工程水文地质情况、注浆目的、注浆工艺、设备和成本等因素，按下列规定选用：

（1）预注浆和衬砌前围岩注浆，宜用水泥浆液或水泥－水玻璃浆液，必要时可用化学浆液；

（2）衬砌后围岩注浆，宜采用水泥浆液、超细水泥浆液或自流平水泥浆液等；

（3）回填注浆宜选用水泥浆液、水泥砂浆或掺有膨润土的水泥浆液；

（4）衬砌内注浆宜选用超细水泥浆液或自流平水泥浆液或化学浆液。

水泥类浆液宜选用普通硅酸盐水泥，其他浆液材料应符合有关规定。浆液的配合比，应经现场试验后确定。

关于地下连续墙，该规范要求：

连续墙应根据工程要求和施工条件划分单元槽段，应尽量减少槽段数量。墙体幅间接缝应避开拐角部位。

地下连续墙用作主体结构时，应符合下列规定：

（1）单层地下连续墙不应直接用于防水等级为一级的地下工程墙体。单墙用于地下工程墙体时，应使用高分子聚合物泥浆护壁材料。

（2）墙的厚度宜大于 600 mm。

（3）应根据地质条件选择护壁泥浆及配合比，遇有地下水含盐或受化学污染时，泥浆配合比应进行调整。

（4）单元槽段整修后墙面平整度的允许偏差不宜大于 50mm。

（5）浇筑混凝土前应清槽、置换泥浆和清除沉渣，沉渣厚度不应大于 100mm，并应将接缝面的泥皮、杂物清理干净。

（6）钢筋笼浸泡泥浆时间不应超过 10h，钢筋保护层厚度不应小于 70mm。

（7）幅间接缝应采用工字钢或十字钢板接头，锁口管应能承受混凝土浇筑时的侧压力，浇筑混凝土时不得发生位移和混凝土绕管。

（8）胶凝材料用量不应少于 400kg/m³，水胶比应小于 0.55，坍落度不得小于 180mm，石子粒径不宜大于导管直径的 1/8。浇筑导管埋入混凝土深度宜为 1.5m~3m，在槽段端部的浇筑导管与端部的距离宜为 1m~1.5m，混凝土浇筑应连续进行。冬期施工时应采取保温措施，墙顶混凝土未达到设计强度 50% 时，不得受冻。

（9）支撑的预埋件应设置止水片或遇水膨胀止水条（胶），支撑部位及墙体的裂缝、孔洞等缺陷应采用防水砂浆及时修补；墙体幅间接缝如有渗漏，应采用注浆、嵌填弹性密封材料等进行防水处理，并应采取引排措施。

（10）底板混凝土应达到设计强度后方可停止降水，并应将降水井封堵密实。

（11）墙体与工程顶板、底板、中楼板的连接处均应凿毛，并应清洗干净，同时应设置 1 道~2 道遇水膨胀止水条（胶），接驳器处宜喷涂水泥基渗透结晶型防水涂料或涂抹聚合物水泥防水砂浆。

关于锚喷支护，该规范要求：

喷射混凝土施工前，应根据围岩裂隙及渗漏水的情况，预先采用引排或注浆堵水。

采用引排措施时，应采用耐侵蚀、耐久性好的塑料丝盲沟或弹塑性软式导水管等导水材料。

喷射混凝土的抗渗等级，不应小于 0.8MPa。喷射混凝土宜掺入早强剂、减水剂、膨胀剂或复合外加剂等材料。

喷射混凝土的厚度应大于 80mm，对地下工程变截面及轴线转折点的阳角部位，应增加 50mm 以上厚度的喷射混凝土。

喷射混凝土设置预埋件时，应做好防水处理。

对渗漏水的锚杆孔，应预先进行堵水，再埋设锚杆，并宜选用有膨胀性的砂浆。

喷射混凝土终凝 2h 后，应喷水养护，养护的时间不得少于 14d。

关于细部构造，该规范要求：

变形缝应满足密封防水、适应变形、施工方便、检查容易等要求。

变形缝的构造形式和材料，应根据工程特点、地基或结构变形情况以及水压、水质和防水等级确定。

变形缝的宽度宜为 20mm~30mm。

对水压小于 0.03MPa、变形量小于 10mm 的变形缝可用弹性密封材料嵌填密实或粘贴橡胶片。

对水压小于 0.03MPa、变形量为 20mm～30mm 的变形缝，宜用附贴式止水带。

水压大于 0.03MPa，变形量 20mm～30mm 的变形缝，应采用埋入式橡胶或塑料止水带。

对环境温度高于 50℃处的变形缝，可采用 1mm～2mm 厚中间呈圆弧形的金属止水带。

需要增强变形缝的防水能力时，可采用两道埋入式止水带，或嵌缝式、粘贴式、附贴式、埋入式等复合使用。

止水带的接缝位置，不得设在结构转角处。

关于穿墙管（盒），该规范要求：

穿墙管（盒）应在浇筑混凝土前预埋。

结构变形或管道伸缩量较小时，穿墙管可采用主管直接埋入混凝土内的固定式防水法，主管应加焊止水环或环绕遇水膨胀止水圈，并应在迎水面预留凹槽，槽内应采用密封材料嵌填密实。

结构变形或管道伸缩量较大或有更换要求时，应采用套管式防水法，套管应加焊止水环。

穿墙管线较多时，宜相对集中，并采用穿墙盒方法。穿墙盒的封口钢板应与墙上的预埋角钢焊严，并应从钢板上的浇注孔注入柔性密封材料或细石混凝土。

结构上的埋设件应采用预埋或预留孔（槽）等。

埋设件端部或预留孔（槽）底部的混凝土厚度不得小于 250mm，当厚度小于 250mm 时，必须局部加厚或采取其他防水措施。

预留孔（槽）内的防水层，宜与孔（槽）外的结构防水层保持连续。

窗井或窗井的一部分在最高地下水位以下时，窗井应与主体结构连成整体。其防水层也应连成整体，并应在窗井内设置集水井。

窗井内的底板，应低于窗下缘 300mm。窗井墙高出地面不得小于 500mm。窗井外地面应做散水。散水与墙面间应采用密封材料嵌填。

地下工程建成后其地面应进行整修，地质勘察和施工时留下的探坑等应回填密实，不得积水。不应在工程顶上设置蓄水池或修建水渠。

"规范"第 5.3.2 条规定："Ⅰ类民用建筑工程当采用异地土作为回填土时，该回填土应进行镭-226、钍-232、钾-40 的比活度测定。当内照射指数（I_{Ra}）不大于 1.0 和外照射指数（I_{γ}）不大于 1.3 时，方可使用。"

当异地土壤的内照射指数（I_{Ra}）不大于 1.0，外照射指数（I_{γ}）不大于 1.3 时，可以使用。此种回填土虽比 A 类建筑材料有所放松，但毕竟是天然的土壤，因此，回填土指标未按 A 类材料标准要求。

"规范"第 5.3.3 条规定："民用建筑工程室内装修时，严禁使用苯、工业苯、石油苯、重质苯及混苯作为稀释剂和溶剂。"

本条为强制性条文，必须严格执行。民用建筑室内装修工程中采用稀释剂和溶剂按现行国家标准《涂装作业安全规程　安全管理通则》GB 7691—2003 第 2.1 节的规定"禁止使用含苯（包括工业苯、石油苯、重质苯，不包括甲苯、二甲苯）的涂料、稀释剂和溶剂"。混苯中含有大量苯，故也严禁使用。

"规范"第 5.3.4 条规定："民用建筑工程室内装修施工时，不应使用苯、甲苯、二甲苯和汽油进行除油和清除旧油漆作业。"

本条是根据国家标准《涂装作业安全规程：涂漆前处理工艺安全及其通风净化》GB 7692—1999 第 5.2.8 条"涂漆前处理作业中严禁使用苯"、第 5.2.9 条"大面积除油和清除旧漆作业中，禁止使用甲苯、二甲苯和汽油"而制定。

本条是本规范对于施工过程现场人员及工程环境安全提出要求的三项条款之一。施工过程中室内施工现场的污染问题属于生产场所的污染控制管理问题，施工人员往往吃住在施工现场，二次装修时旁边有人居住或办公上班，再考虑到防火安全等原因，民用建筑工程室内装修施工时，要求不应使用易挥发、毒性大、易引起火灾的苯、甲苯、二甲苯和汽油等进行除油和清除旧油漆作业，保证环境和人身安全。

"规范"第 5.3.5 条规定："涂料、胶粘剂、水性处理剂、稀释剂和溶剂等使用后，应及时封闭存放，废料应及时清出。"

本条要求涂料、胶粘剂、处理剂、稀释剂和溶剂使用后及时封闭存放，不但可以减轻有害气体对室内环境的污染，而且可以保证材料的品质，否则，敞开口释放的有害物质会源源不断地污染室内环境。

"规范"5.3.6 条规定："民用建筑工程室内严禁使用有机溶剂清洗施工用具。"

第 5.3.6 条为强制性条文，必须严格执行。涂料、胶粘剂、处理剂、稀释剂和溶剂用后及时封闭存放，不但可减轻有害气体对室内环境的污染，而且可保证材料的品质。用剩余的废料及时清出室内，不在室内用溶剂清洗施工用具，是施工人员必须具备的保护室内环境起码的素质。

"规范"第 5.3.7 条规定："采暖地区的民用建筑工程，室内装修施工不宜在采暖期内进行。"

采暖地区的民用建筑工程在采暖期施工时，难以保证通风换气，不利于室内有害气体的向外排放，对邻居或同楼的用户污染危害大，也危害施工人员的健康，因此，以避开采暖时施工为好。

从民用建筑工程室内环境污染控制的角度看，建筑装修所使用的建筑材料和装修材料，除无机材料外，人造木板、涂料、胶粘剂等挥发污染物均随时间变化。一般开始时挥发较多，以后逐渐减少，这一过程可能要拖一段时间，从几天到几个月，甚至几年。选用环境性能较好的材料，挥发过程会快一些；材质不好，挥发过程就可能拖得很长。即使是好材料，装修施工后，也应当留出一段时间，打开门窗、打开柜门通风换气，放散挥发的有毒有害物质，然后再入住或做其他使用。这样做对建筑物和人体健康都有好处。但是，如果室内装修施工在采暖期内进行，装修施工后，经常打开门窗通风换气会使室内温度过低冻坏设备，也会影响涂装表面质量，而不开门窗通风换气又不能排除装修污染，入住后室内空气污染危害人体健康。为了避免发生这种两难的情况，因此建议，室内装修施工不宜在采暖期内进行。

"规范"第 5.3.8 条规定："民用建筑工程室内装修中，进行饰面人造木板拼接施工时，对达不到 E_1 级的芯板，应对其断面及无饰面部位进行密封处理。"

民用建筑室内装修工程进行饰面人造木板拼接施工时，为防止 E_1 级以外的芯板向外释放过量甲醛，要对断面及边缘进行封闭处理，防止甲醛释放量大的芯板污染室内环境。

　　本条规定有两层含义：第一，饰面人造木板的无饰面部位散发甲醛的量要比饰面部位高，因此，在施工中，应对其无饰面部位进行密封，以减少甲醛散发；第二，进行饰面人造木板拼接施工时，除芯板为 E_1 类外，应对其断面进行密封处理。人造木板的端（断）面是释放甲醛的主要部位。有专家专门为此进行过刨花板研究测试，研究结果表明，端面散发甲醛的能力起码是其平面的 2 倍。因此，对饰面人造木板的断面部位进行密封处理，将可以有效地减少散发甲醛的量。

　　"规范"第 5.3.9 条规定："壁纸（布）、地毯、装饰板、吊顶等施工时，应注意防潮，避免覆盖局部潮湿区域。空调冷凝水导排应符合现行国家标准《采暖通风与空气调节设计规范》GB 50019 的有关规定。"

　　壁纸（布）、地毯、装饰板、吊顶等施工时，注意防潮，要保证基层干燥后再施工面层，潮湿房间要通风到位，空调冷凝水导排要流畅，避免覆盖局部潮湿区域。空调冷凝水导排应符合现行国家标准《采暖通风与空气调节设计规范》GB 50019 的有关规定等，是为了防止在施工过程中孳生微生物等的产生，以避免产生表面及空气中微生物污染。

第四节　装修过程产生污染的调查与模拟测试

　　在本规范编制过程中，为实际了解人造木板表面密封对甲醛散发的影响，专门组织进行了装修过程产生污染的调查与模拟测试。通过对新装修房屋以及模拟试验室的室内空气进行采样分析，了解居室或其他建筑物内的空气污染状况，及其对人体健康的影响情况。调查针对实际装修过程中可能产生的室内空气污染物种类，主要选择甲醛、氨和苯系物（主要测定苯、甲苯、二甲苯）作为检测项目。调查在不同的温度、湿度等外界环境条件下，产生的浓度变化情况和释放特性。

　　调查及模拟测试使用的原材料与仪器：市售 A 级优质细工木板；市售家具底漆、哑光漆（广东顺德产）；实验试剂均采用分析纯试剂。HP68 型气相色谱仪配氢火焰离子化检测仪（FID）（美国惠普公司）；HP3395 型积分仪（美国惠普公司）；722 型分光光度计（上海仪器三厂）；KB-6CY 大气采样器（青岛崂山电子仪器实验所）；温湿度计（上海志诚五金交电公司）。

　　检测方法。温度、湿度：仪器直读法。甲醛：乙酰丙酮分光光度法。氨：次氯酸钠—水杨酸分光光度法。苯、甲苯、二甲苯：气相色谱法。

　　模拟实验方法。模拟测试室：面积 $32m^2 \times$ 高 3.7m。测定模拟测试室内甲醛、氨和苯系物的本底浓度。由熟练油漆工按常规家具涂漆方法将 5 张细木工板表面（包括端面）涂刷两层木器底漆、三层木器哑光漆。在模拟测试室内，模拟家庭装修板材的使用，将 5 张经涂刷处理的细木工板沿墙壁均匀排列，保持一般的通风状况。将大气采样仪置于室内中间位置，采样口离地 120cm 左右，根据工业民用建筑室内环境布点有关的要求（小于 $50m^2$ 设一个点）布采样点。为保证可比性，每天定时采样。分别采样测定测试室内空气中甲醛、氨和苯系物的浓度，测量间隔时间为 1 天。被测板材（5 张）：暴露总面积为 $30m^2$。室内的环境温度、湿度用温度湿度计测定。

　　现场测试前，分别测定了苏州市正在装修又尚未刷油漆前的居室客厅与卧室的甲醛、苯系物、氨等浓度，作为连续监测本底值。测试时，将大气采样仪置于室内中间位置，采样口离地 1200mm 左右，根据工业民用建筑室内环境布点有关的要求（小于 50m² 设一个点）布采样点。为保证可比性，每天定时采样。另外，分别在苏州市的 2 套居室内，均在装修油漆完工后，进行跟踪监测。前期测量周期为 1d，后期污染物浓度降下来后，测量周期改为 2d（油漆后第 3 天进入室内监测时，由于实际情况，只对居室、客厅进行了连续跟踪监测）。

一、未油漆房屋室内环境采样测定

装修所使用的木制人造板材在加工生产中使用的粘合剂为脲醛树脂和酚醛树脂，主要原料是甲醛、尿素、苯酚和其他辅料。在现场检测时，门窗均打开，通风情况良好。装修房屋室内正在进行木工加工，尚未进行油漆，装修时，门窗均打开，通风情况良好。未进行油漆的木材暴露在外的表面积很大，现场检测结果可反映出人造板材中挥发性有机物的实际情况。表 4-1 是采样环境条件，未油漆居室内空气中甲醛、氨和苯系物的相关检测结果见表 4-2。

表 4-1 采样环境条件

编号	日期	天气情况	通风状况	温度（℃）	湿度（%）
1—1	4 月 16 日	晴	开窗	22	32
1—2	4 月 27 日	晴	开窗	17	60
1—3	5 月 11 日	晴	开窗	23	50
1—4	5 月 28 日	晴	开窗	24	66

表 4-2 未油漆居室内空气中甲醛、氨和苯系物的相关检测结果

编号	甲醛（mg/m³）	氨（mg/m³）	苯系物*（mg/m³）			苯系物**（mg/m³）		
			苯	甲苯	二甲苯	苯	甲苯	二甲苯
1	0.075	0.012	0.298	21.463	1.792	0.215	7.961	1.683
2	0.094	0.011	0.0298	0.0957	0.0182	0.0334	0.358	0.0683
3	0.051	0.011	0.316	14.943	0.241	0.0949	6.393	0.298
4	0.054	0.010	0.0369	0.208	0.0594	0.0334	0.317	0.0727

注：标准参照值：甲醛 0.08mg/m³；氨 0.20mg/m³；苯 0.87mg/m³；二甲苯 0.3mg/m³。

* 表示客厅采样；

** 表示卧室采样。

由表 4-2 结果可以看出，个别未油漆居室空气中甲醛浓度稍微超标，人在其中稍有不适，但很快就能适应，可是木材中挥发性有机物的释放周期很长，可达 3 ~ 15 年。

氨的相关检测结果表明，未油漆居室空气中氨浓度均很低，远小于标准参照值。

参考国际标准，苯的参照标准值定为 0.87mg/m³。未油漆居室空气中苯浓度的相关检测结果较低，小于标准参照值。一居室和三居室的室内空气中甲苯浓度极高，一居室内空

气中二甲苯浓度偏高，原因是两户居室内均放有涂过油漆的湿木板以及敞口的油漆罐，而且隔壁房屋正在刷油漆，挥发出的甲苯、二甲苯对空气质量产生影响。且由于使用不同品牌的油漆，其中所含溶剂种类亦有差别，故室内空气中二甲苯浓度有所差异。

总的来说，居民室内使用的建筑装饰用木材对室内空气有一定的影响，但尚未超出参照标准值。

二、已装修房屋 A 室内环境采样测定

检测对象：两户已装修居民家的室内环境。

监测时，仅将门打开一点，但已闻到刺激性气味，并伴有强烈的恶心感。表 4-3 是对已装修房屋 A，从刚油漆后第一天开始，连续进行的 7 天采样测定值，相关的采样环境条件见表 4-4。

表 4-3　对某已装修房屋的采样测定条件

编号	日期	天气情况	通风状况	温度（℃）	湿度（%）
1	4 月 16 日	晴	开窗	22	32
2	5 月 15 日	阴	关窗	24	71
3	5 月 16 日	阴	关窗	24	72
4	5 月 17 日	阴有风	开窗	24	76
5	5 月 18 日	阴多云	开窗	26	76
6	5 月 20 日	阴多云	开窗	26	60
7	5 月 22 日	晴有风	开窗	26	56
8	5 月 24 日	晴	开窗	26	54

表 4-4　某房屋的采样测定结果

编号	甲醛（mg/m³）	氨（mg/m³）	苯系物（mg/m³）		
			苯	甲苯	二甲苯
1	0.075	0.012	—	—	—
2	0.263	0.084	0.061	44.717	5.448
3	0.269	0.088	0.204	78.142	25.233
4	0.053	0.080	0.167	30.367	5.361
5	0.042	0.032	0.107	2.802	0.259
6	0.038	0.025	0.137	0.987	0.078
7	0.027	0.018	0.111	0.968	0.072
8	0.038	0.023	0.066	0.313	0.011

注：标准参照值：甲醛 0.08mg/m³；氨 0.20mg/m³；苯 0.87mg/m³；二甲苯 0.3mg/m³。

根据上述结果，分别绘制了室内装修油漆后挥发出的甲醛、氨、苯系物的浓度变化趋势图4-1、图4-2。

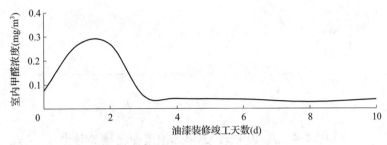

图4-1　室内甲醛浓度变化趋势

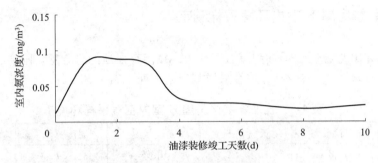

图4-2　室内氨浓度变化趋势

图4-1、图4-2分别是室内甲醛、氨的浓度变化趋势。从图中可以看出，刷漆后室内空气中甲醛和氨的浓度迅速上升，第二天浓度均达到最大，然后迅速下降，第四天后浓度变化呈平缓略有下降趋势，其值低于标准参照值；约一周后，浓度已很低，且趋于稳定。第八天的室内空气中甲醛和氨的浓度较其他低，可能是由于当天有风，且风力较大的缘故，说明提高空气交换率有助于室内空气中污染物的挥发扩散，使其浓度有所降低。

图4-3是室内苯系物变化趋势，图4-4是室内甲苯、二甲苯的变化趋势对比。从图中可以看出，涂油漆后第二天，室内空气中的苯系物的浓度值均达到最高，在油漆的前两天里，甲苯、二甲苯浓度相当高，已严重超标。在后来的几天里，苯系物的浓度变化基本呈平坦趋势，而苯浓度一直保持低于标准参照值。这是因为，该户居民房屋在装修中所用的聚酯漆溶剂中含有甲苯、二甲苯等，刚刚涂刷完漆时，溶剂大量向空气中挥发，使室内空气受到严重污染。待油漆后四五天，大部分溶剂已挥发完，油漆基本干燥，此时室内空气中苯系物的浓度趋于稳定，且浓度值较小，低于标准参照值。

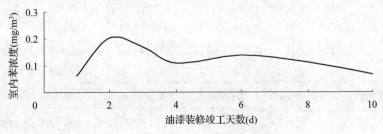

图4-3　室内苯系物浓度变化趋势

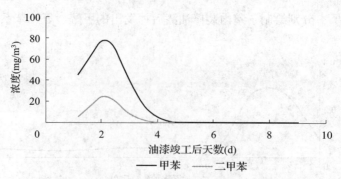

图 4-4　室内甲苯、二甲苯浓度变化趋势对比

三、已装修房屋 B 室内环境采样测定

已装修房屋 B 监测时，能闻到刺激性气味，并伴有强烈的恶心感。刚油漆后即开始进行的相关采样环境条件见表 4-5，连续采样测定结果列于表 4-6。

表 4-5　已油漆装修房屋 B 室内空气采样环境

编号	日期	天气情况	通风状况	温度（℃）	湿度（%）
1	5月28日	多云	开窗	24	66
2	6月2日	晴	关窗	26	48
3	6月3日	阴小雨	关窗	25	63
4	6月4日	雨	关窗	23	73
5	6月5日	阴有雨	开半窗	23	78
6	6月6日	多云到晴	开半窗	24	72
7	6月8日	多云	开窗	24	80

表 4-6　已油漆装修房屋 B 室内环境采样检测结果

编号	甲醛（mg/m³）	氨（mg/m³）	苯系物（mg/m³）		
			苯	甲苯	二甲苯
1	0.054	0.010	0.0369	0.208	0.0594
2	0.452	0.089	—	—	—
3	0.489	0.087	1.232	43.719	9.877
4	0.431	0.079	0.134	12.657	0.465
5	0.068	0.039	0.090	0.840	0.182
6	0.042	0.032	0.0637	0.466	0.149
7	0.038	0.024	0.0459	0.288	0.0547

注：标准参照值：甲醛 0.08mg/m³；氨 0.20mg/m³；苯 0.87mg/m³；二甲苯 0.3mg/m³。

根据测得的结果，分别绘制室内油漆装修后挥发出的甲醛、氨、苯系物的浓度变化趋势图，如图 4-5 ~ 图 4-7 所示。

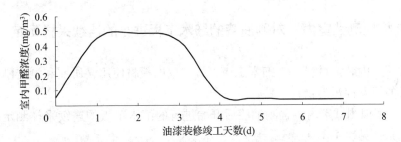

图 4-5 室内油漆装修后挥发出的甲醛浓度变化

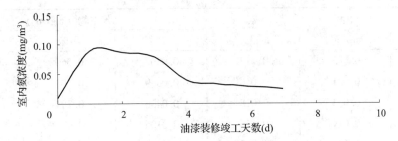

图 4-6 室内油漆装修后挥发出的氨浓度变化

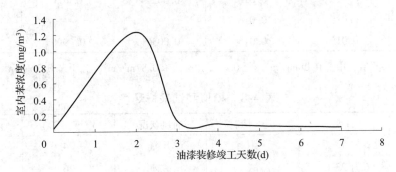

图 4-7 室内苯浓度变化趋势

从图 4-5、图 4-6 可以看出，房屋 B 刷漆后室内空气中甲醛和氨的浓度变化趋势与房屋 A 具有相同的规律。但由于所用的油漆不同，达到最高浓度后下降的趋势也有所不同，后者浓度下降比前者更缓慢，趋势更平缓。表明装修中使用的涂料不同，其污染物挥发特性也有所不同。

分析图 4-7 中苯系物采样结果可知，房屋装修中，刚油漆好的房间内的油漆是室内苯系物污染的主要来源：室内的苯系物的变化趋势基本一致：油漆后第二天浓度最高，到 7d 后，污染物浓度基本趋于稳定：根据国家已有室内空气质量相关标准，油漆后第二、三天的苯、二甲苯的浓度值均超标许多。

两处新装修房屋的室内环境采样测定结果表明，一般油漆前污染物的浓度即本底值较低，油漆后污染物浓度呈明显上升趋势，达到最高后，迅速下降至标准参照值以下。随着时间的推移，以及温度、湿度、通风条件等的影响，污染物浓度变化逐渐趋于平缓，基本于一周后浓度降至很低，恢复至油漆前水平。

四、在模拟测试室内，对刚油漆的细木工板进行的连续采样测定

采用常用室内装饰材料——细木工板，模拟室内板材使用，研究和测定刚涂刷5遍漆后细木工板的挥发性污染物释放特性。

表4-7是模拟测试室内放置刚油漆后开始进行的细木工板的连续采样测定结果，相关的采样环境条件见表4-8。

表4-7　刚油漆后细木工板模拟测试结果

编号	甲醛 (mg/m³)	氨 (mg/m³)	苯系物（mg/m³）		
			苯	甲苯	二甲苯
4—1	0.163	0.012	0.0367	0.560	0.0877
4—2	0.021	0.010	0.0389	0.103	0.0178
4—3	0.034	0.018	0.0436	0.204	0.0271
4—4	0.019	0.026	0.0106	0.170	0.0132
4—5	0.022	0.019	0.00837	0.122	0.00266
4—6	0.016	0.016	0.00274	0.105	未检出
4—7	0.015	0.016	—	—	—
4—8	0.015	0.016	0.00361	0.0990	未检出

注：标准参照值：甲醛 0.08mg/m³；氨 0.20mg/m³；苯 0.87mg/m³；二甲苯 0.3mg/m³。

表4-8　模拟测试采样环境

编号	日期	天气情况	通风状况	温度（℃）	湿度（%）
4—1	5月15日	阴	开窗	24	71
4—2	6月23日	晴	关窗	26	47
4—3	6月24日	晴	关窗	26	57
4—4	6月25日	晴	稍开窗	26	63
4—5	6月26日	多云	稍开窗	26	76
4—6	6月27日	多云晴	稍开窗	26	66
4—7	6月28日	阴到多云	稍开窗	24	63
4—8	6月29日	晴	稍开窗	26	36

根据测试结果，分别绘制模拟测试室内板材刚油漆后挥发出的甲醛、氨、苯系物的浓度变化趋势图，如图4-8～图4-11所示。

从图4-9可以看到，模拟测试室内空白板材甲醛的挥发量很大，涂油漆后明显降低，表明涂料对建筑装饰木材中甲醛等挥发性有毒有害物质有很好的抑制和封闭作用，效果显著。图4-9、图4-10中油漆后甲醛和氨浓度的变化趋势一致，在刷油漆后第一天到第二

天，浓度又有上升，然后又有所下降，变化规律与房屋 A、房屋 B 实测的结果相同，一周后，浓度基本趋于稳定，且浓度值很低。

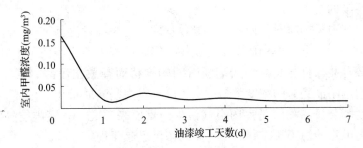

图 4-8　模拟测试室内甲醛浓度变化趋势

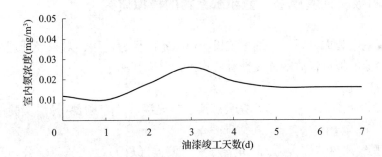

图 4-9　模拟测试室内氨浓度变化趋势

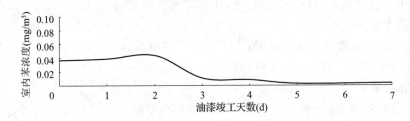

图 4-10　模拟测试室内苯系物浓度变化趋势

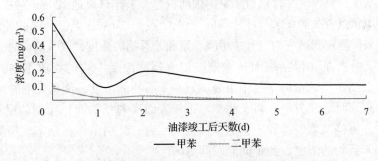

图 4-11　模拟测试室内甲苯、二甲苯浓度变化趋势对比

细木工板在刚涂完 5 遍漆后约 10d 过程中，挥发出的苯系物的浓度变化基本呈下降趋势。即在涂油漆后 3d 内，室内空气中的苯系物的浓度值较高，之后几天里，苯系物的浓度变化呈平坦趋势。这与房屋 A、房屋 B 在刚油漆后进行的采样测定相比，所得到的浓度

变化趋势基本一致。测试中，模拟测试室的窗户一直打开，因而挥发性有机物扩散稀释速度很快，使空气中苯系物浓度很低。因此，家庭中保持良好的通风，可提高室内空气质量，减少室内污染的发生。

综合上述，室内装饰材料的使用，是导致室内空气中挥发性污染物增加的主要原因之一。这些材料会持续向空气中释放有机污染物，实验调查表明，经使用木制胶合板、粘合剂、涂料、油漆等装饰材料装修的居室随时间的推移而释放出甲醛、氨、苯系物等污染物；尤其在室内刚刚油漆时的浓度都超过国家已有室内空气质量相关标准。通过模拟实验也说明，中密度胶合板和油漆是室内空气污染的重要来源之一，室内空气污染在大约 7d 之后，室内已为恒定的污染源，释放的污染物浓度已趋于稳定。

五、室内板材挥发甲醛、氨和苯系物的模拟研究

采用常用室内装饰材料——细木工板，模拟室内板材使用，对未经处理、经简单涂覆处理和多层涂覆的板材释放的挥发性有机物进行研究和测定。

1. 原材料和仪器

市售 A 级优质细木工板；市售家具底漆、哑光漆（广东顺德产）。实验试剂均采用分析纯试剂。

HP6890 型气相色谱仪，配氢火焰离子化检测器（FID）（美国惠普公司）；HF3395 型积分仪（美国惠普公司）；722 型分光光度计（上海仪器三厂）；KB－6CY 大气采样器（青岛崂山电子仪器实验所）；温湿度计（上海志诚五金交电公司）。

2. 检测方法

温度、湿度：仪器直读法。甲醛：乙酰丙酮分光光度法。氨：次氯酸钠－水杨酸分光光度法。苯、甲苯、二甲苯：气相色谱法。

3. 模拟实验

模拟测试室为 $16.5m^2 \times 3.7m$。测定模拟测试室内甲醛、氨和苯系物的本底浓度。在模拟测试室内，沿墙壁均匀排列 5 张未经涂刷处理的细木工板，模拟装修家庭板材的使用，保持一般的通风状况。将大气采样仪置于室内中间位置，采样口离地 120cm 左右，根据工业民用建筑室内环境布点有关的要求（小于 $50m^2$ 设 1 个点），布采样点。为保证可比性，每天定时采样。分别采样测定测试室内空气中甲醛、氨和苯系物的浓度，测量间隔时间为 1d。

4 张细木工板表面（包括端面）涂刷一层木器底漆后，均匀摆放于空的模拟测试室内，分别采样，测定测试室内空气中甲醛、氨和苯系物的浓度，测量间隔时间为 1d。由熟练油漆工按常规家具涂漆方法，将 5 张细木工板表面（包括端面）涂刷两层木器底漆、三层木器哑光漆，再将其均匀排放于空的模拟测试室内，分别采样，测定模拟测试室内空气中甲醛、氨和苯系物的浓度，测量间隔时间为 1d。

被测板材（5 张）的暴露总面积为 $30m^2$。室内的环境温度、湿度用温度湿度计测定。

4. 模拟测试室内空气中甲醛的测定

表 4-9 是放置不同板材的模拟测试室内空气中甲醛的检测结果。相关采样环境状况记录见表 4-10。

表4-9　不同板材的模拟测试室内空气中甲醛的检测结果

不同类型	甲醛浓度（mg/m³）					
	1	2	3	4	5	6
未处理板材	0.311[1]	0.424[2]	0.196[3]	0.127[4]	0.112[5]	—
单层涂覆板材	0.020[6]	0.141[7]	0.026[8]	0.025[9]	0.017[10]	0.045[11]
常规涂覆板材	0.032[12]	0.033[13]	0.033[14]	0.033[15]	0.033[16]	—

注：标准参照值：甲醛　0.08mg/m³。

表4-10　采样环境状况记录表

序列	采样日期	天气情况	通风状况	温度（℃）	湿度（%）
(1)	5月15日	阴	开半窗	21	74
(2)	5月16日	阴	开半窗	26	67
(3)	5月17日	阴	开半窗	20	76
(4)	5月18日	阴	开半窗	25	68
(5)	5月19日	阴	开半窗	25	70
(6)	5月23日	晴	开半窗	26	63
(7)	5月24日	晴	开半窗	26	58
(8)	5月25日	晴	开半窗	26	70
(9)	5月26日	多云	开半窗	26	74
(10)	5月27日	多云	开半窗	26	66
(11)	5月29日	晴	开半窗	24	66
(12)	6月1日	晴	稍开窗	22	64
(13)	6月2日	多云	稍开窗	23	63
(14)	6月3日	阴有雨	稍开窗	24	53
(15)	6月4日	雨	稍开窗	22	72
(16)	6月5日	雨到阴	稍开窗	23	73

　　以上结果，以放入模拟测试室的天数为横坐标，甲醛浓度为纵坐标，得出模拟测试室内细木工板挥发出的甲醛变化趋势图，如图4-12所示。

　　由上表结果可知，未经处理的板材置于模拟测试室内，挥发出甲醛的含量较高，远远大于标准参照值。板材在经单层涂覆后，甲醛的挥发量明显降低，基本低于拟定的标准参照值。经常规涂覆的板材（多层涂刷），甲醛的挥发量也明显降低，基本为稳定值，均低于拟定的标准参照值。其挥发值略高于单层涂覆的板材，可能是因为测定环境中较高的湿度和空气流通较弱造成的。

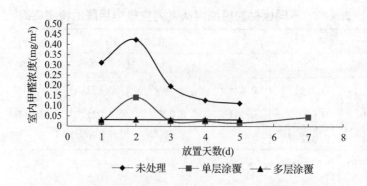

图 4-12   模拟测试室内木制板材的甲醛挥发变化趋势图

由图 4-12 可以看出，未处理细木工板挥发甲醛的变化趋势与经单层涂覆的细木工板相类似，开始两天室内甲醛浓度呈上升趋势，达最高值后迅速下降，并基本趋于稳定。经单层涂覆的板材后期挥发出的甲醛量略有回升，可能是由于一层油漆太薄，板材中的甲醛经过一段时间后，透过涂层的原因。经多层涂刷后的板材，室内空气中甲醛的挥发很稳定，基本保持不变。

结果表明，木制板材表面及端面采取涂覆处理措施，可以控制板材在室内空气中的暴露面积，从而有效地减少板材中残留的和未参与反应的甲醛向周围环境的释放。单层涂覆和多层涂覆均能取得较好效果，但单层涂覆较经济适用，多层涂覆效果持久。

5. 模拟测试室内空气中氨的测定

表 4-11 是放置不同板材的模拟测试室内空气中氨的检测结果。由表可知，经不同处理的板材置于模拟测试室内，空气中挥发氨的浓度较低，且变化较小，维持在一定水平，远低于标准参照值。结果表明，木制板材挥发氨较少，几乎不对空气中氨浓度造成影响。在表面涂覆后，不论单层还是多层涂刷涂料，待有机溶剂完全挥发，亦几乎不挥发产生氨，使空气中氨的浓度保持一定。

表 4-11   不同板材模拟测试室内空气中氨的检测结果

不同类型	氨浓度 （mg/m³）					
	1	2	3	4	5	6
未处理板材	0.009	0.011	0.011	0.010	0.009	—
单层涂覆板材	0.009	0.010	0.015	0.011	0.009	0.012
常规涂覆板材	0.009	0.008	0.008	0.008	0.008	—

注：标准参照值：氨 0.20mg/m³。

6. 模拟测试室内空气中苯系物的测定

苯系物在各种建筑材料的有机溶剂中大量存在，比如各种油漆的添加剂和稀释剂和一些防水材料等。

表 4-12 是放置不同板材的模拟测试室内空气中苯、甲苯、二甲苯的检测结果。

表 4-12　不同板材模拟测试室内空气中苯系物的检测结果

不同类型	浓度（mg/m³）					
	1	2	3	4	5	6
未处理板材						
苯	0.0414	0.0409	0.0411	0.0456	0.0431	——
甲苯	0.188	2.097	1.450	0.236	0.0208	——
二甲苯	0.0167	0.420	0.237	0.0174	0.0160	——
单层涂覆板材						
苯	0.0353	0.00294	0.00253	0.00310	0.00301	0.00283
甲苯	0.342	0.528	0.543	0.415	0.360	0.307
二甲苯	0.00625	0.0053	0.0040	0.00371	0.000966	未检出
常规涂覆板材						
苯	0.00421	0.00416	0.00420	0.00419	0.00423	——
甲苯	0.0854	0.0804	0.0801	0.0834	0.0864	——
二甲苯	未检出	未检出	未检出	未检出	未检出	——

注：标准参照值：苯 0.87mg/m³。

采样环境状况参见表 4-10。

将表 4-12 数据作模拟测试室内不同板材挥发苯、甲苯、二甲苯的变化曲线，分别如图 4-13 ~ 图 4-15 所示。

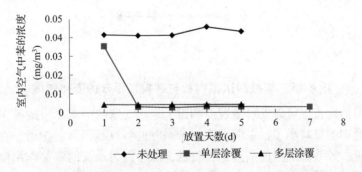

图 4-13　模拟测试室内板材挥发苯的变化曲线

由以上结果可知，未经处理的板材置于模拟测试室内，挥发出的苯较经单层涂覆板材和经常规涂覆板材高，但木材苯的挥发量较低，均远小于拟定的标准参照值。板材经单层或多层涂覆处理后，苯的挥发量明显降低，基本为稳定值。

由图 4-14、图 4-15 可以看出，经单层涂覆的细木工板，挥发甲苯、二甲苯的变化趋势与经多层涂覆的细木工板相类似，开始两天室内甲醛浓度呈上升趋势，达最高值后迅速下降，并基本趋于稳定。经单层涂覆的板材前期挥发出的甲苯浓度相当高，是由于细木工板是在油漆过 1 遍后约 3d，放置于模拟测试室内测定，所使用的涂料中含有大量的溶剂——甲苯尚未完全挥发，影响空气质量。放置 4d 后甲苯浓度明显回降。经多层涂覆的细木工板在油漆过 5 遍后（约 10d），置于模拟测试室内，涂料中含有大量的溶剂——甲苯基本挥发完全，因而模拟测试室内甲苯浓度很低，且基本保持不变。这表明板材涂覆后应晾干一段时间再使用，以使涂料溶剂中的苯系物挥发完全，或使用非溶剂型涂料。

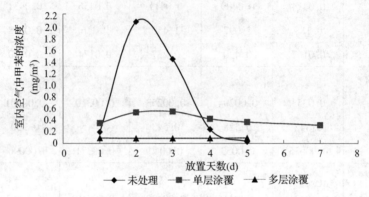

图 4-14　模拟测试室内板材挥发甲苯的变化曲线

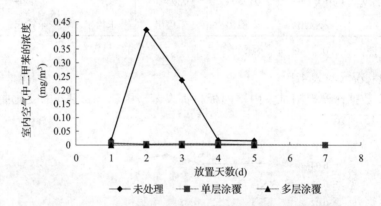

图 4-15　模拟测试室内板材挥发二甲苯的变化曲线

通过前面图形比较，可以发现放置涂刷过 1 遍和 5 遍的细木工板的模拟测试室内空气中苯系物的浓度都明显减小了，说明油漆对苯系物的释放起了抑制作用。在放置于模拟测试室的后几天里，苯系物的浓度一直保持很低，除了因为油漆的覆盖作用以外，良好的通风条件有利于有害物质的散发，使空气中的挥发出苯系物的浓度的明显降低。

7. 影响因素

在模拟实验过程中，由于条件的限制，很多因素无法控制，对结果有一定的影响。室内材料中 VOC 的释放过程包含很复杂的物理和化学现象，主要包括以下三个过程：材料内部扩散；从材料表面到周围空气中的挥发；空气吹出（空气交换率）情况。材料内部扩散的驱动力为浓度梯度，遵循 Fick's 第二定律。同时，从材料表面到周围空气中的挥发，与温度、湿度和材料含水率、表面处理等也有一定的关系，具体的规律还有待研究，但温度、湿度和材料含水率、表面处理等对挥发率、扩散率的影响是一定存在的。一般来说，随着表面涂料厚度增加，释放率降低；温度越高，释放率越高；空气中 VOC 的浓度较高时，对释放率有限制作用。

油漆等涂料对板材中有毒有害污染物的向外释放有一定的抑制和封闭作用。研究结果表明，对木制板材表面及端面采取覆盖处理措施，减少暴露面积，可使挥发性有机物——甲醛、苯系物等在空气中的平衡浓度降低。

第五章 工程验收阶段的污染控制

第一节 "规范"对工程验收阶段污染控制的规定

工程竣工验收是工程建设质量管理的一项重要要求，是保证工程质量的最后一环，也是保证"规范"得以贯彻实施的最后把关。因此，做好工程竣工验收中的室内环境污染控制工作是建设单位、施工单位、监理单位的共同责任。

"规范"关于工程竣工验收有以下21条规定：

"规范"第6.0.1条规定："民用建筑工程及室内装修工程的室内环境质量验收，应在工程完工至少7d以后、工程交付使用前进行。"

因油漆的保养期至少为7d，所以强调在工程完工7d以后，对室内环境质量进行验收。

一项工程建成后，尽快验收并投入使用，应当说是建设各方的一致愿望。但是，工程刚建成，涂料等材料正在养护期，污染物正在大量挥发，此时的室内环境污染状况正在迅速改变，而只有降低到稳定状态以后的室内环境污染状况，才是工程交付使用后的实际情况。涂料的保养期（成膜期）一般7d左右，因此，规范规定，验收在工程完工至少7d以后进行。

"规范"第6.0.2条规定："民用建筑工程及其室内装修工程验收时，应检查下列资料：

1 工程地质勘察报告、工程地点土壤中氡浓度或氡析出率检测报告、工程地点土壤天然放射性核素镭-226、钍-232、钾-40含量检测报告；

2 涉及室内新风量的设计、施工文件，以及新风量的检测报告；

3 涉及室内环境污染控制的施工图设计文件及工程设计变更文件；

4 建筑材料和装修材料的污染物检测报告、材料进场检验记录、复验报告；

5 与室内环境污染控制有关的隐蔽工程验收记录、施工记录；

6 样板间室内环境污染物浓度检测报告（不做样板间的除外）。"

按照工程验收管理要求，工程验收时要检查与工程质量有关的各类资料。室内环境污染控制涉及从工程勘察、设计开始，到材料选择、施工及竣工验收的每一个环节。因此检查每个环节的记录、文件及报告显得尤其重要。

按照"规范"规定，并非进入工地的每一种、每一批建筑材料和装修材料都要进行实测复验，只有使用量较大的建筑材料和装修材料才需要进行复验。工程地点土壤天然放射性核素镭-226、钍-232、钾-40含量也只是在土壤氡浓度较高的情况下才需要进行。因此，检查资料时，除了应查看进场材料的质量保证文件、型式检测报告以外，还应根据勘察设计文件，查看土壤放射性是否需要进行检测、设计用量较大的建筑材料和装修材料是否需要进行复验，并查看相关检测报告。

关于样板间室内环境污染物浓度检测记录，在工程验收查验资料时，应注意样板间装修设计及使用的材料与工程实际使用的是否一致，如果不一致，样板间室内环境污染物浓度检测报告不能作为验收依据。

新风量的设计、施工文件以及新风量的检测报告是"规范"修订后增加的内容。查看新风量的相关资料，应包括新风量的设计文件、空调安装调试报告及验收时新风量的检测报告。

"规范"第6.0.3条规定："民用建筑工程所用建筑材料和装修材料的类别、数量和施工工艺等，应符合设计要求和本规范的有关规定。"

民用建筑工程所用建筑材料和装修材料的类别、数量和施工工艺等对室内环境质量有决定性影响，因此，本条为强制性条文，必须严格执行。

工程所用材料的类别决定于民用建筑的类别。Ⅰ类、Ⅱ类建筑只能使用符合本规范表3.1.1要求的建筑主体材料，Ⅰ类建筑使用的无机非金属建筑装修材料必须为A类，使用的人造板材料必须为E1级；Ⅱ类建筑使用的无机非金属建筑装修材料，最好使用A类材料，但也允许使用B类装修材料，只是对使用B类装修材料的量有要求，要进行计算，不允许过量使用B类材料。Ⅰ类建筑使用E1类人造木板的数量要注意，如果在室内使用板材的总面积（以m^2为单位，板材正反两面计）同该房间容积（以m^3为单位）的比值超过1:1时，人造板材散发的甲醛污染有可能会超过规范要求。

"规范"第6.0.4条规定："民用建筑工程验收时，必须进行室内环境污染物浓度检测，其限量应符合表6.0.4的规定。"

表6.0.4　民用建筑工程室内环境污染物浓度限量

污染物	Ⅰ类民用建筑工程	Ⅱ类民用建筑工程
氡（Bq/m^3）	≤200	≤400
甲醛（mg/m^3）	≤0.08	≤0.10
苯（mg/m^3）	≤0.09	≤0.09
氨（mg/m^3）	≤0.2	≤0.2
TVOC（mg/m^3）	≤0.5	≤0.6

注：1　表中污染物浓度测量值，除氡外均指室内测量值扣除同步测定的室外上风向空气测量值（本底值）后的测量值。

　　2　表中污染物浓度测量值的极限值判定，采用全数值比较法。

本条为强制性条文，必须严格执行。

表中室内环境指标（除氡外）均为扣除室外空气空白值后的值，这样可减少室外大气污染的干扰，以突出建筑材料和装修材料所产生的污染水平。

表中的氡浓度，系指现场检测的实测氡浓度值，不再进行平衡氡子体换算，与国际接轨。

Ⅰ类民用建筑工程室内氡指标根据现行国家标准《住房内氡浓度控制标准》GB/T 16146实测值定为不大于200Bq/m^3；Ⅱ类民用建筑工程室内氡指标也是参考了现行国家标准《住房内氡浓度控制标准》GB/T 16146的规定，并参考现行国家标准《人防工程平时使用环境卫生标准》GB/T 17216 确定的，实测值不大于 400Bq/m³。以往《住房内氡浓度控制标准》GB/T 16146 等均采用实测氡浓度后，换算成平衡氡子体浓度，再进行评价的做法，这样做，需进行平衡因子换算。根据联合国原子辐射效应科学委员会 1994 年出版的报告《电离辐射辐射源与生物效应报告》（UNSCEAR1994 REPORT）介绍，在正常通风使用情况下，室内空气中氡平衡因子的平均值一般不会超过 0.5，因此，在计算室内平衡等效氡浓度时，平衡因子一般选取 0.5。在本规范中，不再进行平衡因子换算，而是用氡浓度的实测值作为标准值进行评价。

为控制和降低已建住房内氡及其子体对公众的辐射照射而采取的简单补救行动，包括加强通风、住房内表面喷涂、堵塞墙壁的缝隙等简易而有效的降氡措施，而对住房采用破坏性行动（改建、部分拆除）则是需慎重考虑的补救行动，需用防护最优化来进行指导。

Ⅰ类民用建筑工程室内甲醛浓度指标，系根据现行国家标准《居室空气中甲醛卫生标准》GB/T 16127 的确定值，定为不大于 0.08mg/m³；Ⅱ类民用建筑工程室内甲醛浓度指标，本次修订中采用了《室内空气质量标准》GB/T 18883—2002 中的限量值 0.1mg/m³。

由于民用建筑工程禁止在室内使用以苯为溶剂的涂料、胶粘剂、处理剂、稀释剂及溶剂，因此，室内空气中苯污染将得到相应控制。空气中苯污染现场测试结果在扣除室外本底值后，限值定为不大于 0.09mg/m³。

Ⅰ类民用建筑工程室内氨指标，系根据《工业企业设计卫生标准》TJ 36—79 和现场测试结果定为不大于 0.2mg/m³；Ⅱ类民用建筑工程室内氨指标，本次修订中采用了《室内空气质量标准》GB/T 18883—2002 中的限量值 0.2mg/m³。

Ⅱ类民用建筑工程室内总挥发性有机化合物（TVOC）指标定为不大于 0.6mg/m³；Ⅰ类定为不大于 0.5mg/m³。

表 6.0.4 的注 1 中明确：室外空气空白样品的采集应注意选择在上风向，选取适当地点的适当高度进行（注意避开地面附近污染源，如：窨井、化粪池等），并与室内样品同步采集。

表 6.0.4 的注 2 中明确：污染物浓度测量值的极限值判定，采用全数值比较法，根据是《数值修约规则与极限数值的表示和判定》GB/T 8170—2008。该标准提出两种极限值的判定方法：修约值比较法和全数值比较法，并进一步明确：各种极限数值（包括带有极限偏差值的数值）未加说明时，均指采用全数值比较法；如规定采用修约值比较法，应在标准中加以说明。考虑到许多检测人员对国家标准 GB/T 8170—2008 不熟悉，因此，在表 6.0.4 的注 2 中进一步进行了明确。

目前，毛坯房验收较为普遍，而"毛坯房"只是一个通俗的称谓，并没有一个准确的定义，其包含的污染源也有所差异，例如，墙面的粉刷情况就有水泥砂浆无饰面、罩白、使用水性涂料饰面等多种情况。一般情况下，毛坯房的污染源主要是墙面粉刷涂料、房内门油漆、墙体外加剂、厨房卫生间使用的防水涂料等，带来的污染物仍然包括甲醛、苯、氨、TVOC 和氡，因此，简单的规定毛坯房验收只检测某些指标是不合适的。

另外需要指出的是：厨房卫生间使用的防水涂料往往污染严重，如果在地面未进行装饰或无保护层的情况下进行验收检测，往往容易超标（毛坯房交工时的情况和住户使用时的情况不同，住户使用时已经进行了饰面施工，防水涂料被覆盖密封）。从发展趋势看，我国的住宅竣工验收将逐渐从毛坯房验收过渡到装修完成后的验收。

第6.0.4条是"规范"的核心所在，是民用建筑工程室内环境污染控制的最终目标，也是工程竣工验收的基本标准。本条要求：民用建筑工程验收时，必须进行室内环境污染物检测。之所以提出这一强制性要求，主要是因为只有进行实际测试，其数据才能说明问题。

工程建设过程涉及许多方面，任何一个环节发生问题，都可能影响到最终的室内环境污染控制。况且，这中间往往会发生许多未知因素，仅选用材料的品牌、规格、数量、生产厂家等就可能多次变化。因此，最终情况究竟如何，不进行实际测试无法判定。另外，室内环境污染状况是用户普遍关注的问题，五项污染物指标中，有的限值在人的嗅阈值范围，有的人嗅阈值低，虽然未超标，但已能嗅到气味，这种情况下，不进行实际测试取得数据，很难有说服力。

"规范"第6.0.5条规定："民用建筑工程验收时，采用集中中央空调的工程，应进行室内新风量的检测，检测结果应符合设计要求和现行国家标准《公共建筑节能设计标准》GB 50189的有关规定。"

新风量设计是执行现行国家标准《公共建筑节能设计标准》GB 50189的要求，因此，在确定新风量检测方法时，原则上应按设计标准要求的方法进行室内新风量检测。

随着国家对建筑节能的要求越来越高，建筑外窗的气密性也越来越高，这对建筑节能有好的作用，但对于室内污染的控制却产生不利影响。"规范"执行这些年来，由于有些建筑外窗的气密性等级太高，导致即使建筑物所用建筑装修材料合格，室内污染物浓度依然超标的情况仍然时有发生，这一现象多发生在一些高级商业写字楼，一些装修豪华的宾馆、酒店，以及某些高档住宅上。

关于房间的新风量与室内污染物浓度的关系，国家建筑工程室内环境检测中心（简称国检中心）利用环境测试舱进行了相关实验，实验表明：换气率对室内空气中的甲醛浓度有直接影响：当换气率小于0.5次/h（相当于《建筑外窗气密性能分级及检测方法》GB/T 7107—2008规定的气密性3级到4级水平），室内空气中的甲醛浓度维持在比较高的水平；当换气率大于0.5次/h，室内空气中的甲醛浓度急剧下降，并维持在比较低的水平。

从节能的角度看，外窗的气密性等级越高越好，房间换气次数越少越好。显然，节能和控制室内环境污染两方面存在一定矛盾。提高外窗的气密性，保证节能要求，但也要兼顾到室内环境污染控制的要求，保证房间一定的新风量。对房间新风量的要求，体现在两个阶段：第一阶段在设计，第二阶段在验收。

"规范"第6.0.6条规定："民用建筑工程室内空气中氡的检测，所选用方法的测量结果不确定度不应大于25%，方法的探测下限不应大于10 Bq/m³。"

对于民用建筑工程的氡验收检测来说，目的在于发现室内氡浓度的异常值，即发现是否有超标情况，因此，当发现检测值接近或超过国家规定的限量值时，有必要进一步确认，以便准确地作出结论。例如，在实际验收检测工作中，出于方法灵敏度原因，根据现行国家标准《环境空气中氡的标准测量方法》GB/T 14582的要求，径迹刻蚀法的布放时间应不少于30d，活性炭盒法的样品布放时间3d~7d，并应进行湿度修正等。对于使用连续氡检测仪的情况，在被测房间对外门窗已关闭24h后，取样检测时间保证大于仪器的读数响应时间是需要的（一般连续氡检测仪的读数响应时间在 45min 左右）。如发现检测值接近或超过国家规定的限量值时，为进一步确认，保证测量结果的不确定度不大于 25%，检测时间可根据情况延长，例如，设定为断续或连续 24h、48h 或更长。其他瞬时检测方法（如闪烁瓶法、双滤膜法、气球法等）在进行确认时，检测时间也可根据情况设定为断续 24h、48h 或更长。人员进出房间取样时，开关门的时间要尽可能短，取样点离开门窗的距离要适当远一点。

"规范"第 6.0.7 条规定："民用建筑工程室内空气中甲醛的检测方法，应符合现行国家标准《公共场所空气中甲醛测定方法》GB/T 18204.26 中酚试剂分光光度法的规定。"

"规范"6.0.8 条规定："民用建筑工程室内空气中甲醛检测，也可采用简便取样仪器检测方法，甲醛简便取样仪器应定期进行校准，测量结果在 $0.01mg/m^3 \sim 0.60mg/m^3$ 测定范围内的不确定度应小于 20%。当发生争议时，应以现行国家标准《公共场所空气中甲醛测定方法》GB/T 18204.26 中酚试剂分光光度法的测定结果为准。"

本规范要求，民用建筑工程室内空气中甲醛检测，可采用简便取样仪器检测方法（例如电化学分析方法、简易采样仪器比色分析方法、被动采样器仪器分析方法等），测量结果在 $0.01mg/m^3 \sim 0.60mg/m^3$ 测量范围内的不确定度应小于 20%。这里所说的"不确定度应小于 20%"指仪器的测定值与标准值（标准气体测定值或标准方法测定值）相比较，总不确定度小于 20%。

"规范"第 6.0.9 条规定："民用建筑工程室内空气中苯的检测方法，应符合本规范附录 F 的规定。"

本条是参照现行国家标准《居住区大气中苯、甲苯和二甲苯卫生检验标准方法 气相色谱法》GB/T 11737，并进行了改进，制定了本规范附录 F。

苯检测方法与"规范"修订前的方法有一些改变，一是取消了二硫化碳提取法（原因是该法的检测下限太高，灵敏度低，对检测人员危害大），二是取消了热解吸分步进样（原因是步骤多，误差大，检测下限高，灵敏度较低），只保留热解吸直接进样。

"规范"6.0.10 条规定："民用建筑工程室内空气中氨的检测方法，应符合现行国家标准《公共场所空气中氨测定方法》GB/T 18204.25 中靛酚蓝分光光度法的规定。"

"规范"6.0.11 条规定："民用建筑工程室内空气中总挥发性有机化合物（TVOC）的检测方法，应符合本规范附录 G 的规定。"

TVOC 检测方法与"规范"修订前的方法有一些改变，取消了分步进样（原因是步骤多，误差大，检测下限高，灵敏度较低），只保留热解吸直接进样。有关的详细解释在本书 TVOC 的测定中加以说明。

"规范"6.0.12 条规定："民用建筑工程验收时，应抽检每个建筑单体有代表性的房间室内环境污染物浓度，氡、甲醛、氨、苯、TVOC 的抽检量不得少于房间总数的 5%，每个建筑单体不得少于 3 间，当房间总数少于 3 间时，应全数检测。"

民用建筑工程及装修工程现场检测点的数量、位置，应参照《环境空气中氡的标准测量方法》GB/T 14582—1993 中附录 A"室内标准采样条件"和《公共场所卫生监测技术规范》GB 17220—1998 的有关规定，并结合建筑工程特点确定。条文中的房间指"自然间"，在概念上可以理解为建筑物内形成的独立封闭、使用中人们会在其中停留的空间单元。计算抽检房间数量时，指对一个单体建筑而言。一般住宅建筑的有门卧室、有门厨房、有门卫生间及厅等均可理解为"自然间"，作为基数参与抽检比例计算。条文中"抽检每个建筑单体有代表性的房间"指不同的楼层和不同的房间类型（如住宅中的卧室、厅、厨房、卫生间等）。对于室内氡浓度测量来说，考虑到土壤氡对建筑物低层室内产生的影响较大，因此，一般情况下，建筑物的低层应增加抽检数量，向上可以减少。按照本规范第1.0.2条的规定，在计算抽检房间数量时，底层停车场不列入范围。

对于虽然进行了样板间检测，检测结果也合格，但整个单体建筑装修设计已发生变更的，抽检数量不应减半处理。

建设部《商品住宅性能认定工作规程（试行）》要求，商品住宅性能认定采用抽样评定和综合评定相结合的方法，安全性能对单栋住宅总套数的10%抽样评定。考虑到对单栋住宅总套数的10%抽样工作量较大，会增加工程成本，因此，在本"规范"中，将抽样数量减半为抽检数量不得少于5%，并不得少于3间，因为，抽样数量太少将缺少代表性。房间总数少于3间时，应全数检测。

"规范"第6.0.13条规定："民用建筑工程验收时，凡进行了样板间室内环境污染物浓度检测且检测结果合格的，抽检量减半，并不得少于3间。"

"规范"支持并鼓励制作样板间，通过样板间测试预测未来室内环境污染状况。之所以这样做，是因为：

（1）从装修设计到竣工验收之间的过程变动因素太多，因此，仅从装修设计，很难预测装修工程完成后的室内环境污染状况。因为，施工过程中如果实际选用的材料性能不好，或者施工过程中未严格按照规定进行，都会造成装修工程完成后室内环境污染指标偏高，甚至超过标准要求。

（2）从工程开始之初的制作样板间到装修工程完工，施工过程中修改设计的事会经常发生。设计如果修改，各种污染物散发的情况将发生变化，直接影响工程完成后室内环境污染状况，因此，仅做样板间测试是不够的，而应在工程完成后仍做抽样测试，只是数量可以减少，即抽检数量减半。

（3）凡进行了样板间测试且结果合格的，抽检数量减半，这对于使用同一设计进行大批量（套房）建设的，将可以大大减少抽检数量，减少检测费用。

"规范"第6.0.14条规定："民用建筑工程验收时，室内环境污染物浓度检测点数应按表6.0.14设置。"

表6.0.14　室内环境污染物浓度检测点数设置

房间使用面积（m^2）	检测点数（个）
<50	1
≥50，<100	2
≥100，<500	不少于3
≥500，<1000	不少于5
≥1000，<3000	不少于6
≥3000	每1000m^2不少于3

本规范修订前，房间使用面积大于 100 m^2 时，笼统要求设 3 个 ~5 个测量点，可操作性差。随着房间面积增加，测量点数适当增加是必要的，但不宜无限增加。近年来，各地陆续有遇到大于 3000m^2 的大开间商业用房情况，为增加可操作性，规定每 1000m^2 不少于 3 个检测点。

"规范"第 6.0.15 条规定："当房间内有 2 个及以上检测点时，应采用对角线、斜线、梅花状均衡布点，并取各点检测结果的平均值作为该房间的检测值。"

"规范"第 6.0.16 条规定："民用建筑工程验收时，环境污染物浓度现场检测点应距内墙面不小于 0.5m、距楼地面高度 0.8m ~1.5m。检测点应均匀分布，避开通风道和通风口。"

"规范"第 6.0.17 条规定："民用建筑工程室内环境中甲醛、苯、氨、总挥发性有机化合物（TVOC）浓度检测时，对采用集中空调的民用建筑工程，应在空调正常运转的条件下进行；对采用自然通风的民用建筑工程，检测应在对外门窗关闭 1h 后进行。对甲醛、氨、苯、TVOC 取样检测时，装饰装修工程中完成的固定式家具，应保持正常使用状态。"

室内通风换气是建筑正常使用的必要条件，欧洲、美国标准和本规范均规定模拟室内环境测试舱测定人造木板等挥发有机化合物时标准舱内换气次数为 1.0 次/h，现行行业标准《夏热冬冷地区居住建筑节能设计标准》JGJ 134 的规定，居住建筑采用冬季采暖和夏季空调的室内换气次数为 1.0 次/h，并以此来设计确定室内温度和其他指标。由于采用自然通风换气的民用建筑工程受门窗开闭大小、天气等影响变化很大，换气率难以确定，因此本规范规定将充分换气、敞开门窗，关闭 1h 后尽快进行检测，1h 甲醛等挥发性有机化合物的累积浓度接近每小时换气 1 次的平衡浓度，而且在关闭门窗的条件下检测可避免室外环境变化的影响（墙壁上有空调机、排风扇等预留孔的应予封闭）。采用集中空调的民用建筑工程，其通风换气设计有相应的规定，通风换气在空调正常运转的条件下才能实现（空调系统的温度设置应符合节能要求），在此条件下检测，测得的室内氡浓度及甲醛等挥发性有机化合物浓度的数据与真实使用情况接近。

门窗的关闭指自然关闭状态，不是指刻意采取的严格密封措施。当发生争议时，对外门窗关闭时间以 1h 为准。在对甲醛、氨、苯、TVOC 取样检测时，装饰装修工程中完成的固定式家具（如固定壁柜、台、床等），应保持正常使用状态（如家具门正常关闭等）。

"规范"第 6.0.18 条规定："民用建筑工程室内环境中氡浓度检测时，对采用集中空调的民用建筑工程，应在空调正常运转的条件下进行；对采用自然通风的民用建筑工程，应在房间的对外门窗关闭 24h 以后进行。"

采用自然通风的民用建筑工程室内进行氡浓度检测时，不能采用甲醛等挥发性有机化合物检测时门窗关闭 1h 后进行检测的方法，原因是氡浓度在室内累积过程较慢，且氡释放到室内空气中后一部分会衰减，因此，条文规定应在房间对外门窗关闭 24h 以后进行检测。对采用自然通风的民用建筑工程，累积式测氡仪器可以从对外门窗关闭开始测量，24h 以后读取结果。

"规范"第 6.0.19 条规定："当室内环境污染物浓度的全部检测结果符合本规范表 6.0.4 的规定时，应判定该工程室内环境质量合格。"

本条为强制性条文，必须严格执行。本条在于强调工程竣工验收时，要全部符合本规范的规定，各房间检测点检测值的平均值也要全部符合本规范的规定。这包含两层含义：每一种污染物必须合格；每一房间必须合格。作出这一严格规定是正确的，这是因为：第一，每一种污染物都有危害，并且很难说哪一种比别的更为危害严重些，因此，任何一种污染物都必须符合本规范的规定。如果不符合要求，不能判定该工程室内环境质量合格。第二，每一房间都代表着一定数目房间的情况，任何一个（一套）抽检房间不合格，都会影响到用户的安全使用，都是不能允许的，因此，只有每一房间合格，才能认为该工程室内环境质量合格。本条将室内环境污染物浓度全部符合本规范的规定时判定为"该工程室内环境质量合格"，而未说是"工程合格"，实际上，二者是一致的。因为，没有室内环境质量合格，就没有工程合格；只有室内环境质量合格以及工程的其他所有项目全部合格，才算整个工程合格。既然本规定不涉及工程其他方面问题，仅是对工程室内环境质量的要求，因此，将室内环境污染物浓度全部符合本规范时判定为"该工程室内环境质量合格"是合适的。

"规范"第 6.0.20 条规定："当室内环境污染物浓度检测结果不符合本规范的规定时，应查找原因并采取措施进行处理。采取措施进行处理后的工程，可对不合格项进行再次检测。再次检测时，抽检量应增加 1 倍，并应包含同类型房间及原不合格房间。再次检测结果全部符合本规范的规定时，应判定为室内环境质量合格。"

在进行工程竣工验收时，一次检测不合格的，可再次进行抽样检测，但检测数量要加倍。这里所说的"检测数量要加倍"是指：不合格检测项目（不管超标房间数量多少）按原抽检房间数量的 2 倍重新检测，例如，第一次检测时抽检 6 个房间，发现有 1 个房间甲醛超标，那么，将对甲醛重新抽检 12 个房间进行检测。

工程竣工验收时，发现室内环境污染物浓度检测结果不符合本规范规定，应查找原因。除了氡污染情况较为复杂外，一般均系装修材料原因。如果氡污染水平超标，应首先查找是否有地下氡气通过地面裂缝、管线入户口空隙、墙体裂缝等进入室内的通道，如果发现问题，采取措施进行处理。如无上述问题，可从材料上进一步查找原因。找到问题所在，解决问题并不困难。个别情况也会有室外污染影响到室内的问题。不过，只要认真观察，总是可以找到原因的。

关于氡污染超标的处理措施，针对性要强。如果氡气来自地面裂缝、空隙等处，可使用水泥、防水材料密封；如果来自墙体材料，可在内墙面采取涂覆防水材料、粘贴面砖、覆盖板材等，这些措施均可收到一定效果。如果采取根本性措施，如更换部分放射性强的墙体材料、更换工程基础的回填土等，效果会更好一些，但方法比较复杂，花费也多。当然，加强通风是比较容易实现的治理措施之一。

关于化学污染超标的处理措施，也要在查明原因的基础上，同时考虑超标严重程度、经济损益分析等社会因素，再作决定。如果超标不太严重，工程交付使用的时间也允许，可拖延一段时间再次验收，因为装修材料散发的化学污染随着时间的推移将越来越少。在对化学污染超标进行处理时，应尽量避免拆除全部装修材料的做法，因为那样损失太大。

本条规定，再次检测时抽检数量应增加 1 倍。规定这一内容主要基于两点考虑：第一，第 6.0.12 条规定，民用建筑工程验收时，抽检数量不得少于 5%，实际工作中，一般都会按 5% 执行。这一比例取小了，更不符合原建设部发布的《商品住宅性能认定工作规程（试行）》要求抽检数量为 10% 的规定。因此，在抽检比例偏小的情况下，若发现超标，那么，再次验收抽验时，应更严格一点，按抽检数量为 10% 进行无可非议。第二，有鼓励验收检测一次通过的意思。也就是说，鼓励认真工作、严格执行规范，把工程做好，力争一次通过。

本条规定，室内环境污染物浓度再次检测结果全部符合本规范的规定时，可判定为室内环境质量合格。也就是说，再次验收检测时，只要能全部符合本规范的规定（所有的检测抽样房间和所有的检测项目），工程仍可判定为室内环境质量合格。又给了一次机会，以此希望工程建设各方面，以积极的态度对待第一次验收时发现的问题，认真处置，最终目的是把工程做好。

在实际工作中，所谓第一次验收、再次验收的界限往往是不明确的，发现问题及时解决，应当受到鼓励和肯定。

"规范"第 6.0.21 条规定："室内环境质量验收不合格的民用建筑工程，严禁投入使用。"

本条为强制性条文，必须严格执行。室内环境质量是民用建筑工程的一项重要指标，工程竣工验收时必须合格。本条与本规范第 6.0.4 条相呼应并保持一致。

虽然本条只有一句话，但是它体现了"规范"在原则问题上的严肃性。"规范"的宗旨"保障公众健康，维护公共利益"，为实现这一目标，从工程地质勘察开始到工程设计、施工、验收，采取了一系列措施，要做许多工作。应当说，真正实现"规范"所规定的控制目标是不容易的，要克服许多困难。但是，还应当说，只要认真执行了"规范"所规定的内容，民用建筑工程室内污染也是能够控制住的。

贯彻执行规范没有难以做到的高新技术，无论是土壤中氡气浓度调查，还是防氡工程设计、地下防水（防氡）设计、材料选取的掌握，以及材料进场验收及复验、地下防氡工程施工、各种装修材料施工中的处理等，均为常规性工作，这些对于设计者、施工单位来说，算不上是复杂的技术问题。只是一开始工程技术人员对氡不熟悉，对防氡技术措施的原理不甚了解罢了。再者，实现民用建筑工程室内环境污染控制所需要的材料并非难以解决。规范对建筑材料和装修材料均有明确规定，按规范要求选用合适的建筑材料和装修材料，可能会增加一点工程费用，但增加的数目并不大。据人造木板生产厂家提供的情况，估计生产成本增加 5%～10%，涂料、胶粘剂增加的比例也不大，应当可以承受。增加费用不多而建造出好的建筑，用户普遍是欢迎的。当然，市场上假冒伪劣产品比比皆是，给选用材料增加了困难。但规范已经作出规定，"建筑材料和装修材料的检测项目不全或对检测结果有疑问时，必须将材料送有资格的检测机构进行检验，检验合格后方可使用。"依此保证所选用的材料符合规范的要求。

第二节　室内空气中化学污染物的现场采样

一、概述

室内空气中甲醛、氨、苯、TVOC 的检测，现场采样是第一步。采样点是否有代表性、采样体积是否准确，直接影响到检测结果。实践发现，甲醛、氨的采样，由于系统阻力小，基本不存在采样流量失真的情况，但苯、TVOC 的采样，由于分别使用活性炭吸附管和 Tenax – TA 管，导致采样系统阻力大，有可能导致采样流量失真。

为了解目前采样的准确性，课题组曾对从事室内环境检测的 43 家检测单位进行抽查，测定其现场苯、TVOC 采样中使用的气体采样仪的流量值（所使用设备来自国内七个不同的生产厂家，包括单通道和双通道两种型号，基本代表了目前此类设备的总体情况，均属于浮子流量计型采样器），结果发现采样流量失真情况十分严重，综合如下：

（1）采样管阻力和采样流量有关，流量越大，阻力越大；

（2）采样管阻力和填料有关，例如：自制 Tenax – TA 采样管在 100mL/min ~ 500mL/min 流量范围的阻力（负压）大多数在 10kPa 以下，主要原因是自制 Tenax – TA 管所用填料采用分样筛筛取，确保粒径符合要求，但填料损失很大；

（3）采样管阻力和内径大小有关，自制 Tenax – TA 和活性炭吸附管的内径较大，所以产生的阻力较小；

（4）活性炭吸附管阻力（负压）没有明显低于 Tenax – TA 管；

（5）部分采样管阻力（负压）相对过大，甚至超过采样系统阻力测试装置上负压表的量程 40kPa。

因此，需注意以下两点：

（1）普通的采样泵并没有针对负载变化调节补偿，不具备恒流功能，随着采样阻力的增加，误差不断增大，普遍超过规范要求的相对误差小于 ±5% 的范围；

（2）活性炭采样管、Tenax – TA 采样管的颗粒细度得不到控制，导致采样管阻力不稳定，且往往过大，当流量 0.2L/min 时，其阻力普遍超过 4kPa，达不到现行国家标准《作业场所空气采样仪器的技术规范》GB/T 17061—1997 的要求。

要保障采样流量的准确性，需要注意选用合适的恒流采样器，测试其性能是否符合"规范"附录 F.0.2 和附录 G.0.2 规定：恒流采样器——采样过程中流量稳定，流量范围应包含 0.5 L/min，并且当流量 0.5L/min 时，应能克服 5kPa ~ 10kPa 之间的阻力，此时用皂膜流量计校准系统流量，相对偏差不应大于 ±5%。

在现行国家标准《作业场所空气采样仪器的技术规范》GB/T 17061 中提到：在 200mL/min 流量下，活性炭吸附管通气阻力为 2kPa ~ 4kPa，由于本规范中空气污染物甲醛、氨、苯、TVOC 的现场采样流量都是 500mL/min，因此适当调整采样管的通气阻力范围为5kPa～10kPa。

二、"规范"中对采样的有关规定

（一）甲醛的采样

"规范"第6.0.7条要求："民用建筑工程室内空气中甲醛的检测方法，应符合现行国家标准《公共场所空气中甲醛测定方法》GB/T 18204.26中酚试剂分光光度法的规定。"

《公共场所空气中甲醛测定方法》GB/T 18204.26—2000中有关甲醛采样的要求有：

4.1　大型气泡吸收管：出气口内径1mm，出气口至管底距离等于或小于5mm。

4.2　恒流采样器：流量范围0～1L/min。流量稳定可调，恒流误差小于2%，采样前和采样后应用皂膜流量计校准采样系列流量，误差小于5%。

5　采样：用一个内装5mL吸收液的大型气泡吸收管，以0.5 L/min流量，采气10L。并记录采样点的温度和大气压。采样后样品在室温下应在24h内分析。

（二）氨的采样

"规范"第6.0.10条要求："民用建筑工程室内空气中氨的检测方法，应符合现行国家标准《公共场所空气中氨测定方法》GB/T 18204.25中靛酚蓝分光光度法的规定。"

《公共场所空气中氨测定方法》GB/T 18204.25—2000中有关氨采样的条文有：

4.1　大型气泡吸收管：有10mL刻度线，出气口内径为1mm，出气口至管底距离应为3～5mm。

4.2　空气采样器：流量范围0～2L/min，流量稳定。使用前后，用皂膜流量计校准采样系统的流量，误差应小于5%。

5　采样：用一个内装10mL吸收液的大型气泡吸收管，以0.5L/min流量，采气5L，及时记录采样点的温度及大气压。采样后，样品在室温下保存，于24h内分析。

（三）苯的采样

"规范"中F.0.2要求：

"恒流采样器在采样过程中流量应稳定，流量范围应包含0.5 L/min，并且当流量为0.5L/min时，应能克服5kPa～10kPa之间的阻力，此时用皂膜流量计校准系统流量，相对偏差不应大于±5%。"

"规范"中F.0.3要求："活性炭吸附管应为内装100mg椰子壳活性炭吸附剂的玻璃管或内壁光滑的不锈钢管。使用前应通氮气加热活化，活化温度为300℃～350℃，活化时间不应少于10min，活化至无杂质峰为止，当流量为0.5L/min时，阻力应在5kPa～10kPa之间。"

"规范"中F.0.4要求：

1　"应在采样地点打开吸附管，与空气采样器入气口垂直连接，调节流量在0.5L/min的范围内，应用皂膜流量计校准采样系统的流量，采集约10L空气，应记录采样时间、采样流量、温度和大气压。

2　采样后，取下吸附管，应密封吸附管的两端，做好标识，放入可密封的金属或玻璃容器中。样品可保存5d。

3　采集室外空气空白样品，应与采集室内空气样品同步进行，地点宜选择在室外上风向处。"

(四) TVOC 的采样

"规范"中 G. 0. 2 要求：恒流采样器在采样过程中流量应稳定，流量范围应包含 0.5 L/min，并且当流量为0.5L/min 时，应能克服 5kPa ~ 10kPa 之间的阻力，此时用皂膜流量计校准系统流量，相对偏差不应大于 ±5%。

"规范"中 G. 0. 3 要求：Tenax - TA 吸附管可为玻璃管或内壁光滑的不锈钢管，管内装有200mg 粒径为 0.18mm ~ 0.25mm（60 目 ~ 80 目）Tenax - TA 吸附剂。使用前应通氮气加热活化，活化温度应高于解吸温度，活化时间不应少于30min，活化至无杂质峰为止，当流量为 0.5L/min 时，阻力应在 5kPa ~ 10kPa 之间。

"规范"中 G. 0. 4 要求：

1　应在采样地点打开吸附管，然后与空气采样器入气口垂直连接，调节流量在 0.5L/min 的范围内，然后用皂膜流量计校准采样系统的流量，采集约 10L 空气，应记录采样时间及采样流量、温度和大气压。

2　采样后取下吸附管，应密封吸附管的两端并做好标记，然后放入可密封的金属或玻璃容器中，并应尽快分析，样品最长可保存14d。

3　采集室外空气空白样品应与采集室内空气样品同步进行，地点宜选择在室外上风向处。

三、相关标准有关采样的摘要

(一)《公共场所卫生监测技术规范》GB/T 17220—1998

1　适用范围

本规范规定了公共场所开展卫生监测的技术要求。

2　空气质量监测

2.1　布点原则

2.1.1　布点应该考虑现场的平面布局和立体布局，高层建筑物的立体布点应有上、中、下三个检测平面，并分别在三个平面上布点。采样点应避开人流通风道和通风口，并距离墙壁1m 远。

2.1.2　确定采样点时可用交叉布点，斜线布点或梅花样布点的方法。

2.1.3　采样时应准确记录采样现场的气温、气压等微小气候采样流量以及采样时间。

2.2　采样

2.2.1　旅店业客房采样见表1。

2.2.2　文化娱乐场所影剧院、音乐厅、录像厅（室）采样见表2；舞厅、游艺厅、茶座、酒吧、咖啡厅采样见表3。

2.2.3　展览馆、图书馆、美术馆；商场、书店；医院候诊室；就餐场所；公共交通等候室空气监测的要求见表4。

表1　旅店业客房采样

客房间数	≤10	>100
采样点数（个）	客房数 5%～10%	客房数 1%～5%
采样高度（m）	0.8～1.2	0.8～1.2

表2　影剧院、音乐厅、录像厅（室）采样

座位数	≤300	≤500	≤1000	>1000
采样点数（个）	1～2	2～3	3～4	5
采样高度（m）	1.2	1.2	1.2	1.2

表3　舞厅、游艺厅、茶座、酒吧、咖啡厅采样

面积（m^2）	≤50	≤100	≤200	>200
采样点数（个）	1	2	3	3～5
采样高度（m）	舞厅 1.5；其他场所 1.2			

表4　其他地点采样

面积（m^2）	200～1000	1001～5000	>5000
采样点数（个）	2	4	6
采样高度（m）	1.2～1.5	1.2～1.5	1.2～1.5

（二）《工作场所空气中有害物质监测的采样规范》GBZ 159—2004

1　范围

本标准规定了工作场所空气中的有害物质（有毒物质和粉尘）监测的采样方法和技术要求。

本标准适用于工作场所空气中有害物质（有毒物质和粉尘）的空气样品采集。

2　规范性引用文件

下列文件中的条款，通过本标准的引用而成为本标准的条款。凡是注日期的引用文件，其随后所有的修改单（不包括勘误的内容）或修订版均不适用于本标准。然而，鼓励根据本标准达成协议的各方研究是否可使用这些文件的最新版本。凡是不注日期的引用文件，其最新版本适用于本标准。

GBZ 2　　　　　　工作场所有害因素职业接触限值
GB/T 17061　　　　作业场所空气采样仪器的技术规范

3　术语

本标准采用下列术语：

3.1　工作场所（Workplace）指劳动者进行职业活动的全部地点。

3.2　工作地点（Work Site）指劳动者从事职业活动或进行生产管理过程中经常或定时停留的地点。

3.3　采样点（Sampled site）指根据监测需要和工作场所状况，选定具有代表性的、用于空气样品采集的工作地点。

3.4　空气收集器（Air collector）指用于采集空气中气态、蒸气态和气溶胶态有害物质的器具，如大注射器、采气袋、各类气体吸收管及吸收液、固体吸附剂管、无泵型采样器、滤料及采样夹和采样头等。

3.5　空气采样器（Air sampler）指以一定的流量采集空气样品仪器，通常由抽气动力和流量调节装置等组成。

3.6　无泵型采样器（Passive sampler）指利用毒物质分子扩散、渗透作用为原理设计制作的、不需要抽气动力的空气采样器。

3.7　个体采样（Personal sampling）指将空气收集器佩戴在采样对象的前胸上部，其进气口尽量接近呼吸带所进行的采样。

3.8　采样对象（Monitored person）指选定为具有代表性的、进行个体采样的劳动者。

3.9　定点采样（Area sampling）指将空气收集器放置在选定的采样点、劳动者的呼吸带进行采样。

3.10　采样时段（Sampling period）指在一个监测周期（如工作日、周或年）中，选定的采样时刻。

3.11　采样时间（Sampling duration）指每次采样从开始到结束所持续的时间。

3.12　短时间采样（Short time sampling）指采样时间一般不超过 15min 的采样。

3.13　长时间采样（Long time sampling）指采样时间一般在 1h 以上的采样。

3.14　采样流量（Samplilng flow）指在采集空气样品时，每分钟通过空气收集器的空气体积。

3.15　标准采样体积（Standard sample volume）指在气温为 20℃，大气压为 101.3kPa（760mm Hg）下，采集空气样品的体积，以 L 表示。

换算公式为

$$V_0 = V_t \times \frac{293}{273+t} \times \frac{P}{101.3} \tag{1}$$

式中：V_0——标准采样体积，L；

　　　V_t——在温度为 t，℃，大气压为 P 时的采样体积，L；

　　　t——采样点的气温，℃；

　　　P——采样点的大气压，kPa。

4　采集空气样品的基本要求

4.1　应满足工作场所有害物质职业接触限值对采样的要求。

4.2　应满足职业卫生评价对采样的要求。

4.3　应满足工作场所环境条件对采样的要求。

4.4　在采样的同时应作对照试验，即将空气收集器带至采样点，除不连接空气采样器采集空气样品外，其余操作同样品，作为样品的空白对照。

4.5　采样时应避免有害物质直接飞溅入空气收集器内；空气收集器的进气口应避免被衣物等阻隔。用无泵型采样器采样时应避免风扇等直吹。

4.6　在易燃、易爆工作场所采样时，应采用防爆型空气采样器。

4.7　采样过程中应保持采样流量稳定。长时间采样时应记录采样前后的流量，计算时用流量均值。

4.8　工作场所空气样品的采样体积，在采样点温度低于5℃和高于35℃、大气压低于98.8kPa和高于103.4kPa时，应按式（1）将采样体积换算成标准采样体积。

4.9　在样品的采集、运输和保存的过程中，应注意防止样品的污染。

4.10　采样时，采样人员应注意个体防护。

4.11　采样时，应在专用的采样记录表上，边采样边记录；专用采样记录表见附录A和B。

5　空气监测的类型及其采样要求

5.1　评价监测　适用于建设项目职业病危害因素预评价、建设项目职业病危害因素控制效果评价和职业病危害因素现状评价等。

5.1.1　在评价职业接触限值为时间加权平均容许浓度时，应选定有代表性的采样点，连续采样3个工作日，其中应包括空气中有害物质浓度最高的工作日。

5.1.2　在评价职业接触限值为短时间接触容许浓度或最高容许浓度时，应选定具有代表性的采样点，在一个工作日内空气有害物质浓度最高的时段进行采样，连续采样3个工作日。

5.2　日常监测　适用于对工作场所空气中有害物质浓度进行的日常的定期监测。

5.2.1　在评价职业接触限值为时间加权平均容许浓度时，应选定有代表性的采样点，在空气中有害物质浓度最高的工作日采样1个工作班。

5.2.2　在评价职业接触限值为短时间接触容许浓度或最高容许浓度时，应选定具有代表性的采样点，在一个工作班内空气中有害物质浓度最高的时段采样。

5.3　监督监测　适用于职业卫生监督部门对用人单位进行监督时，对工作场所空气中有害物质浓度进行的监测。

5.3.1　在评价职业接触限值为时间加权平均容许浓度时，应选定具有代表性的工作日和采样点进行采样。

5.3.2　在评价职业接触限值为短时间接触容许浓度或最高容许浓度时，应选定具有代表性的采样点，在一个工作班内空气中有害物质浓度最高的时段进行采样。

5.4　事故性监测　适用于对工作场所发生职业危害事故时，进行的紧急采样监测。根据现场情况确定采样点。监测至空气中有害物质浓度低于短时间接触容许浓度或最高容许浓度为止。

6　采样前的准备

6.1　现场调查

为正确选择采样点、采样对象、采样方法和采样时机等，必须在采样前对工作场所进行现场调查。必要时可进行预采样。调查内容主要包括：

6.1.1　工作过程中使用的原料、辅助材料，生产的产品、副产品和中间产物等的种类、数量、纯度、杂质及其理化性质等。

6.1.2　工作流程包括原料投入方式、生产工艺、加热温度和时间、生产方式和生产设备的完好程度等。

6.1.3　劳动者的工作状况，包括劳动者数、在工作地点停留时间、工作方式、接触有害物质的程度、频度及持续时间等。

6.1.4　工作地点空气中有害物质的产生和扩散规律、存在状态、估计浓度等。

6.1.5　工作地点的卫生状况和环境条件、卫生防护设施及其使用情况、个人防护设施及使用状况等。

6.2　采样仪器的准备

6.2.1　检查所用的空气收集器和空气采样器的性能和规格，应符合 GB/T 17061 要求。

6.2.2　检查所用的空气收集器的空白、采样效率和解吸效率或洗脱效率。

6.2.3　校正空气采样器的采样流量。在校正时，必须串联与采样相同的空气收集器。

6.2.4　使用定时装置控制采样时间的采样，应校正定时装置。

7　定点采样

7.1　采样点的选择原则

7.1.1　选择有代表性的工作地点，其中应包括空气中有害物质浓度最高、劳动者接触时间最长的工作地点。

7.1.2　在不影响劳动者工作的情况下，采样点尽可能靠近劳动者；空气收集器应尽量接近劳动者工作时的呼吸带。

7.1.3　在评价工作场所防护设备或措施的防护效果时，应根据设备的情况选定采样点，在工作地点劳动者工作时的呼吸带进行采样。

7.1.4　采样点应设在工作地点的下风向，应远离排气口和可能产生涡流的地点。

7.2　采样点数目的确定

7.2.1　工作场所按产品的生产工艺流程，凡逸散或存在有害物质的工作地点，至少应设置1个采样点。

7.2.2　一个有代表性的工作场所内有多台同类生产设备时，1～3台设置1个采样点；4～10台设置2个采样点；10台以上，至少设置3个采样点。

7.2.3　一个有代表性的工作场所内，有2台以上不同类型的生产设备，逸散同一种有害物质时，采样点应设置在逸散有害物质浓度大的设备附近的工作地点；逸散不同种有害物质时，将采样点设置在逸散待测有害物质设备的工作地点，采样点的数目参照第7.2.2条确定。

7.2.4　劳动者在多个工作地点工作时，在每个工作地点设置1个采样点。

7.2.5　劳动者工作是流动的时，在流动的范围内，一般每10m设置1个采样点。

7.2.6　仪表控制室和劳动者休息室，至少设置1个采样点。

7.3　采样时段的选择

7.3.1　采样必须在正常状态和环境下进行，避免人为因素的影响。

7.3.2　空气中有害物质浓度随季节发生变化的工作场所，应将空气中有害物质浓度最高的季节选择为重点采样季节。

7.3.3　在工作周内，应将空气中有害物质浓度最高的工作日选择为重点采样日。

7.3.4　在工作日内，应将空气中有害物质浓度最高的时段选择为重点采样时段。

（三）《作业场所空气采样仪器的技术规范》GB/T 17061—1997

1　范围

本标准规定了作业场所空气采样仪器的规格和技术性能要求。
本标准适用于作业场所空气采样仪器的制造和性能测试。

2　空气收集器

2.1　空气收集器的基本技术性能要求

2.1.1　空气收集器的采样效率应大于90%。

2.1.2　空气收集器的机械构造和形状要合理，重量要轻，体积要小，携带和操作要简便安全。

2.1.3　制作空气收集器的材料应不吸附或吸收待测物质，不产生对采样和检测有影响的物质。

2.1.4　空气收集器能在温度-10～45℃、相对湿度小于95%的作业环境中正常工作。

2.2　注射器

2.2.1　规格：100mL或50mL医用气密型注射器。

2.2.2　性能要求：将注射器垂直架起，芯子应能自由下落；当吸入空气至满刻度并封闭进气口后，朝下垂直放置24h，芯子自由下落不得超过原体积的20%。

2.3　采气袋

2.3.1　规格：50～10000mL 铝塑采气袋。

2.3.2　性能要求

2.3.2.1　当采气袋充满空气后，浸没在水中，不应冒气泡。

2.3.2.2　具有使用方便的采气和取气装置，而且能反复多次使用。

2.3.2.3　采气袋的死体积不应大于其总体积的5%。

2.4　气泡吸收管

2.4.1　规格：尺寸见图1。分大型气泡吸收管和小型气泡吸收管两种。制造用的材料应是硬质玻璃。

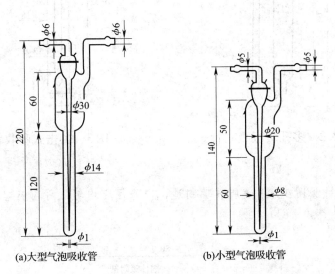

图1　气泡吸收管

2.4.2　性能要求：内管和外管的接口应是标准磨口；内管出气口的内径为 1.0mm ± 0.1mm，管尖与外管底的距离为 4.5mm±0.5mm；固定小突应牢固。

2.4.3　气密性检查：分别在大型气泡吸收管和小型气泡吸收管中装入5mL和2mL水，将内管进气口封闭，外管出气口与空气采样器连接，当以 1L/min 流量抽气时，吸收管内不应冒气泡，空气采样器的流量计不应有流量指示。

2.5　多孔玻板吸收管

2.5.1　规格：尺寸见图2。用硬质玻璃制造，进气管应与缓冲球熔接。

2.5.2　性能要求：多孔玻板的孔径和厚度应均匀；当管内装5mL水，以 0.5L/min 的流量抽气时，产生的气泡应均匀，不应有特大的气泡；气泡上升高度为40～50mm，阻力为4～5kPa。

2.6　冲击式吸收管

2.6.1　规格：尺寸见图3。用硬质玻璃制造。

2.6.2　性能要求：内管和外管的接口应是标准磨口；内管应垂直外管管底，出气口的内径为 1.0mm±0.1mm，管尖距外管底5.0mm±0.1mm；固定小突应牢固。

2.6.3　气密性检查：同第2.4.3条。

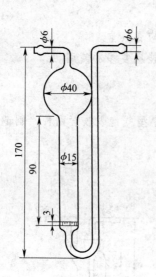

图2　多孔玻板吸收管

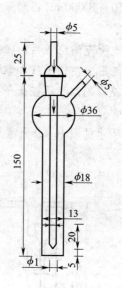

图3　冲击式吸收管

2.7　活性炭管

2.7.1　规格：尺寸见图4。用硬质玻璃制造，内外径应均匀；两端应熔封，并附有塑料套帽。

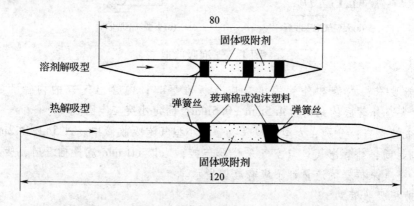

图4　标准活性炭吸附管和硅胶管示意图

2.7.1.1　溶剂解吸型活性炭管：管长80mm，内径3.5~4.0mm，外径5.5~6.0mm；前段装100mg活性炭，后段装50mg活性炭。

2.7.1.2　热解吸型活性炭管：管长120mm，内径3.5~4.0mm，外径6.0mm±0.1mm；内装100mg活性炭。

2.7.1.3　根据检测需要可以制作其他规格的活性炭管，其性能必须符合第2.7.2条的要求。

2.7.2　性能要求

2.7.2.1　使用的活性炭应有足够的吸附容量，能满足检测的需要。在气温35℃、相对湿度 90% 以下的环境条件下，穿透容量不低于 1mg 被测物。

2.7.2.2 活性炭的两端和前后两段之间用玻璃棉或聚氨酯泡沫塑料等固定材料加以固定和分隔，在进气口端的固定材料前和热解吸型的固定材料后各用一个弹簧钢丝固定。装好的活性炭不应有松动；所用的玻璃棉等固定材料不应发生影响采样或检测的作用。

2.7.2.3 在 200mL/min 流量下，活性炭管的通气阻力应为 2~4kPa。

2.7.2.4 活性炭管的空白值应低于标准检测方法的检出限。

2.7.2.5 塑料套帽应能封住管的两端，保持良好的气密性，且不易脱落，不存在或产生影响测定的物质。

2.8 硅胶管

2.8.1 规格：用硬质玻璃制造，内外径应均匀；两端应熔封，并附有塑料套帽。

2.8.1.1 溶剂解吸型硅胶管：管长 80mm，内径 3.5~4.0mm，外径 5.5~6.0mm；前段装 200mg 硅胶，后段装 100mg 硅胶。

2.8.1.2 热解吸型硅胶管：管长 120mm，内径 3.5~4.0mm，外径 6.0mm±0.1mm。内装 200mg 硅胶。

2.8.1.3 根据检测需要，可以制作其他规格的硅胶管，其性能必须符合第 2.8.2 条的要求。

2.8.2 性能要求

2.8.2.1 使用的硅胶应有足够的吸附容量，能满足检测的需要。在气温 35℃、相对湿度 80% 以下的环境条件下，穿透容量不低于 0.5mg 被测物。

2.8.2.2 硅胶的两端和前后两段之间用玻璃棉或聚氨酯泡沫塑料等固定材料加以固定和分隔，在进气口端的固定材料前和热解吸型的固定材料后各用一个弹簧钢丝固定。装好的硅胶不应有松动；所用的玻璃棉等固定材料不应发生影响采样或检测的作用。

2.8.2.3 在 200mL/min 流量下，硅胶管的通气阻力应为 2~4kPa。

2.8.2.4 硅胶管的空白值应低于标准检测方法的检出限。

2.8.2.5 塑料套帽应能封住管的两端，保持良好的气密性，且不易脱落，不存在或产生影响测定的物质。

2.9 其他固体吸附剂管

根据检测的需要和待测物的性质，选择其他合适的固体吸附剂，制作成所需规格的固体吸附剂管，其性能要求参考第 2.7.2 条和第 2.8.2 条。

3 空气采样器

3.1 空气采样器的基本技术性能要求：

3.1.1 在最大流量和 4kPa 的阻力下，空气采样器应能稳定运行 2~8h 以上，并且流量保持稳定，波动不大于 ±5%。

3.1.2 空气采样器的结构和形状要合理，外壳要坚固，整机的重量要轻，体积要小，携带方便，使用简单安全。

3.1.3 空气采样器应能在温度 −10~45℃，相对湿度小于 95% 的环境下正常运行。

3.1.4 空气采样器的气路连接要牢固耐用，不漏气，当封死进气口，用最大流量抽气时，应无流量显示。

3.1.5　装有流量计的空气采样器，流量计的精度不得低于±2.5%，刻度要清晰准确，易于读数和调节。

3.1.6　空气采样器的开关、旋钮和安装空气收集器的装置等应完整，牢固耐用，使用灵活方便。

3.1.7　空气采样器用交流电作电源时，应为220V，50Hz；用直流电作电源时，应为6~9V。若为充电电池，充电一次，应能在最高流量和最大阻力下连续运行2~8h以上，并保持流量相对变化应小于±5%。

3.1.8　防爆型空气采样器必须符合防爆的国家标准。

3.1.9　装有定时装置的空气采样器，定时装置的精度应小于±5%。

3.1.10　空气采样器的使用寿命在其最高流量和最大阻力下运行不得低于5000h。

3.2　气体采样器

3.2.1　规格：体积应小于280mm×160mm×200mm，重量小于2.5kg。

3.2.2　性能要求：

3.2.2.1　流量范围0~2L/min或0~3L/min，流量计的最低刻度为0.1L/min。

3.2.2.2　运行时的噪声小于70dB（A）。

3.2.2.3　抽气泵在使用流量下连续运行8h以上，温升小于20℃。

（四）《室内环境空气质量监测技术规范》HJ/T 167—2004

4　布点和采样

4.1　布点原则

采样点位的数量根据室内面积大小和现场情况而确定，要能正确反映室内空气污染物的污染程度。原则上小于50m²的房间应设1~3个点；50~100m²设3~5个点；100m²以上至少设5个点。

4.2　布点方式

多点采样时应按对角线或梅花式均匀布点，应避开通风口，离墙壁距离应大于0.5m，离门窗距离应大于1m。

4.3　采样点的高度

原则上与人的呼吸带高度一致，一般相对高度0.5~1.5m之间。也可根据房间的使用功能，人群的高低以及在房间立、坐或卧时间的长短，来选择采样高度。有特殊要求的可根据具体情况而定。

4.4　采样时间及频次

经装修的室内环境，采样应在装修完成7d以后进行。一般建议在使用前采样监测。年平均浓度至少连续或间隔采样3个月，日平均浓度至少连续或间隔采样18h；8h平均浓度至少连续或间隔采样6h；1h平均浓度至少连续或间隔采样45min。

4.5　封闭时间

检测应在对外门窗关闭12h后进行。对于采用集中空调的室内环境，空调应正常运转。有特殊要求的可根据现场情况及要求而定。

4.6 采样方法

具体采样方法应按各污染物检验方法中规定的方法和操作步骤进行。要求年平均、日平均、8h平均值的参数，可以先做筛选采样检验。若检验结果符合标准值要求，为达标；若筛选采样检验结果不符合标准值要求，必须按年平均、日平均、8h平均值的要求，用累积采样检验结果评价。氡的采样方法按附录N要求执行。

4.6.1 筛选法采样

在满足4.5要求的条件下，采样时关闭门窗，一般至少采样45min；采用瞬时采样法时，一般采样间隔时间为10~15min，每个点位应至少采集3次样品，每次的采样量大致相同，其监测结果的平均值作为该点位的小时均值。

4.6.2 累积法采样

按4.6.1采样达不到标准要求时，必须采用累积法（按年平均值、日平均值、8h平均值）的要求采样。

4.7 采样的质量保证

4.7.1 采样仪器

采样仪器应符合国家有关标准和技术要求，并通过计量检定。使用前，应按仪器说明书对仪器进行检验和标定。采样时采样仪器（包括采样管）不能被阳光直接照射。

4.7.2 采样人员

采样人员必须通过岗前培训，切实掌握采样技术，持证上岗。

4.7.3 气密性检查

有动力采样器在采样前应对采样系统气密性进行检查，不得漏气。

4.7.4 流量校准

采样前和采样后要用经检定合格的高一级的流量计（如一级皂膜流量计）在采样负载条件下校准采样系统的采样流量，取两次校准的平均值作为采样流量的实际值。校准时的大气压与温度应和采样时相近。两次校准的误差不得超过5%。

4.7.5 现场空白检验

在进行现场采样时，一批应至少留有两个采样管不采样，并同其他样品管一样对待，作为采样过程中的现场空白，采样结束后和其他采样吸收管一并送交实验室。样品分析时测定现场空白值，并与校准曲线的零浓度值进行比较。若空白检验超过控制范围，则这批样品作废。

4.7.6 平行样检验

每批采样中平行样数量不得低于10%。每次平行采样，测定值之差与平均值比较的相对偏差不得超过20%。

4.7.7 采样体积校正

在计算浓度时应按以下公式将采样体积换算成标准状态下的体积：

$$V_0 = V \cdot \frac{T_0}{T} \cdot \frac{P}{P_0}$$

式中：

V_0——换算成标准状态下的采样体积，L；

V——采样体积，L；

T_0——标准状态的绝对温度，273K；

T——采样时采样点现场的温度（t）与标准状态的绝对温度之和，（t+273）K；

P_0——标准状态下的大气压力，101.3kPa；

P——采样时采样点的大气压力，kPa。

4.8　采样记录

采样时要使用墨水笔或档案用圆珠笔对现场情况、采样日期、时间、地点、数量、布点方式、大气压力、气温、相对湿度、风速以及采样人员等做出详细现场记录；每个样品上也要贴上标签，标明点位编号、采样日期和时间、测定项目等，字迹应端正、清晰。采样记录随样品一同报到实验室。采样记录格式参见附表1。

4.9　采样装置

4.9.1　玻璃注射器

使用100mL注射器直接采集室内空气样品，注射器要选择气密性好的。选择方法如下：将注射器吸入100mL空气，内芯与外筒间滑动自如，用细橡胶管或眼药瓶的小胶帽封好进气口，垂直放置24h，剩余空气应不少于60mL。用注射器采样时，注射器内应保持干燥，以减少样品贮存过程中的损失。采样时，用现场空气抽洗3次后，再抽取一定体积现场空气样品。样品运送和保存时要垂直放置，且应在12h内进行分析。

4.9.2　空气采样袋

用空气采样袋也可直接采集现场空气。它适用于采集化学性质稳定、不与采样袋起化学反应的气态污染物，如一氧化碳。采样时，袋内应该保持干燥，且现场空气充、放3次后再正式采样。取样后将进气口密封，袋内空气样品的压力以略呈正压为宜。用带金属衬里的采样袋可以延长样品的保存时间，如聚氯乙烯袋对一氧化碳可保存10~15h，而铝膜衬里的聚酯袋可保存100h。

4.9.3　气泡吸收管

适用于采集气态污染物。采样时，吸收管要垂直放置，不能有泡沫溢出。使用前应检查吸收管玻璃磨口的气密性，保证严密不漏气。

4.9.4　U形多孔玻板吸收管

适用于采集气态或气态与气溶胶共存的污染物。使用前应检查玻璃砂芯的质量，方法如下：将吸收管装5mL水，以0.5L/min的流量抽气，气泡路径（泡沫高度）为50mm±5mm，阻力为4.666kPa±0.6666kPa，气泡均匀，无特大气泡。采样时，吸收管要垂直放置，不能有泡沫溢出。使用后，必须用水抽气唧筒抽水洗涤砂芯板，单纯用水不能冲洗砂芯板内残留的污染物。一般要用蒸馏水而不用自来水冲洗。

4.9.5　固体吸附管

内径3.5~4.0mm，长80~180mm的玻璃吸附管，或内径5mm、长90mm（或180mm）内壁抛光的不锈钢管，吸附管的采样入口一端有标记。内装（20~60）目的硅胶或活性炭、GDX担体、Tenax、Porapak等固体吸附剂颗粒，管的两端用不锈钢网或玻璃纤维堵住。固体吸附剂用量视污染物种类而定。吸附剂的粒度应均匀，在装管前应进行烘干等预处理，以去除其所带的污染物。采样后将两端密封，带回实验室进行分析。样品解吸可以采用溶剂洗脱，使成为液态样品。也可以采用加热解吸，用惰性气体吹出气态样品进行分析。采样前必须经实验确定最大采样体积和样品的处理条件。

4.9.6 滤膜

滤膜适用于采集挥发性低的气溶胶，如可吸入颗粒物等。常用的滤料有玻璃纤维滤膜、聚氯乙烯纤维滤膜、微孔滤膜等。

玻璃纤维滤膜吸湿性小、耐高温、阻力小。但是其机械强度差。除做可吸入颗粒物的质量法分析外，样品可以用酸或有机溶剂提取，适于做不受滤膜组分及所含杂质影响的元素分析及有机污染物分析。

聚氯乙烯纤维滤膜吸湿性小、阻力小、有静电现象、采样效率高、不亲水、能溶于乙酸丁酯，适用于重量法分析，消解后可做元素分析。

微孔滤膜是由醋酸纤维素或醋酸—硝酸混合纤维素制成的多孔性有机薄膜，用于空气采样的孔径有 0.3，0.45，0.8μm 等几种。微孔滤膜阻力大，且随孔径减小而显著增加，吸湿性强、有静电现象、机械强度好，可溶于丙酮等有机溶剂。不适于做重量法分析，消解后适于做元素分析；经丙酮蒸气使之透明后，可直接在显微镜下观察颗粒形态。

滤膜使用前应该在灯光下检查有无针孔、褶皱等可能影响过滤效率的因素。

4.9.7 不锈钢采样罐

不锈钢采样罐的内壁经过抛光或硅烷化处理。可根据采样要求，选用不同容积的采样罐。使用前采样罐被抽成真空，采样时将采样罐放置现场，采用不同的限流阀可对室内空气进行瞬时采样或编程采样。送回实验室分析。该方法可用于室内空气中总挥发性有机物的采样。

4.10 采样安全措施

在室内空气质量明显超标时，应采用适当的防护措施。并应备有预防中暑、治疗擦伤的药物。

（五）《室内空气 第一部分：采样方法的综述》ISO 16000 - 1:2004（E）

1 范围

ISO 16000 中的这一部分内容专门用于协助制定室内污染监控计划。

在设计室内空气监控方法前，有必要搞清楚进行监控的目的、时间、地点、频次和监控持续的时间。解决这些问题的关键特别要取决于室内环境的许多特点、测量目标以及待测环境。ISO 16000 中的这一部分内容涉及这些问题的重要性，并提出了如何制定适合采样方法的建议。

ISO 16000 中的这一部分内容适用于室内环境，例如：起居室、卧室、操作室、娱乐室、储藏室、厨房、浴室等生活环境；工作室或者未进行有关空气污染健康安全检查的建筑物内的工作场所（例如：办公室、售货室）；公共场所（例如：医院、学校、幼儿园、体育场、图书馆、餐厅、酒吧、剧院、电影院和其他功能性场所）和车库。

注：在某些国家，对办公室、售货室这样的场所，都要进行有关空气污染的健康安全检查。

2　标准参考文献

在使用本文件时，下列的参考文献是必不可少的。对于标有日期的文献，只使用所引用的那个版本。对于未标日期的文献，则使用参考文献（包括修正后的）中最新的版本。

ISO/IEC 17025《检测和校准实验室能力的通用要求》，《表示测量不确定度的指南》（简称 GUM）、BIPM、IEC、IFCC、ISO、IUPAC、IUPAP、OIML，1995。

3　室内环境的特点

认真制定采样及整个测量方法意义重大，因为这对测量结果会具有重要的影响（例如：是否需要实施补救措施或类似的措施）。

通常采用两种方法测定室内空气污染物：

a）尽可能使用简便、易操作的仪器在现场取样，随后在实验室内进行分析。

b）采用直接读数的测量系统在现场进行取样和分析。

室内环境很少是静态的，污染源浓度、人的活动、通风换气次数、内外气候状况、化学反应和可能出现的下沉（例如：表面和家具饰物的吸附作用），都经常会改变室内环境中的污染物浓度。由于接近受体来源，人们暴露于室内环境值得特别关注。另外，室内空气的组分在每个房间都各不相同，室内空气不如建筑物周围的室外空气均匀。

方程式（1）中表示的是影响室内空气物质组成的参数之间的关系。特殊情况下，应该考虑如纤维（石棉、人造纤维）的其他限制条件（参见 ISO 16000 - 7）。

$$\frac{d\rho_i}{dt} = \frac{q}{V} + n\rho_0 - f\rho_i - n\rho_i \tag{1}$$

式中：ρ_i——室内空气中的污染物的质量浓度，单位：mg/m^3；

q——采样的流量，单位：mg/h；

V——室内的体积，单位：m^3；

n——每小时的换气次数；

ρ_0——室外空气中的污染物的质量浓度，单位：mg/m^3；

f——每小时的消除因子；

t——时间，h。

方程的等号左侧表示的是随着时间变化，物质浓度的变化。等号右侧的前两项表示的是由于污染源排出和室外空气进入而导致的污染物浓度增加的量，等号右侧的后两项表示的是由于通风或者某些清除装置的原因，而使得部分物质浓度减少的量，例如：室内织物吸附化合物。

在方程中，最重要的一项是污染源的浓度。如果发现变化特别重要，就需要一个更复杂的方程式。根据浓度随时间的变化情况，比较恒定的和变化的污染源浓度，当出现差异时，这两种情况还要进一步细分为规则释放和不规则释放。持续污染源的浓度也取决于室内温度、相对湿度和室内空气的流动量，该浓度会在长时期内发生变化，例如：几周内或者几个月内。间断污染源的释放率，一般会受到室内环境参数的轻微影响，同时经常会在短时间内发生变化。

氨基塑料制成的颗粒板就是一个连续向空气释放污染物的一个污染物源的例子，此污染源会长期释放甲醛，甲醛的释放量完全取决于环境因素，例如；温度和相对湿度。

偶尔喷洒杀虫剂，就是间断污染源和不规则释放相结合的例子。

4　测量目标

室内空气测量主要适用于下列五种原因。第一个原因可能与其他四个无关，或者第一个原因可诱发其余四个原因：

a）用户投诉室内较差的空气质量；

b）需测量住户在某些污染物下的暴露程度；

c）需确定是否要保持规定的限值或者指导值；

d）测试补救处理的有效性；

e）对住户健康的明显或者不明显的影响。

对于第一种情况，有必要广泛查找投诉的原因，包括使用调查问卷以获得较为系统的投诉记录。还需常用抽样的方法对个别情况开展调查。因监测开始前，已掌握待测物的资料，所以，其他情况就较易调整。

物质的性质、浓度及其对人体的健康影响，对用于监控过程中的限制条件具有重要作用。因此，在评价刺激物对人体的健康影响时，人体在短期内的最大暴露程度往往引人注目。当化合物对人体健康具有潜在的慢性影响时（例如：致癌物质），令人关注的往往就是人体在其之下的长期平均暴露程度。

5　取样程序

如果设备适用于测量任务，并对室内正常使用没有负面影响，且设备尺寸、采样比和噪声均适合于室内使用的话，那么，室外用的采样法通常也可用于对室内空气进行取样。这对于住宅监测而言非常重要，在此情况下，使用的仪器应相对无噪声，采样比不应干扰正常的通风量。确定监测设备的安放位置时，室内空气浓度呈不均匀状的情况应予以考虑。

测量的时间是一个重要因素。不同的技术具有不同的测量时间，它会影响到对观测结果的评价。

室内每小时取样的体积不能少于通风流量的10%。如无通风流量值或无法测得通风流量值，那么，每小时的取样体积不能小于室内面积的10%。

测量室内长期（例如：8h）存在的物质平均浓度时，可使用扩散取样器，因其不具有主动取样器的某些缺点。然而，应注意确保控制性的扩散取样器只能用于适度通风的区域，以便保持规定的表面流速。根据 ISO/IEC 17025 标准的要求，应执行合适的质保程序来进行主动取样和扩散取样。

注1：对于短期取样法而言，要参考1h的取样次数；对于长期取样法，则要参考几小时到几天的取样次数。

注2：ISO 16000 标准的其他部分中也说明了取样程序。

6　取样时间

评价测量结果时，非常有必要考虑空气中污染物随时间而发生的浓度变化的情况。通过通风手段，首先应将香烟烟雾和化学蒸气（例如：清洗时散发的）产生的污染物排除出室内，否则把这些污染物考虑进测量结果的评估中去。

在选择取样时间方面，应注意的重要参数有：通风情况、污染源的性质、住户及其活动、室内环境的类型、温度以及相对湿度。

开窗必然会降低室内污染物的浓度（如室外空气没有受到严重污染的话），也会影响业已经建立起来的平衡。

就短期取样而言，如通风后立即取样，就无法获得典型性的结果。如建材和家具持续排放待测物，开窗通风数小时后才能建立平衡。此效果虽对长期取样同样重要，但对短期取样更重要。特别是对长时间并在实际生活环境下取样，此效果更为重要。

基于上述原因，考虑末次通风结束和开始取样之间的时间间隔，认真计划监控时间就非常重要。如果没有严重的污染源，短期取样的程序应包括取样前、通风后的数小时的等待时间。在有关特殊物质或物质群（例如：ISO 16000—2 和 ISO 16000—5）的 ISO 16000标准中，可找到在各个情况下可选用的时间间隔。

如间隙污染源的排放产生室内空气污染物，取样时间则取决于监控目标。该时间可对应于高峰暴露阶段或者包括了长期的平均暴露程度。

如楼内或室内装有供热、通风和空调（HVAC）系统，其他方面也应予以考虑。例如：HVAC 系统本身（例如：密封材料、湿度调节器中的水、灰尘沉积）可能会产生污染排放，导致污染物从某个房间扩散到整个大楼。特别是当 HVAC 系统的循环使用率很高时，情况更是如此。最后，HVAC 系统产生的室外空气可能含有高浓度的污染（例如：来自于附近的污染源）。与室内空气样品相关的测试报告应包括操作参数和 HVAC 系统的维护状态。如操作是间隙性并且是限制性的，正常操作 HVAC 系统则至少应达 3h，随后才能开始取样（参见第 8 章）。

7 取样的时间长度和取样频次

取样的时间长度由下列几个方面来确定：

1）物质的性质；

2）目标物质对健康的潜在影响；

3）污染源的排放特点；

4）分析方法的量化限值；

5）测量的目标。

在多数情况下，特别是进行多个测量时，就需采取折中的方法，不能同时考虑所有的三个方面。

选用的取样时间长度，在目标物质给人体带来的潜在健康影响方面是特别重要的。对引起健康急剧恶化的物质而言，应进行短期取样；但对健康产生长期影响的物质来说，则应开展长期取样。长期取样法检测不到浓度的短期峰值，这就会难以解释测量的结果。特别是当物质对健康具有短期影响时，情况更是如此。

很明显，对污染源的排放特点，可用短期测量法来测量污染源的短期排放。相反，可用长期测量法来监测污染源的长期排放。但是，这样操作很可能会偏离常规方法。例如：

可用短期测量法来测定用气雾法喷洒的杀虫剂的短期峰值浓度。但当室内的残留浓度量是主要的考虑因素时，杀虫剂喷洒之后，长期取样法可能会更为适合。

有些情况下，可疑的污染源排放特点起初不明。在此情况下，连续记录被测数量可为采用取样法提供有用的信息。例如，使用火焰电离检测器（FID）或者光离子化检测器（PID），在有限时间内可测得气体有机物的总量。

取样的时间长度应适合于选用的分析方法的量化限值。例如：在取样期内，收集到的分析物的质量可使鉴定明确，并得到可靠的量化测定。同时需记住，延长取样时间，实际上未必能增加收集到的分析物的数量。测量来自偶尔或短期的间隙污染源排放出的化合物浓度时，1h 和 24h 取样时间内收集的物质是同样多的。此外，如选用的取样时间不合适，则会丢失信息。

有些情况下，取样的时间长度可用于分析物（例如：当规定标准值或指导值与时间间隔同时使用时）。以四氟乙烯为例，德国已确定了其合法的极限值为平均一周。对邻近干洗店的房间，设定了平均时间，以便能包括整个一周的排放量，因为工作日的排放量与周末的排放量各不相同。

鉴于费用问题，对单个房间测量的次数一般较少。另一方面，往往将单个测量结果（或数个结果中的一个）作为供研究的室内情况的样板。如情况相反，就有必要提供能影响测量结果的尽可能多的参数信息，以便能够判断出该结果能否反映出平均值或极端情况。

在极端情况下，经常使用短期取样法（例如：空气变化较少，温度较高），以便能够估算出最大的暴露程度。也常用长期取样法来确定正常居住情况下的污染状态。取样时，应准确地记录房间的使用及其居住情况。

作全面评估时，应收集短期样品和长期样品。评估时，通风形式、房间使用及其居住、季节差异的改变产生的污染物浓度的变化应予以考虑。对甲醛和具有繁殖能力的真菌之类的污染物而言，此点尤为重要。

就甲醛而言，浓度的季节性变化特别重要，因为温度和相对湿度会影响到脲醛树脂粘接木制材料中的甲醛释放（参见第 3 章）。

最终的取样设计必然取决于现有的污染源、费用、数据要求和开展研究的时间。

8　取样位置

除应考虑物质浓度随时间变化之外，还需考虑空间的变化。在楼内进行测量时，必须规定待监测的房间及屋内合适的取样位置。选择的房间取决于测量的目的。在装有 HVAC 系统的楼内，测量吸入及排放的空气可显示出空气污染物的来源。

尽管测量的目的常用于确定屋内的污染源，但测量的重点总是强调测定住户在污染物下的暴露程度。在各种情况下，都无法事先规定取样设备的最佳位置。在私人住所内，可选择起居室或卧室。如污染源与住户的某些活动有关，在起居室取样较为合理。但在污染源（例如：建材）长期排放的环境中，则在卧室内取样更为合理，因为人们用于睡眠的时间更多。对私人房间的测量，不应对房间的正常使用产生影响。

就大房间的测量而言（例如：大厅、大型办公室等），在选择取样位置及评估测量结果时，应考虑将房间细分。此法特别适用于短期的测量。

如起居室靠近屋外的污染源（例如：干洗设备），仅在卧室里取样是不科学的。

房间的中央一般认为是最佳的取样点。但如无法在此位置取样，则要把取样器放置在离墙1m的地方。因人的呼吸区平均高度为1m~1.5m，可在离地板的这个位置取样。特殊情况下还可考虑其他位置，比如测量厨灶的排放物。这些排放物会使屋内出现热空气流动，产生了明显的浓度梯度。例如，可观察到NO_2的浓度明显低于上述煤气炉的排放程度。这样的浓度梯度可能是其他污染源的特点，甚至可用于发现室内的污染源。为此，把房间细分成不同的区域、对每个区域同时取样的做法是明智的。然而，只有当房间每个区域的通风情况近似时（这种情况很少出现），特别是在人工通风的房间内，才能成功地进行这样的取样法。在有人居住的楼内取样时，要注意尽量保护取样设备，免遭人为的干扰。

室内空气的弥漫性流动需取决于通风的性质和范围，此点对规定测量点而言是极为重要的。特别是使用扩散取样器时，这点就更为重要。扩散取样器（所谓的臂章式取样器）的横截面积很大，如空气的表面流速过低时，该器就会低估污染物的浓度。房间的角落里尤其会发生此种情况。应避免在阳光明亮处、取暖设备旁、明显干燥点及通风管道边取样，因为这些地方都会影响测量的结果。

9　室外空气平行测量

过滤和通风过程会引起室内外空气的长时间对流，用测量室外空气来同时补充室内空气的测量就非常重要（如可能的话，在楼内的同一层进行）。在不小于1m的建筑物附近对室外空气取样。测量时，切记可能会有垂直浓度的梯度，比如，马路上可能会有车辆排放的废气成分。如楼内装有HVAC系统，则应在空气入口处对室外空气取样。

取样时，风向、风速和其他气候状况也应是关注之点。

第三节　室内空气中甲醛的测定

一、"规范"中的相关规定

"规范"第6.0.7条规定："民用建筑工程室内空气中甲醛的检测方法，应符合现行国家标准《公共场所空气中甲醛测定方法》GB/T 18204.26中酚试剂分光光度法的规定。"

"规范"第6.0.8条规定："民用建筑工程室内空气中甲醛检测，也可采用简便取样仪器检测方法，甲醛简便取样仪器应定期进行校准，测量结果在$0.01mg/m^3$~$0.60mg/m^3$测定范围内的不确定度应小于20%。当发生争议时，应以现行国家标准《公共场所空气中甲醛测定方法》GB/T 18204.26中酚试剂分光光度法的测定结果为准。"这里所说的'不确定度应小于20%'指仪器的测定值与标准值（标准气体定值或标准方法测定值）相比较，总不确定度小于20%。

二、相关标准摘要

（一）《公共场所空气中甲醛测定方法》GB/T 18204.26—2000

第一法　酚试剂分光光度法

1　原理

空气中的甲醛与酚试剂反应生成嗪，嗪在酸性溶液中被高铁离子氧化形成蓝绿色化合物。根据颜色深浅，比色定量。

2　试剂

本法中所用水均为重蒸馏水或去离子交换水；所用的试剂纯度一般为分析纯。

2.1　吸收液原液：称量 0.10g 酚试剂 $[C_6H_4SN(CH_3)C:NNH_2 \cdot HCl$，简称 MBTH]，加水溶解，倾于 100mL 具塞量筒中，加水到刻度。放冰箱中保存，可稳定 3d。

2.2　吸收液：量取吸收原液 5mL，加 95mL 水，即为吸收液。采样时，临用现配。

2.3　1% 硫酸铁铵溶液：称量 1.0g 硫酸铁铵 $[NH_4Fe(SO_4)_2 \cdot 12H_2O]$ 用 0.1mol/L 盐酸溶解，并稀释至 100mL。

2.4　碘溶液 $[C(1/2I_2) = 0.1000mol/L]$：称量 30g 碘化钾，溶于 25mL 水中，加入 12.7g 碘。待碘完全溶解后，用水定容至 1000mL。移入棕色瓶中，暗处贮存。

2.5　1mol/L 氢氧化钠溶液：称量 40g 氢氧化钠，溶于水中，并稀释至 1000mL。

2.6　0.5mol/L 硫酸溶液：取 28mL 浓硫酸缓慢加入水中，冷却后，稀释至 1000mL。

2.7　硫代硫酸钠标准溶液 $[C(Na_2S_2O_3) = 0.1000mol/L]$：可用从试剂商店购买的标准试剂，也可按附录 A 制备。

2.8　0.5% 淀粉溶液：将 0.5g 可溶性淀粉，用少量水调成糊状后，再加 100mL 沸水，并煮沸 2~3min 至溶液透明。冷却后，加入 0.1g 水杨酸或 0.4g 氯化锌保存。

2.9　甲醛标准贮备溶液：取 2.8mL 含量为 36%~38% 甲醛溶液，放入 1L 容量瓶中，加水稀释至刻度。此溶液 1mL 约相当于 1mg 甲醛。其准确浓度用下述碘量法标定。

甲醛标准贮备溶液的标定：精确量取 20.00mL 待标定的甲醛标准贮备溶液，置于 250mL 碘量瓶中。加入 20.00mL $[C(1/2I_2) = 0.1000mol/L]$ 碘溶液和 15mL 1mol/L 氢氧化钠溶液，放置 15min，加入 20mL 0.5mol/L 硫酸溶液，再放置 15min，用 $[C(Na_2S_2O_3) = 0.1000mol/L]$ 硫代硫酸钠溶液滴定，至溶液呈现淡黄色时，加入 1mL 0.5% 淀粉溶液继续滴定至恰使蓝色褪去为止，记录所用硫代硫酸钠溶液体积（V_2，mL）。同时用水作试剂空白滴定，记录空白滴定所用硫代硫酸钠标准溶液的体积（V_1，mL）。甲醛溶液的浓度用下式计算：

$$\text{甲醛溶液浓度（mg/mL）} = (V_1 - V_2) \times N \times 15/20$$

式中：V_1——试剂空白消耗 $[C(Na_2S_2O_3) = 0.1mol/L]$ 硫代硫酸钠溶液的体积，mL；

V_2——甲醛标准贮备溶液消耗〔C（$Na_2S_2O_3$）$= 0.1mol/L$〕硫代硫酸钠溶液的体积，mL；

N——硫代硫酸钠溶液的准确当量浓度；

15——甲醛的当量；

20——所取甲醛标准贮备溶液的体积，mL。

二次平行滴定，误差应小于0.05mL，否则重新标定。

2.10 甲醛标准溶液：临用时，将甲醛标准贮备溶液用水稀释成1.00mL含10μg甲醛、立即再取此溶液10.00mL，加入100mL容量瓶中，加入5mL吸收原液，用水定容至100mL，此液1.00mL含1.00μg甲醛，放置30min后，用于配制标准色列管。此标准溶液可稳定24h。

3 仪器和设备

3.1 大型气泡吸收管：出气口内径为1mm，出气口至管底距离等于或小于5mm。

3.2 恒流采样器：流量范围0~1L/min。流量稳定可调，恒流误差小于2%，采样前和采样后应用皂沫流量计校准采样系列流量，误差小于5%。

3.3 具塞比色管：10mL。

3.4 分光光度计：在630nm测定吸光度。

4 采样

用一个内装5mL吸收液的大型气泡吸收管，以0.5L/min流量，采气10L。并记录采样点的温度和大气压力。采样后样品在室温下应在24h内分析。

5 分析步骤

5.1 标准曲线的绘制

取10mL具塞比色管，用甲醛标准溶液按下表制备标准系列。

管号	0	1	2	3	4	5	6	7	8
标准溶液（mL）	0	0.10	0.20	0.40	0.60	0.80	1.00	1.50	2.00
吸收液（mL）	5.0	4.9	4.8	4.6	4.4	4.2	4.0	3.5	3.0
甲醛含量（μg）	0	0.1	0.2	0.4	0.6	0.8	1.0	1.5	2.0

各管中，加入0.4mL 1%硫酸铁铵溶液，摇匀。放置15min。用1cm比色皿，在波长630nm下，以水参比，测定各管溶液的吸光度。以甲醛含量为横坐标，吸光度为纵坐标，绘制曲线，并计算回归线斜率，以斜率倒数作为样品测定的计算因子Bg（微克/吸光度）。

5.2 样品测定

采样后，将样品溶液全部转入比色管中，用少量吸收液洗吸收管，合并使总体积为5mL。按绘制标准曲线的操作步骤（见5.1）测定吸光度（A）；在每批样品测定的同时，用5mL未采样的吸收液作试剂空白，测定试剂空白的吸光度（A_0）。

6 结果计算

6.1 将采样体积按下式换算成标准状态下采样体积

$$V_0 = V_t \times \frac{T_0}{273 + t} \times \frac{P}{P_0}$$

式中：V_0——标准状态下的采样体积，L；

V_t——采样体积，L；V_t = 采样流量（L/min）×采样时间（min）；

t——采样点的气温,℃；

T_0——标准状态下的绝对温度 273K；

P——采样点的大气压力，kPa；

P_0——标准状态下的大气压力，101kPa。

6.2 空气中甲醛浓度按下式计算

$$C = \frac{(A - A_0) \times B_g}{V_0}$$

式中：C——空气中甲醛，mg/m³；

A——样品溶液的吸光度；

A_0——空白溶液的吸光度；

B_g——由 5.1 项得到的计算因子，微克/吸光度；

V_0——换算成标准状态下的采样体积，（L）。

附录 A 硫代硫酸钠标准溶液制备及标定方法

A.1 试剂

A.1.1 碘酸钾标准溶液 $[C (1/6KIO_3) = 0.1000mol/L]$：准确称量 3.5667g 经 105℃ 烘干 2h 的碘酸钾（优级纯），溶解于水，移入 1L 容量瓶中，再用水定容至 1000mL。

A.1.2 1mol/L 盐酸溶液：量取 82mL 浓盐酸加水稀释至 1000mL。

A.1.3 硫代硫酸钠标准溶液 $[C (Na_2S_2O_3) = 0.1000mol/L]$：称量 25g 硫代硫酸钠（$Na_2S_2O_3 \cdot 5H_2O$），溶于 1000mL 新煮沸并已放冷的水中，此溶液浓度约为 0.1mol/L。加入 0.2g 无水碳酸钠，贮存于棕色瓶内，放置一周后，再标定其准确浓度。

A.2 硫代硫酸钠溶液的标定方法

精确量取 25.00mL $[C (1/6KIO_3) = 0.1000mol/L]$ 碘酸钾标准溶液，于 250mL 碘量瓶中，加入 75mL 新煮沸后冷却的水，加 3g 碘化钾及 10mL 1mol/L 盐酸溶液，摇匀后放入暗处静置 3min。用硫代硫酸钠标准溶液滴定析出的碘，至淡黄色，加入 1mL 0.5% 淀粉溶液呈蓝色。再继续滴定至蓝色刚刚褪去，即为终点，记录所用硫代硫酸钠溶液体积（V），mL，其准确浓度用下式算：

$$硫代硫酸钠标准溶液浓度 = \frac{0.1000 \times 25.00}{V}$$

平行滴定两次，所用硫代硫酸钠溶液相差不能超过 0.05mL，否则应重新做平行测定。

附录 B　硫酸锰滤纸的制备

取 10mL 浓度为 100mg/mL 的硫酸锰水溶液，滴加到 250cm² 玻璃纤维滤纸上，风干后切成碎片，装入 1.5×150mm 的 U 型玻璃管中。采样时，将此管接在甲醛吸收管之前。此法制成的硫酸锰滤纸，有吸收二氧化硫的效能，受大气湿度影响很大，当相对湿度大于88%，采气速度 1L/min，二氧化硫浓度为 1mL/m³ 时，能消除 95% 以上的二氧化硫，此滤纸可维持 50h 有效。当相对湿度为 15%～35% 时，吸收二氧化硫的效能逐渐降低。所以相对湿度很低时，应换用新制的硫酸锰滤纸。

第二法　气相色谱法

1　原理

空气中甲醛在酸性条件下吸附在涂有 2，4 - 二硝基苯（2，4 - DNPH）6201 担体上，生成稳定的甲醛腙。用二硫化碳洗脱后，经 OV - 色谱柱分离，用氢焰离子化检测器测定，以保留时间定性，峰高定量。

检出下限为 0.2μg/mL（进样品洗脱液 5μL）。

2　试剂和材料

本法所用试剂纯度为分析纯；水为二次蒸馏水。

2.1　二硫化碳：需重新蒸馏进行纯化。

2.2　2，4 - DNPH 溶液：称取 0.5mg 2，4 - DNPH 于 250mL 容量瓶中，用二氯甲烷稀释到刻度。

2.3　2mol/L 盐酸溶液。

2.4　吸附剂：10g 6201 担体（60 - 80）目，用 40mL 2，4 - DNPH 二氯甲烷饱和溶液分二次涂敷，减压，干燥，备用。

2.5　甲醛标准溶液：配制和标定方法见酚试剂分光光度法。

3　仪器及设备

3.1　采样管：内径 5mm，长 100mm 玻璃管，内装 150mg 吸附剂，两端用玻璃棉堵塞，用胶帽密封，备用。

3.2　空气采样器：流量范围为 0.2～10L/min，流量稳定。采样前和采样后用皂膜计校准采样系统的流量，误差小于 5%。

3.3　具塞比色管，5mL。

3.4　微量注射器：10μL，体积刻度应校正。

3.5　气相色谱仪：带氢火焰离子化检测器。

3.6　色谱柱：长 2m，内径 3mm 的玻璃柱，内装固定相（OV - 1），色谱担体 Shimatew（80～100）目。

4　采样

取一支采样管，用前取下胶帽，拿掉一端的玻璃棉，加一滴（约 50μl）2mol/L 盐酸溶液后，再用玻璃棉堵好。将加入盐酸溶液的一端垂直朝下，另一端与采样进气口相连，以 0.5L/min 的速度，抽气 50L。采样后，用胶帽套好，并记录采样点的温度和大气压力。

5　分析步骤

5.1　气相色谱测试条件

分析时，应根据气相色谱仪的型号和性能，制定能分析甲醛的最佳测试条件。下面所列举的测试条件是一个实例。

色谱柱：柱长 2m，内径 3mm 的玻璃管，内装 OV－1＋Shimatew 担体。

柱温：230℃。

检测室温度：260℃。

汽化室温度：260℃。

载气（N_2）流量：70mL/min；

氢气流量：40 mL/min；

空气流量：450 mL/min。

5.2　绘制标准曲线和测定校正因子

在做样品测定的同时，绘制标准曲线或测定校正因子。

5.2.1　标准曲线的绘制：取 5 支采样管，各管取下一端玻璃棉，直接向吸附剂表面滴加一滴约（50μL）2mol/L 盐酸溶液。然后，用微量注射器分别准确加入甲醛标准溶液（1.00mL 含 1mg 甲醛），制成在采样管中的吸附剂上甲醛含量在 0~20μg 范围内有五个浓度点标准管，再填上玻璃棉，反应 10min，再将各标准管内吸附剂分别移入 5 个具塞比色管中，各加入 1.0mL 二硫化碳，稍加振摇，浸泡 30min，即为甲醛洗脱溶液标准系列管。然后，取 5.0μL 各个浓度点的标准洗脱液，进色谱柱，得色谱峰和保留时间。每个浓度点得重复做三次，测量峰高的平均值。以甲醛的浓度（μg/mL）为横坐标，平均峰高（mm）为纵坐标，绘制标准曲线，并计算回归线的斜率。以斜率的倒数作为样品测定的计算因子 Bs［μg/（mL·mm）］。

5.2.2　测定校正因子：在测定范围内，可用单点校正法求得校正因子。在样品测定同时，分别取试剂空白溶液与样品浓度相接近的标准管洗脱溶液，按气相色谱最佳测试条件进行测定，重复做三次，得峰高的平均值和保留时间。按下式计算校正因子：

$$f = \frac{C_0}{h - h_0}$$

式中：f——校正因子，μg/（mL·mm）；

C_0——标准溶液浓度，μg/mL；

h——标准溶液平均峰高；mm；

h_0——试剂空白溶液平均峰高，mm。

5.3　样品测定

采样后，将采样管内吸附剂全部移入 5mL 具塞比色管中，加入 1.0mL 二硫化碳，稍加振摇，浸泡 30min。取 5.0μL 洗脱液，按绘制标准曲线或测定校正因子的操作步骤进样测定。每个样品重复做三次，用保留时间确认甲醛的色谱峰，测量其峰高，得峰高的平均值（mm）。

在每批样品测定的同时，取未采样的采样管，按相同操作步骤做试剂空白的测定。

6　计算

6.1　用标准曲线法按下式计算空气中甲醛的浓度：

$$C = \frac{(h - h_0) \cdot B_s}{V_0 \cdot E_s} \cdot V_1$$

式中：C——空气中甲醛浓度；mg/m^3；

　　　h——样品溶液峰高的平均值，mm；

　　　h_0——试剂空白溶液峰高的平均值，mm；

　　　B_s——用标准溶液制备标准曲线得到的计算因子，$\mu g/(mL \cdot mm)$；

　　　V_1——样品洗脱溶液总体积，mL；

　　　E_s——由实验确定的平均洗脱效率；

　　　V_0——换算成标准状况下的采样体积，L。

6.2　用单点校正法按下式计算空气中甲醛的浓度：

$$C = \frac{(h - h_0) \cdot f}{V_0 \cdot E_s} \cdot V_1$$

式中：f——用单点校正法得到的校正因子，$\mu g/(mL \cdot mm)$；

　　　其他符号同上式。

（二）《空气质量　甲醛的测定　乙酰丙酮分光光度法》GB/T 15516—1995

1　主题内容及适用范围

1.1　主题内容

本标准规定了测定工业废气和环境空气中甲醛的乙酰丙酮分光光度法。

1.2　适用范围

1.2.1　本方法适用于树脂制造、涂料、人造纤维、塑料、橡胶、染料、制药、油漆、制革等行业的排放废气，以及做医药消毒、防腐、熏蒸时产生的甲醛蒸气测定。

1.2.2　在采样体积为 0.5～10.0L 时，测定范围为 0.5～800mg/m³。

1.2.3　当甲醛浓度为 20ug/10mL 时，共存 8mg 苯酚（400 倍），10mg 乙醛（500 倍），600mg 铵离子（30000 倍）无干扰影响；共存 SO_2，小于 20ug，NO_x 小于 50ug，甲醛回收率不低于 95%。

2　原理

甲醛气体经水吸收后，在 pH = 6 的乙酸—乙酸铵缓冲溶液中，与乙酰丙酮作用，在沸水浴条件下，迅速生成稳定的黄色化合物，在波长 413nm 处测定。

3　试剂

除非另有说明，分析时均使用符合国家标准的分析纯试剂和按 3.1 条制备的水。

3.1　不含有机物的蒸馏水。

加少量高锰酸钾的碱性溶液于水中再行蒸馏即得（在整个蒸馏过程中水应始终保持红色，否则应随时补加高锰酸钾）。

3.2　吸收液：不含有机物的重蒸馏水（3.1）。

3.3　乙酸铵（NH_4CH_3COO）。

3.4　冰乙酸（CH_3COOH）：$\rho = 1.055$。

3.5　乙酰丙酮（$C_5H_8O_2$）：$\rho = 0.975$。

3.5.1　乙酰丙酮溶液：0.25%（V/V），称 25g 乙酸铵（3.3），加少量水溶解，加 3mL 冰乙酸（3.4）及 0.25mL 新蒸馏的乙酰丙酮（3.5），混匀再加水至 100mL，调整 pH = 6.0，此溶液于 2～5℃贮存，可稳定一个月。

3.6　盐酸（HCl）溶液：$\rho = 1.19$（1+5）。

3.7　氢氧化钠（NaOH）溶液：30g/100mL。

3.8　碘（I_2）。

3.8.1　碘（I_2）溶液：$C(I_2) = 0.1mol/L$，称 40g 碘化钾（3.9）溶于 10mL 水，加入 12.7g 碘（3.8），溶解后移入 1000mL 容量瓶，用水稀释定容。

3.9　碘化钾（KI）。

3.9.1　碘化钾（KI）溶液：10g/100mL。

3.10　碘酸钾（KIO_3）溶液 $C(1/6KIO_3) = 0.1000mol/L$，称 3.567g 经 110℃干燥 2h 的碘酸钾（优级纯）溶于水，于 1000mL 容量瓶稀释定容。

3.11　淀粉溶液：1g/100mL，称 1g 淀粉，用少量水调成糊状，倒入 100mL 沸水中，呈透明溶液，临用时配制。

3.12　硫代硫酸钠溶液：$C(Na_2S_2O_3) = 0.1mol/L$，称取 25g 硫代硫酸钠（$Na_2S_2O_3 \cdot 5H_2O$）和 2g 碳酸钠（Na_2CO_3）溶解于 1000mL 新煮沸但已冷却的水中，贮于棕色试剂瓶中，放一周后过滤，并标定其浓度。

3.12.1　硫代硫酸钠溶液标定：吸取 0.1000mol/L 碘酸钾标准溶液（3.10）25.00mL 置于 250mL 碘量瓶中，加 40ml 新煮沸但已冷却的水，加 10g/100mL 碘化钾溶液（3.9.1）10mL，再加（1+5）盐酸溶液（3.6）10mL，立即盖好瓶塞，混匀，在暗处静置 5min 后，用硫代硫酸钠溶液（3.12）滴定至淡黄色，加 1mL 淀粉溶液（3.11）继续滴定至蓝色刚刚褪去。

硫代硫酸钠溶液浓度 $C(Na_2S_2O_3)$（mol/L）按下式计算：

$$C(Na_2S_2O_3) = \frac{0.1 \times 25.0}{V_{Na_2S_2O_3}}$$

式中：$V_{Na_2S_2O_3}$——滴定消耗硫代硫酸钠溶液体积的平均值（mL）。

3.13　甲醛（HCHO）溶液，含甲醛 36%～38%。

3.13.1 甲醛标准储备液：取 10mL 甲醛溶液（3.13）置于 500mL 容量瓶中，用水稀释定容。

3.13.2 甲醛标准储备液的标定：吸取 5.0mL 甲醛标准储备液（3.13.1）置于 250mL 碘量瓶中，加 0.1mol/L 碘溶液（3.8.1）30.0 mL，立即逐滴地加入 30g/100mL 氢氧化钠溶液（3.7）至颜色褪到淡黄色为止（大约 0.7mL）。静置 10min，加（1+5）盐酸溶液（3.6）5mL 酸化，（空白滴定时需多加 2mL），在暗处静置 10min，加入 100mL 新煮沸但已冷却的水，用标定好的硫代硫酸钠溶液（3.12）滴定至淡黄色，加入新配制的 1g/100mL 淀粉指示剂（3.11）1mL，继续滴定至蓝色刚刚消失为终点。同时进行空白测定。按下式计算甲醛标准储备液浓度：

$$甲醛(mg/mL) = \frac{(V_1 - V_2) \times C_{Na_2S_2O_3} \times 15.0}{5.0}$$

式中：V_1——空白消耗硫代硫酸钠溶液体积的平均值（mL）；

V_2——标定甲醛消耗硫代硫酸钠溶液的平均值（mL）；

$C_{Na_2S_2O_3}$——硫代硫酸钠溶液浓度（mol/L）；

15.0——甲醛（1/2HCHO）摩尔质量；

5.0——甲醛标准储备液取样体积（mL）；

3.13.3 甲醛标准使用溶液

用水（3.1）将甲醛标准储备液（3.13.1）稀释成 5.00ug/mL 甲醛标准使用液，2~5℃贮存，可稳定一周。

4 仪器

4.1 采样器：流量范围为 0.2~1.0L/min 的空气采样器（备有流量测量装置）。

4.2 皂膜流量计。

4.3 多孔玻板吸收管：50mL 或 125mL、采样流量 0.5L/min 时，阻力为（6.7±0.7）kPa，单管吸收效率大于 99%。

4.4 具塞比色管：25mL，具 10mL、25mL 刻度，经校正。

4.5 分光光度计：附 1cm 吸收池。

4.6 标准皮托管：具校正系数。

4.7 倾斜式微压计。

4.8 采样引气管：聚四氟乙烯管，内径 6~7mm，引气管前端带有玻璃纤维滤料。

4.9 空盒气压表。

4.10 水银温度计：0~100℃

4.11 pH 酸度计。

4.12 水浴锅。

5 样品

5.1 样品的采集

采样系统由采样引气管（4.8），采样吸收管（4.3）和空气采样器（4.1）串联组成。

吸收管体积为 50mL 或 125mL，吸收液（3.2）装液量分别为 20mL 或 50mL，以 0.5 ~ 1.0L/min 的流量，采气 5 ~ 20min。

5.2　样品的保存

采集好的样品于 2 ~ 5℃ 贮存，2d 内分析完毕，以防止甲醛被氧化。

5.3　采样体积的校准

5.3.1　流量较准。

在采样时用皂膜流量计（4.2）对空气采样器（4.1）进行流量校准。

采样体积 V_m（L）按下式计算：

$$V_m = Q'_r \cdot n$$

式中：Q'_r——经校准后的流量，L/min；

　　　　n——采样时间，min。

5.3.2　压力测量。

连接标准皮托管（4.6）和倾斜式微压计（4.7）进行压力测量，空气采样用空盒气压表（4.9）进行气压读数，废气或空气压力以 P_m（kPa）表示。

5.3.3　温度测量。

用水银温度计（4.10）测量管道废气或温度，以 t_m（℃）表示。

5.3.4　体积校准。

采气标准状态体积 V_{nd}（L）按下式计算：

$$V_{nd} = V_m \times 2.694 \times \frac{101.325 + P_m}{273 + t_m}$$

式中：V_m——废气或空气采样体积（L）；

　　　　P_m——废气或空气压力（kPa）；

　　　　t_m——废气或空气温度（℃）；

　　　　V_{nd}——废气或空气采样体积（0℃，101.325kPa）（L）。

6　步骤

6.1　校准曲线的绘制

取 7 支 25mL 具塞比色管（4.4）按下表配制标准色列：

管　号	0	1	2	3	4	5	6
甲醛（5.00μg/mL）（mL）	0	0.2	0.8	2.0	4.0	6.0	7.0
甲醛（μg）	0	1.0	4.0	10.0	20.0	30.0	35.0

于上述标准系列中，用水稀释定容至 10.0mL 刻线，加 0.25% 乙酰丙酮溶液（3.5.1）2.0mL，混匀，置于沸水浴加热 3min，取出冷却至室温，用 1 cm 吸收池，以水为参比，于波长 413nm 处测定吸光度。将上述系列标准溶液测得的吸光度 A 值扣除试剂空白（零浓度）的吸光度 A_0 值，便得到校准吸光度 y 值，以校准吸光度 y 为纵坐标，以甲醛含量 x（μg）为横坐标，绘制校准曲线，或用最小二乘法计算其回归方程。注意"零"浓度不

参与计算。

$$y = bx + a$$

式中：a——校准曲线截距；

b——校准曲线斜率。

由斜率倒数求得校准因子：$Bs = 1/b$

6.2　样品测定

将吸收后的样品溶液移入50mL或100mL容量瓶中，用水稀释定容，取少于10mL试样（吸取量视试样浓度而定），于25mL比色管（4.4）中，用水定容至10.0mL刻线，以下步骤按（6.1）进行分光光度测定。

6.3　空白试验

用现场未采样空白吸收管的吸收液按（6.1）进行空白测定。

7　结果表示

7.1　计算公式

试样中甲醛的吸光度 y 用下式计算：

$$y = A_s - A_b$$

式中：A_s——样品测定（6.2）吸光度；

A_b——空白试验（6.3）吸光度。

试样中甲醛含量 x（μg）用下式计算：

$$x = \frac{y - a}{b} \cdot \frac{V_1}{V_2} \quad 或 \quad x = (y - a) \cdot B_s \cdot \frac{V_1}{V_2}$$

式中：V_1——定容体积（mL）；

V_2——测定取样体积（mL）。

废气或环境空气中甲醛浓度 c（mg/m³）用下式计算：

$$c = \frac{x}{V_{nd}}$$

式中：V_{nd}——所采气样标准状态体积（0℃，101.325 kPa）（L）。

（三）《居住区大气中甲醛卫生检验标准方法　分光光度法》GB/T 16129—1995

1　适用范围

本标准规定了用分光光度法测定居住区大气中甲醛浓度的方法。也适用于公共场所空气中甲醛浓度的测定。

2　原理

空气中甲醛与4－氨基－3－联氨－5－巯基－1，2，4－三氮杂茂（Ⅰ）在碱性条件下缩合（Ⅱ），然后经高碘酸钾氧化成6－巯基－5－三氮杂茂〔4，3－b〕－S－四氮杂苯（Ⅲ）紫红色化合物，其色泽深浅与甲醛含量成正比。

3 试剂和材料

本法所用试剂除注明外，均为分析纯；所用水均为蒸馏水。

3.1 吸收液：称取 1g 三乙醇胺，0.25g 偏重亚硫酸钠和 0.25g 乙二胺四乙酸二钠溶于水中并稀释至 1000mL。

3.2 0.5% 4-氨基-3-联氮-5-巯基-1，2，4-三氮杂茂（简称 AHMT）溶液：称取 0.25g AHMT 溶于 0.5mol/L 盐酸中，并稀释至 50mL，此试剂置于棕色瓶中，可保存半年。

3.3 5mol/L 氢氧化钾溶液：称取 28.0g 氢氧化钾溶于 100mL 水中。

3.4 1.5% 高碘酸钾溶液：称取 1.5g 高碘酸钾溶于 0.2mol/L 氢氧化钾溶液中，并稀释至 100mL，于水浴上加热溶解，备用。

3.5 硫酸（$\rho = 1.84g/mL$）。

3.6 30% 氢氧化钠溶液。

3.7 1mol/L 硫酸溶液。

3.8 0.5% 淀粉溶液。

3.9 0.1000mol/L 硫代硫酸钠标准溶液。

3.10 0.0500mol/L 碘溶液。

3.11 甲醛标准储备溶液：取 2.8mL 甲醛溶液（含甲醛 36%～38%）于 1L 容量瓶中，加 0.5mL 硫酸并用水稀释至刻度，摇匀。其准确浓度用下述碘量法标定。

甲醛标准储备溶液的标定：精确量取 20.00mL 甲醛标准贮备溶液，置于 250mL 碘量瓶中。加入 20.00mL 0.0500mol/L 碘溶液和 15mL 1mol/L 氢氧化钠溶液，放置 15min。加入 20mL 0.5mol/L 硫酸溶液，再放置 15min，用硫代硫酸钠滴定，至溶液呈现淡黄色时，加入 1mL 0.5% 淀粉溶液，继续滴定至刚使蓝色消失为终点，记录所用硫代硫酸钠溶液体积。同时用水作试剂空白滴定。甲醛溶液的浓度用下式计算：

$$C = (V_1 - V_2) \times M \times 15/20$$

式中：C——甲醛标准贮备溶液中甲醛浓度，mg/mL；

V_1——滴定空白时所用硫代硫酸钠标准溶液体积，mL；

V_2——滴定甲醛溶液时所用硫代硫酸钠标准溶液体积，mL；

M——硫代硫酸钠标准溶液的摩尔浓度；

15——甲醛的换算值。

取上述标准溶液稀释 10 倍作为贮备液，此溶液置于室温下可使用 1 个月。

3.12 甲醛标准溶液：用时取上述甲醛贮备液，用吸收液稀释成 1.00mL 含 2.00μg 甲醛。

4 仪器和设备

4.1 气泡吸收管：有 5mL 和 10mL 刻度线。

4.2 空气采样器：流量范围 0～2L/min。

4.3 10mL 具塞比色管。

4.4 分光光度计：具有 550nm 波长，并配有 10mm 光程的比色皿。

5 采样

用一个内装 5mL 吸收液的气泡吸收管，以 1.0L/min 流量，采气 20L。并记录采样时的温度和大气压力。

6 分析步骤

6.1 标准曲线的绘制

用标准溶液绘制标准曲线：取 7 支 10mL 具塞比色管，按下表制备标准色列管。

甲醛标准色列管

管　　号	0	1	2	3	4	5	6
标准溶液（mL）	0.0	0.1	0.2	0.4	0.8	1.2	1.6
吸收溶液（mL）	2.0	1.9	1.8	1.6	1.2	0.8	0.4
甲醛含量（μg）	0.0	0.2	0.4	0.8	1.6	2.4	3.2

各管加入 1.0mL 5mol/L 氢氧化钾溶液，1.0mL 0.5% AHMT 溶液，盖上管塞，轻轻颠倒混匀三次，放置 20min。加入 0.3mL 1.5% 高碘酸钾溶液，充分振摇，放置 5min。用 10mm 比色皿，在波长 550nm 下，以水作参比，测定各管吸光度。以甲醛含量为横坐标，吸光度为纵坐标，绘制标准曲线，并计算回归线的斜率，以斜率的倒数作为样品测定计算因子 Bs（微克/吸光度）。

6.2 样品测定

采样后，补充吸收液到采样前的体积。准确吸取 2mL 样品溶液于 10mL 比色管中，按制作标准曲线的操作步骤测定吸光度。

在每批样品测定的同时，用 2mL 未采样的吸收液，按相同步骤作试剂空白值测定。

7 结果计算

7.1 将采样体积按下式换算成标准状况下的采样体积。

$$V_0 = V_t \times \frac{T_0}{273 + t} \times \frac{P}{P_0}$$

式中：V_0——标准状况下的采样体积，L；

V_t——采样体积，L；

t——采样时的空气温度，℃；

T_0——标准状况下的绝对温度，273K；

P——采样时的大气压，kPa；

P_0——标准状况下的大气压力，101.3kPa。

7.2 空气中甲醛浓度按下式计算：

$$C = \frac{(A - A_0) \times B_s}{V_0} \times \frac{V_1}{V_2}$$

式中：C——空气中甲醛浓度，mg/m^3；

A——样品溶液的吸光度；

A_0——试剂空白溶液的吸光度；

B_s——计算因子，由6.1求得，$\mu g/$吸光度；

V_0——标准状况下的采样体积，L；

V_1——采样时吸收液体积，mL；

V_2——分析时取样品体积，mL。

三、有关乙酰丙酮法测甲醛的一些研究工作介绍

武汉市江岸区建筑工程质量检测站对乙酰丙酮法测空气中甲醛的浓度做了一些研究工作，探索了一个乙酰丙酮法测甲醛的新方法。其研究的方法如下：

1 主题及适用范围

1.1 主题

本方法对《空气质量 甲醛的测定 乙酰丙酮分光光度法》GB/T 15516—1995 作了改进，通过优化显色条件和增加比色皿的长度，降低了方法的检出限；对实验室内易产生的环境干扰和分析项目间的交叉干扰，提出了简单易行的解决措施。

1.2 适用范围

本方法适用于建筑材料和装修材料释放到空气中的甲醛测定。也适用于环境舱中甲醛的测定。

2 原理

甲醛气体经水吸收后，在pH为6的乙酸－乙酸铵缓冲溶液中，与乙酰丙酮作用，在50℃恒温条件下反应30min，生成稳定的黄色化合物，其颜色的深浅，与溶液中甲醛的含量成正比。反应式如下：

3 试剂

除非另有说明，分析时均使用符合国家标准的分析纯试剂。

3.1 不含有机物的纯水。

不含有机物纯水的实验室制备见9.1。购市售的桶装饮用净水见9.2。

3.2 吸收液：不含有机物的纯水。

3.4 冰乙酸（CH_3COOH）：$\rho = 1.055$。

3.5 乙酰丙酮（$C_5H_8O_2$）：$\rho = 0.975$。

3.5.1 乙酰丙酮的纯化。

取100mL左右的乙酰丙酮于250mL蒸馏瓶中，加几颗玻璃珠，置于电子恒温电热套（温度波动±1℃）中，安装好蛇形冷凝管和洁净的棕色试剂接收瓶。通水后打开电热套开关，调节温度至溶液微沸，待冷凝管出口有液滴缓慢滴出，并有乙酰丙酮的气味散发时，弃去初接的3mL左右溶液。当蒸馏瓶中还剩余10mL左右溶液时切断电源。装置冷后移开试剂接收瓶，关闭冷却水，拆除装置。将试剂瓶加内盖盖紧后，置于冰箱冷藏室内保存，约可用2年。发现试剂空白值增高时，再行蒸馏备用。

3.5.2 乙酰丙酮显色剂（0.25% V/V）：称25g乙酸铵，加少量水溶解，加3mL冰乙酸及0.25mL纯化的乙酰丙酮，混匀加水（3.1）至刻线。调整pH=6.0，此溶液在冰箱中于2~5℃下贮存，可稳定1个月以上，发现空白值增高时，再行配制备用。

3.6 盐酸（HCL）溶液：$\rho = 1.19$（1+5）。

3.7 氢氧化钠（NaOH）溶液：30g/100 mL。

3.8 甲醛标准溶液

3.8.1 甲醛标准储备液：购买（100mg/L）有证的国家标准溶液备用。

3.8.2 甲醛标准使用液：用水（3.1）将100mg/L的标准储备液，稀释成20.0μg/mL甲醛标准使用液，2~5℃贮存备用。

3.8.3 甲醛标准应用液：将20.0μg/mL的标准使用液用水（3.1）稀释成2.00μg/mL的标准应用液，临用时配制。

4 仪器

4.1 采样器：有流量测量装置，范围为0~1.5L/min的稳流空气采样仪器。

4.2 皂膜流量计。

4.3 棕色筛板吸收管：中号，采样流量0.5L/min时，阻力为6.7±0.7kPa，单管吸收效率大于99%。

4.4 具塞比色管：10mL具塞比色管，附有5、10mL刻线。

4.5 分光光度计：可见光分光光度计，附2.0cm的比色皿和比色皿架。

4.6 单孔或双孔恒温水浴锅：37℃~100℃±1℃。

5 样品

5.1 采样前的准备

5.1.1 采样器的充电及流量校准：将每台采样器接到电源上充电8~12h备用。采样前用皂膜流量计，逐台校准采样系统的流量，误差应小于±5%。

5.1.2 采样管的罐装。

用水抽滤泵清洗装置逐个清洗采样管，每管灌装入8mL左右吸收液（3.2）。以适度长的乳胶管封闭采样管的两端后置于样品盒中。

5.2 样品的采集

拆开采样管进气端的乳胶管，与空气采样器进气口上连接的安全瓶侧口相连。检查无误后，打开采样器电源，调节计时器到所需的时间，以0.5L/min流量，采气20min，记录当时的气温、大气压力及天气情况。在各采样管上及时贴上点位标识，并记录各点位，采样的起始和终止时间及流量、参与人员等现场信息。采完样后拆开采样器进气端乳胶管，连接到采样管的进气口，确认采样管密封好后，置于样品盒内。全部样品采集清理完毕无误后，请委托人签字确认，再离开现场。

5.3 样品的保存

封闭好的样品于2~5℃下贮存，应在2d内分析完毕，防止甲醛被氧化。

6 实验室分析

6.1 校准曲线的绘制

取10支10mL具塞比色管（4.4）用标准应用液（3.8.3），按下表配制标准系列。

表1 校准曲线的标准系列

管　　号	1	2	3	4	5	6	7	8	9	10
标准应用液（mL）	0.00	0.00	0.50	1.00	2.00	3.00	4.00	5.00	6.00	8.00
甲醛含量（μg）	0.00	0.00	1.00	2.00	4.00	6.00	8.00	10.00	12.00	16.00

于上述标准系列中，用水（3.1）定容至刻线，加0.25%乙酰丙酮溶液（3.5.2）2.0mL，混匀，贴上标识置于50℃水浴中显色30 min，取出冷却至室温。用2.0 cm比色皿，以水（3.1）为参比，于波长413nm处测定吸光度。将上述系列标准溶液测得的吸光度A值扣除试剂空白（零浓度）的平均吸光度$\overline{A_0}$值，得到校准吸光度y值，以校准吸光度y为纵坐标、甲醛的含量x（μg/10mL）为横坐标，绘制校准曲线。或用有回归功能的计算器计算校准曲线的斜率b、截距a及回归方程的相关系数γ，回归方程式如式（1）：

$$y = bx + a \tag{1}$$

式中：a——校准曲线的截距，吸光度A，无量纲；

b——校准曲线的斜率，吸光度A，无量纲；

γ——校准曲线的相关系数（要求：除零浓度点外，5个以上浓度点的相关系数γ应大于0.999，并且第三位小数的9不是进位修约而得）。

6.2 样品测定

将样品溶液全量转入10mL具塞比色管中，用少量的吸收液洗吸收管合并，使总体积为10mL，按绘制校准曲线的操作步骤测定样品的吸光度。每批样品的测定值，应逐一减去室外样品的测值。如果样品溶液吸光度超过标准曲线的范围，用吸收液稀释样品，取稀释后的样品10mL，按以上步骤显色后再分析；计算样品浓度时，应计入样品的稀释倍数。

7　结果计算

7.1　将现场的采样体积按（2）式，换算成标准状态下的样品体积。

$$V_0 = V_t \times \frac{T_0 \times P}{P_0 \times (273 + t)} \qquad (2)$$

式中：V_0——标准状态下样品的采集体积，L；

V_t——采样体积，由采样流量乘以采样时间而得，L；

T_0——标准状态下的绝对温度，273K；

P_0——标准状态下的大气压力，101.3kPa；

P——采样时的大气压力，kPa；

t——采样时的空气温度，℃。

7.2　空气中甲醛浓度按（3）式计算：

$$C_{HCOH} = \frac{(y - y_0 - a)}{b \cdot V_0} \qquad (3)$$

式中：C_{HCOH}——空气中甲醛浓度，mg/m³；

y——样品溶液的吸光度 A，无量纲；

y_0——室外样液的吸光度，无量纲；

a——校准曲线的截距（吸光度 A），无量纲；

b——校准曲线的斜率，单位质量甲醛的吸光度 $A/\mu g$；

V_0——标准状态下的采样体积，L。

7.3　精密度和准确度

经 6 个实验室，分析含甲醛 1.05±0.08mg/L 的国家标准样品，其浓度范围为 1.03～1.09mg/L（1.06±0.03mg/L）。在国家标准样品中加标准样品 1.21μg/10mL，回收率为 96.2%～104%；加标准样品 2.43μg/10mL，回收率为 97.4%～102%。6 个实验室分析相同高、中、低浓度标液的室间精密度（以相对标准差表征）在 0.7%～4.2% 范围内；再现性为 1.2%～3.2%；平均相对标准偏差为 2.2%。

8　干扰及排除

8.1　化学物质的干扰

8.1.1　化学物质

在含有表 2 所列化学物质的雨水中，加 4.00μg/10mL 甲醛，加标回收率在 96.8%～99.8% 范围内，表 2 所列化学物质对甲醛的测定不产生干扰。

表 2　雨水中对甲醛可能产生干扰的物质

干扰物	pH	NH_4^+	K^+	Na^+	Ca^{2+}	Mg^{2+}	F^-	Cl^-	NO_3^-	SO_4^{2-}
浓度（mg/L）	5.74	1.34	0.216	0.184	0.682	0.114	0.068	0.364	2.45	5.11

注：浓度单位 mg/L 除 pH 值外；pH 为酸碱度，单位无量纲。

8.1.2　乙醛

建筑材料和装修材料易释放出乙醛，室外空气中含有 $0.01 \sim 0.11 \text{mg/m}^3$ 汽车尾气释放的乙醛。当甲醛为 $6.0 \mu\text{g}/10\text{mL}$ 时，共存的小于 $500 \mu\text{g}/10\text{mL}$ 之乙醛对测定不产生干扰。

8.2　环境物质

8.2.1　日光照射能使甲醛氧化，用棕色采样管和棕色试剂瓶盛装溶液排除。

8.2.2　实验室中的器皿和采样管等，若放于有人造板的实验柜中，会吸附板材释放的甲醛产生正干扰。应将器具等存放在实验桌上加盖的搪瓷盘或塑料盒中。

8.3　乙酰丙酮溶液中含有乙酸铵，应避免实验室内产生交叉干扰。若甲醛和氨的分析同处一室，应先测定氨，后测甲醛。乙酰丙酮显色剂最好不与纳氏试剂置于同一冰箱，只有一个冰箱时，应将乙酰丙酮试剂瓶置于上层，且在冰箱内不得打开。

9　不含有机物的纯水制备

9.1　实验室制备

9.1.1　用纯水器制备。

采用分子纯化技术的实验室用纯水器，制备Ⅲ级或Ⅱ级纯水。

9.1.2　加热蒸馏。

加少量高锰酸钾（ KMnO_4 ）和氢氧化钠（ NaOH ）于蒸馏器的水中，再行蒸馏（在整个蒸馏过程中水应始终保持红色，否则应随时补加高锰酸钾）。

9.2　购用市售的桶装饮用净水

9.2.1　本法可选购市售的饮用净水，应是以自来水或生活饮用水为原水，经深度净化后，提供用户直接饮用的桶装水。市售的天然山泉水或矿泉水，不宜采用。

9.2.2　售水公司应有生产许可证，执行中华人民共和国城镇建设行业标准《饮用净水水质标准》CJ94—1999；有较大的生产规模和市场占有率，批量大、包装和送货规范。

9.2.3　饮用净水外观应无色、无味、无臭，清澈透明。通过实验测定其空白值与实验室制备的纯水，或其他方法制备的纯水的空白值，无显著性差异；或测得 6 次以上的空白值，均在控制范围内。

10.　参考文献：［美］J. Heickien 著. 吴景学等译.《大气化学》. 长沙：湖南科学技术出版社. 1981：166～168.

第四节　室内空气中氨的测定

一、概述

在本次对"规范"的修订过程中，调研了自 2001 年以来各检测单位对"规范"的执行情况，在原规范中空气氨的检测可采用三种方法：《公共场所空气中氨测定方法》GB/T 18204.25—2000 中靛酚蓝分光光度法、纳氏试剂分光光度法或国家标准《空气质量　氨的测定　离子选择电极法》GB/T 14669—1993，当发生争议时应以《公共场所空气中氨测定方法》GB/T 18204.25—2000　中靛酚蓝分光光度法的测定结果为准。在这些年的实际工作中，绝大部分实验室都直接采用仲裁法《公共场所空气中氨测定方法》

GB/T 18204.25—2000 中靛酚蓝分光光度法，而且在历年的各类实验室比对中均取得较好的结果，稳定性好。因此本次修订删除了对国家标准《公共场所空气中氨测定方法》GB/T 18204.25—2000 中纳氏试剂分光光度法和国家标准《空气质量 氨的测定 离子选择电极法》GB/T14669－1993 的引用。

二、"规范"中的相关规定

"规范"第6.0.10 条规定：民用建筑工程室内空气中氨的检测方法，应符合现行国家标准《公共场所空气中氨测定方法》GB/T 18204.25 中靛酚蓝分光光度法的规定。

三、相关标准摘要

（一）《公共场所空气中氨测定方法》GB/T 18204.25—2000

第一法　靛酚蓝分光光度法

本标准规定了公共场所空气中氨浓度的测定方法。

本标准适用于公共场所空气中氨浓度的测定，也适用于居住区大气和室内空气中氨浓度的测定。

1　原理

空气中氨吸收在稀硫酸中，在亚硝基铁氰化钠及次氯酸钠存在下，与水杨酸生成蓝绿色的靛酚蓝染料，根据着色深浅，比色定量。

2　试剂和材料

本法所用的试剂均为分析纯，水为无氨蒸馏水，制备方法见附录A。

2.1　吸收液 $[C(H_2SO_4)=0.005mol/L]$：量取 2.8mL 浓硫酸加入水中，并稀释至 1L。临用时再稀释 10 倍。

2.2　水杨酸溶液（50g/L）：称取 10.0g 水杨酸 $[C_6H_4(OH)COOH]$ 和 10.0g 柠檬酸钠 $(Na_3C_6O_7 \cdot 2H_2O)$，加水约 50mL，再加 55mL 氢氧化钠溶液 $[C(NaOH)=2mol/L]$，用水稀释至 200mL。此试剂稍有黄色，室温下可稳定一个月。

2.3　亚硝基铁氰化钠溶液（10g/L）：称取 1.0g $[Na_2Fe(CN)_5 \cdot NO \cdot 2H_2O]$ 亚硝基铁氰化钠，溶于 100mL 水中，贮于冰箱中可稳定一个月。

2.4　次氯酸钠溶液 $[C(NaClO)=0.05mol/L]$：取 1mL 次氯酸钠试剂原液，用碘量法标定其浓度（标定方法见附录B）。然后用氢氧化钠溶液 $[C(NaOH)=2mol/L]$ 稀释成 0.05mol/L 的溶液。贮于冰箱中可保存两个月。

2.5　氨标准溶液

2.5.1　标准贮备液：称取 0.3142g 经 105℃ 干燥 1h 的氯化铵（NH₄Cl），用少量水溶解，移入 100mL 容量瓶中，用吸收液（见2.1）稀释至刻度，此液 1.00mL 含 1.00mg 氨。

2.5.2　标准工作液：临用时，将标准贮备液（见2.5.1）用吸收液稀释成1.00mL含1.00μg氨。

3　仪器、设备

3.1　大型气泡吸收管：有10mL刻度线，见图1，出气口内径为1mm，与管底距离应为3～5mm。

3.2　空气采样器：流量范围0～2L/min，流量稳定。使用前后，用皂膜流量计校准采样系统的流量，误差应小于±5%。

3.3　具塞比色管：10mL。

3.4　分光光度计：可测波长为697.5nm，狭缝小于20nm。

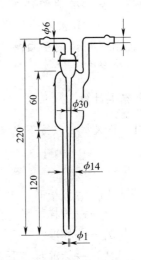

图1　大型气泡吸收管

4　采样

用一个内装10mL吸收液的大型气泡吸收管，以0.5L/min流量，采气5L，及时记录采样点的温度及大气压力。采样后，样品在室温下保存，于24h内分析。

5　分析步骤

5.1　标准曲线的绘制

取10mL具塞比色管7支，按下表制备标准系列管。

管　　号	0	1	2	3	4	5	6
标准工作液（2.5.2）（mL）	0	0.50	1.00	3.00	5.00	7.00	10.00
吸收液（2.1）（mL）	10.00	9.50	9.00	7.00	5.00	3.00	0
氨含量（μg）	0	0.50	1.00	3.00	5.00	7.00	10.00

在各管中加入0.50mL水杨酸溶液（见2.2），再加入0.10mL亚硝基铁氰化钠溶液（见2.3）和0.10mL次氯酸钠溶液（见2.4），混匀，室温下放置1h。用1cm比色皿，于波长697.5nm处，以水作参比，测定各管溶液的吸光度。以氨含量（μg）作横坐标，吸光度为纵坐标，绘制标准曲线，并用最小二乘法计算校准曲线的斜率、截距及回归方程。

$$Y = bX + a$$

式中：Y——标准溶液的吸光度；

　　　X——氨含量，μg；

　　　a——回归方程式的截距；

　　　b——回归方程式斜率，吸光度/μg。

标准曲线斜率b应为0.081±0.003吸光度/μg氨。以斜率的倒数作为样品测定时的计算因子（Bs）。

5.2　样品测定

　　将样品溶液转入具塞比色管中，用少量的水洗吸收管，合并，使总体积为 10mL。再按制备标准曲线的操作步骤（见 5.1）测定样品的吸光度。在每批样品测定的同时，用 10mL 未采样的吸收液作试剂空白测定。如果样品溶液吸光度超过标准曲线范围，则可用试剂空白稀释样品显色液后再分析。计算样品浓度时，要考虑样品溶液的稀释倍数。

6　结果计算

6.1　将采样体积按下式换算成标准状态下的采样体积：

$$V_0 = V_t \times \frac{T_0}{273 + t} \times \frac{P}{P_0}$$

式中：V_0——标准状态下的采样体积，L；

　　　V_t——采样体积，由采样流量乘以采样时间而得，L；

　　　T_0——标准状态下的绝对温度，273K；

　　　P_0——标准状态下的大气压力，101.3kPa；

　　　P——采样时的大气压力，kPa；

　　　t——采样时的空气温度，℃。

6.2　空气中氨浓度按下式计算：

$$C(NH_3) = \frac{(A - A_0) \times B_s}{V_0}$$

式中：C——空气中氨浓度，mg/m³；

　　　A——样品溶液的吸光度；

　　　A_0——空白溶液的吸光度；

　　　B_s——计算因子，μg/吸光度；

　　　V_0——标准状态下的采样体积，L。

7　测定范围

　　测定范围为 10mL 样品溶液中含 0.5 ~ 10μg 氨。按本法规定的条件采样 10min，样品可测浓度范围为 0.01 ~ 2mg/m³。

附录A　无氨蒸馏水的制备

　　于普通蒸馏水中，加少量的高锰酸钾至浅紫色，再加少量氢氧化钠至呈碱性。蒸馏，取其中间蒸馏部分的水，加少量硫酸溶液呈微酸性，再蒸馏一次。

附录B　次氯酸钠溶液浓度的标定

　　称取 2g 碘化钾（KI）于 250mL 碘量瓶中，加水 50mL 溶解，加 1.00mL 次氯酸钠（NaClO）试剂，再加 0.5mL 盐酸溶液 [50%（V/V）]，摇匀，暗处放置 3min。用硫代硫

酸钠标准溶液 $[C(Na_2S_2O_3) = 0.1000mol/L]$。滴定析出的碘，至溶液呈黄色时，加 1mL 新配制的淀粉指示剂（5g/L），继续滴定至蓝色刚刚褪去，即为终点，记录所用硫代硫酸钠标准溶液体积，按下式计算次氯酸钠溶液的浓度。

$$C(NaClO) = \frac{C(Na_2S_2O_3) \times V}{1.00 \times 2}$$

式中：C（NaClO）——次氯酸钠试剂的浓度，mol/L；

　　　C（$Na_2S_2O_3$）——硫代硫酸钠标准溶液浓度，mol/L；

　　　V——硫代硫酸钠标准溶液用量，mL。

第二法　纳氏试剂分光光度法

1　原理

空气中氨吸收在稀硫酸中，与纳氏试剂作用生成黄色化合物，根据着色深浅，比色定量。

2　试剂和材料

本法所用的试剂均为分析纯，水为无氨蒸馏水。制备方法见附录 A。

2.1　吸收液 $[C(H_2SO_4 = 0.005mol/L)]$：量取 2.8mL 浓硫酸加入水中，并稀释至 1L。临用时再稀释 10 倍。

2.2　酒石酸钾钠溶液（500g/L）：称取 50g 酒石酸钾钠（$KNaC_4H_4O_6 \cdot 4H_2O$）溶于 100mL 水中，煮沸，使约减少 20mL 为止，冷却后，再用水稀释至 100mL。

2.3　纳氏试剂：称取 17g 二氯化汞（$HgCl_2$）溶解 300mL 水中，另称取 35g 碘化钾（KI）溶解在 100mL 水中，然后将二氯化汞溶液缓慢加入到碘化钾溶液中，直至形成红色沉淀不溶为止。再加入 600mL 氢氧化钠溶液（200g/L）及剩余的二氯化汞溶液。将此溶液静置 1～2d，使红色混浊物下沉，将上清液移入棕色瓶中，（或用 5# 玻璃砂芯漏斗过滤），用橡皮塞塞紧保存备用。此试剂几乎无色。（纳氏试剂毒性较大，取用时必须十分小心，接触到皮肤时，应立即用水冲洗；含纳氏试剂的废液，应集中处理，处理方法见附录 C）。

2.4　氨标准溶液

2.4.1　标准贮备液：称取 0.3142g 经 105℃ 干燥 1h 的氯化铵（NH_4Cl），用少量水溶解，移入 100mL 容量瓶中，用吸收液（见 2.1）稀释至刻度。此溶液 1.00mL 含 1.00mg 氨。

2.4.2　标准工作液：临用时，将标准贮备液（见 2.4.1）用吸收液稀释成 1.00mL 含 2.00μg 氨。

3　仪器设备

3.1　大型气泡吸收管：有 10mL 刻度线，见靛酚蓝分光光度法图 1。

3.2　空气采样器：流量范围 0～2L/min，流量稳定。使用前后，用皂膜流量计校准采样系统的流量，误差应小于 ±5%。

3.3　具塞比色管：10mL。

3.4　分光光度计：可测波长为 425nm，狭缝小于 20nm。

4　采样

用一个内装 10mL 吸收液的大型气泡吸收管，以 0.5L/min 流量，采气 5L，及时记录采样点的温度及大气压力。采样后，样品在室温下保存，于 24h 内分析。

5　分析步骤

5.1　标准曲线的绘制

取 10mL 具塞比色管 7 支，按下表制备标准系列管。

管　　号	0	1	2	3	4	5	6
标准工作液（2.4.2）（mL）	0	1.00	2.00	4.00	6.00	8.00	10.00
吸收液（2.1）（mL）	10.00	9.00	8.00	6.00	4.00	2.00	0
氨含量（μg）	0	2.00	4.00	8.00	12.00	16.00	20.00

在各管中加入 0.1mL 酒石酸钾钠溶液，再加入 0.5mL 纳氏试剂，混匀，室温下放置 10min。用 1cm 比色皿，于波长 425nm 处，以水作参比，测定吸光度。以氨含量（μg）作横坐标，吸光度为纵坐标，绘制标准曲线，并用最小二乘法计算标准曲线的斜率、截距及回归方程。

$$Y = bX + a$$

式中：Y——标准溶液的吸光度；

　　　X——氨含量，μg；

　　　a——回归方程式的截距；

　　　b——回归方程式斜率，吸光度/μg。

标准曲线斜率 b 应为 0.014 ± 0.002 吸光度/μg 氨。以斜率的倒数作为样品测定时的计算因子（Bs）。

5.2　样品测定

将样品溶液转入具塞比色管中，用少量的水洗吸收管，合并，使总体积为 10mL。再按制备校准曲线的操作步骤测定样品的吸光度。在每批样品测定的同时，用 10mL 未采样的吸收液作试剂空白测定。如果样品溶液吸光度超过标准曲线范围，则可用试剂空白稀释样品显色液后再分析。计算样品浓度时，要考虑样品溶液的稀释倍数。

6　结果计算

6.1　将采样体积按下式换算成标准状态下的采样体积：

$$V_0 = V_t \times \frac{T_0}{273 + t} \times \frac{P}{P_0}$$

式中：V_0——标准状态下的采样体积，L；

　　　V_t——采样体积，由采样流量乘以采样时间而得，L；

　　　T_0——标准状态下的绝对温度，273K；

　　　P_0——标准状态下的大气压力，101.3kPa；

　　　P——采样时的大气压力，kPa；

　　　t——采样时的空气温度，℃。

6.2　空气中氨浓度按下式计算：

$$C = \frac{(A - A_0) \times B_s}{V_0}$$

式中：C——空气中氨浓度，mg/m^3；

　　　A——样品溶液的吸光度；

　　　A_0——空白溶液的吸光度；

　　　B_s——计算因子，$\mu g/$吸光度；

　　　V_0——标准状态下的采样体积，L。

7　测定范围

　　测定范围为10mL样品溶液中含2~20μg氨。按本法规定的条件采样10min，样品可测浓度范围为0.4~4mg/m³。

附录C　含汞废液的处理方法

　　为了避免含汞废液造成对环境的污染，应将废液中的汞进行处理。方法是：将废液收集在塑料桶中，当废水容量达到20L左右时，以曝气方式混匀废液，同时加入50mL氢氧化钠（400g/L）溶液，再加入50g硫化钠（$Na_2S \cdot 9H_2O$），10min后，慢慢加入200mL市售过氧化氢，静置24h后，抽取上清液弃去。

（二）《空气质量　氨的测定　次氯酸钠－水杨酸分光光度法》GB/T 14679—1993

1　适用范围

1.1　本标准规定了氨的次氯酸钠－水杨酸分光光度测定法。

1.2　本标准适用于恶臭源厂界及环境空气中氨的测定。

1.3　测定范围：在吸收液为10mL，采样体积为10~20L时，测定范围为0.008~110mg/m³，对于高浓度样品测定前必须进行稀释。

1.4　最低检出限：本方法检出限为0.1μg/10mL，按$22L_fS_{wb}$计算；当样品吸收液总体积为10mL，采样体积为10L时，最低检出浓度0.008mg/m³。

1.5　干扰：有机胺浓度大于1mg/m³时不适用。

2　原理

氨被稀硫酸吸收液吸收后，生成硫酸铵。在亚硝基铁氰化钠存在下，铵离子、水杨酸和次氯酸钠反应生成蓝色化合物，根据颜色深浅，用分光光度计在697nm波长处进行测定。

3　试剂

分析中所用试剂全部为符合国家标准的分析纯试剂；使用的水为无氨水，其制备方法见3.1。

3.1　无氨水制备

按下述方法进行：

在1000mL蒸馏水中，加入浓H_2SO_4 0.1mL，并在全玻蒸馏器中蒸馏，弃去前50ml馏出液，收集其后馏出部分，收集的无氨水按每升10g比例加入强酸型阳离子交换树脂，以利保存。

3.2　硫酸吸收液

硫酸溶液C（$1/2H_2SO_4$）＝0.005mol/L。

3.3　水杨酸-酒石酸钾溶液

称取10.0g水杨酸［C_6H_4（OH）COOH］置于150mL烧杯中，加适量水，再加入5mol/L氢氧化钠溶液15mL，搅拌使之完全溶解。另称取10.0g酒石酸钾钠（$KNaC_4H_4O_6 \cdot 4H_2O$），溶解于水，加热煮沸以除去氨，冷却后，与上述溶液合并移入200mL容量瓶中，用水稀释到标线，摇匀。此溶液pH＝6.0～6.5，贮于棕色瓶中，至少可以稳定一个月。

3.4　亚硝基铁氰化钠溶液

称取0.1g亚硝基铁氰化钠｛Na_2［Fe（CN）$_5$NO］$\cdot 2H_2O$｝，置于10mL具塞比色管中，加水至标线，摇动使之溶解，临用现配。

3.5　次氯酸钠溶液

市售商品试剂，可直接用碘量法测定其有效氯含量，用酸碱滴定法测定其游离碱量。方法如下：

有效氯的测定：吸取次氯酸钠1.00mL，置于碘量瓶中，加水50mL，碘化钾2.0g，混匀，加C（$1/2H_2SO_4$）＝6mol/L硫酸溶液5mL，盖好瓶塞，混匀，于暗处放置5min后，用C（$Na_2S_2O_4$）＝0.1mol/L硫代硫酸钠标准溶液滴定至浅黄色，加淀粉溶液1ml，继续滴定至蓝色刚消失为终点。按下式计算有效氯：

$$有效氯 = \frac{C \cdot V \times 35.45}{1000} \times 100$$

式中：　C——硫代硫酸钠溶液浓度，mol/L；

　　　　V——滴定消耗硫代硫酸钠标准溶液体积，mL；

　35.45——与1L硫代硫酸钠标准溶液［C（$Na_2S_2O_3$）＝1.000mol/L］

　　　　　　相当的，以克表示的氯的质量。

游离碱的测定：吸取次氯酸钠溶液 1.00mL，置于 150mL 锥形瓶中，加适量水，以酚酞为指示剂，用 C（HCl）＝0.1mol/L 盐酸标准溶液滴定至红色刚消失为终点。

取部分上述溶液，用氢氧化钠溶液稀释成含有效氯浓度为 0.35%、游离碱浓度为 C（NaOH）＝0.75mol/L（以 NaOH 计）的次氯酸钠溶液，贮于棕色滴瓶中，可稳定一周。

无商品次氯酸钠溶液时，也可自行制备。方法为：将盐酸逐滴作用于高锰酸钾，用 C（NaOH）＝2mol/L 氢氧化钠溶液吸收逸出的氯气，即可得到次氯酸钠溶液。其有效氯含量标定方法同上所述。

3.6　氯化铵标准贮备液

称取 0.7855g 氯化铵，溶解于水，移入 250mL 容量瓶中，用水稀释至标线，此溶液每毫升相当于含 1000μg 氨。

3.7　氯化铵标准溶液

临用时，吸取氯化铵标准贮备液 5.0mL 于 500mL 容量瓶中，用水稀释至标线，此溶液每毫升相当于含 10.0μg 氨。

4　仪器

4.1　空气采样泵：流量范围为 1～10L/min；

4.2　大型气泡吸收管：10mL；

4.3　具塞比色管：10mL；

4.4　分光光度计；

4.5　双球玻管：内装有玻璃棉。

5　采样及样品保存

5.1　采样

采样系统由内装玻璃棉的双球玻管、吸收管、流量测量计和抽气泵组成，吸收瓶中装有 10mL 吸收液，以 1～5L/min 的流量采气 1～4min。采样时应注意在恶臭源下风向，捕集恶臭感觉最强烈时的样品。

5.2　样品保存

应尽快分析，以防止吸收空气中的氨。若不能立即分析，需转移到具塞比色管中封好，在 2～5℃下存放，可存放一周。

6　分析步骤

6.1　绘制标准曲线

取 7 只具塞 10mL 比色管按下表制备标准色列。

向各管中加入 1.00mL 水杨酸－酒石酸钠溶液，2 滴亚硝基铁氰化钠溶液，用水稀释至 9mL 左右，加入 2 滴次氯酸钠溶液，用水稀释至标线，摇匀，放置 1h。用 1cm 比色皿，于波长 697mm 处，以水为参比，测定吸光度。以扣除试剂空白（零浓度）的校正吸光度为纵坐标，氨含量（μg）为横坐标，绘标准曲线。

氯化铵标准色列

管　号	0	1	2	3	4	5	6
氯化铵标准溶液（mL）	0	0.20	0.40	0.60	0.80	1.00	1.20
氨含量（μg）	0	2.0	4.0	6.0	8.0	10.0	12.0

6.2　样品测定

取一定体积（视样品浓度而定）采完样后并用吸收液定容到 10mL 的样液于 10mL 具塞比色管中，按制作标准曲线的步骤进行显色，测定吸光度。

6.3　空白试验

用吸收液代替试样溶液，按 6.2 条进行测定。

7　结果的表示

7.1　浓度计算

采样环境中的氨浓度 C（mg/m³）用下式进行计算：

$$C = \frac{W}{V_n} \times \frac{V_t}{V_0}$$

式中：W——测定时所取样品溶液中的氨含量，μg；

　　　V_n——标准状态下的采气体积，L；

　　　V_t——样品溶液总体积，mL；

　　　V_0——测定时所取样品溶液的体积，mL。

四、关于纳氏试剂法测氨的相关研究工作介绍

武汉市江岸区建筑工程质量检测站对纳氏试剂法测空气中氨的浓度做了一些研究工作，探索了一个纳氏试剂法测氨的新方法。其研究的方法如下：

1　主题及适用范围

1.1　主题

本方法对《公共场所空气中氨的测定》GB/T 18204.25—2000 中的第二法作了改进，通过优化显色条件和增加比色皿长度，降低了方法的检出限；对实验室内易产生的环境干扰和分析项目间的交叉干扰，提出了简单易行的解决措施。

1.2　适用范围

本方法适用于建筑材料、装修材料和混凝土外加剂等，释放到空气中氨的测定。

2　原理

空气中的氨被稀硫酸吸收后，与纳氏试剂作用生成黄色化合物，其着色深浅，与溶液中氨的含量成正比。反应式如下：

$$2K_2 \left[HgI_4 \right] + 3KOH + NH_3 \rightleftharpoons O \overset{Hg}{\underset{Hg}{\diamondsuit}} NH_2I + 7KI + 2H_2O$$

3 试剂

3.1.1　除非另有说明，分析时均使用符合国家标准的分析纯试剂。

3.1.2　所指的水为无氨水，制备见9。

3.2　吸收液（H_2SO_4 0.005mol/L）

　　量取2.8mL浓硫酸，在不断搅拌下缓缓滴入盛有500mL水的烧杯中，冷至室温后，转入1L容量瓶加无氨水至刻度。本溶液为0.05mol/L浓吸收液，临用时再稀释10倍。

3.3　酒石酸钾钠溶液（500g/L）

　　称取50g酒石酸钾钠（$KNaC_4H_4O_6 \cdot 4H_2O$）溶于100mL水中，煮沸，使减少至约20mL为止，冷却后，再用无氨水稀释至100mL。

3.4　纳氏试剂

　　称取17g氯化高汞（$HgCl_2$）溶解于300mL水中，另称取35g碘化钾（KI）溶解在100mL水中，然后将氯化高汞溶液缓慢加入到碘化钾溶液中，直至形成红色沉淀不溶为止。再加入600mL氢氧化钠溶液（200g/L）及剩余的氯化高汞溶液。将溶液静置1~2d，使红色混浊物下沉。将上清液移入加内盖的聚乙烯瓶中（或用5#玻璃砂芯漏斗过滤），置于冰箱中保存备用，此试剂几乎无色。注意：纳氏试剂有毒性，取用应小心，接触到皮肤时应立即用水冲洗，含汞废液的处理见10。

3.5　标准溶液

3.5.1　标准贮备液：购买500μg/mL的有证国家标准溶液备用。

　　自配方法：称取0.3142g经105℃干燥1h的氯化铵（NH_4Cl），用少量水溶解，移入100mL容量瓶中，用吸收液（3.2）稀至刻度。将此溶液与国家标准溶液作比对校准，保证量值能溯源到国家标准。

3.5.2　标准应用液：将标准贮备液，用吸收液（3.2）稀释成20.0μg/mL的标准使用液备用。再将标准使用液稀释成2.00μg/mL的标准应用液，临用时稀释。

4 仪器

4.1　气泡吸收管：大号气泡吸收管。

4.2　空气采样器：有流量测量装置，范围为0.1~1.5L/min的稳流空气采样仪器。

4.3　定量加液器：1000mL加液瓶，附0~10mL可调控制器。

4.4　具塞比色管：10mL具塞比色管（附有5、10mL刻线）。

4.5　分光光度计：可见光分光光度计，附2.0cm的比色皿和比色皿架。

5 样品

5.1　采样准备

5.1.1　采样器的充电及流量校准：将每台采样器接到电源上充电 8～12h 备用。采样前用皂膜流量计，逐台校准采样系统的流量，误差应小于 ±5%。

5.1.2　采样管的罐装

将定量加液器内装入 2/3 的吸收液（3.2），将控制器调至 8.0～8.5mL。逐个采样管灌装，以适度长的乳胶管封闭采样管的两端后置于样品盒中。

5.2　样品的采集

拆开采样管进气端的乳胶管，与空气采样器进气口上连接的安全瓶侧口相连。检查无误后，打开采样器电源，调节计时器到所需的时间，以 0.5L/min 流量，采气 20min，记录当时的气温、大气压力及天气情况。在各采样管上及时贴上点位标识，并记录各点位，采样的起始和终止时间及流量、参与人员等现场信息。采完样后拆开采样器进气端乳胶管，连接到采样管的进气口，确认采样管密封好后置于样品盒内。全部样品采集清理完毕无误后，请委托人签字确认，再离开现场。

5.3　样品的保存

封闭好的样品在室温下，应于 24h 内分析完毕。

6　分析步骤

6.1　校准曲线的绘制

取 10mL 具塞比色管 10 支，用标准应用液按下表制备标准系列。

制备校准曲线的标准系列表

管　　号	1	2	3	4	5	6	7	8	9	10
标准液 mL	0.00	0.00	0.50	1.00	2.00	3.00	4.00	5.00	6.00	8.00
吸收液 mL	10.0	10.0	9.50	9.00	8.00	7.00	6.00	5.00	4.00	2.00
氨含量 μg	0.00	0.00	1.00	2.00	4.00	6.00	8.00	10.00	12.00	16.00

向各管中加入 0.1mL 酒石酸钾钠溶液、0.5 mL 纳氏试剂，混匀，室温下放置 10min。用 2cm 比色皿，于波长 420 nm 处，以无氨水作参比，测定吸光度。将上述系列标准溶液测得的吸光度 A 值扣除试剂空白（零浓度）的平均吸光度 $\overline{A_0}$ 值，得到校准吸光度 y 值，以校准吸光度 y 为纵坐标、甲醛的含量 x（μg/10mL）为横坐标，绘制校准曲线。或用有回归功能的计算器计算校准曲线的斜率 b、截距 a 及回归方程的相关系数 γ，回归方程式（1）：

$$y = bx + a \tag{1}$$

式中：a——校准曲线的截距，吸光度 A，无量纲；

$\quad\quad b$——校准曲线的斜率，吸光度 A，无量纲；

$\quad\quad \gamma$——校准曲线的相关系数（要求：除零浓度点外，5 个以上浓度点的相关系数 γ 应大于 0.999，并且第三位小数的 9 不是进位修约而得）。

6.2　样品测定

　　将样品溶液全量转入 10mL 具塞比色管中，用少量的吸收液洗吸收管合并，使总体积为 10mL，按绘制校准曲线的操作步骤测定样品的吸光度。每批样品的测定值，应逐一减去室外样品的测值。如果样品溶液吸光度超过标准曲线的范围，用吸收液稀释样品，取稀释后的样品 10mL，按以上步骤显色后再分析；计算样品浓度时，应计入样品的稀释倍数。

7　结果计算

7.1　将现场的采样体积按（2）式，换算成标准状态下的样品体积。

$$V_0 = V_t \times \frac{T_0 \cdot P}{P_0(273 + t)} \tag{2}$$

式中：V_0——标准状态下样品的采集体积，L；

　　　　V_t——采样体积，由采样流量乘以采样时间而得，L；

　　　　T_0——标准状态下的绝对温度，273K；

　　　　P_0——标准状态下的大气压力，101.3kPa；

　　　　P——采样时的大气压力，kPa；

　　　　t——采样时的空气温度，℃。

7.2　空气中氨浓度按（3）式计算：

$$C_{NH_3} = \frac{(y - y_0 - a)}{b \cdot V_0} \tag{3}$$

式中：C_{NH_3}——空气中氨浓度，mg/m³；

　　　　y——样品溶液的吸光度 A，无量纲；

　　　　y_0——室外样液的吸光度 A，无量纲；

　　　　a——校准曲线的截距（吸光度 A），无量纲；

　　　　b——校准曲线的斜率，单位质量氨的吸光度 A/μg；

　　　　V_0——标准状态下的采样体积，L。

7.3　测定范围、精密度和准确度

7.3.1　测定范围

　　样品溶液为 10mL 时，线性范围为 0.2~16μg 氨。按本法规定的条件，以在标准状况下采样 10L 计，可测浓度范围为 0.02 mg/m³~1.6mg/m³。

7.3.2　检出限

　　样液的最低检出浓度为氨 0.2μg/10mL，在标准状况下采样体积为 10L 时，6 个实验室测定的检出限为 0.02±0.009mg/m³。

7.3.3　精密度和准确度

　　6 个实验室测定国家有证标准样品（0.815±0.011mg/L），测定结果为 0.803~0.827 mg/L（0.815±0.012 mg/L）；与标准值的符合率为 98.8%~102%。当浓度为 0.243、1.2 1、12.2μg/10mL 时，各实验室内的精密度范围为 1.6%~6.4%，室间的精密度为 1.6%~3.6%。

武汉市江岸区建筑工程质量检测站在 2004 年至 2007 年间，试验得出 8 条校准曲线斜率的再现性为 RSD = 4.2%（以相对标准差 RSD 表征）。

8　干扰和排除

8.1　多种阳离子的干扰
样液中多种阳离子 Ca^{2+}、Mg^{2+}、Fe^{3+}、Mn^{2+}、Al^{3+} 等干扰测定，用酒石酸钾钠络合消除。

8.2　慎用滤纸
如果样品或纳氏试剂有混浊时，不要用纸质滤纸过滤；吸收液及所有的分析试剂不能采用滤纸称量、转移或过滤；测氨所用的各类移液管和量器等，不要用纸质滤纸擦拭，以避免滤纸中含有的铵盐溶入产生正干扰。

8.3　分析项目间的干扰
进行民用建筑工程室内空气检测的实验室，氨与甲醛的分析最好各处一室。若两项目在一间实验室内分析时，应先测定氨，后测甲醛；而且不应使用测定甲醛的比色管和比色皿等，以防止显色剂中挥发的氨或残留的铵干扰测定。

8.4　实验室应保持洁净，避免烟、灰尘中的铵进入样液。比色管和采样管等器皿，最好用超声波清洗机单独清洗（指不与测过甲醛的器皿共洗），置于清洁的器皿柜中晾干。

9　无氨水的制备

9.1　二次蒸馏
向 1000mL 的蒸馏水中加 0.1mL 浓硫酸，在全玻蒸馏装置中蒸馏，弃去 50mL 初馏液，于具塞磨口玻璃瓶中接取其余馏出液，密封保存。

9.2　离子交换法
将蒸馏水通过强酸性阳离子交换树脂柱，其流出液收集在具塞磨口玻璃瓶中，密封保存。

9.3　纯水器制备
采用分子纯化技术的实验室用纯水器，制备新鲜的 II 级纯水。

10　含汞废液的处理

10.1　为避免含汞废液排出对环境造成污染，应将分析废液进行处理。方法为：将废液收集在塑料桶中，当废水容量达到 20L 左右时，以曝气方式混匀废液，同时加入 50mL 氢氧化钠（400g/L），再加入 50g 硫化钠（NaS·9H₂O），10min 后，慢慢加入 200mL 市售的过氧化氢，静置 24h 后，抽取上清液弃去。剩余的硫化汞应再拌入硫磺后作固体废料弃去。

10.2　根据现行行业标准《污水排入城市下水道水质标准》CJ 3082—1999 的规定，总汞的最高允许排放浓度为 0.05mg/L。加入了纳氏试剂的分析废液中汞浓度为 0.628mg/L，将废液以自来水或洗过器皿的水，稀释 13 倍可达标排放。

第五节 室内空气中苯的测定

一、概述

本次修订参照《居住区大气中苯、甲苯和二甲苯卫生检验标准方法 气相色谱法》GB/T 11737—89 的原理，根据几年来检测技术的发展情况，本着简化操作步骤、降低系统误差、提高方法灵敏度的宗旨，对检测方法做了进一步完善，具体如下：

（1）对采样泵及采样系统提出恒流的要求；

（2）对活性炭采样管提出当流量为 0.5L/min 时，阻力应在 5kPa~10kPa 之间的要求；

（3）引进毛细管色谱柱，允许使用填充柱；

（4）删除了热解吸后手工进样色谱法，采用热解吸直接进样的气相色谱法。

（5）确定苯标准曲线浓度范围：$0.01mg/m^3 ~ 0.20mg/m^3$，覆盖了当空气取样为 10L 时，所对应的苯浓度限量 $0.09mg/m^3$。

（6）删除了二硫化碳提取气相色谱法。

二、"规范"中的相关规定

F.0.1 空气中苯应用活性炭管进行采集，然后经热解吸，用气相色谱法分析，以保留时间定性，峰面积定量。

F.0.2 仪器及设备应符合下列规定：

1 恒流采样器：在采样过程中流量应稳定，流量范围应包含 0.5L/min，并且当流量为 0.5L/min 时，应能克服 5kPa~10kPa 的阻力，此时用皂膜流量计校准系统流量，相对偏差不应大于 ±5%。

2 热解吸装置：能对吸附管进行热解吸，解吸温度、载气流速可调。

3 配备有氢火焰离子化检测器的气相色谱仪。

4 毛细管柱或填充柱：毛细管柱长应为 30m~50m 的石英柱，内径应为 0.53mm 或 0.32mm，内涂覆二甲基聚硅氧烷或其他非极性材料。填充柱长 2m、内径 4mm 不锈钢柱，内填充聚乙二醇 6000—6201 担体（5:100）固定相。

5 容量为 $1\mu L$、$10\mu L$ 的注射器若干个。

F.0.3 试剂和材料应符合下列规定：

1 活性炭吸附管应为内装 100mg 椰子壳活性炭吸附剂的玻璃管或内壁光滑的不锈钢管。使用前应通氮气加热活化，活化温度应为 300℃~350℃，活化时间不应少于 10min，活化至无杂质峰为止；当流量为 0.5L/min 时，阻力应在 5kPa~10kPa 之间。

2 苯标准溶液或苯标准气体。

3　载气应为氮气，纯度不应小于99.99%。

F.0.4　采样注意事项应包括下列内容：

1　应在采样地点打开吸附管，与空气采样器入气口垂直连接，调节流量在0.5L/min的范围内，应用皂膜流量计校准采样系统的流量，采集约10L空气，应记录采样时间、采样流量、温度和大气压。

2　采样后，取下吸附管，应密封吸附管的两端，做好标识，放入可密封的金属或玻璃容器中。样品可保存5d。

3　采集室外空气空白样品时，应与采集室内空气样品同步进行，地点宜选择在室外上风向处。

F.0.5　气相色谱分析条件可选用以下推荐值，也可根据实验室条件选定其他最佳分析条件：

1　填充柱温度为90℃或毛细管柱温度应为60℃；

2　检测室温度为150℃；

3　汽化室温度为150℃；

4　载气为氮气。

F.0.6　气相色谱分析配制标准系列方法应包括下列内容：

1　气体外标法配制标准系列方法：应分别准确抽取浓度约1mg/m³的标准气体100mL、200mL、400mL、1L、2L通过吸附管，然后用热解吸气相色谱法分析吸附管标准系列样品。

2　液体外标法配制标准系列方法：应抽取标准溶液1μL～5μL注入活性炭吸附管，分别制备苯含量为0.05μg、0.1μg、0.5μg、1.0μg、2.0μg的标准吸附管，同时用100mL/min的氮气通过吸附管，5min后取下并密封，作为吸附管标准系列样品。

F.0.7　气相色谱分析步骤：

采用热解吸直接进样的气相色谱法。将标准吸附管和样品吸附管分别置于热解吸直接进样装置中，经过300℃～350℃解吸后，将解吸气体经由进样阀直接进入气相色谱仪进行色谱分析，应以保留时间定性、以峰面积定量。

F.0.8　所采空气样品中苯的浓度，应按下式进行计算：

$$C = \frac{m - m_o}{V} \qquad (F.0.8-1)$$

式中：C——所采空气样品中苯浓度（mg/m³）；

　　m——样品管中苯的量（μg）；

　　m_o——未采样管中苯的量（μg）；

　　V——空气采样体积（L）。

所采空气样品中苯的浓度，还应按下式换算成标准状态下的浓度：

$$C_c = C \times \frac{101.3}{P} \times \frac{t+273}{273} \qquad (F.0.8-2)$$

式中：C_c——标准状态下所采空气样品中苯的浓度（mg/m³）；

P——采样时采样点的大气压力（kPa）；

t——采样时采样点的温度（℃）。

注：当与挥发性有机化合物有相同或几乎相同的保留时间的组分干扰测定时，宜通过选择适当的色谱条件，将干扰减少到最低。

三、相关标准摘要

（一）国家标准《居住区大气中苯、甲苯和二甲苯卫生检验标准方法　气相色谱法》GB/T 11737—1989

1　适用范围

本标准适用居住区大气中苯、甲苯和二甲苯浓度的测定。也适用于室内空气中苯、甲苯和二甲苯浓度的测定。

1.1　检出下限

当采样量为10L，热解吸为100mL气体样品，进样1mL时，苯、甲苯和二甲苯的检出下限分别为0.005mg/m³、0.01mg/m³、0.02mg/m³；若用1mL二硫化碳提取的液体样品，进样1μL时，苯、甲苯和二甲苯的检出下限分别为0.025mg/m³、0.05mg/m³和0.1mg/m³。

1.2　测定范围

当用活性炭管采气或水雾量太大，以致在炭管中凝结时，严重影响活性炭管的穿透容量及采样效率，空气湿度在90%时，活性炭管的采样效率仍然符合要求，空气中的其他污染物的干扰由于采用了气相色谱分离技术，选择合适的色谱分离条件已予以消除。

2　原理

空气中苯、甲苯和二甲苯用活性炭管采集，然后经热解吸或用二硫化碳提取出来，再经聚乙二醇6000色谱柱分离，用氢火焰离子经检测器检测，以保留时间定性，峰高定量。

3　试剂和材料

3.1　苯：色谱纯。

3.2　甲苯：色谱纯。

3.3　二甲苯：色谱纯。

3.4　二硫化碳：分析纯，需经纯化处理，处理方法见附录A（补充件）。

3.5　色谱固定液：聚乙二醇6000。

3.6　6201担体：60～80目。

3.7　椰子壳活性炭：20～40目，用于装活性炭采样管。

3.8　纯氮：99.99%。

4　仪器和设备

4.1　活性炭采样管：用长 150mm，内径 3.5～4.0mm，外径 6mm 的玻璃管，装入 100mg 椰子壳活性炭，两端用少量玻璃棉固定。装完管后再用纯氮气于 300～350℃温度条件下吹 5～10min，然后套上塑料帽封紧管的两端。此管放于干燥器中可保存 5d。若将玻璃管熔封，此管可稳定三个月。

4.2　空气采样器

流量范围 0.2～1L/min，流量稳定。使用时用皂膜流量计校准采样系列在采样前和采样后的流量，流量误差应小于 5%。

4.3　注射器：1mL，100mL。体积刻度误差校正。

4.4　微量注射器：1μL，10μL。体积刻度误差应校正。

4.5　热解吸装置：热解吸装置主要由加热器、控温器、测温表及气体流量控制器等部分组成。调温范围为 100～400℃，控温精度 ±1℃，热解吸气体为氮气，流量调节范围为 50～100mL/min，读数误差 ±1mL/min。所用的热解装置的结构应使活性炭管能方便地插入加热器中，并且各部分受热均匀。

4.6　具塞刻度试管：2mL。

4.7　气相色谱仪：附氢火焰离子化检测器。

4.8　色谱柱：长 2m、内径 4mm 不锈钢柱，内填充聚乙二醇 6000 - 6201 担体（5∶100）固定相。

5　采样

在采样地点打开活性炭管，两端孔径至少 2mm，与空气采样器入气口垂直连接，以 0.5L/min 的速度，抽取 10L 空气。采样后，将管的两端套上塑料帽，并记录采样时的温度和大气压力。样品可保存 5d。

6　分析步骤

6.1　色谱分析条件

由于色谱分析条件常因实验条件不同而有差异，所以应根据所用气相色谱仪的型号和性能，制定能分析苯、甲苯和二甲苯的最佳的色谱分析条件。

6.2　绘制标准曲线和测定计算因子

在做样品分析的相同条件下，绘制标准曲线和测定计算因子。

6.2.1　用混合标准气体绘制标准曲线

用微量注射器准确取一定量的苯、甲苯和二甲苯（于 20℃时，1μL 苯重 0.8787mg，甲苯重 0.8669mg，邻、间、对二甲苯分别重 0.8802，0.8642，0.8611mg）分别注入 100mL 注射器中，以氮气为本底气，配成一定浓度的标准气体。取一定量的苯、甲苯和二甲苯标准气体分别注入同一个 100mL 注射器中相混合，再用氮气逐级稀释成 0.02～2.0μg/mL 范围内四个浓度点的苯、甲苯和二甲苯的混合气体。取 1mL 进样，测量保留时间及峰高。每个浓度重复 3 次，取峰高的平均值。分别以苯、甲苯和二甲苯的含量

（μg/mL）为横坐标，平均峰高（mm）为纵坐标，绘制标准曲线。并计算回归线的斜率，以斜率的倒数 Bg［μg/（mL·mm）］作样品测定的计算因子。

6.2.2 用标准溶液绘制标准曲线

于 3 个 50mL 容量瓶中，先加入少量二硫化碳，用 10μL 注射器准确量取一定量的苯、甲苯和二甲苯分别注入容量瓶中，加二硫化碳至刻度，配成一定浓度的贮备液。临用前取一定量的贮备液用二硫化碳逐级稀释成苯、甲苯和二甲苯含量为 0.005，0.01，0.05，0.2μg/mL 的混合标准液。分别取 1μL 进样，测量保留时间及峰高，每个浓度重复 3 次，取峰高的平均值，以苯、甲苯和二甲苯的含量（μg/μL）为横坐标，平均峰高（mm）为纵坐标，绘制标准曲线。并计算回归线的斜率，以斜率的倒数 Bg［μg/（μL·mm）］作样品测定的计算因子。

6.2.3 测定校正因子

当仪器的稳定性能差，可用单点校正法求校正因子。在样品测定的同时，分别取零浓度和与样品热解吸气（或二硫化碳提取液）中含苯、甲苯和二甲苯浓度相接近的标准气体 1mL 或标准溶液 1μL 按 6.2.1 或 6.2.2 操作，测量零浓度和标准的色谱峰高（mm）和保留时间，用下式计算校正因子：

$$f = C_s/(h_s - h_0)$$

式中：f——校正因子，μg/（mL·mm）（对热解吸气样）或 μg/（μL·mm）（对二硫化碳提取液样）；

C_s——标准气体或标准溶液浓度，μg/mL 或 μg/μL；

h_0、h_s——零浓度、标准的平均峰高，mm。

6.3 样品分析

6.3.1 热解吸法进样

将已采样的活性炭管与 100mL 注射器相连，置于热解吸装置上，用氮气以 50~60mL/min 的速度于 350℃下解吸，解吸体积为 100mL，取 1mL 解吸气进色谱柱，用保留时间定性，峰高（mm）定量。每个样品作三次分析，求峰高的平均值。同时，取一个未采样的活性炭管，按样品管同样操作，测定空白管的平均峰高。

6.3.2 二硫化碳提取法进样

将活性炭倒入具塞刻度试管中，加 1.0mL 二硫化碳，塞紧管塞，放置 1h，并不时振摇，取 1μL 进色谱柱，用保留时间定性，峰高（mm）定量。每个样品做三次分析，求峰高的平均值。同时，取一个未经采样的活性炭管按样品管同样操作，测量空白管的平均峰高（mm）。

7 结果计算

7.1 将采样体积按下式换算成标准状态下的采样体积：

$$V_0 = V_t \times \frac{T_0}{273 + t} \times \frac{p}{p_0}$$

式中：V_0——换算成标准状态下的采样体积，L；

V_t——采样体积，L；

T_0——标准状态的绝对温度，273K；

t——采样时采样点的温度，℃；

p_0——标准状态的大气压力，101.3kPa；

p——采样时采样点的大气压力，kPa。

7.2 用热解吸法时，空气中苯、甲苯和二甲苯浓度按下式计算：

$$C = \frac{(h - h_0) \times B_g}{V_0 \times E_g} \times 100$$

式中：C——空气中苯或甲苯、二甲苯的浓度，mg/m^3；

h——样品峰高的平均值，mm；

h_0——空白管的峰高，mm；

B_g——由6.2.1得到的计算因子，$\mu g/(mL \cdot mm)$；

E_g——由实验确定的热解吸效率。

7.3 用二硫化碳提取法时，空气中苯、甲苯和二甲苯浓度按下式计算：

$$C = \frac{(h - h_0) \times B_s}{V_0 \times E_s} \times 1000$$

式中：C——苯或甲苯、二甲苯的浓度，mg/m^3；

B_s——由6.2.2得到的校正因子，$\mu g/(\mu L \cdot mm)$；

E_s——由实验确定的二硫化碳提取的效率。

7.4 用校正因子时空气中苯、甲苯、二甲苯浓度按下式计算：

$$C = \frac{(h - h_0) \times f}{V_0 \times E_g} \times 100$$

或

$$C = \frac{(h - h_0) \times f}{V_0 \cdot E_s} \times 1000$$

式中：f——由6.2.3得到的校正因子，$mg/(mL \cdot mm)$（对热解吸气样）或 $\mu g/(\mu L \cdot mm)$（对用二硫化碳提取液样）。

附录A 二硫化碳的纯化方法

二硫化碳用5%的浓硫酸甲醛溶液反复提取，直至硫酸无色为止，用蒸馏水洗二硫化碳至中性再用无水硫酸钠干燥，重蒸馏，贮于冰箱中备用。

（二）国家标准《室内空气质量标准》GB/T 18883—2002

B.1 方法提要

B.1.1 相关标准和依据

本方法主要依据 GB 11737—89 居住区大气中苯、甲苯和二甲苯卫生检验标准方法——气相色谱法。

B.1.2 原理：空气中苯用活性炭管采集，然后用二硫化碳提取出来。用氢火焰离子化检测器的气相色谱仪分析，以保留时间定性，峰高定量。

B.1.3 干扰和排除：当空气中水蒸气或水雾量太大，以致在碳管中凝结时，将严重影响活性炭的穿透容量和采样效率。空气湿度在 90% 以下，活性炭管的采样效率符合要求。空气中其他污染物的干扰，由于采用了气相色谱分离技术，选择合适的色谱分离条件可以消除。

B.2 适用范围

B.2.1 测定范围：采样量为 20L 时，用 1mL 二硫化碳提取，进样 1μL，测量范围为 0.05 ~ 10mg/m³。

B.2.2 适用场所：本法适用于室内空气和居住区大气中苯浓度的测定。

B.3 试剂和材料

B.3.1 苯：色谱纯。

B.3.2 二硫化碳：分析纯，需经纯化处理，保证色谱分析无杂峰。

B.3.3 椰子壳活性炭：20 ~ 40 目，用于装活性炭采样管。

B.3.4 高纯氮：99.999%。

B.4 仪器和设备

B.4.1 活性炭采样管：用长 150mm，内径 3.5 ~ 4.0mm，外径 6mm 的玻璃管，装入 100mg 椰子壳活性炭，两端用少量玻璃棉固定。装好管后再用纯氮气于 300 ~ 350℃ 温度条件下吹 5 ~ 10min，然后套上塑料帽封紧管的两端。此管放于干燥器中可保存 5d。若将玻璃管熔封，此管可稳定三个月。

B.4.2 空气采样器：流量范围 0.2 ~ 1L/min，流量稳定。使用时用皂膜流量计校准采样系统在采样前和采样后的流量。流量误差应小于 5%。

B.4.3 注射器：1mL。体积刻度误差应校正。

B.4.4 微量注射器：1μL，10μL。体积刻度误差应校正。

B.4.5 具塞刻度试管：2mL。

B.4.6 气相色谱仪：附氢火焰离子化检测器。

B.4.7 色谱柱：0.53mm × 30m 大口径非极性石英毛细管柱。

B.5 采样和样品保存

在采样地点打开活性炭管，两端孔径至少 2mm，与空气采样器入气口垂直连接，以 0.5L/min 的速度，抽取 20L 空气。采样后，将管的两端套上塑料帽，并记录采样时的温度和大气压力。样品可保存 5d。

B.6 分析步骤

B.6.1 色谱分析条件：由于色谱分析条件常因实验条件不同而有差异，所以应根据所用气相色谱仪的型号和性能，制定能分析苯的最佳的色谱分析条件。

B.6.2 绘制标准曲线和测定计算因子：在与样品分析的相同条件下，绘制标准曲线和测定计算因子。

　　用标准溶液绘制标准曲线：于 5.0mL 容量瓶中，先加入少量二硫化碳，用 1μL 微量注射器准确取一定量的苯（20℃时，1μL 苯重 0.8787mg）注入容量瓶中，加二硫化碳至刻度，配成一定浓度的储备液。临用前取一定量的储备液用二硫化碳逐级稀释成苯含量分别为 2.0、5.0、10.0、50.0μg/mL 的标准液。取 1μL 标准液进样，测量保留时间及峰高。每个浓度重复 3 次，取峰高的平均值。分别以 1μL 苯的含量（μg/mL）为横坐标（μg），平均峰高为纵坐标（mm），绘制标准曲线。并计算回归线的斜率，以斜率的倒数 B_s ［μg/mm］作为样品测定的计算因子。

B.6.3　样品分析：将采样管中的活性炭倒入具塞刻度试管中，加 1.0mL 二硫化碳，塞紧管塞，放置 1h，并不时振摇。取 1μL 进样，用保留时间定性，峰高（mm）定量。每个样品做三次分析，求峰高的平均值。同时，取一个未经采样的活性炭管按样品管同时操作，测量空白管的平均峰高（mm）。

B.7　结果计算

B.7.1　将采样体积按式（1）换算成标准状态下的采样体积

$$V_0 = V \frac{T_0}{T} \cdot \frac{P}{P_0} \tag{1}$$

式中：V_0——换算成标准状态下的采样体积，L；

　　　　V——采样体积，L；

　　　　T_0——标准状态的绝对温度，273K；

　　　　T——采样时采样点现场的温度（t）与标准状态的绝对温度之和，$(t+273)$ K；

　　　　P_0——标准状态下的大气压力，101.3kPa；

　　　　P——采样时采样点的大气压力，kPa。

B.7.2　空气中苯浓度按式（2）计算：

$$C = \frac{(h - h') \cdot B_s}{V_0 \cdot E_s} \tag{2}$$

式中：C——空气中苯或甲苯、二甲苯的浓度，mg/m³；

　　　　h——样品峰高的平均值，mm；

　　　　h'——空白管的峰高，mm；

　　　　B_s——由 6.2 得到的计算因子，μg/mm；

　　　　E_s——由实验确定的二硫化碳提取的效率；

　　　　V_0——标准状况下采样体积，L。

B.8　方法特性

B.8.1　检测下限：采样量为 20L 时，用 1mL 二硫化碳提取，进样 1μL，检测下限为 0.05mg/m³。

B.8.2　线性范围：10^6。

B.8.3　精密度：苯的浓度为 8.78 和 21.9μg/mL 的液体样品，重复测定的相对标准偏差为 7% 和 5%。

B.8.4　准确度：对苯含量为 0.5、21.1 和 200μg 的回收率分别为 95%、94% 和 91%。

第六节　室内空气中总挥发性有机化合物（TVOC）测定

一、概述

本次修订参照《室内、环境和工作场所空气　取样和通过吸附管/热吸/毛细气相色谱法分析挥发性有机成分　第一部分：泵吸取样》ISO 16017—1 的原理，结合几年来开展 TVOC 检测的实际情况，根据国内工程检测领域的操作性，从降低系统误差、提高方法灵敏度入手，对检测方法做了进一步完善，具体如下：

（1）对采样泵及采样系统提出恒流的要求；

（2）对 Tenax – TA 吸附管提出当流量为 0.5L/min 时，阻力应在 5kPa～10kPa 之间的要求；

（3）删除了热解吸后手工进样色谱法，采用热解吸直接进样的气相色谱法。

二、"规范"中的相关规定

G.0.1　室内空气中总挥发性有机化合物（TVOC）应按以下步骤进行测定：

1　应用 Tenax – TA 吸附管采集一定体积的空气样品；

2　通过热解吸装置加热吸附管，并得到 TVOC 的解吸气体；

3　将 TVOC 的解吸气体注入气相色谱仪进行色谱分析，以保留时间定性、以峰面积定量。

G.0.2　室内空气中总挥发性有机化合物（TVOC）测定所需仪器及设备应符合下列规定：

1　恒流采样器：在采样过程中流量应稳定，流量范围应包含 0.5L/min，并且当流量为 0.5L/min 时，应能克服 5kPa～10kPa 之间的阻力，此时用皂膜流量计校准系统流量时，相对偏差不应大于 ±5%。

2　热解吸装置：能对吸附管进行热解吸，其解吸温度及载气流速应可调。

3　配备带有氢火焰离子化检测器的气相色谱仪。

4　石英毛细管柱：长度应为 30m～50m，内径应为 0.32mm 或 0.53mm，柱内涂覆二甲基聚硅氧烷的膜厚应为 1μm～5μm；柱操作条件应为程序升温，初始温度应为 50℃，保持 10min，升温速率 5℃/min，温度升至 250℃，保持 2min。

5　1μL、10μL 注射器若干个。

G.0.3　试剂和材料应符合下列规定：

1　Tenax – TA 吸附管可为玻璃管或内壁光滑的不锈钢管，管内装有 200mg 粒径为 0.18mm～0.25mm（60 目～80 目）的 Tenax – TA 吸附剂。使用前应通氮气加热活化，活化温度应高于解吸温度，活化时间不应少于 30min，活化至无杂质峰为止，当流量为 0.5L/min 时，阻力应在 5kPa～10kPa 之间；

　　2　苯、甲苯、对（间）二甲苯、邻二甲苯、苯乙烯、乙苯、乙酸丁酯、十一烷的标准溶液或标准气体；

　　3　载气应为氮气，纯度不应小于99.99%。

G.0.4　采样要求应符合下列规定：

　　1　应在采样地点打开吸附管，然后与空气采样器入气口垂直连接，应调节流量在0.5L/min的范围内，然后用皂膜流量计校准采样系统的流量，采集约10L空气，应记录采样时间及采样流量、采样温度和大气压。

　　2　采样后取下吸附管，应密封吸附管的两端并做好标记，然后放入可密封的金属或玻璃容器中，并应尽快分析，样品最长可保存14d。

　　3　采集室外空气空白样品应与采集室内空气样品同步进行，地点宜选择在室外上风向处。

G.0.5　标准系列制备注意事项：

　　1　根据实际情况可选用气体外标法或液体外标法。

　　2　当选用气体外标法时，应分别准确抽取气体组分浓度约为 $1mg/m^3$ 的标准气体100mL、200mL、400mL、1L、2L，使标准气体通过吸附管，以完成标准系列制备。

　　3　当选用液体外标法时，首先应抽取标准溶液 $1\mu L \sim 5\mu L$，在有100mL/min的氮气通过吸附管情况下，将各组分含量为0.05μg、0.1μg、0.5μg、1.0μg、2.0μg的标准溶液分别注入 Tenax-TA 吸附管，5min后应将吸附管取下并密封，以完成标准系列制备。

G.0.6　采用热解吸直接进样的气相色谱法。将吸附管置于热解吸直接进样装置中，经温度范围为280℃~300℃充分解吸后，使解吸气体直接由进样阀快速进入气相色谱仪进行色谱分析，以保留时间定性、以峰面积定量。

G.0.7　用热解吸气相色谱法分析吸附管标准系列时，应以各组分的含量（μg）为横坐标，以峰面积为纵坐标，分别绘制标准曲线，并计算回归方程。

G.0.8　样品分析时，每支样品吸附管应按与标准系列相同的热解吸气相色谱分析方法进行分析，以保留时间定性、以峰面积定量。

G.0.9　所采空气样品中的浓度计算应符合下列规定：

　　1　所采空气样品中各组分的浓度应按下式进行计算：

$$C_m = \frac{m_i - m_o}{V} \qquad\qquad (G.0.9-1)$$

式中：C_m——所采空气样品中 i 组分的浓度（mg/m^3）；

　　　　m_i——样品管中 i 组分的质量（μg）；

　　　　m_o——未采样管中 i 组分的量（μg）；

　　　　V——空气采样体积（L）。

　　空气样品中各组分的浓度还应按下式换算成标准状态下的浓度：

$$C_c = C_m \times \frac{101.3}{P} \times \frac{t+273}{273} \qquad\qquad (G.0.9-2)$$

式中：C_c——标准状态下所采空气样品中 i 组分的浓度（mg/m^3）；

P——采样时采样点的大气压力（kPa）；

t——采样时采样点的温度（℃）。

2　所采空气样品中总挥发性有机化合物（TVOC）的浓度应按下式进行计算：

$$C_{TVOC} = \sum_{i=1}^{i=n} C_c \qquad (G.0.9-3)$$

式中：C_{TVOC}——标准状态下所采空气样品中总挥发性有机化合物（TVOC）的浓度（mg/m³）。

注：1　对未识别的峰，应以甲苯的响应系数来定量计算。

2　当与挥发性有机化合物有相同或几乎相同的保留时间的组分干扰测定时，宜通过选择适当的气相色谱柱，或通过用更严格地选择吸收管和调节分析系统的条件，将干扰减到最低。

3　依据实验室条件，可等同采用国际标准《Indoor air-Part 6：Determination of volatile organic compounds in indoor and test chamber air by active sampling on Tenax TA® sorbent, thermal desorption and gas chromatography using MS/FID》ISO 16000—6：2004、《Indoor, ambient and workplace air-Sampling and analysis of volatile organic compounds by sorbent tube/thermal desorption/capillary gas chromatography-Part 1：Pumped sampling》ISO 16017-1：2000等先进方法分析室内空气中的 TVOC。

三、相关标准摘要

（一）《室内、环境和工作场所空气　取样和通过吸附管/热吸/毛细气相色谱法分析挥发性有机成分　第一部分：泵吸取样》ISO 16017—1

1　范围

ISO 16017—1 给出了空气中有机挥发物（VOCs）的取样和分析总的原则。它适用于环境、室内和工作场所以及小型或大型测试舱中材料挥发物的评估。

ISO 16017 中的这部分内容适合于各种有机挥发物，包括烃、卤代烃、酯、醚（glycol ethers）、酮和醇。推荐了大量吸附剂用于 VOCs 的取样，每种吸附剂有不同的适用范围，极性强的化合物通常要衍生化，沸点很低的化合物可能有一部分滞留在吸附剂中，这取决于环境温度，但可以定性。中等挥发性化合物将会完全在吸附剂中，也可能仅部分回收。

ISO 16017 这部分适用于测定单个化合物浓度范围约为 0.5μg/m³ 到 100mg/m³。

测试上限与所用吸附剂吸附能力及与分析仪器的样品分流比和色谱柱、检测器的线性范围有关。吸附能力可用气体穿透体积表示，取样时不超过最大气体体积。

测试下限与检测器的噪音水平和待测物空白或吸附管中干扰物有关。对于调好的 Tenax GR 和碳吸附剂如 Carbopack/Carbotrap 型号、碳化分子筛和分子筛如 Spherocarb、纯炭，其干扰物一般是次纳克级；Tenax TA 干扰物低于纳克级；其他多孔聚合物如 Chromosorbs 和 Porapaks 其干扰物在 5ng 到 50ng 水平。由于后组吸附剂固有的高背景，10L 空气样品灵敏度一般在 0.5μg/m³。

ISO 16017 本部分叙述适用于低流速取样泵，给出一个时间与重量平均结果，它不适合测量瞬时浓度和短期波动浓度。

2 标准文献

下列标准包括的条文，通过引用而构成为本标准的一部分。不采用失效的参考文献、连续增补物、修订稿。不管怎样，使用 ISO 16017 本部分时鼓励采用下列标准最新版本。对于无限期的参考文献，标准最新版本参考使用。ISO 和 IEC 成员坚持登记现有的有效的国际标准。

ISO 5725—1：1994，测量方法和结果的准确性（准确度和精密度）　第一部分：通用原理和定义。

ISO 5725—2：1994，测量方法和结果的准确性（准确度和精密度）　第二部分：测定标准测量方法的重复性和再现性基本方法。

ISO 6141：2000，气体分析　标准（校正）气体和气体混合物确认的要求。

ISO 6145—1：1986，气体分析　动态体积法准备标准（校正）气体混合物　第一部分：校正的方法。

ISO 6145—3：1986，气体分析　动态体积法准备标准（校正）气体混合物的准备动态体积法　第三部分：定期注入到流动气体。

ISO 6145—4：1986，气体分析　动态体积法准备标准（校正）气体混合物的准备动态体积法　第四部分：连续注入法。

ISO 6145—5：气体分析　动态体积法准备标准（校正）气体混合物　第五部分：毛细管校正装置。

ISO 6145—6：气体分析　动态体积法准备标准（校正）气体混合物　第六部分：临界孔板。

ISO 6349：1979，气体分析　标准（校正）气体混合物的准备　渗透法。

EN 1076：1997，工作场所空气　泵吸附管法测定气体和气化物　要求和测试方法。

3 术语和定义

为应用 ISO 16017 的这部分，使用了下列术语和定义。

3.1
穿透体积：

流出浓度到达测试浓度5%时，气体通过吸附管体积称为穿透体积。

注：穿透体积与气体和吸附剂类型有关。

保留体积：

指从吸附管流出某种有机气体最大吸收峰时的流出体积或载气体积。

4 原理

待测的样品空气被连续引入一支（或多支）吸附管；根据取样的化合物或混合物来确定合适的吸附剂（或多种吸附剂）。选择合适的吸附剂后，挥发性成分保留在吸附管中。因此，流动的空气样中挥发性成分被消除。将吸附管加热，解吸收集到的蒸气（挥发性有机化合物）（每支管），待测样品随惰性载气进入配备火焰离子化检测器或其他合适检测器的毛细管气相色谱仪进行分析。用加液体或气体到吸附管的办法得到分析校正曲线。

5　试剂与材料

分析中，仅使用确认的分析纯试剂。

应每周新鲜配制标准校正混合溶液，如必要则需缩短配制周期。

5.1　挥发性有机化合物

作 VOCs 标准用，将液体或气体标准注入吸附管中

5.2　稀释剂

用于准备液体校正混合溶液，应用色谱级，应没有待测物或与待测物一起流出的化合物（5.1）。

注　经常用甲醇，也可用乙酸乙酯或环己烷。

5.3　吸附剂

推荐使用粒径 0.18mm～0.25mm 的吸附剂（60 目到 180 目）

每种吸附剂装管前应预处理：在低于最高使用温度 25℃ 以下通惰性气体加热 16h，为防止重新污染管子，在冷到室温过程中、储存时、装载时都应保存在清洁的环境中。如可能，解吸温度应低于预处理温度，许多管子由制造商预先装好了吸附剂，这样，只要预处理即可。

注 1　可以用粒径大于 0.18mm 至 0.25mm 的吸附剂，但其穿透特性数据可能会与 0.18～0.25mm 的不一样，不主张用小粒径吸附剂以防回压问题。

注 2　ISO 16017—1 附录 C 列出了吸附剂规格，附录 D 列出了吸附剂选择指南，附录 E 列出了吸附剂处理与解吸参数。

5.4　校正标准

在标准气压下先定量装载感兴趣的化合物，这个过程大部分类似于取样情况。如这种方式不行，采用液体注射方式准备标准（参见 5.7 和 5.8），这种注射方式的准确性与下列因素有关：

a）注射加入的步骤可溯源到标准质量或标准体积。

b）如可能，用标准物质（标样）来对比标准状态配制的标准，或与标准测定方法的结果进行比较。

5.5　标准气压（状态）

为确定污染物的浓度，需用一定的程序制备已知浓度的标准气。ISO 6141 中的方法、ISO 6145 的部分内容和 ISO 6349 都是合适的。如果不能溯源到标准质量或标准体积，或者系统化学惰性不能保证，就要用独立的方法来确认浓度。

5.6　标准吸附管

用标准气注入加载。

将已知准确体积的标准气体通过吸附管，如借助于泵，准备装载吸附管。取样的气体体积不超过待测物穿透体积（吸附剂组合）。装载后，断开连接，封好管子。对每批样品都要新鲜配制标准。准备的标准气体相当于 $10mg/m^3$ 和 $100\mu g/m^3$。对工作场所，分别装载 $10mg/m^3$ 的标准气体 100mL、200mL、400mL、1L、2L 或 4L 于吸附管中；对大气或室内空气，分别装载 $100\mu g/m^3$ 的标准气体 100mL、200mL、400mL、1L、2L、4L 或 10L 于吸附管中。

5.7　液体注射配制（标准）溶液

5.7.1　每种液体组分含大约 10mg/mL 的溶液。

准确称取 1g 物质或待测物于 100mL 容量瓶中，开始时是挥发性最小的物质，用稀释溶剂定容到 100mL（5.2），塞紧瓶塞，摇匀。

5.7.2　每种液体组分含大约 1mg/mL 的溶液。

取 50mL 溶剂到 100mL 容量瓶中，移取 10mL 溶液（5.7.1），用稀释溶剂定容到 100mL，塞紧瓶塞，摇匀。

5.7.3　每种液体组分含大约 100μg/mL 的溶液。

准确称取 10mg 物质或待测物于 100mL 容量瓶中，开始时是挥发性最小的物质，用稀释溶剂定容到 100mL（5.2），塞紧瓶塞，摇匀。

5.7.4　每种液体组分含大约 10μg/mL 的溶液。

取 50mL 溶剂到 100mL 容量瓶中，移取 10mL 溶液（5.7.3），用稀释溶剂定容到 100mL，塞紧瓶塞，摇匀。

5.7.5　含大约 1mg/mL 气体组分的溶液。

对于气体，高浓度的校正溶液可按下列步骤配制：从气体钢瓶中取气，充满小塑料气袋，得到标准气压下的气体。用 1mL 气密性好的注射器装满 1mL 纯的气体，关紧注射器气门。用 2mL 隔膜瓶，加 2mL 稀释剂后，合上隔膜帽。将注射器的顶部通过隔膜帽插入到稀释剂中，打开气门并且轻轻地拉开活塞，让稀释剂进入注射器。溶解在稀释剂的气体会产生真空，注射器充满了稀释剂。将溶液返回到容量瓶中。用溶液冲洗注射器二次，洗液返回到容量瓶。用气体定律计算加入的气体质量，即：1mol STP 状态下的气体（标准温度和压力：273.15K，1013.25hPa）体积为 22.4L，但是，个别非理想纯气体化合物要做校正。

5.7.6　含大约 10μg/mL 气体组分的溶液。

对于气体，低浓度的校正溶液可按下列步骤配制。从气体钢瓶中取气，充满小塑料气袋，得到标准气压下的气体。用 10μL 气密性好的注射器装满 10μL 纯的气体，关紧注射器气门。用 2mL 隔膜瓶，加 2mL 稀释剂后，合上隔膜帽。将注射器的顶部通过隔膜帽插入到稀释剂中，打开气门并且轻轻地拉开活塞，让稀释剂进入注射器。溶解在稀释剂的气体会产生真空，注射器充满了稀释剂。将溶液返回到容量瓶中。用溶液冲洗注射器二次，洗液返回到容量瓶。用气体定律计算加入的气体质量，即：1mol STP 状态下的气体（标准温度和压力：273.15K，1013.25hPa）体积为 22.4L，但是，个别非理想纯气体化合物要做校正。

5.8　液体注射装载标准吸附剂管

按下列步骤用注入液态标准溶液于干净的吸附剂管的方法准备装载吸附剂管。将吸附管连接到注射单元设备中（6.1），通惰性载气，通过隔膜注射 1μL 到 4μL 标准溶液。一段时间后，断开连接，封好管子。对每批样品都要新鲜配制标准。对工作场所，分别装载 1μL 到 5μL 的 5.7.1、5.7.2 或 5.7.5 溶液于装载吸附剂管中，对大气和室内空气，分别装载 1μL 到 5μL 的 5.7.3、5.7.4 或 5.7.6 溶液于装载吸附剂管中。

注 1：在甲醇为溶剂时，净化气体流速 100mL/min、净化时间 5min 是合适的，能消除管中的大部分溶剂。如用其他溶剂，应实验确定条件。

注 2：5.6、5.7、5.8 中的装载范围并不是强制性的，装载气体样品大致应用范围使用

2L 样品。对特定场合的应用，可用更大的体积测更低的浓度，其他装载范围可能更适当。

6　装置

实验室通用设备和下列装置

6.1　吸附管，与所用热解析装置配套 (6.9)。

一般情况下，但不是绝对，吸附管由不锈钢制成：6.3mmOD，5mmID，90mm 长，其他管子也可用。对易变化待测物，如含硫化合物，应用衬玻璃的或玻璃管（一般 4mmID），管的一端作标记，如在离取样进口端 10mm 处划上一个圈，管子可装一种或多种预处理过的吸附剂，使吸附区在加热解吸区域内。每端至少保留 14mm 空隙以减少在低流速时由于扩散进入引起的误差，管子含有 200mg 到 1000mg 吸附剂，这取决吸附剂密度（一般 250mg 多孔聚合物或 500mg 碳分子筛或石墨化碳）。吸附剂两端用不锈钢网或未硅烷化的玻璃毛塞上，如一个管中用多种吸附剂，吸附剂应按吸附剂强度增强次序排列，且由未硅烷化玻璃毛塞分开，最弱的吸附剂应最靠近吸附管的采样进口端。

不要装最高解吸温度差异（>50℃）大的吸附剂在一根管中，这将会发生在解吸最稳定吸附剂时引起最不稳定吸附剂降解。

6.2　吸附管端帽

管子应按 EN 1076：1997 中 5.6 条款要求封闭，例如用配有聚四氟乙烯（PTFE）垫圈的金属螺帽。

6.3　吸附管系列组合

取样时两个配有 PTFE 垫圈的金属螺帽的吸附管可连接在一起。

6.4　注射器

可读到 0.1μL 的 10μL 液体注射器，可读到 0.1μL 的 10μL 气密注射器，可读到 0.01mL 的 1mL 气密注射器。

6.5　取样泵

泵要满足 EN1232 [10] 或相似的要求。取样泵应符合当地安全法规。

6.6　塑料或橡皮管

塑料或橡皮管约 90cm 长，合适的直径以保证管子和取样泵之间及管子支撑器不泄露。夹子能固定取样管和连接导管。

不应将塑料或橡皮取样管用在吸附剂的上游，以防可能引入污染和吸附样品的 VOCs。

6.7　皂膜流量计或其他适于装置校正泵的装置。

流量计应可溯源到源标准

6.8　气相色谱

配有火焰离子化、光离子化检测器，质量检测器或其他合适检测器，能检测到 0.5ng 甲苯，信噪比至少 5：1，应有毛细管柱以分离待测物。

6.9　热解吸装置

能进行吸附管两次热解吸，而且能将解吸的气体通过惰性气体引入气相色谱。

一般装置有这样一些功能：用惰性气体加热或净化时，能使管子解吸，解吸温度和时间可调，载气也可调，装置还能自动装载取样管，泄漏测试，传输线上的冷阱能浓缩解析的样品（10.2），净化气中解析的样品通过加热的传输线传送到毛细管柱或气相色谱。

6.10 进样设备 用液体注射准备标准

一般气相色谱进样口可用于制备标准样品管。进样口后面应可调节。如必要，把进样口的后面连接到样品管上。也可使用带有 O 型环密封的压力连接件。

7 取样管调节

取样管使用前，应在分析解吸温度附近进行解吸（参见 ISO 16017—1 中附录 E），一般是在载气流速 100mL/min 下解吸 10min，载气流方向与取样管取样时方向相反，然后，管子应分析。用日常采用的分析参数，确保热解析空白足够小，如空白高，管子应重新解吸，一旦分析样品，可立即重新使用管子收集样品，不管怎样，如管子已放置一段时间或取不同的分析物，应更检查解吸空白，观察后才使用。管子应用带 PTEE 环圈接头的金属螺帽密封，不用时，存在密封的容器中。

注：所说空白可接受是指干扰峰信号不大于待分析物峰面积的 10%。

8 泵的校正

校正的泵配有一种代表性的吸附管组合并在线，使用适合的外用校正泵。

校正流量计一端要处在大气中，以保证操作的进行。

9 取样

选择适用于化合物或混合物的一个吸附管（或组合管）取样，吸附剂的选择规则在 ISO 16017—1 附录 D 中有所叙述。

如采用以上一根以上的管子，则要准备管子的组合（6.3）。

用塑料或橡皮管将泵连接在吸附管上，让管中强的吸附剂靠近泵。

如用家用泵取样，为减少管内通道，组合管应在可吸入区垂直安装，泵应最大程度减少不利情况，如固定位置取样，选择合适取样地方。

打开泵调节流速以保证在适当的时间取建议的取样体积，本标准一般建议有机挥发物空气取样体积在 1L 到 10L，如总的样品量超过 1mg（即每管 1mg），采样体积应相应减少，否则出现过载。

10 步骤

10.1 安全措施

ISO 16017 本部分没有引用所有的安全措施。ISO 16017 本部分用户的责任是建立适当的安全和健康措施，用前，确定限制应用的规则。

10.2 解析与分析

将吸附管安装在相匹配的热解吸装置上，管中净化气要避免吸附剂或气相色谱中固定相的热氧化反应。然后加热，借助于载气流将解吸出的有机气体送到气相色谱，这时气流方向应与取样时的方向相反，即管的标记端应在最靠近气相色谱柱进口，一般地，气流速度在 30mL/min 到 50mL/min 可得到最佳解吸效率。

刚开始净化，有必要用10倍的管子体积（即20到30mL）的惰性气体置换出管中的气体（2mL到3mL），如用强亲水性吸附剂有必要使用更大量的气体除去吸附的气体和水，以防在冷阱中结冰阻塞，在净化阶段，应采取措施把管子的温度降低到最小。

解吸的样品有几百毫升体积，所以在毛细管GC分析前预富集是必要的，这可通过使用小的、冷的、二次吸附冷阱达到目的，它能以非常低的速度（<5mL/min）吸附，减少峰形变宽，产生与毛细管柱相适应的峰。也可用一个空的二次冷阱，或含有惰性材料如玻璃珠，也能预浓缩样品，但是这样的冷阱一般要冷至−100℃以下。

注1：如不用二次冷却，最佳采样管解吸流速在30mL/min到50mL/min，对于高分辨毛细管柱操作，一般最小分流比为30：1到50：1，这样单相热解析限制了灵敏度。

选择的解吸条件应能完全从采样管解析样品，如用二次冷阱则没有样品损失。

典型的参数是：

解吸温度——250℃到325℃；

解吸时间——5℃到15min；

解吸气流速——30mL/min到50mL/min；

冷阱低温——20℃到−180℃，取决于冷阱类型；

冷阱高温——250℃到350℃；

冷阱中的吸附剂——一般与管子相同，40mg到100mg；

载气——氦；

分流比——采样管和二次冷阱以及二次冷阱与分析柱之间的分流比取决于大气浓度（参看热解吸装置说明），解吸温度取决于待测物与所用吸附剂，ISO 16017—1附录D和附录E给出了个别吸附剂使用的最高解吸温度，由于可能有些吸附剂热不稳定性，二元挥发胺和叔胺及某些有一个或两个碳原子的卤化合物，尤其是溴化物，可能会热降解。

设置样品传送路径（传输线）的温度应足够高，防止待测物冷凝，但也不能太高以引起降解，在大气环境温度下的待测物，通常传送路径温度不超过150℃，但有些类型装置可能需要更高温度。

设立有机挥发物气相色谱分析条件，对不同化合物可采用不同色谱柱，选择时，主要取决于那些化合物是否会干扰色谱分析。

注2：小的分流比适用于大气（一般1：1到10：1）和室内和工作场所（一般为1：1到20：1），大部分工作场所分流比更高（一般100：1到1000：1）。

单个柱子上保留时间不作为定性依据。

10.3 校正

气相色谱分析每个吸附管中热解析的标准（5.8或5.6）。

准备作对数校正曲线图，扣掉空白基于以10为底的待测物峰面积对数为纵坐标，待测物质量的以10为底的对数值（mg为横坐标），吸附管标准相应于溶液5.7或5.4气体。

注：如校正范围小于一个数量级，不必作对数图。

10.4 样品浓度测定

按10.2分析样品和样品空白，测量峰面积，计算待测物质量。

10.5 解吸效率测定

解吸效率要通过吸附管标准（10.3）的相应色谱图与直接进样的标准溶液或气体的色谱图相比较。这样按10.3准备第二张校正图，但用5.7溶液或5.6气体。这张图应该与10.3的图一样或差不多。解吸效率是管中的标准响应值除以直接进样标准溶液响应值。如解吸效率测定小于95%，则要改变解吸参数。

注：有些热解吸仪并没有直接液体进样设备，这种情况下，当装载的管子用于校正混合气体时，解吸效率要通过待测物和 n–己烷的色谱图比较求出。待测物和 n–己烷的校正图的斜率比应该是与相对响应因子是一样的。其他化合物的响应因子可根据有效碳原子数进行大致计算。如校正图的斜率比与相对响应因子相差 10% 以上，则要改变解吸参数。

11　计算

11.1　待测物质量浓度

采样空气中待测物质量浓度 C_m 的计算，$\mu g/L$，通过下式计算：

$$C_m = \frac{m_F - m_B}{V} \cdot 1000$$

式中：m_F——实际样品中待测物量，μg（如大于 1 根管，计总量）；

　　　　m_B——空白管中待测物量，μg（如大于 1 根管，计总量）；

　　　　V——采样体积，L。

注1：如 m_F、m_B 以 mg 表示，则 C_m 为 mg/m^3。

注2：如表达式需要变成特定条件如 25℃，101kPa，则

$$C_c = C_m \times \frac{101}{P} \times \frac{T + 273}{298}$$

式中：C_c——特定条件采样空气中待测物浓度，$\mu g/L$；

　　　　P——采样空气实际压力，kPa；

　　　　T——采样空气实际温度，℃。

第七节　室内新风量的测定

一、概述

随着全社会对节能理念的树立，往往引发一种偏激现象，误认为房屋使用越封闭越节能，忽视了建筑物通风的必要性，也忽视了建筑是否真的满足通风设计的要求。民用建筑在不满足通风或新风量设计要求时，室内空气中污染物会逐渐蓄集，到一定程度将严重影响人们的身体健康。

在"规范"修订过程中，国家建筑工程室内环境检测中心组织的实验表明：当换气率小于 0.5 次/h（相当于《建筑外窗气密性能分级及检测方法》规定的气密性 3 ~ 4 级水平），房间内污染物浓度维持在比较高的水平；当换气率大于 0.5 次/h，房间内污染物浓度急剧下降，并维持在比较低的水平。这一实验结果与 1965 年 Stoger 结合对刨花板甲醛

释放的研究最早提出的室内空间甲醛浓度与换气数之间的关系的结果相吻合。

在"规范"执行的这几年的实践中，尤其是对一些高级商住楼的空气检测，发现房间的新风量与室内污染物的浓度有很大的关系，因为这些高级商住楼门窗的气密性很好，即使房间内所用的装修材料都合格，但室内污染物浓度的检测结果却仍有不合格的现象出现。

为防止一味追求建筑节能而忽视室内空气质量的问题，修订后的"规范"增加了对通风、新风量的要求，这将有助于推动建筑节能与室内空气质量科学、协调地发展。

二、"规范"中的相关规定

"规范"第6.0.5条规定："民用建筑工程验收时，采用集中中央空调的工程，应进行室内新风量的检测，检测结果应符合设计要求和现行国家标准《公共建筑节能设计标准》GB 50189 的有关规定。"

三、相关标准摘要

(一)《公共场所室内新风量测定方法》GB/T 18204.18—2000——示踪气体法

本标准适用于有空调的公共场所室内新风量的测定，也可用于有空调的居室内及办公场所室内新风量的测定。

1 定义

新风量（Air change flow）：在门窗关闭的状态下，单位时间内由空调系统通道、房间的缝隙进入室内的空气总量，单位：m^3/h。

空气交换率（Air change rate）：单位时间（h）内由室外进入到室内空气的总量与该室室内空气总量之比，单位：h^{-1}。

示踪气体（tracer gas）：在研究空气运动中，一种气体能与空气混合，而且本身不发生任何改变，并在很低的浓度时就能被测出的气体总称。

2 原理

本标准采用示踪气体浓度衰减法。在待测室内通入适量示踪气体，由于室内、外空气交换，示踪气体的浓度呈指数衰减，根据浓度差随时间的变化的值，计算出室内的新风量。

3 仪器和材料

3.1 袖珍或轻便型气体浓度测定仪。

3.2 尺、摇摆电扇。

3.3 示踪气体：无色、无味、使用浓度无毒、安全、环境本底低、易采样，易分析的气体。示踪气体环境本底水平及安全性资料见附录。

4 测定步骤

4.1 室内空气总量的测定

4.1.1 用尺测量并计算出室内容积 V_1（m^3）。

4.1.2 用尺测量并计算出室内物品（桌、沙发、柜、床、箱等）总体积 V_2（m^3）。

4.1.3 计算室内空气容积

$$V = V_1 - V_2$$

式中：V——室内空气容积（m^3）

$\quad\quad V_1$——室内容积（m^3）

$\quad\quad V_2$——室内物品总体积（m^3）

4.2 测定的准备工作

4.2.1 按仪器使用说明校正仪器，校正后待用。

4.2.2 打开电源，确认电池电压正常。

4.2.3 归零调整及感应确认，归零工作需要在清净的环境中调整，调整后即可进行采样测定。

4.3 采样与测定

4.3.1 关闭门窗，在室内通入适量的示踪气体后，将气源移至室外，同时用摇摆扇搅动空气 3~5min，使示踪气体分布均匀，再按对角线或梅花状布点采集空气样品，同时在现场测定并记录。

4.3.2 计算空气交换率：用平均法或回归方程法。

4.3.2.1 平均法：当浓度均匀时采样，测定开始时示踪气体的浓度 C_0，15min 或 30min 时再采样，测定最终示踪气体浓度 C_1（时间的浓度），前后浓度自然对数差除以测定时间，即为平均空气交换率。

4.3.2.2 回归方程法：当浓度均匀时，在 30min 内按一定的时间间隔测量示踪气体浓度，测量频次不少于 5 次。以浓度的自然对数对应的时间作图。用最小二乘法进行回归计算。回归方程式中的斜率即为空气交换率。

5 结果计算

5.1 平均法计算平均空气交换率

$$A = \left[\ln C_0 - \ln C_1\right]/t$$

式中：A——平均空气交换率（h^{-1}）；

$\quad\quad C_0$——测量开始时示踪气体浓度（mg/m^3）；

$\quad\quad C_1$——时间为 t 时示踪气体浓度（mg/m^3）；

$\quad\quad t$——测定时间（h）。

5.2 回归方程法计算空气交换率

$$\ln C_1 = \ln C_0 - At$$

$$(Y = a - bx)$$

式中：$\ln C_1$——相当于 Y；

$\quad\quad A$——空气交换率（h^{-1}）；（相当于 $-b$，即斜率）

$\ln C_0$——相当于截距 a；

　　t——测定时间（h）。

5.3　新风量的计算

$$Q = AV$$

式中：Q——新风量（m³/h）；

　　　A——空气交换率（h⁻¹）；

　　　V——室内空气容积（m³）。

注：若示踪气体本底浓度不为 0 时，则公式中的 C_1、C_0 需减本底浓度后，再取自然对
　　数进行计算。

（二）《公共场所室内换气率测定方法》GB/T 18204. 19—2000

1　定义

换气率（Ventilation Rate）是指在 1h 内由室外进入室内空气量（m³）与该室室内空
气量（m³）之百分比。

2　测定步骤

用示踪气体（SF₆ 或 CO₂）测定室内空气的换气率（％），单位为（％）。

2.1　场所室内空气量测量

2.1.1　用直尺测量场所室内长、宽、高，算出室内容积 M_t（单位 m³）

2.1.2　用直尺测量室内物品（桌、沙发、柜、床、箱等）的总体积 M_i（单位 m³）

2.1.3　按下式计算场所室内空气量（单位 m³）

$$M = M_t - M_i$$

式中：M——室内空气量（m³）；

　　　M_t——室内容积（m³）；

　　　M_i——室内物体总体积（m³）。

2.2　测定一小时前后室内空气中示踪气体含量

2.2.1　关闭门窗在室内均匀地释放示踪气体 SF₆ 或 CO₂，室内空气量的计算，每立方
米室内空气释放 SF₆0.5～1.0g 或 CO₂2～4g，同时用风扇扰动空气使其充分混合。

2.2.2　用 100mL 玻璃注射器或 100mL 真空采样瓶采集室内空气，按对角线（3 点）或梅花
状（5 点）布点采样。采样后人离开室内，经 1h 后仍按前述方法和采样点采集 1h 后样品。

2.2.3　样品采集后最好立即分析，一般不应超过 3d。

2.2.4　样品空气中 SF₆ 的分析按本标准的附录进行，CO₂ 的分析按《公共场所空气中二
氧化碳卫生监测方法》GB/T 1820424—2000 进行。

3　结果计算

3.1　1h 内自然进入室内空气量的计算。

3.1.1　SF₆ 法：

$$M_{\mathrm{a}} = 2.30257 \cdot M \cdot \lg(c_1/c_2)$$

式中：M_{a}——1h 内自然渗入室内空气量（m^3/h）；

　　　M——室内空气量（m^3）；

　　　c_1——试验开始时空气中 SF_6 含量（mg/m^3）；

　　　c_2——1h 后空气中 SF_6 含量（mg/m^3）。

3.1.2　CO_2 法：

$$M_{\mathrm{a}} = 2.30257 \cdot M \cdot \lg[(c_1 - c_2)/(c_2 - c_{\mathrm{a}})]$$

式中：M_{a}——1h 内自然渗入室内空气量（m^3/h）；

　　　M——室内空气量（m^3）；

　　　c_1——试验开始时空气中 CO_2 含量（%）；

　　　c_2——1 小时后空气中 CO_2 含量（%）；

　　　c_{a}——空气中 CO_2 含量（0.04%）。

3.2　小时换气率的计算：

$$E = \frac{M_{\mathrm{a}}}{M} \times 100\%$$

式中：E——小时换气率（%）；

　　　M_{a}——1h 内自然渗入室内空气量（m^3/h）；

　　　M——室内空气量（m^3）。

2.30257 是常用对数（lg）与自然对数（lge）的换算系数。

（三）卫生部标准《公共场所集中空调通风系统卫生规范》中附录 B——新风量检测方法

本附录规定了集中空调通风系统新风量的检测方法——风管法，即直接在新风管上测定新风量。

B1　原理

在集中空调通风系统处于正常运行或规定的工况条件下，通过测量新风管某一断面的面积及该断面的平均风速，计算出该断面的新风量。如果一套系统有多个新风管，每个新风管均要测定风量，全部新风管风量之和即为该套系统的总新风量（m^3/h），根据系统服务区域内的人数，便可得出新风量结果（$m^3/$人·h）。

B2　主要仪器

B2.1　皮托管法

B2.1.1　标准皮托管：$K_{\mathrm{p}} = 0.99 \pm 0.01$，或 S 型皮托管 $K_{\mathrm{p}} = 0.84 \pm 0.01$。

B2.1.2　微压计：精确度应不低于 2%，最小读数应不大于 1Pa。

B2.1.3　水银玻璃温度计或电阻温度计：最小读数应不大于 1 ℃。

B2.2　风速计法

B2.2.1　热电风速仪：最小读数应不大于 0.1m/s。

B2.2.2　水银玻璃温度计或电阻温度计：最小读数应不大于 1 ℃。

B3　检测断面和测点

B3.1　检测断面应选在气流平稳的直管段，避开弯头和断面急剧变化的部位。

B3.2　测点位置和数量

B3.2.1　圆形风管：将风管分成适当数量的等面积同心环，测点选在各环面积中心线与垂直的两条直径线的交点上，同心环数及测点数的确定见表 B1。直径小于 0.3m、流速分布比较均匀的风管，可取风管中心一点作为测点。气流分布对称和比较均匀的风管，可只取一个方向的测点进行检测。

表 B1　圆形风管的环数及测点数

风管直径（m）	环数（个）	测点数（两个方向共计）
≤1	1 ~ 2	4 ~ 8
>1 ~ 2	2 ~ 3	8 ~ 12
>2 ~ 3	3 ~ 4	12 ~ 16

B3.2.2　矩形风管：将风管断面分成适当数量的等面积小块，各块中心即为测点。等面积小块的数量和测点数的确定见表 B2。

表 B2　矩形风管的分块及测点数

风管断面面积（m²）	等面积小块数（个）	测点数（个）
≤1	2 × 2	4
>1 ~ 4	3 × 3	9
>4 ~ 9	3 × 4	12
>9 ~ 16	4 × 4	16

B4　检测步骤

B4.1　风管截面面积测量

　　测定风管检测断面面积（F），分环或分块确定检测点。

B4.2　皮托管法测定风速与风量

B4.2.1　准备工作：检查微压计显示是否正常，微压计与皮托管连接是否漏气。

B4.2.2　动压（P_d）的测量：将皮托管全压出口与微压计正压端连接，静压管出口与微压计负压端连接。将皮托管插入风管内，在各测点上使皮托管的全压测孔正对着气流方向，偏差不得超过 10°，测出各点动压。重复测量一次，取平均值。

B4.2.3　新风温度（t）的测量：一般情况下可在风管中心的一点测量。将水银玻璃温度计或电阻温度计插入风管中心测点处，封闭测孔，待温度稳定后读数。

B4.2.4　新风量（Q）的计算。新风管某一断面的新风量按下式计算：

$$Q = 3600 \times F \times 0.076 K_p \sqrt{273 + t} \times \sqrt{p_d}$$

B4.3　风速计法测定风速与风量

　　当风管内的动压值 P_d 小于 4Pa 时，可用热电风速仪测量风速。

B4.3.1　准备工作：调节风速仪的零点与满度。

B4.3.2　风管内平均风速（$\overline{V}$）的测定：将风速仪放入风管内，测定各测点风速，以全部测点风速算术平均值作为检测结果。

B4.3.3 新风量（Q）的计算。新风管某一断面的新风量按下式计算：

$$Q = 3600 \times F \times \overline{V}$$

式中：Q——新风量（m³/h）；

F——风管截面面积（m²）；

$\overline{V}$——风管中空气的平均风速（m/s）。

第八节 氡浓度测定

一、"规范"中的相关规定

本规范第 6.0.6 条规定："6.0.6 民用建筑工程室内空气中氡的检测，所选用方法的测量结果不确定度不应大于 25%，方法的探测下限不应大于 10Bq/m³。"

本规范第 6.0.18 条规定："6.0.18 民用建筑工程室内环境中氡浓度检测时，对采用集中空调的民用建筑工程，应在空调正常运转的条件下进行；对采用自然通风的民用建筑工程，应在房间的对外门窗关闭 24h 以后进行。"

第 6.0.6 条的条文说明：对于民用建筑工程的氡验收检测来说，目的在于发现室内氡浓度的异常值，即发现是否有超标情况，因此，当发现检测值接近或超过国家规定的限量值时，有必要进一步确认，以便准确地作出结论。例如，在实际验收检测工作中，出于方法灵敏度原因，《环境空气中氡的标准测量方法》GB/T 14582—93 要求，径迹刻蚀法的布放时间应不少于 30d，活性炭盒法的样品布放时间 3 ~ 7d，并应进行湿度修正等。对于使用连续氡检测仪的情况，在被测房间对外门窗已关闭 24h 后，取样检测时间保证大于仪器的读数响应时间是需要的（一般连续氡检测仪的读数响应时间在 45min 左右）。如发现检测值接近或超过国家规定的限量值时，为进一步确认，保证测量结果的不确定度不大于 25%，检测时间可根据情况延长，例如，设定为断续或连续 24h、48h 或更长。其他瞬时检测方法（如闪烁瓶法、双滤膜法、气球法等）在进行确认时，检测时间也可根据情况设定为断续 24h、48h 或更长。人员进出房间取样时，开关门的时间要尽可能短，取样点离开门窗的距离要适当远一点。

第 6.0.18 条的条文说明：采用自然通风的民用建筑工程室内进行氡浓度检测时，不能采用甲醛等挥发性有机化合物检测时门窗关闭 1h 后进行检测的方法，原因是氡浓度在室内累积过程较慢，且氡释放到室内空气中后一部分会衰减，因此，条文规定应在房间对外门窗关闭 24h 以后进行检测。对采用自然通风的民用建筑工程，累积式测氡仪器或测量响应时间长的测量方法，可以从对外门窗关闭开始测量，24h 以后读取结果。

二、相关标准介绍

国家标准《环境空气中氡的标准测量方法》GB/T 14582—93 正在修订。从目前情况看，全国多数检测单位采用了连续测氡方法，其中，使用最多的是 RAD7 型测氡仪。

第六章 室内环境检测基础知识

第一节 化学分析基础知识

一、常用玻璃仪器

（一）滴定管

滴定管是滴定时可以准确测量滴定剂消耗体积的玻璃仪器，它是一根具有精密刻度，内径均匀的细长玻璃管，可连续的根据需要放出不同体积的液体，并准确读出液体体积的量器。

根据长度和容积的不同，滴定管可分为常量滴定管、半微量滴定管和微量滴定管。

常量滴定管容积有 50mL、25mL，刻度最小 0.1mL，最小可读到 0.01mL。半微量滴定管容量 10mL，刻度最小 0.05mL，最小可读到 0.01mL。其结构一般与常量滴定管较为类似。微量滴定管容积有 1、2、5、10mL，刻度最小 0.01mL，最小可读到 0.001mL。此外还有半微量半自动滴定管，它可以自动加液，但滴定仍需手动控制。

滴定管一般分为两种：酸式滴定管和碱式滴定管。见图 6-1。

酸式滴定管：又称具塞滴定管，下端有玻璃旋塞开关，用来装酸性溶液与氧化性溶液及盐类溶液，不能装碱性溶液如 NaOH 等。

碱式滴定管：又称无塞滴定管，下端有一根橡皮管，中间有一个玻璃珠，用来控制溶液的流速；碱式滴定管用来装碱性溶液与无氧化性溶液，凡可与橡皮管起作用的溶液均不可装入碱式滴定管中，如 $KMnO_4$，$K_2Cr_2O_7$。

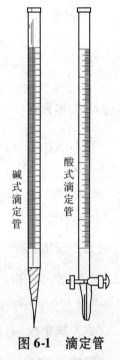

碱式滴定管　酸式滴定管

图 6-1　滴定管

（二）容量瓶

容量瓶主要用于准确地配制一定浓度的溶液。它是一种细长颈、梨形的平底玻璃瓶，配有磨口塞。瓶颈上刻有标线，当瓶内液体在所指定温度下达到标线处时，其体积即为瓶上所注明的容积数。常用的容量瓶有 100、250、500mL 等多种规格。见图 6-2。

（三）移液管

移液管又称吸管是用来准确量取一定体积的液体，把液体转移至另一器皿中。吸管有无分度吸管和有分度吸管之分。无分度吸管常叫作大肚吸管或移液管，可用于吸取一定体积液体；有分度吸管常叫作刻度吸管，直形，上有刻度。见图6-3、图6-4。

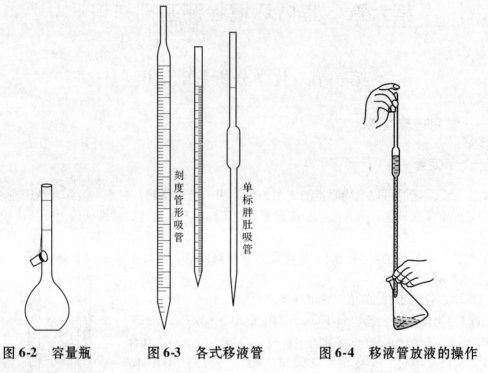

图 6-2　容量瓶　　　　图 6-3　各式移液管　　　　图 6-4　移液管放液的操作

（四）烧杯

烧杯在实验室应用范围较为广泛，形状大致差不多，只在高矮和直径的大小上有所不同，规格较多，最小的有5、10mL，最大的有几千毫升，多用于蒸发、浓缩、煮沸、配制试剂等，见图6-5。

（五）三角烧瓶

三角烧瓶也称锥形瓶，多用于加热液体时避免大量蒸发、反应时便于摇动的工作中，特别适用于滴定工作，常用规格50mL~500mL不等，见图6-6。

（六）碘量瓶

碘量瓶也叫磨口三角瓶，它具有自己的固定磨口塞。磨口三角瓶在加热时需将塞子打开，否则瓶内气体膨胀，易使瓶子破碎或冲开塞子溅出液体，常用规格有100、125、250、500mL四种，见图6-7。

（七）试管

试管可加热，按直接能容纳液体的体积分类，如5、10、20、30、50mL；按直径和长度分类，如12mm×100mm、10mm×80mm、13mm×120mm等；还有带刻度的试管。见图6-8。

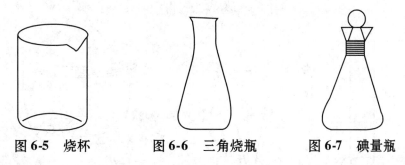

图 6-5　烧杯　　　　图 6-6　三角烧瓶　　　图 6-7　碘量瓶

（八）比色管

比色管：主要用于比色分析。不能直接用火加热，注意保持管壁透明。其常用规格有10、25、50、100mL，还有带刻度、不带刻度，具塞、不具塞之分，见图6-9。

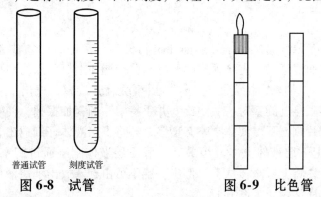

普通试管　　刻度试管
图 6-8　试管　　　　　　　**图 6-9　比色管**

（九）量筒和量杯

在量取不太精确体积的液体及配制要求不太精确浓度的试剂时，例如不需标定浓度的溶液等，可直接用量筒或量杯量取溶液，常用规格有 5、10、50、100、250、500、1000、2000mL，图 6-10。

（十）干燥器

用于冷却和保存烘干的样品和称量瓶。底层放有干燥剂。常用的干燥剂有氯化钙、变色硅胶和浓硫酸。干燥器的盖和底的接触是磨口的，并需涂凡士林以保证接触面的密封。应注意及时更换干燥剂，保证干燥效果。

其规格是按口的直径划分，小型的有 100mm，最大的有 500mm 的。棕色玻璃质的为存放避光的样品。见图 6-11。

干燥器也可作为其他用途，测定板材甲醛时，把它当作一个小型密闭舱来使用。

（十一）漏斗

漏斗规格是以上口直径来划分，最小的 20mm～30mm，最大的有 200mm～300mm。常用的有短颈漏斗、长颈漏斗、筋纹漏斗、布氏漏斗、砂心漏斗，见图 6-12。注意砂心漏斗不能过滤碱液。

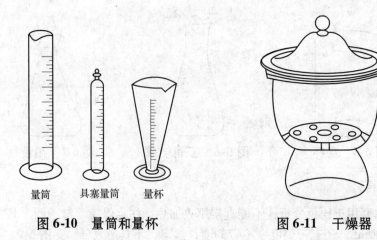

图 6-10　量筒和量杯　　　　　图 6-11　干燥器

（十二）分液漏斗

分液漏斗用于萃取分离操作。分液漏斗进行液体分离时，必须放置在铁环上静置分层；待两层液体界面清晰时，先将顶塞的凹缝与分液漏斗上口颈部的小孔对好（与大气相通），再把分液漏斗下端靠在接受瓶壁上，然后缓缓旋开旋塞，放出下层液体，放时先快后慢，当两液面界限接近旋塞时，关闭旋塞并手持漏斗颈稍加振摇，使粘附在漏斗壁上的液体下沉，再静置片刻，下层液体常略有增多，再将下层液体仔细放出，此种操作可重复2 次~3 次，以便把下层液体分净。当最后一滴下层液体刚刚通过旋塞孔时，关闭旋塞。待颈部液体流完后，将上层液体从上口倒出。绝不可由旋塞放出上层液体，以免被残留在漏斗颈的下层液体所沾污。见图 6-13。

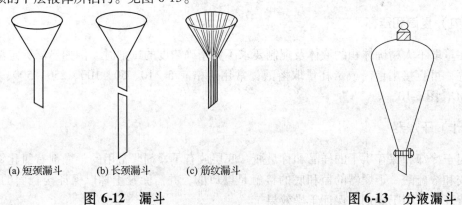

(a) 短颈漏斗　　　(b) 长颈漏斗　　　(c) 筋纹漏斗

图 6-12　漏斗　　　　　　　　　图 6-13　分液漏斗

（十三）平底烧瓶

平底烧瓶，口比较细，可以防止液体流出，可以进行长时间加热，加热时烧瓶应放置在石棉网上，不能用火焰直接加热，实验完毕后，应撤去热源，静止冷却后，再行废液处理，进行洗涤，通常有 50、100 、500 、1000 、2000mL 等，见图 6-14。

（十四）冷凝管

冷凝管供蒸馏时冷凝用，必须与其他仪器配套装在一起使用。冷凝管没有固定统一规格，分为直形、球形、蛇形和空气冷凝管四种。冷凝水的走向要从低处流向高处，千万不要把进水口和出水口装颠倒。

蛇形的冷凝面积大，适用于将沸点较低的物质由蒸气冷凝成液体，直形的适于将沸点较高的物质由蒸气冷凝成液体，球形的则两种情况都可以使用。还有一种空气冷凝器，是一支单层的玻璃管，用于冷凝沸点在150℃以上的液体蒸气，借助空气进行冷却。见图6-15。

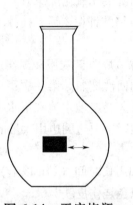

图 6-14 平底烧瓶

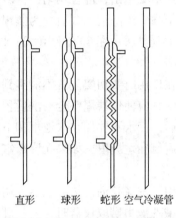

直形 球形 蛇形 空气冷凝管

图 6-15 冷凝管

二、玻璃仪器的洗涤方法

（一）洗涤仪器的一般步骤

1. 目的

在分析工作中，洗涤玻璃仪器是一个必须做的实验前的准备工作，也是一个技术性的工作，仪器洗涤是否符合要求，对分析工作的准确度和精密度均有重要影响。

2. 洗涤仪器的一般步骤

（1）对于新的玻璃仪器，先用水浸泡或用毛刷与洗涤剂清洗，晾干后，再用洗液浸泡数小时，洗净。

（2）洗刷仪器时，应首先将手用肥皂洗净，免得手上的油污附在仪器上，增加洗刷的困难。如仪器长久存放附有灰尘，先用清水冲去，再按要求选用洁净剂洗刷或洗涤。如用去污粉，将刷子蘸上少量去污粉，将仪器内外全刷一遍，再边用水冲边刷洗至肉眼看不见有去污粉时，用自来水洗3次~6次，再用蒸馏水冲三次以上。一个洗涤干净的玻璃仪器，应该以挂不住水珠为标准。如仍能挂住水珠，需要重新洗涤。用蒸馏水冲洗时，要用顺壁冲洗方法并充分振荡，经蒸馏水冲洗后的仪器，用指示剂检查应为中性。

（二）各种洗涤液的使用

洗涤液简称洗液，根据不同的要求有各种不同的洗液，较常用的有以下几种：

1. 强酸氧化剂洗液

强酸氧化剂洗液可用重铬酸钾（$K_2Cr_2O_7$）和浓硫酸（H_2SO_4）配制 $K_2Cr_2O_7$ 在酸性溶

液中，有很强的氧化能力，对玻璃仪器又极少有侵蚀作用，这种洗液在实验室内使用最广泛。

配制浓度各有不同，从 5% ~ 12% 的各种浓度都有。配制方法大致相同：取一定量的 $K_2Cr_2O_7$（工业品即可），先用约 1 倍 ~ 2 倍的水加热溶解，稍冷后，将工业品浓 H_2SO_4 按所需体积数徐徐加入 $K_2Cr_2O_7$ 溶液中（千万不能将水或溶液加入 H_2SO_4 中），边倒边用玻璃棒搅拌，并注意不要溅出，混合均匀，待冷却后，装入洗液瓶备用。新配制的洗液为红褐色，氧化能力很强。当洗液用久后变为黑绿色，即说明洗液无氧化洗涤力。

铬酸洗液配制方法：在 60℃ 下用 50g 水溶解 25g 重铬酸钾粉末后，搅拌下直接少量多次加入工业硫酸（98%）450mL。

这种洗液在使用时要切实注意不能溅到身上，以防"烧"破衣服和损伤皮肤。洗液倒入要洗的仪器中，应使仪器周壁全浸洗后稍停一会再倒回洗液瓶。第一次用少量水冲洗刚浸洗过的仪器后，废水不要倒在水池里和下水道里，长久会腐蚀水池和下水道，应倒在废液缸中，缸满后倒在垃圾里，如果无废液缸，倒入水池时，要边倒边用大量的水冲洗。

2. 碱性洗液

碱性洗液用于洗涤有油污物的仪器，用此洗液是采用长时间（24h 以上）浸泡法，或者浸煮法。从碱洗液中捞取仪器时，要戴乳胶手套，以免烧伤皮肤。

常用的碱洗液有：碳酸钠液（Na_2CO_3，纯碱），碳酸氢钠（Na_2HCO_3，小苏打），磷酸钠（Na_3PO_4，磷酸三钠）液，磷酸氢二钠（Na_2HPO_4）液等。

3. 碱性高锰酸钾洗液

用碱性高锰酸钾作洗液，作用缓慢，适合用于洗涤有油污的器皿。配制方法：取高锰酸钾（$KMnO_4$）4g 加少量水溶解后，再加入 10% 氢氧化钠（$NaOH$）100mL。

4. 纯酸纯碱洗液

根据器皿污垢的性质，直接用浓盐酸（HCL）或浓硫酸（H_2SO_4）、浓硝酸（HNO_3）浸泡或浸煮器皿（温度不宜太高，否则浓酸挥发刺激人）。纯碱洗液多采用 10% 以上的浓烧碱（$NaOH$）、氢氧化钾（KOH）或碳酸钠（Na_2CO_3）液浸泡或浸煮器皿（可以煮沸）。

5. 有机溶剂

带有脂肪性污物的器皿，可以用汽油、甲苯、二甲苯、丙酮、酒精 、三氯甲烷、乙醚等有机溶剂擦洗或浸泡。但有机溶剂作为洗液浪费较大，能用刷子洗刷的大件仪器尽量采用碱性洗液。只有无法使用刷子的小件或特殊形状的仪器才使用有机溶剂洗涤，如活塞内孔、移液管尖头、滴定管尖头、滴定管活塞孔、滴管、小瓶等。

（三）吸收池(比色皿) 的洗涤

1. 比色皿选择

比色皿透光面是由能够透过所使用的波长范围的光的材料制成，在 200nm ~ 350nm 工作的比色皿适用于紫外区，必须使用石英或熔熔硅石制成透光面的石英比色皿。如果不用紫外区，用普通玻璃比色皿即可。

2. 比色皿使用

在使用比色皿时，两个透光面要完全平行，并垂直置于比色皿架中，以保证在测量时，入射光垂直于透光面，避免光的反射损失，保证光程固定。

比色皿一般为长方体，其底及两侧为磨毛玻璃，另两面为光学玻璃制成的透光面粘结而成。使用时应注意以下几点：

（1）拿取比色皿时，只能用手指接触两侧的毛玻璃，避免接触光学面。

（2）不得将光学面与硬物或脏物接触。盛装溶液时，高度为比色皿的三分之二处即可，光学面如有残液可先用滤纸轻轻吸附，然后再用镜头纸或丝绸擦拭。

（3）凡含有腐蚀玻璃的物质的溶液，不得长期盛放在比色皿中。

（4）比色皿在使用后，应立即用水冲洗干净。必要时可用1:1的盐酸浸泡，然后用水冲洗干净。

（5）不能将比色皿放在火焰或电炉上进行加热或干燥箱内烘烤。

（6）在测量时如对比色皿有怀疑，可自行检测。可将波长选择在实际使用的波长上，将一套比色皿都注入蒸馏水，将其中一只的透射比调至95%（数显仪器调置100%）处，测量其他各只的透射比，凡透射比之差不大于0.5%，即可配套使用。

3. 比色皿的洗涤方法

分光光度法中比色皿洁净与否是影响测定准确度的因素之一。因此，必须重视选择正确的洗净方法。选择比色皿洗涤液的原则是去污效果好，不损坏比色皿，同时又不影响测定。

当测定溶液是酸，用弱碱溶液洗涤，当测定溶液是碱，用弱酸溶液洗涤，当测定溶液是有机物质，用有机溶剂，比如酒精等溶液洗涤。HCI – 乙醇（1 + 2）洗涤液适合于洗涤染上有色有机物的比色皿。

分析常用的铬酸洗液不宜用于洗涤比色皿，因为带水的比色皿在该洗液中有时会局部发热，致使比色皿胶接面裂开而损坏。同时经洗液洗涤后的比色皿还很可能残存微量铬，其在紫外区有吸收，因此会影响铬及其他有关元素的测定。

三、玻璃仪器的干燥和存放

玻璃仪器在每次实验完毕后一般要求洗涤干净后干燥备用。玻璃仪器用于不同实验，对干燥有不同的要求，一般定量分析用的烧杯、锥形瓶等仪器洗涤干净后即可使用，而用于食品分析的仪器很多要求是干燥的，有的要求无水痕，有的要求无水。应根据不同要求干燥玻璃仪器。

1. 晾干

不急等用的仪器，可在蒸馏水冲洗后在无尘处倒置控去水分，然后自然干燥。可用安有木钉的架子或带有透气孔的玻璃柜放置仪器。

2. 烘干

洗净的仪器控去水分，放在烘箱内烘干，烘箱温度为105℃～110℃烘1h左右。称量瓶等在烘干后要放在干燥器中冷却保存。带实心玻璃塞的及厚壁仪器烘干时要慢慢升温并且温度不可过高，以免破裂。量器不可放于烘箱中烘干。

硬质试管可用酒精灯加热烘干，要从底部烤起，把管口向下，以免水珠倒流把试管炸裂，烘到无水珠后把试管口向上赶净水气。

3. 热（冷）风吹干

对于急于干燥的仪器或不适于放入烘箱的较大的仪器可用吹干的办法。通常用少量乙醇、丙酮（或最后再用乙醚）倒入已控去水分的仪器中摇洗，然后用电吹风机吹，开始用冷风吹 1min ~ 2min，当大部分溶剂挥发后吹入热风至完全干燥，再用冷风吹去残余蒸汽，不使其又冷凝在容器内。

四、使用玻璃仪器常见问题的解决方法

（1）凡士林粘住活塞，可用火烤或开水浸泡。

（2）碱性物质粘住活塞可在水中加热至沸腾，再轻度敲击。

（3）内有试剂的瓶塞打不开，如果是腐蚀性试剂，操作者要做好自我保护，同时脸部不能离瓶口太近。

（4）因结晶后碱金属盐沉积及强碱粘住瓶塞，可把瓶口泡在水中或稀盐酸中。

（5）将粘住的部位置于超声波清洗机的盛水清洗槽中清洗。

五、滴定管使用方法

（一）滴定管使用前的准备

1. 检查试漏

酸式滴定管洗净后，先检查旋塞转动是否灵活，是否漏水，方法为关闭旋塞，将滴定管充满水，用滤纸在旋塞周围和管尖处检查。然后将旋塞旋转 180°，直立 2min，再用滤纸检查，如漏水，酸式管涂凡士林；碱式滴定管使用前应先检查橡皮管是否老化，检查玻璃珠大小是否适当，若有问题，应及时更换。

2. 滴定管的洗涤

滴定管使用前必须先洗涤，洗涤时以不损伤内壁为原则。洗涤前，关闭旋塞，倒入约 10mL 洗液，打开旋塞，放出少量洗液洗涤管尖，然后边转动边向管口倾斜，使洗液布满全管。最后从管口放出（也可用铬酸洗液浸洗）。然后用自来水冲净。再用蒸馏水洗 3 次，每次 10mL ~ 15mL。

碱式滴定管的洗涤方法与酸式滴定管不同，碱式滴定管可以将管尖与玻璃珠取下，放入洗液浸洗。管体倒立入洗液中，用吸耳球将洗液吸上洗涤。

3. 润洗

滴定管在使用前还必须用操作溶液润洗 3 次，每次 10mL ~ 15mL，润洗液弃去。

4. 装液排气泡

洗涤后再将操作溶液注入至零线以上，检查活塞周围是否有气泡，若有，开大活塞使溶液冲出，排出气泡。滴定剂装入必须直接注入，不能使用漏斗或其他器皿辅助。

碱式滴定管排气泡的方法：将碱式滴定管管体竖直，左手拇指捏住玻璃珠，使橡胶管弯曲，管尖斜向上约45°，挤压玻璃珠处胶管，使溶液冲出，以排除气泡。

5．读初读数

放出溶液后（装满或滴定完后）需等待1min～2min后方可读数。读数时，将滴定管从滴定管架上取下，左手捏住上部无液处，保持滴定管垂直。视线与弯月面最低点刻度水平线相切。视线若在弯月面上方，读数就会偏高；若在弯月面下方，读数就会偏低。若为有色溶液，其弯月面不够清晰，则读取液面最高点。有的滴定管背面有一条蓝带，称为蓝带滴定管。蓝带滴定管的读数与普通滴定管类似，当蓝带滴定管盛溶液后将有两个弯月面相交，此交点的位置即为蓝带滴定管的读数位置。

（二）滴定

1．滴定操作

滴定操作见图6-16。

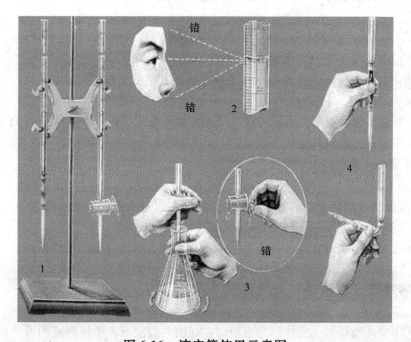

图6-16　滴定管使用示意图

注：1．滴定管架上的滴定管（左、碱式，右、酸式）。

2．观看管内液面的位置：视线跟管内液体的凹液面的最低处保持水平。

3．酸式滴定管的使用：右手拿住锥形瓶颈，向同一方向转动。左手旋开（或关闭）活塞，使滴定液逐滴加入。

4．碱式滴定管的使用：左手捏挤玻璃球处的橡皮管，使液体逐滴下降。如果管内有气泡，要先赶走气泡。

滴定时，应将滴定管垂直地夹在滴定管夹上，滴定台应呈白色。滴定管离锥瓶口约10mm，用左手控制旋塞，拇指在前，食指中指在后，无名指和小指弯曲在滴定管和旋塞下方之间的直角中。转动旋塞时，手指弯曲，手掌要空。右手三指拿住瓶颈，瓶底离台约 20mm~30mm，滴定管下端深入瓶口约 10mm，微动右手腕关节摇动锥形瓶，边滴边摇使滴下的溶液混合均匀。摇动的锥瓶的规范方式为：右手执锥瓶颈部，手腕用力使瓶底沿顺时针方向画圆，要求使溶液在锥瓶内均匀旋转，形成旋涡，溶液不能有跳动。管口与锥瓶应无接触。

2. 滴定速度

液体流速由快到慢，起初可以"连滴成线"，之后逐滴滴下，快到终点时则要半滴半滴的加入。半滴的加入方法是：小心放下半滴滴定液悬于管口，用锥瓶内壁靠下，然后再用洗瓶冲下。

3. 终点操作

当锥瓶内指示剂指示终点时，立刻关闭活塞停止滴定。洗瓶淋洗锥形瓶内壁。取下滴定管，右手执管上部无液部分，使管垂直，目光与液面平齐，读出读数。读数时应估读一位。滴定结束，滴定管内剩余溶液应弃去，洗净滴定管，倒置在夹上备用。

（三）注意事项

（1）滴定时，左手不允许离开活塞，放任溶液自己流下。

（2）滴定时目光应集中在锥形瓶内的颜色变化上，不要去注视刻度变化，而忽略反应的进行。

（3）一般每个样品要平行滴定三次，每次均从零线开始，每次均应及时记录在实验记录表格上，不允许记录到其他地方。

（4）使用碱式滴定管注意事项：

1）用力方向要平，以避免玻璃珠上下移动。

2）不要捏到玻璃珠下侧部分，否则有可能使空气进入管尖形成气泡。

3）挤压胶管过程中不可过分用力，以避免溶液流出过快。

（5）滴定也可在烧杯中进行，方法同上，但要用玻璃棒或电磁搅拌器搅拌。

六、移液管（吸量管）使用方法

移液管用来准确移取一定体积的溶液。在标明的温度下，先使溶液的弯月面下缘与移液管标线相切，再让溶液按一定方法自由流出，则流出的溶液的体积与管上所标明的体积相同。实际上流出溶液的体积与标明的体积会稍有差别。使用时的温度与标定移液管移液体积时的温度不一定相同，必要时可做校正。

吸量管一般只用于量取小体积的溶液，其上带有分度，可以用来吸取不同体积的溶液，但用吸量管吸取溶液的准确度不如移液管。上面所指的溶液均以水为溶剂，若为非水溶剂，则体积稍有不同。

（一）使用前准备

使用前，移液管和吸量管都应该洗净，使整个内壁和下部的外壁不挂水珠，为此，可先用自来水冲洗一次，再用铬酸洗液洗涤。以左手持洗耳球，将食指或拇指放在洗耳球的上方，右手手指拿住移液管或吸量管管颈标线以上的地方，将洗耳球紧接在移液管口上。管尖贴在滤纸上，用洗耳球打气，吹去残留水。然后排除洗耳球中空气，将移液管插入洗液瓶中，左手拇指或食指慢慢放松，洗液缓缓吸入移液管球部或吸量管约 1/4 处。移去洗耳球，再用右手食指按住管口，把管横过来，左手扶助管的下端，慢慢开启右手食指，一边转动移液管，一边使管口降低，让洗液布满全管。洗液从上口放回原瓶，然后用自来水充分冲洗，再用洗耳球吸取蒸馏水，将整个内壁洗三次，洗涤方法同前。但洗过的水应从下口放出。每次用水量：移液管以液面上升到球部或吸量管全长约 1/5 为度。也可用洗瓶从上口进行吹洗，最后用洗瓶吹洗管的下部外壁。

移取溶液前，必须用滤纸将尖端内外的水除去，然后用待吸溶液洗三次。方法是：将待吸溶液吸至球部（尽量勿使溶液流回，以免稀释溶液）。以后的操作，按铬酸洗液洗涤移液管的方法进行，但用过的溶液应从下口放出弃去。

（二）移（吸）取溶液

（1）移取溶液时，将移液管直接插入待吸溶液液面下 10mm～20mm 深处，不要伸入太浅，以免液面下降后造成吸空；也不要伸入太深，以免移液管外壁附有过多的溶液。移液时将洗耳球紧接在移液管口上，并注意容器液面和移液管尖的位置，应使移液管随液面下降而下降，当液面上升至标线以上时，迅速移去洗耳球，并用右手食指按住管口，左手改拿盛待吸液的容器。将移液管向上提，使其离开液面，并将管的下部伸入溶液的部分沿待吸液容器内壁转两圈，以除去管外壁上的溶液。然后使容器倾斜成约 45°，其内壁与移液管尖紧贴，移液管垂直，此时微微松动右手食指，使液面缓慢下降，直到视线平视时弯月面与标线相切时，立即按紧食指。左手改拿接受溶液的容器。将接受容器倾斜，使内壁紧贴移液管尖成 45°倾斜。松开右手食指，使溶液自由地沿壁流下。待液面下降到管尖后，再等 15s 取出移液管。注意，除非特别注明需要"吹"的以外，管尖最后留有的少量溶液不能吹入接受器中，因为在检定移液管体积时，就没有把这部分溶液算进去。见图 6-4。

（2）用吸量管吸取溶液时，吸取溶液和调节液面至最上端标线的操作与移液管相同。放溶液时，用食指控制管口，使液面慢慢下降至与所需的刻度相切时按住管口，移去接受器。若吸量管的分度刻到管尖，管上标有"吹"字，并且需要从最上面的标线放至管尖时，则在溶液流到管尖后，立即从管口轻轻吹一下即可。还有一种吸量管，分度刻在离管尖尚差 10mm～20mm 处。使用这种吸量管时，应注意不要使液面降到刻度以下。在同一实验中应尽可能使用同一根吸量管的同一段，并且尽可能使用上面部分，而不用末端收缩部分。

（三）移液管和吸量管的存放

移液管和吸量管用完后应放在移液管架上，如短时间内不再用它吸取同一溶液时，应立即用自来水冲洗，再用蒸馏水清洗，然后放在移液管架上。

七、使用容量瓶的技术要求

（一）使用前检查瓶塞处是否漏水

具体操作方法是：在容量瓶内装入半瓶水，塞紧瓶塞，用右手食指顶住瓶塞，另一只手五指托住容量瓶底，将其倒立（瓶口朝下），观察容量瓶是否漏水。若不漏水，将瓶正立且将瓶塞旋转 180°后，再次倒立，检查是否漏水，若两次操作，容量瓶瓶塞周围皆无水漏出，即表明容量瓶不漏水。经检查不漏水的容量瓶才能使用。

（二）用容量瓶配置溶液步骤

（1）把准确称量好的固体溶质放在烧杯中，用少量溶剂溶解。然后把溶液转移到容量瓶里。为保证溶质能全部转移到容量瓶中，要用溶剂多次洗涤烧杯，并把洗涤溶液全部转移到容量瓶里。转移时要用玻璃棒引流。方法是将玻璃棒一端靠在容量瓶颈内壁上，注意不要让玻璃棒其他部位触及容量瓶口，防止液体流到容量瓶外壁上。

（2）向容量瓶内加入的液体液面离标线 10mm 左右时，应改用滴管小心滴加，最后使液体的弯月面与标线正好相切，若加水超过刻度线，则需重新配制。

（3）盖紧瓶塞，用倒转和摇动的方法使瓶内的液体混合均匀，静置后如果发现液面低于刻度线，这是因为容量瓶内极少量溶液在瓶颈处润湿所损耗，所以并不影响所配制溶液的浓度，故不要在瓶内添水，否则，将使所配制的溶液浓度降低。

（三）使用容量瓶时应注意的问题

（1）容量瓶的容积是特定的，刻度不连续，所以一种型号的容量瓶只能配制同一体积的溶液。在配制溶液前，先要弄清楚需要配制的溶液的体积，然后再选用相同规格的容量瓶。

（2）易溶解且不发热的物质可直接用漏斗倒入容量瓶中溶解，其他物质基本不能在容量瓶里进行溶质的溶解，应将溶质在烧杯中溶解后转移到容量瓶里。

（3）用于洗涤烧杯的溶剂总量不能超过容量瓶的标线。

（4）容量瓶不能进行加热。如果溶质在溶解过程中放热，要待溶液冷却后再进行转移，因为一般的容量瓶是在 20℃ 的温度下标定的，若将温度较高或较低的溶液注入容量瓶，容量瓶则会热胀冷缩，所量体积就会不准确，使所配制的溶液浓度不准确。

（5）容量瓶只能用于配制溶液，不能储存溶液，因为溶液可能会对瓶体进行腐蚀，从而使容量瓶的精度受到影响。

（6）容量瓶用毕，应及时洗涤干净，塞上瓶塞，并在塞子与瓶口之间夹一张纸条，防止瓶塞与瓶口粘连。

八、溶液的基本知识

（一）溶液的定义

溶液是由至少两种物质组成的均匀、稳定的分散体系，被分散的物质（溶质）以分子或更小的质点分散于另一物质（溶剂）中。溶液是混合物，物质在常温时有固体、液体和气体三种状态，因此溶液也有三种状态，大气本身就是一种气体溶液，固体溶液混合物常称固溶体，如合金。一般溶液专指液体溶液。

（二）溶液的组成

（1）溶质：被溶解的物质。

（2）溶剂：起溶解作用的物质。

（3）两种液互溶时，一般把量多的一种叫溶剂，量少的一种叫溶质。

（4）两种液互溶时，若其中一种是水，一般将水称为溶剂。

其中，水（H_2O）是最常用的溶剂，能溶解很多种物质。汽油、酒精、氯仿、香蕉水也是常用的溶剂，如汽油能溶解油脂，酒精能溶解碘等。

溶质可以是固体，也可以是液体或气体；如果两种液体互相溶解，一般把量多的一种叫做溶剂，量少的一种叫做溶质。

（三）溶液的分类

饱和溶液：在一定温度、一定量的溶剂中，溶质不能继续被溶解的溶液。

不饱和溶液：在一定温度、一定量的溶剂中，溶质可以继续被溶解的溶液。

饱和与不饱和溶液的互相转化：

不饱和溶液通过增加溶质（对一切溶液适用）或降低温度（对于大多数溶解度随温度升高而升高的溶质适用，反之则需升高温度，如石灰水）、蒸发溶剂（溶剂是液体时）能转化为饱和溶液。

饱和溶液通过增加溶剂（对一切溶液适用）或升高温度（对于大多数溶解度随温度升高而升高的溶质适用，反之则降低温度，如石灰水）能转化为不饱和溶液。

（四）相关概念

溶解度：一定温度下，某固态物质在100g溶剂里达到饱和状态时所溶解的质量。如果不指明溶剂，一般说的溶解度指的是物质在水中的溶解度。

$$溶液质量 = 溶质质量 + 溶剂质量，$$

（五）溶液的稀释

根据稀释前后溶质的总量不变进行运算，无论是用水，或是用稀溶液来稀释浓溶液，都可计算。

（1）用水稀释浓溶液。设稀释前的浓溶液的质量为 m，其溶质的质量分数为 $a\%$，稀释时加入水的质量为 n，稀释后溶质的质量分数为 $b\%$。

则可得：
$$m \cdot a\% = (m+n) \cdot b\%。$$

（2）用稀溶液稀释浓溶液。设浓溶液的质量为 A，其溶质的质量分数为 $a\%$，稀溶液的质量为 B，其溶质的质量分数为 $b\%$，两液混合后的溶质的质量分数为 $c\%$。

则可得：

$$A \cdot a\% + B \cdot b\% = (A + B) \cdot c\%$$

（六）溶液浓度的表示方法

1. 质量分数（简写%）

每 100g 溶液中所含溶质的质量（g）。溶质（g）＋溶剂（g）＝100g 溶液。

2. 体积分数

每 100mL 溶液中含溶质的体积（mL）。一般用于配制溶质为液体的溶液，如各种浓度的酒精溶液。

3. 物质的量（mol）、摩尔质量和物质的量浓度（mol/L）。

（1）物质的量（mol）：物质的量是国际单位制中七个基本物理量之一（7 个基本的物理量分别为：长度、质量、时间、电流强度、发光强度、温度、物质的量），它表示含有一定数目粒子的集体，符号为 n，单位为摩尔（mol）。

（2）摩尔质量：1mol 物质（由 6.02×10^{23} 个粒子组成）的质量，符号是 M，单位 g/mol，在数值上与该粒子的相对原子质量或相对分子质量相等。

（3）物质的量（n）、质量（m）和摩尔质量（M）之间有如下关系：

$$M = m / n$$

物质的量是一个专有名词，不可以分开理解；使用物质的量时必须指明微粒符号、名称或化学式，在 0.5mol Na_2SO_4 中含有 1.0 mol Na^+、0.5 mol SO_4^{2-}。

（4）物质的量浓度：

1）定义：以单位体积溶液里所含溶质 B 的物质的量来表示溶液组成的物理量。符号用 C_B 表示。

2）表达式：$C_B = n_B/V$ 单位常用 mol/L 或 mol/m^3。

3）注意：单位体积为溶液的体积，不是溶剂的体积；溶质必须用物质的量来表示；单位体积一般指 1L，溶质 B 指溶液中的溶质，可以指单质或化合物，如 C（Cl_2）＝ 0.1mol/L，C（NaCl）＝2.5mol/L；也可以指离子或其他特定组合，如 C（Fe^{2+}）＝ 0.5mol/L，C（SO_4^{2-}）＝0.01mol/L 等。

（七）溶液的配制和计算（图 6-17）

1. 质量浓度的配置步骤

以配制 500mL，0.1mol/L 碳酸钠溶液为例说明物质的量浓度的溶液配置过程：

第一步：计算。

称取溶质的克数＝需配制溶液的物质的量浓度×溶质的相对分子质量×需配制溶液的毫升数/1000。

例如：配制 2mol/L 碳酸钠溶液 500mL（Na_2CO_3 的相对分子质量为 106）：

$$2 \times 106 \times 500/1000 = 106 \text{（g）}$$

第二步：称量：在天平上称量 106g 碳酸钠固体，并将它倒入小烧杯中。

第三步：溶解：在盛有碳酸钠固体的小烧杯中加入适量蒸馏水，用玻璃棒搅拌，使其溶解。

第四步：移液：将溶液沿玻璃棒注入 500mL 容量瓶中。

第五步：洗涤：用蒸馏水洗烧杯 2 次~3 次，并倒入容量瓶中。

第六步：定容：倒水至刻度线 10mm~20mm 处改用胶头滴管滴到与凹液面平直。

第七步：摇匀：盖好瓶塞，上下颠倒、摇匀。

第八步：装瓶、贴签。

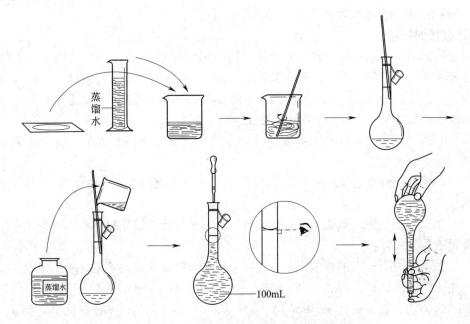

图 6-17　配制一定物质的量浓度的溶液过程示意图

2. 质量浓度配制及计算：

溶质是固体：称取溶质质量 = 需配制溶液的总重量 × 需配制溶液的质量浓度，需用溶剂的质量 = 需配制溶液质量 − 称取溶质质量。例如，配制 10% 氢氧化钠溶液 200g：200g × 10% = 20g（固体氢氧化钠），200g − 20g = 180g（溶剂的重量），称取 20g 氢氧化钠和 180g 水溶解即可。

溶质是液体：应量取溶质的体积 = 需配制溶液总重量/（溶质的密度 × 溶质的质量浓度）× 需配制溶液的质量浓度；需用溶剂质量 = 需配制溶液总重量 −（需配制溶液质量 × 需配制溶液的质量浓度）。

例如：配制 20% 硝酸溶液 500g（浓硝酸的浓度为 90%，密度为 $1.49g/cm^3$）：

$$500/（1.49 × 90%）× 20% = 74.57mL$$

$$500 −（500 × 20%）= 400mL$$

量取 400mL 水加入 74.57mL 浓硝酸混匀即得。

3. 溶液浓度互换公式：

$$质量浓度\% = \frac{物质的量浓度(moL/L) × 溶液体积(L) × 溶质相对分子量}{溶液体积(L) × 1000 × 溶液密度(g/cm^3)}$$

（八）标准溶液的配制

标准溶液是指已知准确浓度的溶液，它是滴定分析中进行定量计算的依据之一。不论采用何种滴定方法，都离不开标准溶液，正确地配制标准溶液，确定其准确浓度，妥善地贮存标准溶液，都关系到滴定分析结果的准确性。标准溶液浓度表示方法：物质的量浓度（C，mol/L），配制标准溶液的方法一般有以下两种：

1. 直接配制法

用分析天平准确地称取一定量的物质，溶于适量水后定量转入容量瓶中，稀释至标线，定容并摇匀。根据溶质的质量和容量瓶的体积计算该溶液的准确浓度。

能用于直接配制标准溶液的物质，称为基准物质或基准试剂，它也是用来确定某一溶液准确浓度的标准物质。作为基准物质必须符合下列要求：

（1）试剂必须具有足够高的纯度，一般要求其纯度在 99.9% 以上，所含的杂质应不影响滴定反应的准确度。

（2）物质的实际组成与它的化学式完全相符，若含有结晶水（如硼砂 $Na_2B_4O_7 10H_2O$），其结晶水的数目也应与化学式完全相符。

（3）试剂应该稳定。例如，不易吸收空气中的水分和二氧化碳，不易被空气氧化，加热干燥时不易分解等。

（4）试剂最好有较大的摩尔质量，这样可以减少称量误差。常用的基准物质有纯金属和某些纯化合物，如 Cu，Zn，Al，Fe 和 $K_2Cr_2O_7$，Na_2CO_3，MgO，$KBrO_3$ 等，它们的含量一般在 99.9% 以上，甚至可达 99.99%。

应注意，有些高纯试剂和光谱纯试剂虽然纯度很高，但只能说明其中杂质含量很低。由于可能含有组成不定的水分和气体杂质，使其组成与化学式不一定准确相符，致使主要成分的含量可能达不到 99.9%，这时就不能用作基准物质。

常用的基准物质有以下几类：用于酸碱反应有无水碳酸钠 Na_2CO_3，硼砂 $Na_2B_4O_7 \cdot 10H_2O$，邻苯二甲酸氢钾 $KHC_8H_4O_4$，苯甲酸 H（C_7H_5O2），草酸 $H_2C_2O_4 \cdot 2H_2O$ 等；用于配位反应有硝酸铅 Pb（NO_3）$_2$，氧化锌 ZnO，碳酸钙 $CaCO_3$；用于氧化还原反应有重铬酸钾 $K_2Cr_2O_7$，溴酸钾 $KBrO_3$，碘酸钾 KIO_3，碘酸氢钾 KH（IO_3）$_2$ 等；用于沉淀反应有银 Ag，硝酸银 $AgNO_3$，氯化纳 NaCl，氯化钾 KCl，溴化钾（从溴酸钾制备的）等。

2. 间接配制法（标定法）

需要用来配制标准溶液的许多试剂不能完全符合上述基准物质必备的条件，例如：NaOH 极易吸收空气中的二氧化碳和水分，纯度不高；市售盐酸中 HCl 的准确含量难以确定，且易挥发；$KMnO_4$ 和 $Na_2S_2O_3$ 等均不易提纯，且见光分解，在空气中不稳定等。因此，这类试剂不能用直接法配制标准溶液，只能用间接法配制，即先配制成接近于所需浓度的溶液，然后用基准物质（或另一种物质的标准溶液）来测定其准确浓度。这种确定其准确浓度的操作称为标定。

例如：配制 0.1mol/L HCl 标准溶液，先用一定量的浓 HCl 加水稀释，配制成浓度约为 0.1mol/L 的稀溶液，然后用该溶液滴定经准确称量的无水 Na_2CO_3 基准物质，直至两者定量反应完全，再根据滴定中消耗 HCl 溶液的体积和无水 Na_2CO_3 的质量，计算出 HCl 溶液的准确浓度。大多数标准溶液的准确浓度是通过标定的方法确定的。

为了提高标定的准确度，标定时应注意以下几点：

（1）标定应平行测定 3 次 ~ 4 次，至少重复 3 次，并要求测定结果的相对偏差不大于 0.2% 。

（2）为了减少测量误差，称取基准物质的量不应太少，最少应称取 0.2g 以上；同样滴定到终点时消耗标准溶液的体积也不能太小，最好在于 20mL 以上。

（3）配制和标定溶液时使用的量器，如滴定管，容量瓶和移液管等，在必要时应校正其体积，并考虑温度的影响。

（4）已标定好的标准溶液应该妥善保存，避免因水分蒸发而使溶液浓度发生变化；有些不够稳定，如见光易分解的 $AgNO_3$ 和 $KMnO_4$ 等标准溶液应贮存于棕色瓶中，并置于暗处保存；能吸收空气中二氧化碳并对玻璃有腐蚀作用的强碱溶液，最好装在塑料瓶中，并在瓶口处装一碱石灰管，以吸收空气中的二氧化碳和水。对不稳定的标准溶液，久置后，在使用前还需重新标定其浓度。

九、酸碱滴定法

（一）质子理论

酸：凡是能释放质子 H^+ 的任何含氢原子的分子或离子的物种，即质子的给予体。
碱：任何能与质子结合的分子或离子的物质，即质子的接受体。

$$酸 \Longleftrightarrow 质子 + 碱$$
$$HAc \Longleftrightarrow H^+ + Ac^-$$
$$H_3PO_4 \Longleftrightarrow H^+ + H_2PO_4^-$$
$$NH_4^+ \Longleftrightarrow H^+ + NH_3$$
$$[Fe(H_2O)_6]^{3+} \Longleftrightarrow H^+ + [Fe(OH)(H_2O)_5]^{2+}$$

可见，酸给出质子生成相应的碱，而碱结合质子后又生成相应的酸；酸与碱之间的这种依赖关系称共轭关系。相应的一对酸碱被称为共轭酸碱对。例如：HAc 的共轭酸碱是 Ac^-，Ac^- 的共轭酸是 HAc，HAc 和 Ac^- 是一对共轭酸碱。通式表示如下：

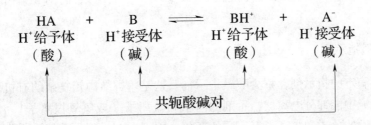

既能给出质子，又能接受质子的物质为两性物质，例如：

HPO_4^{2-}，$H_2PO_4^{2-}$，$[Fe(OH)(H_2O)_5]^{2+}$，H_2O 等。

（二）酸碱强度

酸和碱的强度是指酸给出质子的能力和碱接受质子的能力的强弱。在水溶液中：

$$K_a(HAc) = 1.8 \times 10^{-5} \quad K_a(HCN) = 5.8 \times 10^{-10}$$

说明在水溶液中，HAc 的酸性比 HCN 的酸性强。

区分效应：用一个溶剂把酸或碱的相对强弱区分开来，称为溶剂的区分效应。例如：H_2O 可以区分 HAc、HCN 酸性的强弱。

拉平效应：溶剂将酸或碱的强度拉平的作用，称为溶剂的"拉平效应"。水对强酸起不到区分作用，水能同等强度地将 $HClO_4$、HCl、HNO_3 等强酸的质子全部争取过来。

选取比水碱性弱的碱，如冰醋酸为溶剂对水中的强酸可体现出区分效应。例如，上述强酸在冰醋酸中不完全解离，酸性强度依次为：

$$HClO_4 > HCl > H_2SO_4 > HNO_3$$

所以，H_2O 对以上强酸有拉平反应，冰醋酸对它们有区分效应。

结论：

酸性越强，其共轭碱越弱；碱越强，其共轭酸越弱。

酸性：$HClO_4 > H_2SO_4 > H_3PO_4 > HAc > H_2CO_3 > NH_4^+ > H_2O$

碱性：$ClO_4^- < HSO_4^- < H_2PO_4^- < Ac^- < HCO_3^- < NH_3 < OH^-$

（三）酸碱反应

酸碱质子理论中的酸碱反应是酸碱之间的质子传递。例如：这个反应无论在水溶液中、苯或气相中，它的实质都是一样的。HCl 是酸，放出质子给 NH_3，然后转变成共轭碱 Cl^-，NH_3 是碱，接受质子后转变成共轭酸 NH_4^+。强碱夺取了强酸放出的质子，转化为较弱的共轭酸和共轭碱。

酸碱质子理论不仅扩大了酸碱的范围，还可以把酸碱离解作用、中和反应、水解反应等，都看作质子传递的酸碱反应。

由此可见，酸碱质子理论更好地解释了酸碱反应，摆脱了酸碱必须在水中才能发生反应的局限性，解决了一些非水溶剂或气体间的酸碱反应，并把水溶液中进行的某些离子反应系统地归纳为质子传递的酸碱反应，加深了人们对酸碱和酸碱反应的认识。

（四）酸碱指示剂

用于酸碱滴定的指示剂，称为酸碱指示剂。这是一类结构较复杂的有机弱酸或有机弱碱，它们在溶液中能部分电离成指示剂的离子和氢离子（或氢氧根离子），并且由于结构上的变化，它们的分子和离子具有不同的颜色，因而在 pH 不同的溶液中呈现不同的颜色，见表 6-1。

表 6-1　常用酸碱指示剂变色范围及配置方法

名称	本身性质	室温下的颜色变化		溶液的配置方法
		pH 范围	颜色	
甲基橙	碱	3.1~4.4	红~黄	每 100mL 水中溶解 0.1g 甲基橙
石蕊	酸	5.0~8.0	红~蓝	向 5g 石蕊中加入 95% 热酒精 500mL 充分振荡后静置一昼夜，然后倾去红色浸出液（酒精可回收）。向存留的石蕊固体中加入 500mL 纯水，煮沸后静置一昼夜后过滤，保留滤液，再向滤渣中加入 200mL 纯水，煮沸后过滤，弃去滤渣。将两次滤液混合，水浴蒸发浓缩至向 100mL 水中加入三滴浓缩液即能明显着色为止（若用于分析化学，还需除去碳酸根）
苯酚红	碱	6.6~8.0	黄~红	取 0.1 g 苯酚红与 5.7mL 0.05 mol/L 的 NaOH 溶液在研钵中研匀后用纯水溶解制成 250mL 试液
酚酞	酸	8.2~10.0	无色~红	将 0.1 g 酚酞溶于 100mL 90% 的酒精中

（五）酸碱滴定法

酸碱滴定法是以酸碱反应为基础的滴定分析方法。利用该方法可以测定一些具有酸碱性的物质，也可以用来测定某些能与酸碱作用的物质。有许多不具有酸碱性的物质，也可通过化学反应产生酸碱，并用酸碱滴定法测定它们的含量。因此，在生产和科研实践中，酸碱滴定法的应用相当广泛。最常用的酸标准溶液是盐酸，有时也用硝酸和硫酸。标定它们的基准物质是碳酸钠 Na_2CO_3。最常用的碱标准溶液是氢氧化钠，有时也用氢氧化钾或氢氧化钡，标定它们的基准物质是邻苯二甲酸氢钾 $KHC_8H_4O_6$。

十、氧化还原滴定法

（一）氧化还原滴定法概念

氧化还原滴定法是以氧化还原反应为基础的滴定分析方法。氧化还原反应较为复杂，一般反应速度较慢，副反应较多，并不是所有的氧化还原反应都能用于滴定反应，应该符合滴定分析的一般要求，即要求反应完全，反应速度快，无副反应等。因此，必须根据具体情况，创造适宜的反应条件。

（1）根据平衡常数的大小判断反应进行程度。一般 $K \geqslant 10^6$ 时，该反应进行得完全。

（2）反应速度快。一般可通过下列几种方法增加反应速度。

1）加催化剂。例如，用 MnO_4^- 氧化 Fe^{2+} 时，加入少许 Mn^{2+} 作为催化剂，可使反应迅速进行。

2）升高温度。例如，用 MnO_4^- 氧化 $C_2O_4^{4-}$ 时，室温下反应进行得很慢，温度升高到80℃时反应能够很快地进行。

（3）无副反应。若用于滴定分析的氧化还原反应伴有副反应发生，必须设法消除。如果没有抑制副反应的方法，反应就不能用于滴定。

（二）氧化还原指示剂

氧化还原指示剂指本身具有氧化还原性质的一类有机物，这类指示剂的氧化态和还原态具有不同的颜色。当溶液中滴定体系电对的点位改变时，指示剂电对的浓度也发生改变，因而引起溶液颜色变化，以指示滴定终点。常见氧化还原指示剂如二苯胺磺酸钠、邻二氮菲（也称邻菲咯啉）、自身指示剂如 $KMnO_4$、专属指示剂如淀粉。

（三）碘量法

按照氧化还原滴定中所用氧化剂的不同，将氧化还原法分为高锰酸钾法、碘量法、重铬酸钾法等，这里主要讨论碘量法。

碘量法是利用 I_2 的氧化性和 I^- 的还原性进行滴定的分析方法。

$$I_2 + 2e = 2I^- \quad E_0 = +0.5355V$$

从值可知，I_2 是一种较弱的氧化剂，而 I^- 是中等强度的还原剂。低于电对的还原性物质如 S^{2-}、SO_2^-、AsO_3^{3-}、SbO_3^{3-}、维生素 C 等，能用 I_2 标准溶液直接滴定，这种方法叫直接碘量法或碘滴定法。高于电对的氧化性物质如 Cu^{2+}、$Cr_2O_7^-$、CrO_2^{4-}、MnO_2^{4-}、NO^{2-} 漂白粉等，可将 I^- 氧化成 I_2，再用 $Na_2S_2O_3$ 标准溶液滴定生成的 I_2。这种滴定方法叫间接碘量法或滴定碘量法。

1. 直接碘量法

用直接碘量法来测定还原性物质时，一般应在弱碱性、中性或弱酸性溶液中进行，如测定 AsO_3^{-3} 需在弱碱性 $NaHCO_3$ 溶液中进行。

若反应在强酸性溶液中进行，则平衡向左移动，且 I^- 易被空气中的 O_2 氧化：

$$4I^- + O_2 + 4H^+ \rightarrow 2I_2 + 2H_2O$$

如果溶液的碱性太强，I_2 就会发生歧化反应。

I_2 标准溶液可用升华法制得的纯碘直接配制。但 I_2 具有挥发性和腐蚀性，不宜在天平上称量，故通常先配成近似浓度的溶液，然后进行标定。由于碘在水中的溶解度很小，通常在配制 I_2 溶液时加入过量的 KI 以增加其溶解度，降低 I_2 的挥发性。直接碘量法可利用碘自身的黄色或加淀粉作指示剂，I_2 遇淀粉呈蓝色。

2. 间接碘量法

间接碘量法测定氧化性物质时，需在中性或弱酸性溶液中进行。例如，测定 $K_2Cr_2O_7$ 含量的反应如下：

$$Cr_2O_7^{2-} + 6I^- + 14H^+ \rightarrow 2Cr^{3+} + 3I_2 + 7H_2O$$

$$I_2 + 2S_2O_3^{2-} \rightarrow 2I^- + S_4O_6^{2-}$$

若溶液为碱性，则存在如下副反应：

$$4I_2 + S_2O_3^{2-} + 10OH^- \rightarrow 8I^- + 2SO_4^{2-} + 5H_2O$$

在强酸性溶液中，$S_2O_3^{2-}$ 易被分解：

$$S_2O_3^{2-} + 2H^+ \rightarrow S\downarrow + SO_2 + H_2O$$

间接碘量法也用淀粉作指示剂，但它不是在滴定前加入，若指示剂加得过早，则由于淀粉与 I_2 形成的牢固结合会使 I_2 不易与 $Na_2S_2O_3$ 立即作用，以致滴定终点不敏锐。故一般在近终点时加入。应用碘量法除需掌握好酸度外，还应注意以下两点：

（1）防止碘挥发。主要方法有：加入过量的 KI，使 I_2 变成 I_3^-；反应时溶液不可加热；反应在碘量瓶中进行，滴定时不要过分摇动溶液。

（2）防止 I^- 被空气氧化。主要方法有：避免阳光照射；Cu_2^+、NO_2^- 等能催化空气对 I^- 的氧化，应该设法除去；滴定应该快速进行。

十一、重量分析法

重量法是化学分析中的一种定量测定方法，指以质量为测量值的分析方法。将被测组分与其他组分分离，称重计算含量。例如欲测定一种水溶液试样中的某离子含量，可在适当条件下将其中欲测的离子转变为溶解度极小的物质而定量析出，再经过滤、洗涤、干燥或灼烧成为有一定组成的物质，冷至室温后称重，即可定量地测定该离子的含量。

重量法兴起于 18 世纪，曾对建立质量守恒定律和定比定律等有过一定贡献。重量法曾用于测定原子量、金属和非金属物质。在当时和以后一段时间内，重量法一直在分析化学中占有重要位置。最早的有机分析也采用重量法。18 世纪以后，重量分析在方法、试剂、仪器等方面不断改进，试样用量渐趋减少。分析天平的感度为 0.1mg，微量化学天平的感度可达 1mg。由于有机试剂具有选择性和灵敏度高的特点，19 世纪末，无机重量法中引入了有机试剂，如用 1-亚硝基-2-萘酚在镍存在下测定钴。20 世纪上半叶，则在沉淀方法中引入了均相沉淀。用在水中溶解度低的试剂（如二苯基羟乙酸）作沉淀剂时，比其水溶性铵盐更优异，这是由于它能延长沉淀作用的时间，与均相沉淀类似。在加热方法上，从 19 世纪末已开始使用电热板和电炉了。

重量分析法的分类与特点：

（一）沉淀法

沉淀法是重量分析的重要方法，这种方法是利用试剂与待测组分生成溶解度很小的沉淀，经过过滤、洗涤、烘干或灼烧成为组成一定的物质，然后称其质量，再计算待测组分的含量。

（二）气化法（挥发法）

利用物质的挥发性质，通过加热或其他方法使试验中的待测组分挥发逸出，然后根据试样质量的减少计算该组分的含量；或者用吸收剂吸收逸出的组分，根据吸收剂质量的增加计算该组分的含量。

（三）电解法

利用电解的方法，使待测金属离子在电极上还原析出，然后称量，根据电极增加的质量要求得其含量。

重量分析法是经典的化学分析法，它通过直接称量得到分析的结果，不需要从容量器皿中引入许多数据，也不需要标准试样或基准物质做比较。对高含量组分的测定，重量分析法比较准确，一般测定的相对误差不大于 0.1%。但重量分析法的不足之处是操作较繁琐，耗时多，不适于生产中的控制分析；对低含量组分的测定误差较大。

十二、化学试剂

（一）化学试剂分类、规格

化学试剂主要是实现化学反应、分析化验、研究试验、教学实验使用的纯净化学品。一般按用途分为通用试剂、高纯试剂、分析试剂、仪器分析试剂、临床诊断试剂、生化试剂、无机离子显色剂试剂等。

试剂规格应根据具体要求和使用情况加以选择。

基准试剂（JZ，绿标签）：作为基准物质，标定标准溶液。

优级纯（GR，绿标签）：主成分含量很高、纯度很高，适用于精确分析和研究工作，有的可作为基准物质。

分析纯（AR，红标签）：主成分含量很高、纯度较高，干扰杂质很低，适用于工业分析及化学实验。

化学纯（CP，蓝标签）：主成分含量高、纯度较高，存在干扰杂质，适用于化学实验和合成制备。

实验纯（LR，黄标签）：主成分含量高，纯度较差，杂质含量不做选择，只适用于一般化学实验和合成制备。

指定级（ZD）：该类试剂是按照用户要求的质量控制指标，为特定用户定做的化学试剂。

高纯试剂（EP）：包括超纯、特纯、高纯、光谱纯，配制标准溶液。此类试剂质量注重的是：在特定方法分析过程中可能引起分析结果偏差，对成分分析或含量分析干扰的杂质含量，但对主含量不做很高要求。

色谱纯（GC）：气相色谱分析专用。质量指标注重干扰气相色谱峰的杂质。主成分含量高。

色谱纯（LC）：液相色谱分析标准物质。质量指标注重干扰液相色谱峰的杂质。主成分含量高。

（二）化学试剂使用方法

（1）熟知最常用的试剂的性质，如强酸强碱、易燃易爆品、毒品等。

（2）注意保护试剂瓶的标签，分装或配制试剂后应立即贴上标签。

（3）取出固体试剂要用牛角勺或不锈钢勺；液体用洗干净的量筒倒取，不要用吸管直接伸入原试剂瓶中吸取液体，取出的试剂不可倒回原瓶；打开易挥发的试剂瓶不可把试剂瓶对准脸部；夏季由于气温高，试剂瓶中很容易冲出气液，最好把试剂瓶放入冷水中浸一段时间，再打开瓶塞；取完试剂后要盖紧瓶塞。

（4）不可用鼻子对准试剂瓶口猛吸气，如果必须嗅试剂的气味，可将瓶口远离鼻子，用手在试剂瓶上方扇动，使空气流吹向自己而闻其味，绝不可用舌头品尝试剂。

（三）引起试剂变质的原因

（1）氧化和吸收二氧化碳。易被氧化的还原剂，如碘化钾，碱及碱性氧化物易吸收二氧化碳。

（2）湿度影响。易吸收空气中的水分发生潮解，如 $CaCl_2$、$MgCl_2$ 等。含结晶水的试剂置于干燥的空气中，易失去结晶水，发生风化。

（3）见光分解。过氧化氢溶液见光后分解为水和氧；甲醛见光氧化成甲酸等。有机试剂一般存于棕色瓶中。

（4）挥发和升华。浓氨水如果盖子密封不严，就存在由于 NH_3 的逸出，其浓度会降低；挥发性有机溶剂，如石油醚等，由于挥发会使其体积减小。

（5）温度的影响。高温加速试剂的化学变化速度，也使挥发、升华速度加快，温度过低也不利于试剂储存，在低温时，有的试剂会出现沉淀。

十三、标准物质

（一）标准物质定义

标准物质是国家标准的一部分，国际标准化组织对其所下的定义为：已确定其一种或几种特性，用于校准测量器具，评价测量方法或确定材料特性量值的物质，每种标准物质都有相应的标准物质证书。

标准物质和化学试剂没有必然的联系。标准物质可以是高纯的化学试剂（但高纯试剂不一定就是标准物质，还要看是否符合标准物质的特征以及是否有相应的标准证书），也可以是按照一定的比例配制的混合物（例如 pH 标准溶液），甚至可以是一些天然样品按照一定的方法制备的具有复杂成分的标准样品。化学试剂则一般都是高纯度的纯净物或含量和组成确定的简单混合物。但凡化学实验中用到的已知其成分的物质都可以称为化学试剂。

（二）标准物质分类和分级

1. 标准物质的分类

我国将标准物质分为 13 类，分类情况参见表 6-2。

2. 标准物质的分级

我国将标准物质分为一级与二级，它们都符合有证标准物质的定义。

表6-2 标准物质分类

序号	类别	一级标准物质数	二级标准物质数	序号	类别	一级标准物质数	二级标准物质数
1	钢铁	258	142	8	环境	146	537
2	有色金属	165	11	9	临床化学与药品	40	24
3	建材	35	2	10	食品	9	11
4	核材料	135	11	11	煤炭、石油	26	18
5	高分子材料	2	3	12	工程	8	20
6	化工产品	31	369	13	物理	75	208
7	地质	238	66		合计	1168	1422

一级标准物质符合如下条件：

（1）用绝对测量法或两种以上不同原理的准确可靠的方法定值。在只有一种定值方法的情况下，用多个实验室以同种准确可靠的方法定值；

（2）准确度具有国内最高水平，均匀性在准确度范围之内；

（3）稳定性在一年以上，或达到国际上同类标准物质的先进水平；

（4）包装形式符合标准物质技术规范的要求。

二级标准物质符合如下条件：

（1）用与一级标准物质进行比较测量的方法或一级标准物质的定值方法定值；

（2）准确度和均匀性未达到一级标准物质的水平，但能满足一般测量的需要；

（3）稳定性在半年以上，或能满足实际测量的需要；

（4）包装形式符合标准物质技术规范的要求。

（三）标准物质的编号

我国标准物质分为一级和二级，其编号由国家质量监督检验检疫总局统一指定、颁发，按国家颁布的计量法进行管理。一级标准物质的代号以国家标准物质的汉语拼音中"Guo""Biao""Wu"三个字的字头作为国家级标准物质的代号以"GBW"表示。二级标准物质的代号以国家标准物质的汉语拼音中"Guo""Biao""Wu"三个字头"GBW"加上二级的汉语拼音中"Er"字的字头"E"并以小括号括起来—GBW（E）表示。标准物质代号"GBW"冠于编号前部，编号的前二位是标准物质的大类号，第三位数是标准物质的小类号，每大类标准物质分为1个~9个小类，第四、第五位是同一小类标准物质中按审批的时间先后顺序排列的顺序号，最后一位是标准物质的生产批号，用英文小写字母表示，批号顺序与英文字母顺序一致。

（四）标准物质使用

（1）保存和传递特性量值，建立测量溯源性。标准物质是特性量值准确、均匀性和稳定性良好的计量标准，具有在时间上保持特性量值，在空间上传递量值的功能。通过使用标准物质，可以使实际测量结果获得量值溯源性。

（2）保证测量结果的一致性、可比性。通过校准测量仪器，评价测量过程，由标准物质将测量结果溯源到国际单位（SI）制，保证测量结果的一致性、可比性，从而达到量值统一。

（3）研究与评价测量方法。标准物质可作为特性量值已知的物质，用于研究和评价测量这些成分或特性的方法。从而判断该方法的准确度和重复性，并通过验证和改进测量方法的准确度，评价检测方法在特定场合的适应性，促进了校准方法和测试技术的发展。

（4）保证产品质量监督检验的顺利进行。在生产过程中，从工业原料的检验、工艺流程的控制、产品质量的评价、新产品的试制到三废的处理和利用等都需要各种相应的标准物质保证其结果的可靠性，使生产过程处于良好的质量控制状态，有效地提高产品质量。

另外，标准物质在产品保证制定验证与实施方面，在产品检验和认证机构的质量控制和评价方面，在实验室认可工作方面都发挥着重要作用。

十四、天平

天平用于试剂或样品的称量。称量时应按误差的要求来选择天平与量具的等级。例如配制一般试剂，只需普通托盘天平，但称量标准物质时，一般需准确至 ±0.1mg，即应使用三级天平（通常称为万分之一天平）。

（一）天平性能检查与校准

对于天平的性能如灵敏度、变动性等应按仪器说明书随时进行检查。天平在安装、修理和移动位置后均需进行计量性能的检定。检定应由计量部门进行。使用中的天平也应定期检定。

（二）天平的维护

（1）天平应放在稳固不易受振动的天平台上，避免日光直晒，室内温度勿变化太大，应尽量消除水气、腐蚀性气体和粉尘等影响。

（2）保持天平罩内清洁。

（3）天平安装后不宜经常搬动。

（4）应注意保持天平室内干燥。

十五、化学分析常用术语

1. 恒重
恒重系指连续两次干燥后的质量差异在 0.2mg 以下。

2. 量取
量取指用量筒量取水、溶剂或试液。

3. 吸取

吸取指用无分度吸管或分度吸管吸取。

4. 定容

定容系指在容量瓶中用纯水或其他溶剂稀释至刻度。

5. 加热

加热指用直接或间接加热的方法来达到加快化学反应、蒸发浓缩速度等目的。

（1）加热目的。加热目的是根据检验分析工作中的某种特殊要求而确定的，其目的大致有以下几种：加快化学反应、蒸发浓缩、加快溶解、加热保温以及保温过滤等。

（2）加热方法。加热方法有多种多样，总的可分为两大类，即直接加热和间接加热。

直接加热的方法一般指在火焰上或电热仪器上加热。直接加热的容器要选择适当，如需高温直火加热，需选用瓷质、石英质或金属质及特种玻璃质的容器。

间接加热的方法在分析时较为多用，这种方法比直接加热时温度更为均匀易控制。间接加热的方法除加热器上放有石棉网或石棉板的一种形式外，各种浴器都应属于间接加热法，如水浴、油浴、沙浴等。

6. 过滤与分离

过滤一般指分离悬浮在液体中的固体颗粒的操作。滤纸分定性滤纸和定量滤纸两种，除重量分析中常用定量滤纸（或称无灰滤纸）进行过滤外，其他用定性滤纸。定量滤纸一般为圆形，按直径分为11、9、7cm 等几种；按滤纸孔隙大小分有"快速"、"中速"和"慢速"三种。过滤时滤纸折叠方法为对折后，再对折，分开，一侧是三层，另一侧是一层；然后将滤纸放入漏斗尽量紧贴漏斗，润湿；滤纸低于漏斗，玻璃棒靠在有三层的一侧。

十六、化学分析常用物理量单位

（一）质量单位

质量（俗称重量）的法定基本单位是千克（公斤），它等于国际千克原器的质量，符号为 kg。"公斤"可作为"千克"的同义语，但在化学中应用"千克"这一名称，不要用"公斤"这一名称。

在化验工作中常用的质量单位有 kg（千克）、g（克）、mg（毫克）、μg（微克）。要注意这些符号均为小写体，不应将其分别写成大写体 KG、G、Mg 等。质量常用的分数单位如下：

$$1g（克）= 1 \times 10^{-3} kg（千克）$$
$$1mg（毫克）= 1 \times 10^{-6} kg$$
$$= 1 \times 10^{-3} g$$
$$1\mu g（微克）= 1 \times 10^{-9} kg$$
$$= 1 \times 10^{-6} g$$
$$1ng（纳克）= 1 \times 10^{-12} kg$$
$$= 1 \times 10^{-9} g$$

（二）时间单位

秒是我国的时间法定基本单位，符号为 s。除此之外还有非十进制时间单位分、时、天（日）。它是我国选定的非国际单位制的法定计量单位，符号分别为 min、h、d，其关系为：

$$1min = 60s$$
$$1h = 60min$$
$$1d = 24h$$

使用时间单位秒（s）、分（min）、时（h）、天（日）（d）的国际符号时，要注意它们的符号都是小写正体，不应写成大写体。

（三）温度单位

开尔文是热力学温度的单位，国际单位制（SI）中 7 个基本单位之一，简称开，国际代号 K，以绝对零度为最低温度，规定水的三相点的温度为 273.16K，1K 等于水三相点温度的 1/273.16。热力学温度 T 与人们惯用的摄氏温度 t 的关系是 $T = t + 273.15$。开尔文是为了纪念英国物理学家开尔文而命名的。

（四）体积单位

体积的 SI 单位为立方米，符号为 m^3。常用的倍数和分数单位有 km^3（立方千米）、dm^3（立方分米）、cm^3（立方厘米）、mm^3（立方毫米）。

$$1m^3 = 10^3 dm^3$$
$$= 10^6 cm^3$$
$$1dm^3 = 10^3 cm^3$$

体积的另一个单位是升（L），它是我国选定的法定计量单位。其定义为：升等于 1 立方分米的体积，符号为 L 或 l。

$$1L = 1dm^3$$

按国际单位制规定，所有的计量单位都只给予一个单位符号，唯独升例外，它有两个符号，一个大写的 L 与一个小写的 l。升的名称不是来源于人名，本应用小写体字母 l 作符号，但是小写体的字母 l 极易与阿拉伯数字 1 混淆而带来误解。例如体积 10 升则应写成为 10l，它与数字 "101" 无法区分。为此国际计量大会决议把 L 和 l 两个符号暂时并列。我国法定计量单位规定，升的符号用大写体 L，小写体字母 l 为备用符号。

国际单位制 dm^3 与升的关系为：

$$1L = 1dm^3$$
$$1L = 10^3 cm^3$$
$$1L = 1000mL$$
$$1mL = 1cm^3$$
$$= 10^{-6} m^3$$

使用时要注意，不能把升称为 "立升"、"公升" 等。

（五）放射性活度单位

放射性活度：在给定时刻，处于特定能态的一定量放射性核素在 dt 时间内发生自发核跃迁数的期望值除以 dt。其单位名称是贝可［勒尔］，符号是 Bq。贝可勒尔（Bq）是每秒发生一次衰变的放射性活度：

$$1Bq = 1s^{-1}$$

贝可勒尔可简称贝可，但不可称为贝。

十七、化学分析中的数据处理

（一）误差的来源

1. 测定值

分析过程是通过测定被测物的某些物理量，并依此计算欲测组分的含量来完成定量任务的，所有这些实际测定的数值及依此计算得到的数值均为测定值。

2. 真实值

真实值是被测物质中某一欲测组分含量客观存在的数值。

在实验中，由于应用的仪器，分析方法，样品处理，分析人员的观察能力以及测定程序都不十全十美，所以测定得到的数据均为测定值，而并非真实值。真实值是客观存在的，但在实际中却难以测得。

真值一般分为：

（1）理论真值：如三角形内角和等于180°。

（2）约定真值：有时称为指定值、最佳估计值、约定值或参考值。常常用某量的多次测量结果来确定约定真值。

3. 误差的来源

真值是不可测的，测定值与真实值之差称为误差。在定量分析中，误差主要来源于以下六个方面：

（1）分析方法。由于任何一种分析方法都仅是在一定程度上反映欲测体系的真实性。因此，对于一个样品来说，采用不同的分析方法常常得到不同的分析结果。实验中，当我们采用不同手段对同一样品进行同一项目测定时，经常得到不同的结果，说明分析方法和操作均会引起误差。例如，在酸碱滴定中，选用不同的指示剂会得到不同的结果，这是因为每一种指示剂都有着特定的 pH 变化范围，反应的变色点与酸、碱的化学计量点有或多或少的差距。另外在样品处理过程中，由于浸取、消化、沉淀、萃取、交换等操作过程，不能全部回收欲测物质或引入其他杂质，对测定结果也会引入误差。

（2）仪器设备。由于仪器设备的结构，所用的仪表及标准量器等引起的误差称为仪器设备误差，如天平两臂不等、仪表指示有误差、砝码锈蚀、容量瓶刻度不准等。

（3）试剂误差。试剂中常含有一定的杂质或由于贮存不当给定量分析引入不易发现的误差。杂质还常常干扰测定。所以试剂常常需要进行前处理和纯化，有些试剂在用前配制或标定。

（4）操作环境。操作环境误差是由于操作的环境状态，如湿度、温度、气压、振动、电磁场、光线等条件与要求不一致而引起仪器设备的量值变化，仪器指示滞后或超前而产生误差。此外，环境对分析对象本身也会引起改变。

（5）操作人员。这是由分析人员固有的习惯（如读数时基准线偏上、偏下）以及生理特点（如最小分辨能力、辨色能力、敏感程度等）的差异引起的误差。只有通过严格的训练克服错误的操作，减小自身的误差来克服这种误差。

（6）样品误差。由于取样方法不同，可能引起误差。所取样品是否具有代表性还与时空观念有关。如在分析环境样品时，当排污口向河水中排污时与不排污时，所取河水样品差距较大，由此引起的误差为样品误差。

（二）误差的分类

误差分为系统误差（可测误差）、偶然误差（非确定误差）、粗差（过失误差）。

1. 系统误差

系统误差是由于某种比较固定的原因引起的。在同一条件下多次测定中，它会重复地出现，因此系统误差对分析结果的影响比较固定，即误差正负，大小一定，是单向性的。

正负和大小有着固定规律的误差称为系统误差。误差的大小和正负是可测的，所以又叫可测误差。

2. 偶然误差

偶然误差是指由于偶然原因引起的误差。它的大小、正负是可变，所以又称为非确定误差。它是由一些偶然和意外原因引起的，事先无从知道产生误差的原因，因此偶然误差难以避免。例如，某个分析人员对同一试样进行多次分析，得到的分析结果有高有低，不能完全一致，这是偶然误差引起的，似乎没有规律性。但实践证明，如果进行多次测定，便发现数据的分布符合一般的统计规律，即可以用正态分布曲线来表示偶然误差。

偶然误差具有正误差和负误差出现的几率相等，即具有对称性和单峰性；小误差出现的次数多，大误差出现的次数少，即在一定条件下的测量值中，其误差的绝对值不会超过一定界限，就是我们所说的有界性；在一定条件下进行测定，偶然误差的算术平均值随测量次数的无限增加而趋于零。

根据误差理论，校正系统误差后，测定次数越多，则分析结果的平均值越接近真实值，也就是说采用多次测定取平均值的方法可以减小偶然误差。由于偶然误差是由于不定因素引起的，不能通过实验减免，而且互相叠加、传递、干扰，且影响因素太多，所以只能通过数据处理来减少对测定结果的影响，故偶然误差是数据处理的主要对象。

（三）误差与偏差的表示方法

1. 绝对误差

绝对误差是指测定值与真实值之差。

$$E = x_i - \mu$$

$x_i > \mu$，$E > 0$，为正误差，表示测定结果偏高；$x_i < \mu$，$E < 0$，为负误差，表示测定结果偏低。

2. 相对误差

相对误差是指误差在真实结果中所占的百分率。

$$E_{相对} = \frac{E}{\mu} \times 100\% = \frac{x_i - \mu}{\mu} \times 100\%$$

$E_{相对} > 0$，为正误差；$E_{相对} < 0$，为负误差。相对误差较绝对误差更能说明分析结果的准确性。

3. 绝对偏差

在实际工作，由于真实值不知道，通常以平均值代替真实值，并以平均值作为最后的分析结果。

个别测定值与有限测定的平均值之差称为绝对偏差。

$$d_i = x_i - \overline{x}$$

$$\overline{x} = \frac{x_1 + x_2 \cdots + x_n}{n} = \frac{\sum x_i}{n}$$

其中：$\overline{x}$ 为算术平均值，x_i 为某次测定值，n 为测定次数，d_i 为某次测定值的偏差。

4. 相对偏差

相对偏差是指绝对偏差与平均值之比。

$$d_{相对} = \frac{d_i}{\overline{x}} \times 100\%$$

相对偏差表示绝对偏差在平均值中所占的比例。偏差也有正负。在实际测定中，通常得到的是 $\overline{x}$，而不是 μ，所以偏差较误差更为常用。

5. 算术平均偏差

算术平均偏差是指各个单次测定产生偏差的算术平均值。

$$\overline{d} = \frac{|d_1| + |d_2| + \cdots + |d_n|}{n} = \frac{\sum |d_i|}{n} = \frac{\sum |x_i - \overline{x}|}{n}$$

6. 相对算术平均偏差

$$\overline{d}_{相对} = \frac{\overline{d}}{\overline{x}} \times 100\%$$

7. 标准偏差（均方根偏差）

标准偏差是测定中各单次测定的偏差平方和的平均值再开方。

当 $n \to \infty$ 时，$\sigma = \sqrt{\dfrac{\sum (x_i - \overline{\mu})^2}{n}}$ σ：总体标准偏差，标准误差。

当 n 为有限次时，$S = \sqrt{\dfrac{\sum (x_i - \overline{x})^2}{n - 1}}$ S：标准偏差。

例：求以下两组偏差数据的平均偏差和标准偏差：

（1）+0.3，-0.2，-0.4，+0.2，+0.1，+0.4，0.0，-0.3，+0.2，-0.3；

（2）0.0，+0.1，-0.7，+0.2，-0.1，-0.2，+0.5，-0.2，+0.3，+0.1。

解：通过计算可得：$\bar{d_1} = \dfrac{\sum |d_i|}{n} = 0.24$，$\bar{d_2} = 0.24$

$$S_1 = 0.28, \qquad S_2 = 0.33$$

由计算结果可知：算术平均偏差对于大偏差得不到如实的反映，因为在一系列测定中，小偏差出现的次数多，大偏差出现的次数少，前后求得的算术平均偏差总是偏低。在标准偏差中，由于平方后，加大了较大偏差在计算中的影响，这样就可以看出第一组的数据较第二组为好。标准偏差和算术平均偏差一样，其大小是反映各测定值的互相间分散或密集的情况，其标准偏差比算术平均偏差更为"灵敏"一些。

8. 相对标准偏差（RSD），或变异系数（CV）

$$S_{相对} = \frac{S}{\bar{x}} \times 100\%$$

9. 平均值的标准偏差

平均值的标准偏差是指单次测定的标准偏差除以测定次数的平方根。

$$S_{\bar{x}} = \pm \frac{S}{\sqrt{n}}$$

$S_{\bar{x}}$ 的大小与测定次数的平方根成反比，即：$n\uparrow$，$S_{\bar{x}}\downarrow$，增加测定次数可以提高测定结果的精密度，使平均值的标准偏差下降。但当 $n > 5$ 时，用增加测定次数来提高精密度的效果开始下降：

$\sqrt{1}$	$\sqrt{2}$	$\sqrt{3}$	$\sqrt{4}$	$\sqrt{5}$	$\cdots$	$\sqrt{10}$	$\sqrt{11}$
1	1.414	1.732	2	2.236	$\cdots$	3.162	3.317

可见，$n\uparrow$，$\sqrt{n}$ 变化梯度逐渐减小，所以对 $\bar{x}$ 的影响减小。

一般工作中只取 3 个~4 个平行样。如果再增加测定次数对 $S_{\bar{x}}$ 帮助较小，但却造成人力、物力上的浪费。

10. 极差

一组测定数据中最大值与最小值之差称为极差，也叫全距或全距范围，说明了数据的范围和伸展情况。

$$R = X_{max} - X_{min}$$

式中：R 为极差；

X_{max} 为一组数据中的最大值；

X_{min} 为一组数据中最小值。

对于测定次数比较小的数据（$n < 15$ 次），可通过下式简单地估算标准偏差：

$$S \approx \frac{R}{\sqrt{n}}$$

例：经几次测定将水中含 F_e 量（以 mg/L 计）为 0.48，0.37，0.47，0.40，0.43。求 $\bar{x}$、$\bar{d}$、$\bar{d}_{相对}$、S、$S_{相对}$、$S_{\bar{x}}$、R 以及用 R 估算 S（95% 置信度）。

解：$\bar{x} = \dfrac{0.48 + 0.37 + 0.47 + 0.40 + 0.43}{5} = 0.43$

$$\overline{d} = \frac{|0.05| + |-0.06| + |0.04| + |-0.03| + 0}{5} = 0.036$$

$$\overline{d}_{相对} = \frac{0.036}{0.043} \times 100\% = 8.4\%$$

$$S = \sqrt{\frac{0.05^2 + 0.06^2 + 0.04^2 + 0.03^2 + 0}{5-1}} = 0.046$$

$$S_{相对} = \frac{0.046}{0.43} \times 100\% = 11\%$$

$$S_{\overline{x}} = \pm \frac{0.046}{\sqrt{5}} = \pm 0.021$$

$$R = 0.48 - 0.37 = 0.11$$

$$S = \frac{R}{\sqrt{n}} = \frac{0.11}{\sqrt{5}} = 0.049$$

可见，估算出的标准偏差与前面准确计算出来的 S 值接近，但计算要简便得多，在实际工作中有一定的意义。

（四）准确度和精密度

1. 准确度

准确度是测定值与真实值的符合程度。

准确度说明了测定结果的可靠性，可以用误差的大小来表示。误差的绝对值 $|E|\uparrow$，测定结果越不准确，即准确度越低。测定结果的准确度常用相对误差来判断：

$|E|\uparrow$，不准确，即 $|x - \mu|\uparrow$，准确度低；

$|E|\downarrow$，准确，表示 $|x - \mu|\downarrow$，准确度高。

2. 精密度

精密度是 n 次测定值之间相互接近的程度。

精密度说明了测定结果再现性程度，可以用偏差的大小来表示。

偏差 $\uparrow$，表示 x 与 $\overline{x}$ 相差多，数据分散，精密度低；

偏差 $\downarrow$，x 与 $\overline{x}$ 相差少，数据集中，精密度高。

准确度与精密度是两个不同概念，必须严格区分，准确度高，精密度一定高，也就是说准确度高是以精密度为前提的；而精密度高不一定准确度高，它可能存在着系统误差，使得数据虽然很接近，但从全部数据上偏离了真实值。

分析最终的目的是要准确，不精密的测定可靠性低，也难达到准确的目的。但精密的测定结果一旦存在系统误差，也就难以准确了。因此校正系统误差，提高准确度，再加上控制偶然误差，以提高精密度，这样就可得到准确、精密的测定结果。

（五）有效数字及计算规则

1. 有效数字

数字的位数不仅表示数量的大小，而且也反映测量的准确度。正确的数字位数就是在测量中所能得到的有实际意义的数字。换句话说，有效数字就是实际上能测得的数字。一个有效数字除最后一位不准确外，其他各数都是确定的，就是说有效数字是由两个部分组成的：

$$有效数字 = 可靠数字 + 可疑数字$$

可靠数字表示在反复测量一个量时，其结果总是有几位数字固定不变，所以为可靠数字。在可靠数字后面出现的数字，在各次单一测定中常常是不同的、可变的，这些数字欠准确，往往是通过分析人员估计得到的，为可疑数字，实际工作中常保留一位可疑数字。例如，用分析天平称取样品 0.4010g 或 0.4011g，最末一位数字是可疑数字，前面的三位为可靠数字。两者构成了 0.4010 这样一个四位数字。

如何确定有效数字的位数呢？

从可疑数字算起，到读数的左起第一非零数字的数字位数称为有效数字的位数。

在计算有效数字时，"0"的作用是不同的，"0"可以是有效数字，也可以是非有效数字，所谓非有效数字是指在一个数中可有可无的数字。

如：0.　4　0　1　0g

　　　↓　　　　　　↓

非有效数字　有效数字，不能省略

只起定位作用

没有其他意义

是可有可无的

当"0"用来定位时，它就不是有效数字，若最后一位数字是"0"，则表示该数字的准确度，0.4010g 表示准确到万分之一。若改用千分之一天平称量，得到结果为 0.401g，其"1"是可疑数字，如果后面再加一个"0"，记录结果就是错误的。所以一般只保留一位可疑数字。

2. 有效数字的保留与修约原则。

在数据记录和处理过程中，常常会遇到一些精密度不同或位数较多的数据。另外，测量中的误差在计算中会传递到结果中去。为了使计算简化，且不致引起错误，可以按下列原则对数据进行修约。

（1）在记录测量数据时，一般仅保留一位可疑数字，如：滴定管读数 $V = 24.36\text{mL}$，表示其准确度为：$V = 24.36 \pm 0.01$；

（2）修约原则：四舍六入五成双。

1）舍去部分的数值大于5时，前一位加一、进一；

2）舍去部分的数值小于5时，则舍去不计；

3）舍去部分的数值等于5时，前一位为奇数 +1→偶数；偶数，则不变；

即修约后，使这个数字变为偶数，即"保双"。当5后面还有不为零的数时，则末尾加1。

例：下列数字取三位有效数字时应为：

0.3246→　0.325　　六入

0.32349→　0.323　　四舍

0.3245→ 0.324 保双

0.324501→ 0.325 5后面有不为零的数，应入一位

0.324500→ 0.324 保双

0.3235→ 0.324 保双

保双的目的在于消除"舍、进"造成的系统误差。如果按照旧的修约原则"四舍五入"，逢五进一，就会造成结果朝大或小的一个方向偏离。另外，偶数也便于计算。

在取舍数字时，应对数字一次修约，不可连续对该数字进行修约。

如：27.455 →27 一次修约 （正确）

27.455→27.46 →27.5 →28 多次修约 （不正确）

3. 有效数字的运算

由于误差可以传递到计算结果中去，为了避免在计算中使误差改变其原来的意义，并且能在结果中正确地反映出来，计算就应按照一定的规则进行。

（1）加减法。

几个数据相加减时，它们的和或差只能保留一位不确定的数字，即有效数字的保留应以小数点后位数最少的数字为根据，换句话说，是以绝对误差最大的数据为根据。

例： 0.0121 + 25.64 + 1.05782

小数点后位数 四位 二位 五位 以最少为准

绝对误差 ± 0.0001 ± 0.01 ± 0.00001 以最大为准

进行计算时，应先修约后计算，这样就与误差的实际情况相等了。

在实际运算过程中，加减各数值时，应以小数点后位数最少者为准，其他各数均比该数暂时多保留一位有效数字，这个多保留的数字称为安全数字，目的是为了防止连续舍或连续进而影响结果，当然最后计算结果仍以小数点后位数最少者为准。

（2）乘除法。

在乘除法运算中，所得到的积或商其有效数字的位数应与各测定值中有效数字位数最少者相同。

例： 0.0121 × 25.64 × 1.05782 = 0.328

有效数字位数 三 四 六 最少

实际运算中，以有效数字位数最少的为准，其余各数均凑成比该数多一个数字，最后计算结果仍与有效数字位数最少者相同。

第二节 气相色谱分析基础知识

一、色谱分析法的原理及分类

（一）茨维特的经典实验

色谱法最早由俄国植物学家茨维特在1906年提出，他用一根装满碳酸钙的玻璃管子，将植物的石油浸取液从管顶端加入，并以纯石油醚淋洗，在石油醚的流动方向，叶绿素中

不同色素分离成不同颜色的谱带。现代色谱法已不局限于有色物质，但色谱名词一直沿用至今。1952 年詹姆斯马丁提出塔板理论解释色谱流出曲线形状，1956 年范第姆提出速率理论，为色谱分离操作条件的选择提供理论指导，1958 年以后发展了毛细管柱，其后，出现了高压泵，经过几十年的发展，包括气相色谱、液相色谱等在内的色谱技术在理论上和技术上都趋成熟。作为一种极为重要的分离、分析手段，色谱已成为现代科学实验室中应用最广的一类工具。

（二）色谱法的分离原理及特点

1. 色谱法的分离原理

色谱法是利用不同物质在两相中分配系数的差异性，当两相做相对运动时，这些物质在两相中进行多次反复分配而实现分离的。

2. 色谱法的特点

色谱法具有高超的分离能力，它的分离效率远远高于其他分离技术如蒸馏、萃取、离心等方法。色谱法的特点如下：

（1）分离效率高。例如：毛细管气相色谱柱（$0.1\mu m \sim 0.25\mu m$　i. d. ）$30m \sim 50m$，其理论塔板数可以到 7 万 $\sim$ 12 万。

（2）应用范围广。它几乎可用于所有化合物的分离和测定。

（3）分析速度快。一般在几分钟到几十分钟就可以完成一次复杂样品的分离和分析。

（4）样品用量少。用极少的样品就可以完成一次分离和测定。

（5）灵敏度高。例如：GC 可以分析几纳克的样品，FID 可达 $10^{-12}g/s$，ECD 达 $10^{-13}g/s$；检测限为 $10^{-9}g/L$ 和 $10^{-12}g/L$ 的浓度。

（6）分离和测定一次完成。可以和多种波谱分析仪器联用。

（7）易于自动化，可在工业流程中使用。

色谱分析法优点很多，但是也有缺点，即对所分析对象的鉴别功能较差。一般来说，色谱的定性分析是靠保留值定性，但在一定的色谱条件下，一个保留值可能对应许多个化合物，所以，色谱方法要和其他的方法配合才能发挥它更大的作用。

（三）色谱法的分类

色谱法的分类可按两相的状态及应用领域的不同分为两大类：

1. 按流动相的和固定相的状态分类

按流动相的和固定相的状态可分为气相色谱和液相色谱。

（1）气相色谱。气相色谱是以气体为流动相，又可分为气固色谱和气液色谱；固定相为固体的，叫气固色谱，固定相为液体的叫气液色谱。

气固色谱是利用不同物质在固体吸附剂上的物理吸附—解吸能力不同实现物质的分离。由于活性（或极性）分子在这些吸附剂上的半永久性滞留（吸附—脱附过程为非线性的），导致色谱峰严重拖尾，因此气固色谱应用有限。只适于较低分子量和低沸点气体组分的分离分析。

气液色谱通常直接称为气相色谱，它是利用待测物在气体流动相和固定液（涂渍在管壁或惰性固体即担体上）间不同的溶解和解析能力而实现物质分离的，目前应用范围较广。

（2）液相色谱。液相色谱是以液体为流动相，又可分为液固色谱和液液色谱；固定相为固体的叫液固色谱，固定相为液体的叫液液色谱。

2. 按使用领域不同分类

按使用领域不同可分为分析用色谱、制备用色谱和流程色谱。

二、气相色谱简介

（一）气相色谱（GC）的原理及应用范围

1. 气相色谱（GC）的原理

气相色谱（GC）法是利用混合物中各组分在流动相和固定相中具有不同的溶解和解析能力（主要是指气液色谱），或不同的吸附和脱附能力（主要指气固色谱），或其他亲和性能作用的差异，当两相做相对运动时，样品各组分在两相中反复多次（10^3 次 ~ 10^5 次）受到上述各种作用力的作用，从而使混合物中的组分获得分离。

2. 气相色谱（GC）应用范围

气相色谱法广泛应用于气体和易挥发物或可转化为易挥发物的液体和固体样品的定性定量分析工作。易挥发的有机物，一般可直接进样分析。对于挥发性低和易分解的物质，则需制成挥发性大和稳定性好的衍生物后才能分析。

（二）气相色谱（GC）分析基本概念

（1）色谱图：色谱分析中检测器响应信号随时间的变化曲线。

（2）色谱峰：色谱柱流出物通过检测器时所产生的响应信号的变化曲线。

（3）基线：在正常操作条件下仅有载气通过检测器时所产生的信号曲线。

（4）峰底：连接峰起点与终点之间的直线。

（5）峰高 h：从峰最大值到峰底的距离（见图 6-18）。

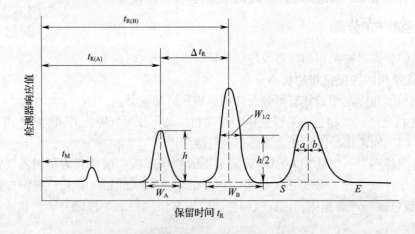

图 6-18　气相色谱谱图示意图

（6）峰（底）宽 W：在峰两侧拐点处所做切线与峰底相交两点间的距离。

（7）半峰宽 $W_{1/2}$：在峰高的中点作平行于峰底的直线，此直线与峰两侧相交点之间的距离。

（8）峰面积 A：峰与峰底之间的面积。

（9）保留时间 t_R：样品组分从进样到出现峰最大值所需的时间，即组分被保留在色谱柱中的时间。

（10）死时间 t_M：不被固定相保留的组分的保留时间。

（11）调整保留时间 t_R'：$t_R' = t_R - t_M$，即扣除了死时间的保留时间。

（12）分离度 R：表示相邻两个色谱峰分离程度的优劣，其定义为：$R = 2\Delta t_R / (W_A + W_B)$。

（13）相、固定相和流动相：一个体系中的某一均匀部分称为相；在色谱分离过程中，固定不动的一相称为固定相；通过或沿着固定相移动的流体称为流动相。

（三）气相色谱（GC）分析的塔板理论及速率理论

1. 塔板理论简介

1941 年，Martin 和 Synge 首先提出了色谱过程的塔板理论。该理论把色谱柱看作一个有若干层塔板的分馏塔；并假设每块塔板中样品组分在流动相和固定相之间的分配很快达到平衡，然后进入下一块塔板，组分在两相间的分配系数与浓度无关，在各个塔板中均为同一常数。该理论提出了理论塔板数 n 和理论塔板高度 H 的概念：

$$n = 16 \left(\frac{t_R}{W} \right)^2 = 5.54 \left(\frac{t_R}{W_{1/2}} \right)^2$$

$$H = L/n$$

2. 速率理论简介

1956 年，荷兰化学工程师 Van Deemter 提出了色谱过程动力学速率理论，吸收了塔板理论中的板高 H 概念，考虑了组分在两相间的扩散和传质过程，从而给出了 Van Deemter 方程：

$$H = A + B/u + C \cdot u$$

其中，H：理论塔板高度；u：载气的线速度（cm/s）；A、B、C 均为常数，A——涡流扩散系数，B——分子扩散系数，C——传质阻力系数（包括液相和固相传质阻力系数）。

由该方程式可知：组分分子在柱内运行的多路径涡流扩散、浓度梯度所造成的分子扩散及传质阻力使气液两相间的分配平衡不能瞬间达到等因素是造成色谱峰扩展，柱效下降的主要原因；通过选择适当的固定相粒度、载气种类、液膜厚度及载气流速可提高柱效；各种因素相互制约，如载气流速增大，分子扩散项的影响减小，使柱效提高，但同时传质阻力项的影响增大，又使柱效下降；柱温升高，有利于传质，但又加剧了分子扩散的影响，选择最佳条件，才能使柱效达到最高。

三、气相色谱仪

（一）气相色谱仪基本结构

气相色谱仪型号繁多，性能各异，但仪器的基本构造相似，主要由以下几部分组成：

（1）气路系统：包括载气和检测器所用气体的气源（氮气或氦气、氢气、压缩空气等的钢瓶和/或气体发生器，气流管线）以及气流控制装置（压力表、针型阀、还可能有电磁阀、电子流量计）。

（2）进样系统：其作用是有效地将样品导入色谱柱进行分离，如自动进样器、进样阀、各种进样口，以及顶空进样器、吹扫－捕集进样器、裂解进样器等辅助进样装置。

（3）柱系统：包括柱加热箱、色谱柱，以及与进样口和检测器的接头。

（4）检测系统：用各种检测器检测色谱柱的流出物，如热导检测器（TCD）、火焰离子化检测器（FID）、氮磷检测器（NPD）、电子俘获检测器（FPD）、火焰光度检测器（TCD）、质谱检测器（MSD）、原子发射光谱检测器（ACD）等。

（5）数据处理系统：对气相色谱原始数据进行处理，画出色谱图，并获得相应的定性定量数据。

（6）控制系统：主要是检测器、进样口和柱温的控制，检测信号的控制等。

以配火焰离子化检测器的气相色谱为例，其结构流程如图 6-19 所示。

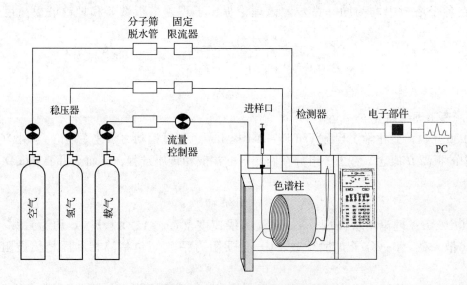

图 6-19　气相色谱分析流程示意图

（二）载气流速控制及测量装置

1. 载气及其净化

气相色谱流动相称为载气。它是一类不与待测物反应（作用），专用来载送试样的惰性气体，一般为 N_2、H_2、He、Ar 等。这些气体可以使用高压钢瓶来供气，N_2、H_2 也可使用气体发生器来供气，前提是必须要保证质量。气相色谱对各种气体的纯度要求较高，对于用作载气的氮气、氢气或氦气都要高纯级（99.999%）。这是因为气体中的杂质会使检测器的噪声增大，还可能对色谱柱性能有影响。因此，实际工作中要在气源于仪器之间连接气体净化装置。

气体中的杂质主要是一些永久气体、低分子有机化合物和水蒸气。一般采用装有分子筛（如 5A 分子筛或 13X 分子筛）的过滤器以吸附有机杂质，采用变色硅胶除去水蒸气。实际工作中要注意定期更换净化装置中的填料，防止使用时间过长而失去净化功能。

2. 载气流速控制

气相色谱（GC）仪器的气路控制系统好坏直接影响分析重现性，尤其是在毛细管 GC 中，柱内载气流量一般为 1mL/min～3mL/min 之间，如果控制不精确，就会造成保留时间的不重现。气路控制系统往往采用多级控制方法。一般气体从钢瓶中出来，首先要经过减压阀减压，GC 要求的气源压力约为 4MPa，然后气体经过净化装置后进入 GC 仪器的稳压阀和稳流阀，通过进样口柱前压压力表和调节阀来控制载气的流量。

3. 载气流量测量

测量 GC 仪器气体的流量，一般可以使用皂膜流量计或电子流量计。对于有的 GC 仪器，厂家提供有针型调节阀刻度与流量曲线表，通过该曲线表，可以读出载气的流量；有的高端 GC 仪器，安装有电子气路控制（EPC）系统，可以直接通过工作站来实现压力和流量的自动控制。

（三）进样器和汽化室（进样口）

气相色谱（GC）进样系统包括样品引入装置（如注射器和自动进样器）和汽化室。汽化室作用是将液体或固体试样，在进入色谱柱之前瞬间汽化，然后快速定量地转入色谱柱中。进样的大小，进样时间的长短，试样的汽化速度等都会影响色谱的分离效果和分析结果的准确性及重现性。

GC 检测的样品为气体时，常用的进样方法为注射器进样、量管进样、定体积进样和气体自动进样。检测的样品为液体时一般用微量注射器进样，方法简便，进样迅速。也可采用定量自动进样，此法进样重复性好，可自动分析，提高工作效率。

汽化室（进样口）的主要功能是把所注入的样品（液体）瞬间加热变成蒸汽，并保持样品性质不变。它一般应满足如下要求：进样方便，密封性好；热容量大；应有足够的惰性，防止吸附或催化样品；死体积小，以保证样品进入色谱柱的初始谱带尽可能窄，常见的为 0.2mL～1mL。汽化室的温度一般设定要高于样品各组分的沸点，但也不能太高而导致样品分解。

汽化室一般带有隔垫吹扫功能。因为进样隔垫一般为硅橡胶材料制成，其中不可避免地含有一些残留溶剂和（或）低分子化合物。由于汽化室高温的影响，硅橡胶会发生部分降解。这些残留溶剂和降解产物如果进入色谱柱，就可能出现"鬼峰"（即不是样品本身的峰），影响分析。隔垫吹扫就是消除这一现象的有效方法。

（四）色谱柱及柱温控制

1. 色谱柱种类

气相色谱柱有多种类型，可按色谱柱的材料、形状、柱内径的大小和长度、固定液的化学性能等进行分类。色谱柱使用的材料通常有玻璃、石英玻璃、不锈钢和聚四氟乙烯等，根据所使用的材质分别称为玻璃柱、石英玻璃柱、不锈钢柱和石英玻璃柱，后者应用范围最广。根据固定液的化学性能，色谱柱可分为非极性、极性与手性色谱分离柱等。固定液的种类繁多，极性各不相同。色谱柱对混合样品的分离能力，往往取决于固定液的极性。常用的固定液有烃类、聚硅氧烷类、醇类、醚类、酯类以及腈和腈醚类等。新近发展的手性色谱柱使用的是手性固定液，主要有手性氨基酸衍生物、冠醚和环糊精衍生物等。按照色谱柱内径的大小和长度，又可分为填充柱和毛细管柱。前者的内径为 2mm ~ 4mm，长 1m ~ 10m，大多为不锈钢柱，其形状有 U 型和螺旋形，使用 U 型柱时柱效较高；后者内径在 0.2mm ~ 0.5mm，长度 30m ~ 300m，普遍使用玻璃柱和石英玻璃柱，呈螺旋形。

（1）填充气相色谱柱。

填充气相色谱柱通常简称填充柱，它在分离效能方面比毛细管柱差，但制备方法比较简单，定量分析的准确度较高，特别适合某些特定的分析领域（如气体分析、痕量水分析）。填充柱主要有气固色谱柱和气液色谱柱两种类型。

1）气固色谱填充柱。气固色谱填充柱常采用固体物质作固定相。这些固体固定相包括具有吸附活性的无机吸附剂、高分子多孔微球和表面被化学键合的固体物质等。

无机吸附剂包括具有强极性的硅胶、中等极性的氧化铝、非极性的碳素及有特殊吸附作用的分子筛。它们大多数能在高温下使用，吸附容量大，热稳定性好，是分析永久性气体及气态烃类混合物理想的固定相。但使用时应注意：吸附剂的吸附性能与其制备、活化条件有密切关系；一般具有催化活性，不宜在高温和存在活性组分的情况下使用；吸附等温线通常是非线性的，进样量较大时易出现色谱峰形不对称。

高分子多孔小球（GDX）是以苯乙烯等为单体与交联剂二乙烯苯交联共聚的小球。这种聚合物在有些方面具有类似吸附剂的性能，而在另外一些方面又显示出固定液的性能。因此，它本身既可以作为吸附剂在气固色谱中直接使用，也可以作为载体涂上固定液后用于分离。在烷烃、芳烃卤代烃、醇、酮、醛、醚、酯、酸、胺、腈以及各种气体的气相色谱分析中已得到广泛应用。其优点主要有：吸附活性低；对含羟基的化合物具有相对低的亲和力；可选择的孔径和表面性质范围大；高分子小球在高温时不流失，机械强度好，圆球均匀，较易获得重现性好的填充柱。

化学键合固定相又称化学键合多孔微球固定相。这是一种以表面孔径度可人为控制的球形多孔硅胶为基质，利用化学反应方法把固定液键合于载体表面上制成的键合固定相。它大致可分为硅氧烷型、硅脂型和硅碳型三种。与载体涂渍固定液制成的固定相比较，化学键合固定相主要有下述优点：耐溶剂；具有良好的热稳定性；适合于做快速分析；对极性组分和非极性组分都能获得对称峰。

2）气液色谱填充柱。气液色谱填充柱中所有的填料是液体固定相。它是由惰性的固体支持物和其表面上涂渍的高沸点有机物液膜所构成。通常把惰性的固体支持物称为"载体"，把涂渍的高沸点有机物称为"固定液"。

载体又称担体，是一种化学惰性的物质，大部分为多孔性的固体颗粒。它的作用是使固定液和流动相间有尽可能大的接触面积。一般对载体有以下要求：有较大的表面积；孔径分布均匀；化学惰性好；热稳定性好；有一定的机械强度；表面没有吸附性或吸附性能力很弱。用于气相色谱的载体大致可分为无机载体和有机聚合物载体两大类。前者应用最为普遍的主要有硅藻土型和玻璃微球载体；后者主要包括含氟塑料载体以及其他各种聚合物载体。载体性能的优劣对样品的分离起着重要的作用，实际工作中主要依据分析对象、固定液的性质和涂渍量来选择载体。

固定液是气液色谱柱的关键组成部分。与气固色谱柱中的吸附剂相比，其优点主要是在通常的操作条件下，组分在两相间的分配等温线多是线性的，因此比较容易获得对称峰。对固定液的一些基本要求如下：在操作温度下呈液态，黏度越低越好；蒸气压低，热稳定性好；化学惰性高，润湿性好；有良好的选择性。到目前为止，固定液的选择尚无严格规律可循。对于日常分析的样品，通常可知道大多数组分的性质，能够初步确定难分离物质对，此时固定液的选择应遵循"相似相溶"的基本原则，即对于非极性的样品，应首先考虑用非极性固定液分离；对于极性物质的分离，则应首先考虑选用极性固定液；对于分离能形成氢键的样品，如水、醇、胺类物质，一般可选择氢键型固定液。

可以用作气相色谱固定液的物质很多，已被采用的有近千种。现在文献中出现次数最多，使用概率最大，即可以认为最常用的固定液为：OV－101（甲基聚硅氧烷）；OV－17（50%苯基的甲基聚硅氧烷）；OV－210（50%三氟丙基的甲基聚硅氧烷）；Carbowax 20M（聚乙二醇，平均分子量2万）；DEGS（二乙二醇酯丁二酸）。

（2）毛细管气相色谱柱。

一般将毛细管柱分为三种类型：壁涂开管柱（WCOT）、载体涂渍开管柱（SCOT）和多孔层开管柱（PLOT）。PLOT柱主要用于永久气体和低分子量有机化合物的分离；SCOT柱所用固定液的量大一些，相比较小，故柱容量大一些，但由于制备技术较复杂，应用不太普遍。目前应用最广泛的是WCOT柱。

壁涂开管柱（WCOT）柱材料大多用熔融石英，即弹性石英柱。表6-3是WCOT柱的进一步分类，柱内径越小，分离效率越高，完成特定分离任务所需的柱长就越短。但细的色谱柱柱容量小，容易超载。当然，同样内径的色谱柱也因固定液的膜厚度不同而具有不同的柱容量。这些都是选择色谱柱时应考虑的问题。就常规分析来说，0.20mm～0.32mm内径的毛细管柱没有太大差别，只是在做GC/MS分析时，内径小的色谱柱在满足离子源高真空度要求方面更为有利一些。大口径柱（0.53mm）是一类特殊的毛细管柱，它的液膜厚度一般较大，故有较大的柱容量。不少人倾向于用其代替填充柱，不仅因为其柱容量接近于填充柱，可以接在填充柱进样口采用不分流进样；而且因为大口径柱的柱效高于填充柱，程序升温性能也好，故可获得比填充柱更为有效、快速的分离，其定量分析精度完全可与填充柱相比。大口径柱的局限性可能是柱成本较填充柱高，柱效不及常规毛细管柱。

表 6-3   WCOT 柱的尺寸分类

柱类型	内径（mm）	常用柱长（m）	每米理论塔板数 n（m）	主要用途
微径柱	≤0.1	1 ~ 10	4000 ~ 8000	快速 GC 分析
常规柱	0.2 ~ 0.32	10 ~ 60	3000 ~ 5000	常规分析
大口径柱	0.53 ~ 0.75	10 ~ 50	1000 ~ 2000	定量分析

柱效能常用每米柱长理论塔板数来衡量，柱的性能、理论塔板数的大小，很大程度上取决于操作条件，如载气性质、流速、柱温以及进样量等，通常可以用下式表达：

$$n/m = 16 \ (t_R/W)^2/L$$

或

$$n/m = 5.54 \ (t_R/W_{1/2})^2/L$$

式中：n——理论塔板数；

L——柱长；

2. 常用商品柱分类

随着色谱固定相的发展，商品毛细管柱的品种迅速增加。常规分析工作中选择色谱柱主要是考虑固定液的问题。下面是部分常用商品柱的分类：

（1）非极性毛细管柱。

1）100% 聚二甲基硅氧烷毛细管柱，相似固定相：AT - 1，BP - 1，CP - SIL - 5，DB - 1，DC - 200，HP - 1，MTX - 1，007 - 1，MDN - 1，OV - 17，OV - 101，Rtx - 1，RSL - 150，SE - 30，SP - 2100，SF - 96 等。使用温度范围：等温 -60℃ ~325℃；程序升温 -60℃ ~350℃。主要分析用途：胺类、烃类、酚类、杀虫剂、聚氯联苯、硫化物、香精和香料等。

2）5% - 二苯基 -95% - 聚二甲基硅氧烷毛细管柱，相似固定相：AT - 5，BP - 5，DB - 5ht，DB - 5，GC - 5，HP - 5，MTX - 5，007 - 2，MDN - 5，OV - 5，PTE - 5，Rtx - 5，SE - 52，SE - 54，CP - SIL BCB 等。使用温度范围：等温 -60℃ ~ 325℃；程序升温 -60℃ ~350℃。主要分析用途：生物碱、脂肪酸甲酯、卤代化合物、芳香化合物、药品等。

（2）中等极性毛细管柱。

1）6% 氰丙基苯基 -94% 二甲基硅氧烷共聚物毛细管柱，相似固定相：AT - 1301，DB - 624，DB - 1301，HP - 1301，Rtx - 1301，Rtx - 624，007 - 502 等。使用温度范围：等温 -20℃ ~280℃；程序升温 -20℃ ~300℃。主要分析用途：杀虫剂、醇类、氧化剂、亚老哥尔类（Aroclors）等。

2）6% 氰丙基苯 -94% 二甲基硅氧烷共聚物毛细管柱，相似固定相：AT - 624，CP - Select624CB，CP - 624，DB - VRX，Rtx - 624，VOCOL，007 - 624 等。使用温度范围：等温 -20℃ ~260℃；程序升温 -20℃ ~270℃。主要分析用途：挥发性卤代化合物等。

3）35% 二苯基 -65% 二甲基硅氧烷共聚物毛细管柱，相似固定相：DB - 35，HP - 35，Rtx - 35，SPB - 3，SPB - 608，Sup - Herb 等。使用温度范围：等温 -40℃ ~300℃；程序升温 -40℃ ~320℃。主要分析用途：胺类、杀虫剂、药品、亚老哥尔（Aroclors）等。

4）14% 氰丙基苯基 -86% 二甲基硅氧烷共聚物毛细管柱，相似固定相：AT - 1701，

DB-1701，HP-1701，OV-1701，Rtx-1701，SPB-1701，007-1701等。使用温度范围：等温-20℃~280℃；程序升温-20℃~300℃。主要分析用途：杀虫剂、药品、除草剂、TMS糖、亚老哥尔（Aroclors）等。

5）50%二苯基-50%二甲基硅氧烷共聚物毛细管柱，相似固定相：AT-50，BPX-50，CP-Sil19，DB-17，DB-17ht，HP-50，OV-17，Rtx-50，SP-2250，SPB-50，007-17等。使用温度范围：等温40℃~260℃；程序升温40℃~280℃。主要分析用途：杀虫剂、药品、乙二醇、甾族化合物等。

6）50%三氟丙基-50%甲基硅氧烷共聚物毛细管柱，相似固定相：AT-210，HP-210，DB-210，Rtx-200等。使用温度范围：等温-45℃~240℃；程序升温-45℃~260℃。主要分析用途：醛类、酮类、有机磷、杀虫剂、除草剂等。

7）50%氰丙基苯基-50%二甲基硅氧烷共聚物毛细管柱，相似固定相：AT-225，BP-225，CP-Sil43CB，DB-225，HP-225，OV-225，Rtx-225，SP-2330，007-225等。使用温度范围：等温40℃~220℃；程序升温40℃~240℃。主要分析用途：醛酮、乙酸酯类、中性甾醇、聚不饱和脂肪酸等。

8）50%氰丙基-50%甲基硅氧烷共聚物毛细管柱，相似固定相：DB-23，HP-23，Rtx-2330，SP-2330/2340/2380/2560，007-23等。使用温度范围：等温40℃~250℃；程序升温40℃~260℃。主要分析用途：顺/反脂肪酸异构体等。

（3）极性毛细管柱。

1）INNOphase™bondable PEG毛细管柱，相似固定相：AT-WAX，BP-20，007-CW，CP wax52CB，Carbowax PEG 20M，DB-WAXetr，HP-INNOWax，Stabilwax，Supelcowax-10等。使用温度范围：等温40℃~260℃；程序升温40℃~270℃。主要分析用途：醇类、芳香族类、精油、溶剂等。

2）键合聚乙二醇毛细管柱，相似固定相：Carbowax，HP-Wax，Rtx-Wax等。使用温度范围：等温20℃~250℃；程序升温20℃~264℃。主要分析用途：醇类、芳香族类、精油、溶剂、乙二醇类等。

3）交联聚乙二醇毛细管柱，相似固定相：AT-1000，CP Wax58CB，DB-FFAP，HP-FFAP，NukolOV-351，Stabilwax-DA，SP-1000，007-FFAP等。使用温度范围：等温60℃~240℃；程序升温60℃~250℃。主要分析用途：酸类、醇类、醛类、酮类、腈类、丙烯酸酯类等。

3. 色谱柱温度控制

（1）色谱柱最高使用温度。色谱柱在使用时都会限定一个最高使用温度，主要是为了防止高温下固定液流失或裂解。

（2）色谱柱老化。新买的及长时间使用的色谱柱，都需要进行老化。老化的目的是为了去除柱子里面的残留溶剂或杂质，并使固定液在担体表面涂渍更均匀牢固。

色谱柱老化具体办法：先接通载气，然后将柱温从60℃左右以5℃/min~10℃/min的速率程序升温到色谱柱的最高使用温度以下30℃或者实际分析操作温度以上30℃，并在高温时恒温30min~120min，直到所记录的基线稳定为止。如果基线难以稳定，可重复进行几次程序升温老化，也可在高温下恒定更长的时间。在老化柱子时，一定不要将毛细管接在检测器上。应将毛细管尾端放空，同时将检测器用闷头堵上。如果是 FID，容许接在上面，但应该将检测器升温。

（3）色谱柱控温方式。色谱柱的温度是由柱温箱的温度决定的，常用的控温方式为恒温和程序升温。

（五）检测器的种类、特点及性能指标

1. 检测器种类

气相色谱检测器的作用是将各个组分及其浓度的瞬间变化转化为可测量的信号，有浓度型和质量型两种。浓度型检测器测量的是载气中组分浓度的瞬间变化，即检测器的响应值正比于组分的浓度。如热导检测器（TCD）、电子捕获检测器（ECD）和火焰光度检测器（FPD）等。质量型检测器测量的是载气中所携带的样品进入检测器的速度变化，即检测器的响应信号正比于单位时间内组分进入检测器的质量。如氢焰离子化检测器（FID）、氮磷检测器（NPD）和火焰光度检测器（FPD）等。

2. 检测器特点及性能指标。

各种检测器都有各自的特点。如 FID 是质量型准通用型检测器，适用于各种有机化合物的分析，对碳氢化合物的灵敏度高；TCD 是浓度型通用型检测器，适用于各种无机气体和有机物的分析，多用于永久气体的分析；ECD 是浓度型选择型检测器，适合分析含电负性元素或基团的有机化合物，多用于分析含卤素化合物；NPD 是质量型选择型检测器，适合于含氮和含磷化合物的分析；FPD 是浓度型选择型检测器，适合于含硫、含氮和含磷化合物的分析。

一个优良的检测器应具有以下几个性能指标：灵敏度高，检出限低，死体积小，响应迅速，线性范围宽和稳定性好。通用性检测器要求适用范围广，选择性检测器要求选择性好。

（六）氢火焰离子化检测器(FID)

1. 检测原理

FID 是气相色谱检测器中使用最广泛的一种，是典型的破坏型质量型检测器。其原理为：以氢气和空气燃烧的火焰作为能源，利用含碳化合物在火焰中燃烧产生离子，在外加的电场作用下，使离子形成离子流，根据离子流产生的电信号强度，检测被色谱柱分离出的组分。

2. 检测器的结构

氢火焰离子化检测器（FID）由电离室和放大电路组成，如图 6-20 所示。

FID 的电离室由金属圆筒作外罩，底座中心有喷嘴；喷嘴附近有环状金属圈（极化极，又称发射极），上端有一个金属圆筒（收集极）。两者间加 90V～300V 的直流电压，形成电离电场加速电离的离子。收集极捕集的离子流经放大器的高阻产生信号、放大后送至数据采集系统。燃烧气、辅助气和色谱柱由底座引入；燃烧气及水蒸气由外罩上方小孔逸出。

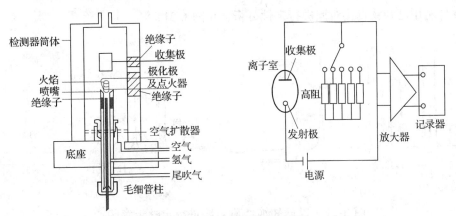

图 6-20　FID 结构示意图

3. 检测器性能

FID 的灵敏度和稳定性主要取决于，①如何提高有机物在火焰中离子化的效率；②如何提高收集极对离子收集的效率。离子化的效率取决于火焰的温度、形状、喷嘴的材料、孔径；载气、氢气、空气的流量比等。离子收集的效率则与收集极的形状、极化电压、电极性、发射极与收集极之间距离等参数有关。

在具体操作中，实验人员要提高检测器的灵敏度，通常要注意以下几个因素：①载气和氢气流速，一般 $N_2:H_2 = 1:1 \sim 1:1.5$，通常以 N_2 为载气，其流速一般为 30mL/min，H_2 的最佳流速为 40mL/min ~ 60mL/min。②空气流速，一般 $H_2:$空气 $= 1:10$，空气流速越大，灵敏度越大。到一定值时，空气流速对灵敏度影响不大。③极化电压，在 50V 以下时，电压越高，灵敏度越高，通常选择 ±100V ~ ±300V 的极化电压。④操作温度，FID 温度要比柱的最高允许使用温度低约 50℃（防止固定液流失及基线漂移）。

（七）数据处理系统

GC 常用的数据记录处理方式一般有三种：台式记录仪、数据处理机和色谱工作站。

台式记录仪由差式放大器、可逆电机、记录笔、同步电机和记录纸等组成。由于需要对色谱图进行手工处理和计算，目前基本上已退出市场。

数据处理机是由模/数（A/D）转换器、专用计算机、键盘以及作图/打印器组成。其原理是：分析过程中 A/D 转换器不断接收 GC 来的信号，将其转换成数字信号存储到专用计算机，然后分析人员通过键盘给专用计算机指令来完成色谱图的处理，得到结果从作图/打印器中打出。

色谱工作站在组成和工作原理上与数据处理机基本相同，但它是计算机程序，可在 Windows 系统下工作，存储量和处理能力比数据处理机大得多；GC 运行情况可直接在显示器上同步显示，并且具备控制汽化室、柱和检测器的温度，控制各种气体流量和压力等功能。

（八）色谱的定性与定量分析

1. 色谱的定性分析

气相色谱可采用保留值对样品组分进行定性，常用以下三种方法。

（1）利用已知物直接对照进行定性分析，见图 6-21；

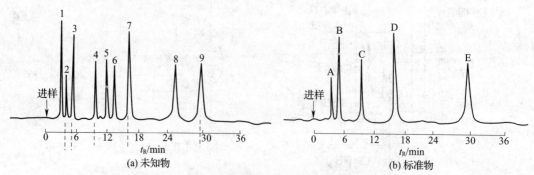

图 6-21　以已知纯物质对照进行定性示意图[3]

注：已知纯物：A—甲醇；B—乙醇；C—正丙醇；D—正丁醇；E—正戊醇。

（2）利用文献值传真对照进行定性分析；

（3）利用保留值规律进行定性分析。

1）双柱定性：各类同系物在两根极性不同的色谱柱上的响应是不同的。

2）碳数规律定性：同系物间，在一定温度下，调整保留值的对数与该分子的碳数呈线性关系，选用这个规律进行定性分析。

2．色谱的定量分析

色谱的定量分析以峰高或峰面积进行计算，方法包括标准曲线（外标）法、内标法和归一化法等。

（1）标准曲线（外标）法。

标准曲线法也称为外标法或直接比较法。先以不同量的对照品注入色谱，记录色谱图，测量出峰高或峰面积，以峰高（面积）与对照品的含量作标准曲线。在测定样品时，注入一定量的样品，记录色峰图，测量相应的峰高或峰面积，然后由标准曲线中查出欲测组分的量，再计算出欲测组分的百分含量。

室内空气苯、TVOC 的测定均采用标准曲线（外标）法。

（2）内标法。

在样品中加入一定质量或体积的内标物质（样品中不含有的成分），然后注入色谱仪，记录色谱图，测出欲测组分的峰面积与内标物质的峰面积，求出两个峰面积之比值。另取欲测组分的对照品及内标物质，按不同比例配制若干标准混合物，注入色谱仪，分别记录色谱图，求出峰面积之比。以对照品质量与内标物质量之比为横坐标，对照品中欲测组分的峰面积与内标物质峰面积的比值为纵坐标作标准曲线。从标准曲线中查出欲测物质与内标物的质量比，从而算出样品中欲测物质的量与百分含量。当求得校正因子后，可按校正因子计算欲测物质的量。

$$校正因子 = \frac{内标物质峰面积 \times 对照品取量}{对照品峰面积 \times 内标物质取量}$$

$$欲测组分百分含量 = \frac{校正因子 \times 欲测组分峰面积 \times 内标物质取量}{内标物质峰面积 \times 样品质量}$$

由于涂料和胶粘剂样品的复杂性，经常采用内标法进行定量。

（3）归一化法。

当进样量少得不易被测准，而样品中所有组分又都能流出色谱柱并显示色谱峰时，可用归一化法计算含量。归一化法是测定样品全部组分的峰面积和相对校正因子后，再按下式计算被测组分 P_1 的含量。

$$P_1 = \frac{m_1}{m} = \frac{A_1 f_1}{A_1 f_1 + A_2 f_2 + \cdots + A_n f_n} \times 100\%$$

其中，A_1、$A_2 \cdots A_n$ 及 f_1、$f_2 \cdots f_n$ 分别为样品中各组分的相应峰面积和校正因子，m 为样品量，m_1 为样品中欲测组分的量。

（九）色谱操作条件的选择

室内空气、涂料、胶粘剂的成分均十分复杂，为了使各组分彼此分离，首先要选择适当的固定相（液），固定液的选择一般依据"相似相溶"规律来选择，因为这时分子间作用力强，选择性高，分离效果好。其次，要选择分离条件，这包括载气及其流速、色谱柱类型及柱长、柱温、进样量和进样时间，以及气化温度。

增加色谱柱长对分离有利，但柱长增加，柱压增加，分析时间过长。色谱柱内径增加，可增加分离的样品量，但会使柱效能下降，不利于分离。

柱温是一个重要的色谱操作参数，它直接影响分离效能和分析速度。柱温不能高于固定液的最高使用温度，否则会造成固定液大量挥发流失。某些固定液有最低操作温度。一般来说，操作温度至少必须高于固定液的熔点，以使其有效地发挥作用。降低柱温可使色谱柱的选择性增大，但升高柱温可以缩短分析时间，并且可以改善气相和液相的传质速率，有利于提高效能。柱温还与固定相配比有关，固定相配比增加，应采用较高柱温。所以，这两方面的情况均需考虑。在实际工作中，一般根据试样的沸点选择柱温、固定液用量及载体的种类。对于沸点范围较宽的样品，宜采用程序升温。见图 6-22：

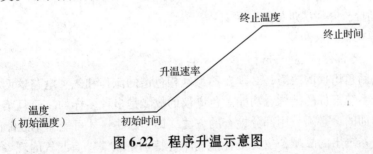

图 6-22　程序升温示意图

气化温度一般相当于或高于样品沸点，气化温度不宜太高以防热稳定性差的样品分解。

以上是选择操作条件的基本原则，实际工作中，对单个操作条件都要根据样品组成、性质、含量等进行试验才能确定。

（十）分流/不分流进样技术

分流/不分流进样口是毛细管 GC 最常用的进样口。它既可用作分流进样，也可用作不分流进样。分流进样适合于大部分可挥发样品，包括液体和气体样品。在毛细管 GC 的方法开发过程中，如果对样品的组成不很清楚，应首先采用分流进样；当被测物浓度较高时，也应采用分流进样，分流进样允许样品中的代表部分进入到色谱柱中。在使用分流进样的时候，要控制隔垫吹扫气流量和分流流量，前者一般为 $2mL/min \sim 3mL/min$，后者要依据样品情况、进样量大小和分析要求来改变。常用分流比范围为 $10:1 \sim 200:1$，样品浓度或进样量大时，分流比可相应增大，反之则减小。

不分流进样就是将分流气路的电磁阀关闭，让样品全部进入色谱柱。由于它具有明显高于分流进样的灵敏度，所以通常用于环境分析、食品中的农药残留监测以及临床和药物分析等。然而，在实际工作中，不分流进样的应用远没有分流进样普遍，只是在分流进样不能满足分析要求时（主要是灵敏度要求），才考虑使用不分流进样。这是因为不分流进样的操作条件优化较复杂，对操作技术的要求高。

在分流/不分流进样具体的使用中，还要注意分流歧视的问题。所谓分流歧视是指在一定分流比条件下，不同样品组分的实际分流比是不同的，这就会造成进入色谱柱的样品组成不同于原来的样品组成，从而影响定量分析的准确度。不均匀汽化、分流比大小等是造成分流歧视的主要原因。

（十一）气相色谱的日常维护

（1）按仪器说明书的规程操作；

（2）及时更换毛细管柱密封垫；

（3）使用纯度合乎要求的气体；

（4）定期更换气体净化器填料；

（5）使用性能可靠的压力调节阀；

（6）定期更换进样口隔垫；

（7）及时清洗注射器；

（8）定期检查并清洗进样口衬管；

（9）保留完整的仪器使用记录；

（10）更换零部件要逐一进行。

分析和判断色谱仪的故障，必须要熟悉气相色谱的流程和气、电路这两大系统，特别是构成这两个系统部件的结构、功能。色谱仪的故障是多种多样的，而且某一故障产生的原因也是多方面的，必须采用部分检查的方法，即排除法，才可能缩小故障的范围。

对于气路系统出的故障，主要是各种气体（特别是载气）有漏气的现象、气体质量问题、气体稳压稳流控制问题等，使气路产生的"鬼峰"和峰的丢失较为普遍。色谱柱的"老化"过程没有充分或柱温过高，产生的"液相遗失"等"鬼峰"也会出现。所以，首先应该解决气路问题，若气路无问题，则看电路问题。色谱气路上的故障，分析工作者可以找出并排除，但要排除电路上的故障则并非易事，就需要分析工作者有一定的电子线路方面的知识，并且要弄清楚主机接线图和各系统的电原理图（尤其是接线图）。在这些图上清楚地画出了控制单元和被控对象间的关系，具体地标明了各接插件引线的编号和去向，按图去检查电路、找寻故障是非常方便的。色谱电路系统的故障，一般是温度控制系统的故障和检测放大系统的故障，当然不排除供给各系统的电源的故障。温控系统（包括柱温、检测器温控、进样器温控）的主回路出可控硅和加热丝所组成；可控硅导通角的变化，使加热功率变化，而使温度变化（恒定或不恒定）。而控制可控硅导通角变化的是辅回路（或称控温电路），包括铂电阻（热敏元件）和线性集成电路等。综上所述，若是温控系统故障，则应首先要检查可控硅是否坏，加热丝是否坏（断或短路），铂电阻是否坏（断或短路）或是否接触不良。其次检查辅回路的其他电子部件。放大系统常见故障是离子信号线受潮或断开、高阻开关（即灵敏度选择）受潮、集成运算放大器（如 AD515JH、OP07 等）性能变差或坏等。

色谱故障的排除既要做到局部又要考虑到整体，有"果"必有"因"；弄清线路的走向，逐步排除产生"果"（故障）的"因"，把故障范围缩小。例如，若出现基线不停地抖动或基线噪声很大时，可先将放大器的信号输入线断开，观察基线情况，如果恢复正常，则说明故障不在放大器和处理机（或记录仪），而在气路部分或温度控制单元；反之，则说明故障发生在放大器、记录仪（或处理机）等单元上。这种部分排除的检查故障方法，在实际中是非常有用的。

（十二）气相色谱的检出限

在痕量分析中要提高检测的灵敏度，就是要提高检测器的选择性和降低检测器的基线噪声。色谱分析的检出限定义为响应值为二倍基线噪声时所需的样品量，因此检测系统的噪声大小将直接影响痕量分析的检出限，噪声越低，检测限也越低，而检测的灵敏度就越高。

（十三）色谱定量分析中的误差来源

色谱定量分析中的误差来源主要有系统误差、随机误差、过失误差。

1. 系统误差的来源及校正

（1）样品制备过程中欲测组分的损失，如解吸不完全等。

（2）由于色谱仪的进样分流比，衰减比不正确或线性响应范围过窄而引起的误差。

（3）由于采用了不正确的标准校正曲线或不正确的校正因子而产生的误差。

（4）由于测量者的不良习惯与偏向，在读取容量器具偏高或偏低而引入的误差。

由于（1）、（2）、（3）产生的系统误差，可以用分析样品的方法去分析已知准确含量的标准样品，将定量分析结果与已知含量对比，相当于扣除背景。由于（3）产生的误差只能使用已知准确含量的标准样品进行校正。

2. 随机误差的来源及校正

随机误差原因无法查明，大小随机波动，而且是不可避免的误差。存在于色谱定量分析的所有分析测试步骤。可以通过增加测量次数来校正由随机误差引起的测量误差。同时对误差过大或过小的数据进行取舍，以使定量分析的结果更接近真值。

3. 过失误差的来源及校正

由于操作人员的马虎和操作的错误引起的误差，如称量错误、操作不当引起欲测组分的损失，读数错误，仪器误操作，计算错误等都属于过失误差。这种误差，只要工作人员在分析测试过程中认真、细心、严格遵守操作规程是可以避免的。

第三节 分光光度法基础知识

一、分光光度法的基本原理

（一）概述

许多物质是有颜色的，例如高锰酸钾在水溶液中呈紫色，Cu^{2+}在水溶液中呈蓝色。这些有色溶液颜色的深浅与浓度有关，溶液越浓，颜色越深。因此可以用比较颜色的深浅来测定溶液中该种有色物质的浓度，这种测定方法就称为比色分析法。比色分析的基本依据是有色物质对光的选择性吸收作用。随着近代测试仪器的发展，目前已普遍地使用分光光度计进行比色分析。应用分光光度计的分析方法称为分光光度法。这种方法具有灵敏、准确、快速及选择性好等特点。

由于分光光度法的灵敏度高，所以它主要用于测定微量组分。例如，试样中含铜0.001%，即100mg试样含铜0.001mg时，用比色法可以测出。若欲用碘量法进行滴定分析，设$Na_2S_2O_3$溶液浓度为C（$Na_2S_2O_3$）$=0.05mol/L$，消耗体积为V（mL），则：

$$0.001/63.55 = 0.05V,$$

$$V = 0.0003mL$$

所需标准溶液的量这样少，无法进行滴定；若欲用重量法测定，沉淀的重量太少，也无法准确称量。此时，我们就可以选择比色分析或分光光度法来进行微量组分的测定。通常比色分析法及分光光度法所测溶液浓度下限可达$10^{-5}M \sim 10^{-6}M$，个别的还可更低，因而它们具有较高的灵敏度。

分光光度法测定的相对误差为2%～5%，完全可以满足微量组分测定准确度的要求，且分光光度法测定迅速，所用仪器操作简便，价格便宜，几乎所有的无机物质和许多有机物质都能用此法进行测定，因此它对生产或科研都有极其重要的意义。

（二）物质对光的选择性吸收与物质的颜色

比色分析及分光光度分析的基本依据是物质对光的选择性吸收作用，为此，必须对光的基本性质有所了解。

我们可以做这样一个实验：使一束白光通过三棱镜时，在棱镜后的屏幕上就可得到一条彩色的光带（如图6-23所示）。这种现象叫做光的色散现象，这个彩色的光带叫做光谱。

以所得光谱可以看到红、橙、黄、绿、蓝、靛、紫逐渐过渡的颜色，可见白光是由以上各种颜色的光混合而成的复合光。

光的本质是一种电磁波，具有波动性和微粒性。光在传播时表现其波动性，如光的折射、衍射、干涉等现象，都能用波动性予以满意的解释。描述波动性的重要参数是：波长λ，频率γ和光速c。它们的关系是：

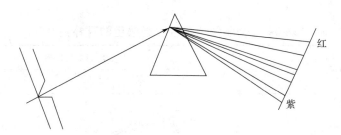

图 6-23 光的色散现象

$$\lambda \cdot \gamma = c$$

根据波长的不同，光学光谱可分为紫外区光谱（10nm～40nm），可见区光谱（400nm～780nm）和红外区光谱（780nm～3000nm）。

光的另一个性质是具有微粒性，即把光看做带有能量的微粒流，这种微粒叫做光子或光量子。单个光子的能量（E）决定于光的频率或波长，其关系是：

$$E = h \cdot \gamma = h \cdot c / \lambda$$

式中：h—普朗克常数（6.62×10^{-27} erg·s）。

运用光的微粒性这一特点可以很好地解释如光电效应、光的吸收和发射等光学现象。

波长一定，光子的能量一定。具有同一波长的光称为单色光。理论上，单色光是由具有相同能量的光子所组成的。通常把由不同波长的光组成的光称为复合光。

物质呈现的颜色与物质对光的吸收、透过、反射有关。不同波长的可见光对眼睛能引起不同颜色的感觉。白光是由红、橙、黄、绿、青、蓝、紫等色光按一定比例混合而成的，每一种颜色的光具有一定的波长范围，把两种适当颜色的光按一定的强度比例混合，可以成为白光，这两种色光就叫互补色。如绿光和紫光互补，黄光和蓝光互补等。

由于物质的本性和形态不同，光的吸收、透过、反射情况也就不同，物质因而呈现不同的颜色。

就透明的物质来说，主要是光的吸收和透过的矛盾。如果物质对光谱中各种色光的透过程度相同，这种物质就是无色的，如果物质只能透过某一部分波长的光，而吸收其他一些波长的光，这种物质的颜色就由它所透过的光来决定。例如，绿色玻璃主要透过绿色光，其他光几乎全被吸收，所以绿玻璃就呈绿色。

就不透明的物质来说，主要是光的吸收和反射的矛盾。当白光照射到不透明的物质表面时，如果物质几乎把全部入射光线都吸收了，这种物质就是黑色的。如果物质几乎把可见光谱中各种色光都反射回去，这种物质就是白色的。如果物质只反射某一部分波长的光，而吸收其他波长的光，这种物质的颜色就由它反射的光来决定。例如，红旗的表面主要反射红光，所以在白光照射下，它就显红色。

有色溶液呈现不同的颜色，是由于溶液中的质点（分子或离子）选择性地吸收某种颜色（某一波段）的光所引起的。如果溶液对各种波长的光具有不同的吸收能力，溶液呈现的颜色就是与它主要吸收的色光相关的互补色。例如，一束白光通过 $KMnO_4$ 溶液时，绿色的光大部分被选择吸收，其他色光通过溶液，从下面的互补色示意表（表6-3）可以看出，透过的光中除紫色光外，其他颜色的光两两互补，透过光中只剩下紫色光，所以 $KMnO_4$ 呈紫红色。同样，K_2CrO_4 溶液选择吸收大部分蓝色光，所以溶液显黄色。

表6-3　物质颜色与吸收光颜色的互补关系

物质颜色	吸收光	
	颜色	波长（nm）
黄绿	紫	400～450
黄	蓝	450～480
橙	绿蓝	480～490
红	蓝绿	490～500
紫红	绿	500～560
紫	黄绿	560～580
蓝	黄	580～600
绿蓝	橙	600～650
蓝绿	红	650～780

以上简单地说明了物质呈现的颜色是物质对不同波长的光选择性吸收的结果。下面再简单说明一下吸收的本质。

当一束光照射到某一物质或其溶液时，组成该物质的分子、原子或离子与光子发生"碰撞"，光子的能量就转移到分子、原子上，使这些粒子由最低能态（基态）跃迁到较高能态（激发态）：

$$M + \gamma \cdot h \longrightarrow M^*$$
$$（基态）\qquad （激发态）$$

这个作用叫做物质对光的吸收。被激发的粒子约在 10^{-8}s 后又回到基态，并以热或荧光等形式释放出能量。

分子、原子或离子具有不连续的量子化能级，仅当照射光光子的能量（$\gamma \cdot h$）与被照射物质粒子的基态和激发态能量之差相当时才能发生吸收，而不同的物质微粒由于结构不同具有不同的量子化能级，其能量差也不相同，所以物质对光的吸收具有选择性。

将不同波长的光通过某一固定浓度的有色溶液，测量每一波长下有色溶液对光的吸收程度（即吸光度），然后以波长为横坐标，吸光度为纵坐标做图，即可得一曲线。这种曲线描述了物质对不同波长光的吸收能力，称为吸收曲线（吸收光谱），如图6-24所示。

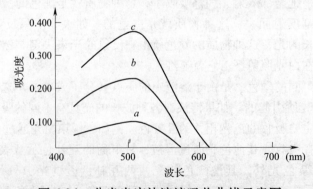

图6-24　分光光度法溶液吸收曲线示意图

图中曲线 a、b、c 是 Fe^{2+} 含量分别为 0.0002mg/mL，0.0004mg/mL 和 0.0006mg/mL 的吸收曲线。由图 6-24 可见，1，10 – 邻二氮杂菲亚铁溶液，对不同波长的光吸收情况不同。对波长为 510nm 的绿色可见光吸收最多，有一吸收峰（相应的波长称为最大吸收波长）。对波长 630nm 左右的橙红色光，则几乎不吸收，完全透过，所以溶液呈现橙红色。这说明了物质呈色的原因及物质对光的选择性吸收。不同物质其吸收曲线的形状和最大吸收波长也不相同。根据这个特性可用作物质的初步定性分析。不同浓度的同一物质，在吸收峰附近吸光度随浓度增加而增大，但最大吸收波长不变。若在最大吸收波长处测定吸光度，则灵敏度最高。因此，吸收曲线是比色法及分光光度法中选择测定波长的重要依据。

（三）光的吸收基本定律——朗白 – 比耳定律

比色法及分光光度法的定量依据是朗白 – 比耳定律。这个定律开始是由实验观察得到的。当一束平行单色光通过液层厚度为 b 的有色溶液时，溶质吸收了光能，光的强度就要减弱。溶液的浓度越大，通过的液层厚度越大，入射光越强，则光被吸收得越多，光强度的减弱也越显著。描述它们之间定量关系的定律称为朗白 – 比耳定律。

早在 1729 年，波格（Bougeur）首先发现物质对光的吸收与吸光物质的厚度有关。之后，他的学生朗白（Lambert）进一步研究，并于 1760 年指出，如果溶液的浓度一定，则光的吸收程度与液层的厚度成正比，这个关系称为朗白定律，用下式表示：

$$A = \log I_0/I = k_1 \cdot b$$

式中：A——吸光度；

　　I_0——入射光强度；

　　I——透射光强度；

　　b——液层厚度；

　　k_1——比例常数。

1852 年，比耳（Beer）研究了各种无机盐水溶液对红光的吸收后指出：光的吸收和光所遇到的吸光物质的数量有关；如果吸光物质溶于不吸光的溶剂中，则吸光度和吸光物质的浓度成正比。也就是说，当单色光通过液层厚度一定的有色溶液时，溶液的吸光度与溶液的浓度成正比，这个关系称为比耳定律，用下式表示：

$$A = \log I_0/I = k_2 \cdot c$$

式中：c——有色溶液的浓度；

　　k_2——比例常数。

将朗白定律与比耳定律结合起来，就称为朗白 – 比耳定律（简称比耳定律）。

$$A = \log I_0/I = a \cdot b \cdot c$$

式中：a——比例常数，称为吸光系数；

　　b——液层厚度；

　　c——有色溶液的浓度。

如果溶液浓度用 mol/L 为单位，液层厚度以 cm 为单位，则比例常数称为摩尔吸收系数，以 ε 表示。摩尔吸收系数表示物质对某一特定波长光的吸收能力。ε 越大，表示该物质对某波长光的吸收能力越强，测定的灵敏度也就越高。

朗白－比耳定律的物理意义为：当一束平行单色光通过均匀的有色溶液时，溶液的吸光度与溶液的浓度和液层厚度的乘积成正比。

朗白－比耳定律不仅适用于有色溶液，也适用于其他均匀、非散射的吸光物质（包括液体、气体和固体），是各类吸光光度法的定量依据。

在吸光度的测量中，有时也用透光度 T 或百分透光度% 。T 表示有色物质对光的吸收程度和进行有关计算。透光度 T 是透射光强度 I 与入射光强度 I_0 之比，即：

$$\because \quad T = I/I_0$$
$$\therefore \quad A = \log 1/T = -\log T$$

（四）吸光度的测量

在吸光度的实际测量中，必须将溶液装入由透明材料制成的比色皿中，发生反射、吸收和透射等作用。由于反射和溶剂等试剂的吸收会造成透射光强度的减弱，为了使光的强度减弱仅与溶液中待测物质的浓度有关，必须对上述影响进行校正。为此，采用光学性质相同，厚度相同的比色皿贮存试剂作参比，调节仪器，使透过参比皿的吸光度 $A = 0$ ，或透光度 $T = 100\%$ 。这样就消除了比色皿的反射和试剂吸收对光强度的影响。即：

$$A \approx \log I_{参比}/I_{试液} \approx \log I_0/I$$

也就是说，实际上是以通过参比皿的光强度作为入射光强度。这样测得的吸光度比较真实地反映了待测物质对光的吸收，也就能比较真实地反映待测物质的浓度。因此在光度分析中，参比溶液的作用是非常重要的。

（五）偏离比耳定律的原因

根据朗白－比耳定律，当波长和强度一定的入射光通过光程长度固定的有色溶液时，吸光度与有色溶液浓度成正比。通常在比色分析及可见光分光光度分析中，需要绘制标准曲线（工作曲线），即固定液层厚度及入射光的波长和强度，测定一系列不同浓度标准溶液的吸光度，以吸光度为纵坐标，标准溶液浓度为横坐标作图，可得到一条通过原点的直线。该直线称为标准工作曲线或工作曲线。在相同条件下测得试液的吸光度，从工作曲线上可查得试液的浓度，这就是工作曲线法。但在实际工作中，特别是在溶液浓度较高时，常会出现标准曲线不成直线（如图6-25虚线所示）的现象，这种现象称为偏离比耳定律。若需用试液浓度在标准曲线弯曲部分，则测得的浓度必将具有较大的误差。

引起偏离比耳定律的原因主要是所用仪器不能提供真正的单色光，以及随着有色溶液浓度的增大发生了吸光物质性质的改变。这种偏离并不是由比耳定律本身不严格所引起，因此只能称为表观偏离。兹就引起偏离的不同原因讨论如下：

1. 非单色光引起的偏离

严格地说，比耳定律只适用于单色光，但目前一般单色器所提供的入射光并非单纯的单色光，而是波长范围比较窄的光带，实际上仍是复合光。

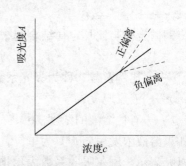

图6-25　分光光度分析工作曲线示意图

由于物质对不同波长光的吸收程度不同，因而用复合光时就会发生偏离。

实验证明，若能选用一束吸光度随波长变化不大的复合光作入射光来进行测定，所引起的偏离就小，标准曲线基本上成直线。所以比色分析并不严格要求用很纯的单色光，只要入射光所包含的波长范围在被测溶液的吸收曲线较平直部分，也可得到较好的线性关系。如图 6-26 所示，左图为吸收曲线与选用谱带关系，右图为工作曲线。若选用吸光度随波长变化不大的谱带 A 的复合光进行测量，则吸光度随波长变化较小，引起的偏离也较小，吸光度与浓度基本呈直线关系。若选用谱带 B 的复合光进行测量，则吸光度随波长的变化较明显，因此出现明显的偏离，吸光度与浓度不成线性关系。

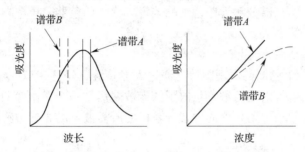

图 6-26　复合光对比耳定律的影响示意图

2. 化学因素引起的偏离

朗白-比耳定律的基本假设，除要求入射光是单色光外，还假设吸收粒子是独立的，彼此之间无相互作用，因此稀溶液能很好地服从比耳定律。在高浓度时（通常 $>0.01\text{mol/L}$）由于吸收组分粒子间的平均距离减小，以致每个粒子都可影响其邻近粒子的电荷分布，这种相互作用可使它们的吸光能力发生改变。由于相互作用的程度与浓度有关，随浓度增大，吸光度与浓度间的关系就逐渐偏离线性关系。所以一般认为比耳定律仅适用于稀溶液。

另外，溶液中由吸光物质等构成的化学体系，常因条件的变化而形成新的化合物而改变了吸光物质的浓度，如吸光组分的缔合、离解，互变异构，络合物的逐级形成，以及与溶剂的相互作用等，都将导致偏离比耳定律。因此必须根据吸光物质的性质，溶液中化学平衡的知识，对偏离加以预测和防止，也必须严格控制显色反应条件，以期获得较好的测定结果。

二、分光光度计的结构

虽然光度计的种类和型号繁多，但它们都是由下列基本部件组成：

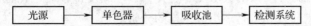

现将各部件的作用原理及性能讨论如下。

（一）光源

在吸光度的测量中，要求光源发出所需波长范围内的连续光谱具有足够的光强度，并在一定时间内能保持稳定。

可见光区通常使用的光源为钨丝灯。钨丝加热到白炽状态时，将发出波长约为320nm～2500nm的连续光谱，发出光的强度在各波段的分布随灯丝温度变化而变化。温度增高时，总强度增大，且在可见光区的强度分布增大，但温度较高，会影响灯的寿命。钨丝灯一般工作温度为2600K～2870K（钨的熔点为3680K）。而钨丝灯的温度决定于电源电压，电源电压的微小波动会引起钨灯光强度的很大变化，因此必须使用稳压器电源才能使光源光强度保持不变。

（二）单色器

将光源发出的连续光谱分解为单色光的装置，称为单色器。单色器由棱镜或光栅等色散元件及狭缝和透镜等组成。

1. 棱镜

如图6-27是棱镜单色器的原理图，光通过入射狭缝，经透镜以一定角度射到棱镜上，在棱镜的两界面上发生折射而色散。色散了的光被聚焦在一个微微弯曲并带有出射狭缝的表面上，移动棱镜或移动出射狭缝的位置，就可使所需波长的光通过狭缝照射到试液上。

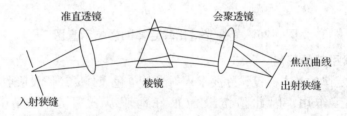

准直透镜　　　　会聚透镜　　　焦点曲线

入射狭缝　　　棱镜　　　出射狭缝

图 6-27　棱镜单色器示意图

单色光的纯度决定于棱镜的色散率和出射狭缝的宽度，玻璃棱镜对400nm～1000nm波长的光色散较大，适用于可见光分光光度计。

通过单色器的出射光束中通常混有少量与仪器所指示波长很不同的杂散光，其来源之一是由于光学部件表面尘埃的散射。杂散光的存在，会影响吸光度的测量，因此应该保持仪器光学部件的清洁。

2. 光栅

根据光的衍射和干涉原理，利用光栅色散作用进行分光的单色器称为光栅分光器。它是在一块极其平整的光学玻璃上，镀上一层铝膜，然后刻出许多条严格平行、等宽、等距离的狭缝，就形成光栅，光栅所能达到的分辨率比其他元件都高。

使用棱镜等单色器可以获得纯度较高的单色光（半宽度5nm～10nm），且可方便地改变测定波长。所以分光光度法的灵敏度、选择性和准确度都较光电比色法高。使用分光光度计可测定吸收光谱曲线和进行多组分试样的分析。

（三）吸收池

亦称比色皿，用于盛吸收试液，能透过所需光谱范围内的光线。在可见光区测定，可用无色透明、能耐腐蚀的玻璃比色皿，大多数仪器都配有厚度为5、10、20、30mm等的一套长方形或圆柱形比色皿。同样厚度比色皿之间的透过率相差应小于0.5%。为了减少入射光的反射损失和造成光误差，应注意比色皿放置的位置，使其透光面垂直于光束方向。指纹、油腻或皿壁上其他沉积物都会影响其透射特性，因此应注意保持比色皿的光洁。

(四) 检测系统

测量吸光度时，并非直接测量透过吸收池的光强度，而是将光强度转换成电流进行测量，这种光电转换器件称为检测器。因此，要求检测器对测定波长范围内的光有快速、灵敏的响应，最重要的是产生的光电流应与照射于其上的光强度成正比。

可见光光度计常使用硒光电池或光电管作检测器，采用检流计作读数装置，两者组成检测系统。

1. 光电池

常用硒光电池。当光照射到光电池收时，半导体硒表面就有电子逸出，被收集于金属薄膜上（一般是金、银、铅等薄膜），因此带负电，成为光电池的负极。由于硒的半导体性质，电子只能单向移动，使铁片成为正极。通过电阻很小的外电路连接起来，可产生 $10\mu A \sim 20\mu A$ 的光电流，能直接用检流计测量，电流的大小与照射光强度成正比。

光电池受强光照射，或长久连续使用时，会出现"疲劳"现象，即照射光强度不变，但产生的光电流会逐渐下降。这时应暂停使用，放置暗处使其恢复原有灵敏度，严重时就应更换新的硒光电池。

硒光电池和人眼相似，它对于波长为 550nm 左右的光灵敏度最高，而在 250nm 和 750nm 处相对灵敏度降至 10% 左右。

2. 光电管

光电管是由一个阳极和一个光敏阴极组成的真空（或充有少量惰性气体）二极管，阴极表面镀有碱金属或碱金属氧化物等光敏材料，当它被有足够能量的光子照射时，能够发射电子。当在两极间有电位差时，发射出的电子就流向阳极而产生电流，电流的大小决定于入射光的强度。在相同强度的光照射下，光电管所产生的电流约为光电池的 1/4，但是，由于光电管有很高的内阻，所以产生的电流很容易放大。

3. 检流计

通常使用悬镜式光点反射检流计测量产生的光电流，其灵敏度一般为 $10^{-9}A$/格。在单光束仪器中，检流计光点偏转刻度直接标为百分透光度 T 和吸光度 A，它们之间的关系为：

$$I/I_0 \times 100 = T\%$$
$$A = \log I/I_0 = \log 100/T\% = 2 - \log T\%$$

当 $T\% = 50$ 时，　　　　　　　　$A = 2 - \log 50 = 0.301$

测定时，一般直接读出 A 的数值。

检流计在使用中应防止振动和大电流通过。停止使用时，必须将检流计开关指向零位，使其短路。

三、常用分光光度计的型号及性能

表 6-4 列出了国内外部分可见光分光光度计的型号及性能供选购时参考。

表 6-4　国内外部分可见光分光光度计的型号及性能

型号	波长范围（nm）	分光系统	读数显示方式	波长精度（nm）	主要功能	系列型号	产地
721 系列	360～800	玻璃棱镜	微安表	±3（360～600）	—	721S	北京、上海等
722 系列	330～800	光栅	数显	±2	—	722S 722RS 722SK	北京、上海等
751G	200～1000	石英棱镜	读数电位器	±0.3-1.0	—	—	北京、上海等
7520	200～1000	石英棱镜	—	—	—	—	—
752	200～800	光栅	数显	±2	—	752W 754	北京、上海等
723	330～800	光栅	微处理机	±1	扫描	7230G（微机）	上海
7542	190～900	光栅	微机	±0.3	单光束，扫描	756MC	上海
755B	200～1000	光栅	微机	±1	—	—	上海
761CRT	190～900	光栅	微机	±0.3	定性定量，光谱处理	760MC 760CRT	上海
UV－9100 系列	200～800	光栅	数显	±2	—	—	北京
UV－1000 系列	200～800	光栅	数显	±2	—	—	北京
UV/VIS820	190～1100	光栅	液晶显示屏	±0.5	—	—	上海
UV8500	190～1100	光栅	微机	±0.5	—	—	上海
安捷伦 6010	200～900	光栅	微机	±0.5	扫描多波长定量	—	美国
UVmini－1240	190～1100	光栅	微机	—	单光束扫描	1240V	岛津
UV2450	190～900	光栅	微机	—	双光束扫描	2550	岛津
UV1601	190～1100	光栅	液晶显示屏	±0.5	双光束扫描	—	岛津
V－530	190～1100	光栅	微机	±0.5	双光束扫描	—	日本
Lambda2	190～1100	光栅	微机	±0.3	双光束扫描	—	美国

四、分光光度计的使用和维护

（一）721 型可见光分光光度计使用方法

（1）检查仪器各调节钮的起始位置正确，电源接线牢固，接地良好，接通电源开关，打开样品室暗箱盖，使电表指针处于"0"位，预热 20 分钟后，再选择需用的单色光波长和相应的放大灵敏度档，用调"0"电位器调整电表为 $T=0\%$。

（2）盖上样品室盖，使光电管受光，推动试样架拉手，使参比溶液池（溶液装入 4/5 高度，置第一格）置于光路上，调节 100% 透射比调节器，使电表指针指 $T=100\%$。

（3）重复进行打开样品室盖，调至 0，盖上样品室盖，调透射比为 100% 的操作至仪器稳定。

（4）盖上样品室盖，推动试样架拉手，使样品溶液池置于光路上，读出吸光度值。读数后应立即打开样品室盖。

（5）测量完毕，取出吸收池，洗净后倒置于滤纸上晾干。各旋钮归原位，拔下电源开关。

（6）放大器各档的灵敏度为："1"×1 倍；"2"×10 倍；"3"×20 倍，灵敏度依次增大，由于单色光波长不同，光能量不同，需选用不同的灵敏档。选择原则是在能使参比溶液调到 $T=100\%$ 处时，尽量使用灵敏度较低的档，以提高仪器的稳定性。改变灵敏度档后，应重新调至"0"和"100"。

（二）722 型分光光度计使用方法

（1）检查仪器电源接线牢固，接地良好，将仪器灵敏度钮置于"1"，选择开关置于"T"。

（2）开启电源开关，指示灯亮。调节波长手轮置所需波长，旋钮调节 $T=100\%$ 显示透射比 $T=70\%\sim100\%$。仪器在此状态下预热 20min，显示数字稳定后即可往下进行。

（3）打开样品室盖（光门自动关闭，光电管不受光），旋钮调节 $T=0\%$，使数字显示为"0.00"。

（4）盖上样品室盖，将参比池推入光路，旋钮调节 $T=100\%$，使数字显示"100.0"。如果显示不到"100.0"，增大灵敏度档，再调至 0% 和 100%。

（5）重复打开样品室盖调节 $T=0\%$ 和盖样品室盖调节 $T=100\%$ 的操作，至仪器显示稳定。

（6）将选择开关置于"A"，调节吸光度调零钮，使数字显示为"0.000"，将样品池推入光路，数字显示值即为吸光度。

（7）直接读出被测物浓度的操作方法：装一份标准溶液于吸光池中，将选择开关置于"C"，将标准液池推入光路，调节浓度钮使数字显示为标准溶液浓度值，将样品池推入光路，数字显示即为样品的浓度值。

（8）读完数后，应立即打开样品室盖。

（9）测量完毕，取出吸收池，洗净，各旋钮归原位，切断电源。

（三）分光光度计的检验和维护

1. 分光光度计的检验

为保证测试结果的准确可靠，分光光度计应定期进行检定。检定工作应请当地的计量检定部门进行。国家技术监督局批准颁布了各类分光光度计的检定规程，规定了检定周期。在检定周期内，仪器经修理或对测量结果有怀疑时，应及时进行检定。

2. 分光光度计的保养和维护

分光光度计是光学、精密机械和电子技术三者紧密结合而成的光谱仪器。正确安装、使用和保养对保持仪器良好的性能和保证测试的准确度有很重要的作用。其使用、保养和维护应注意以下几点：

（1）室温宜保持在15℃~28℃；相对湿度宜控制在45%~65%，不要超过70%。

（2）防尘、防振和防电磁干扰。仪器周围不应有强磁场，应远离电场及发生高频波的电器设备。

（3）防腐蚀。应防止腐蚀性气体，如SO_2、NO_2及酸雾等侵蚀仪器部件。

（4）在不使用时不要开光源灯。如灯泡发黑、亮度减弱或不稳定，应及时更换灯泡，更换后要及时调节好灯丝位置。不要用手直接接触窗口或灯泡，避免油污污染，若不小心接触过，要用无水乙醇擦拭。

（5）单色器是仪器的核心部分，装在密封的盒内，一般不宜拆开。要经常更换单色器盒内的干燥剂，防止色散元件受潮生霉。

（6）吸收池用后应立即清洗，为防止其光学面被划伤，必须用擦镜纸或柔软的棉织物擦去水分。有色物质污染，可用3mol/L HCl和等体积乙醇的混合液洗涤。

（7）光电器件应避免强光照射或受潮积尘。

（8）仪器的工作电源一般允许220V±10%的电压波动。为保持光源灯和检测系统的稳定性，在电源电压波动较大的实验室最好配备稳压器。

五、可见光分光光度法

分光光度分析有两种，一种是利用物质本身对可见光的吸收进行测定，另一种是生成有色化合物即"显色"以后测定。虽然不少无机离子在可见光区有吸收，但因一般强度较弱，所以直接用于定量分析的较少。加入显色剂使待测物质转化为可见光区有吸收的化合物来进行光度测定，是目前应用最广泛的测试手段，在分光光度法中占有重要地位。

（一）显色反应

在进行比色分析或光度分析时，首先要利用显色反应把待测组分转变成有色化合物，然后进行比色或光度测定。将待测组分转变成有色化合物的反应叫显色反应。与待测组分形成有色化合物的试剂称为显色剂。在分析工作中选择合适的显色反应，并严格控制反应条件，是十分重要的。

1. 显色反应的选择

显色反应可分为两大类，即络合反应和氧化还原反应，而络合反应是最主要的显色反应。同一组分常可与多种显色剂反应，生成不同的有色物质，在分析时，究竟选用何种显色反应较适宜，应考虑以下四个因素。

（1）灵敏度高。光度法一般用于微量组分的测定，因此，选择灵敏的显色反应是应考虑的主要方面。摩尔吸光系数ε的大小是显色反应灵敏度高低的重要标志，因此应当选择

生成的有色物质的 ε 较大的显色反应。一般来说，当 ε 值为 10^4 至 10^5 时，可认为该反应灵敏度较高。

（2）选择性好。选择性好指显色剂仅与一个组分或少数几个组分发生显色反应。仅与某一个离子发生反应者称为特效的（或专属的）显色剂。这种显色剂实际上是不存在的，但是干扰较少或干扰易于除去的显色反应是可以找到的。

（3）显色剂在测定波长处无明显吸收。显色剂在测定波长处无明显吸收，试剂空白值小，可以提高测定的准确度。通常把两种有色物质最大吸收波长之差称为"对比度"，一般要求显色剂与有色化合物的对比度 $\triangle\lambda$ 在 60nm 以上。

（4）反应生成的有色化合物组成恒定，化学性质稳定。反应生成的有色化合物组成恒定，化学性质稳定，可以保证至少在测定过程中吸光度基本上不变，否则将影响吸光度测定的准确度及再现性。

2. 显色条件的选择

分光光度法是测定显色反应达到平衡后溶液的吸光度，因此要能得到准确的结果，必须从研究平衡着手，了解影响显色反应的因素，控制适当的条件，使显色反应完全和稳定。现对显色的主要条件讨论如下：

（1）显色剂用量。显色反应一般可用下式表示：

$$M \quad + \quad R \quad \longrightarrow \quad MR$$

（待测组分）（显色剂）（有色化合物）

根据溶液平衡原理，有色络合物稳定常数越大，显色剂过量越多，越有利于待测组分形成有色化合物。但是过量显色剂的加入，有时会引起副反应的发生，对测定反而不利。显色剂的适宜用量常通过实验来确定。其方法是将待测组分的浓度及其他条件固定，然后加入不同量的显色剂，测定其吸光度，绘制吸光度（A）–浓度（c）关系曲线，一般可得到图 6-28 所示的三种不同情况。

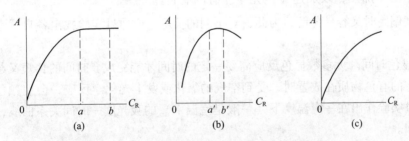

图 6-28　吸光度与显色剂浓度关系示意图

图中（a）图曲线表明，当显色剂浓度 C_R 在 $0 \sim a$ 范围内时，显色剂用量不足，待测离子没有完全转变成有色络合物，随着 C_R 增大，吸光度 A 增大。在 $a \sim b$ 范围内，曲线平直，吸光度出现稳定值，因此可在 $a \sim b$ 间选择合适的显色剂用量。这类反应生成的有色络合物稳定，对显色剂浓度控制要求不太严格，适宜于光度分析。图中（b）图曲线表明，当显色剂浓度在 $a' \sim b'$ 这一较窄的范围内时，吸光度值才较稳定，显色剂浓度小于 a' 或大于 b'，吸光度都下降，因此必须严格控制 C_R 的大小。如硫氰酸盐与钼的反应：

$$Mo(SCN)_3^{2+} \underset{-SCN^-}{\overset{+SCN^-}{\rightleftharpoons}} Mo(SCN)_5 \underset{-SCN^-}{\overset{+SCN^-}{\rightleftharpoons}} Mo(SCN)_6^-$$

（浅红）　　　　（橙红）　　　（浅红）

显色剂 SCN^- 浓度太低或太高，生成配位体数低或高的络合物，吸光度都降低。图中（c）图曲线表明，随着显色剂浓度增大，吸光度不断增大，例如用 SCN^- 与 Fe^{3+} 离子反应，生成逐级络合物 $Fe(SCN)_n^{3-n}$，$n=1$，2，…，6，随着 SCN^- 浓度增大，生成颜色愈深的高配位体数络合物，这种情况下必须十分严格地控制显色剂用量。

（2）酸度。酸度对显色反应的影响是多方面的。由于大多数有机显色剂是有机弱酸，且带有酸碱指示剂性质，在溶液中存在着下列平衡：

$$HR \qquad H^+ + R^-$$
（显色剂）　　　　　$+$

$$Me^{n+} \qquad MeR_n$$
（有色化合物）

酸度改变，将引起平衡移动，从而影响显色剂及有色化合物的浓度变化，以至改变溶液的颜色。

此外，酸度对待测离子是否发生水解也是有影响的。

一种金属离子与某种显色剂反应的适宜酸碱范围，是通过实验来确定的。确定的方法是固定待测组分及显色剂浓度，改变溶液 pH 值，测定其吸光度，作出吸光度—pH 关系曲线，如图 6-29 所示，应选择曲线平坦部分对应的 pH 值作为测定条件。

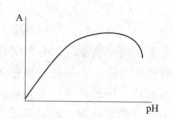

图 6-29　吸光度与 pH 值关系示意图

（3）显色温度。显色反应一般在室温下进行，有的反应则需要加热，以加速显色完全。有的有色物质当温度偏高时又容易分解，为此，对不同的反应，应通过实验找出各自适宜的温度范围。

（4）显色时间。大多数显色反应需要一定的时间才能完成。时间的长短又与温度的高低有关。有的有色物质在放置时，受到空气的氧化或发生光化学反应，会使颜色减弱。因此必须通过实验作出在一定温度下（一般是室温下）的吸光度—时间关系曲线，求出适宜的显色时间。

（5）干扰的消除。光度分析中，共存离子如本身有颜色，或与显色剂作用生成有色化合物，都将干扰测定。要消除共存离子的干扰，可采用下列方法：

1）加入络合掩蔽剂或氧化还原掩蔽剂，使干扰离子生成无色络合物或无色离子。如用 NH_4SCN 作显色剂测定 Co^{2+} 时，Fe^{3+} 干扰可借加 NaF 使之生成无色的 FeF_6^{3-} 而消除。

2）选择适当的显色条件以避免干扰。如利用酸效应，控制显色剂离解平衡，降低〔R〕，使干扰离子不与显色剂作用。如用磺基水杨酸测定 Fe^{3+} 离子时，Cu^{2+} 与试剂形成黄色络合物，干扰测定，但如控制 pH 在 2.5 左右，Cu^{2+} 则不与试剂反应。

3）分离干扰离子。在不能掩蔽的情况下，可采用沉淀、离子交换或溶剂萃取等分离方法除去干扰离子。其中，尤以萃取分离法使用较多，并可直接在有机相中显色，这类方法称为萃取光度法。

4）也可选择适当的光度测量条件，消除干扰离子的影响。

综上所述，建立一个新的光度分析方法，必须通过实验对上述各种条件进行研究。应用某一显色反应进行测定时，必须对这些条件进行适当的控制，并使试样的显色条件与绘制标准曲线时的条件一致，这样才能得到重现性好而准确度高的分析结果。

（二）光度测量条件的选择

为了使光度分析法有较高的灵敏度和准确度，除了要注意选择和控制适当的显色反应条件外，还必须注意选择适当的光度测量条件，主要应考虑下列几点。

1．入射光波长的选择

入射光的波长应根据吸收光谱曲线，选择溶液有最大吸收时的波长为宜，因为在此波长处，摩尔吸光系数 ε 值最大，使测定有较高的灵敏度，同时，在此波长处的一个较小范围内，吸光度变化不大，不会造成对比耳定律的偏差。

如果最大吸收波长不在仪器可测波长范围内，或干扰物质在此波长处有强烈的吸收，那么可选用非峰值处的波长。但应注意尽可能选择其 ε 值随波长改变而变化不太大的区域内的波长。

2．参比溶液的选择

参比溶液的选择是光度测量的重要条件之一。在实际工作中，当试液、显色剂及所用的其他试剂在测定波长处无吸收时，可用纯溶剂（或蒸馏水）作参比溶液。如果显色剂无吸收，而待测溶液在此波长处有吸收，那么应采用不加显色剂的待测试液作参比溶液。如果显色剂和试液均有吸收，可将一份试液，加入适当掩蔽剂将待测组分掩蔽起来，使之不再与显色剂作用，然后按操作步骤加入显色剂及其他试剂，以此作参比溶液。总之，要求制备的参比溶液，能尽量使测得试液的吸光度真正地反映待测物质的浓度。

3．吸光度读数范围的选择

影响光度测定的因素除上述两方面外，在不同吸光度范围内读数，也可带入不同程度的误差，对测定产生影响。为了减小这方面的影响，应选择适当的吸光度范围进行光度测定。

浓度相对误差大小和吸光度读数范围有关。当所测吸光度在 $0.15 \sim 1.0$ 或 $T = 70\% \sim 10\%$ 的范围内，浓度测量误差为 $1.4\% \sim 2.2\%$，最小误差为 1.4%（$\Delta T = 0.5\%$），见表6-5。测量的吸光度过低或过高，误差都是非常大的，因而普通分光光度法不适于高含量或极低含量物质的测定。

国产72型分光光度计适宜测定的吸光度范围为 $0.1 \sim 0.65$。根据朗白 – 比耳定律，可以改变吸收池厚度或待测溶液浓度，使吸光度读数处在适宜范围内。

表 6-5　不同 T（或 A）时的浓度相对误差（假定 $\Delta T = \pm 0.5\%$）

透射比 T（%）	吸光度 A	浓度相对误差 $\dfrac{\Delta c}{c} \times 100$	透射比 T（%）	吸光度 A	浓度相对误差 $\dfrac{\Delta c}{c} \times 100$
95	0.022	（±）10.2	40	0.399	（±）1.36
90	0.046	5.3	30	0.523	1.38
80	0.097	2.8	20	0.699	1.55
70	0.155	2.0	10	1.000	2.17
60	0.222	1.63	3	1.523	4.75
50	0.301	1.44	2	1.699	6.38

六、分光光度法分析的误差因素

（一）方法误差

方法误差是指分光光度法本身所产生的误差。主要由溶液偏离比耳定律及显色反应条件的改变所引起。为避免这一误差，应采用工作曲线呈线性的那一段范围进行测定工作，还要严格控制显色反应溶液酸度、温度、显色时间等反应条件，防止有色配合物的组成发生变化。

（二）仪器误差

仪器误差是指由使用分光光度计所引入的误差。

（1）仪器的非理想性引起的误差：复色光引起对比耳定律的偏离；波长标度尺未作校正时引起光谱测量误差。

（2）仪器噪声的影响。

（3）反射和散射的影响。

（4）吸收池引起的误差。

吸收池不匹配或吸收池透光面不平行，吸收池定位不确定或吸收池对光方向不同，均会使其透光率产生差异，使测定结果产生误差。因此配好对的吸收池应在毛玻璃面作号标记，同时吸收池的洗涤也很重要，应按操作方法认真洗涤。

第四节　室内环境检测实验室的建设与质量管理

一、室内环境检测实验室的建设

室内环境检测实验室的建设内容包括以下几方面：

（1）实验室应依法设立或注册，能够承担相应的法律责任，保证客观、公正、独立地从事检测活动，并应通过实验室资质认定。

（2）实验室应具备固定的工作场所（包括办公、检测的场地或房屋），室内的通风、采光、温度控制、给排水等方面的设计应满足相关规范及标准的要求。

（3）实验室应配备检测活动的设备及辅助设施，并具有对所有设备、设施独立调配使用、管理的权力。应建立安全作业管理程序，确保化学危险品、毒品及水、气、火、电等危及安全的因素和环境得以有效控制并有应急处理措施。

（4）实验室人员的数量和能力应满足工作要求，所有从事抽样、检测、操作设备的人员均应持证上岗。

（5）实验室应保证检测活动的客观、公正、独立性，应制定措施保证检测人员不受外界压力影响。

（6）为确保检验数据的准确、有效和可靠，实验室应建立质量手册及全面、有可操作性的程序文件。

二、室内环境检测实验室管理

（一）实验室质量管理

为确保检测质量，实验室应有全面的控制程序。

1. 能力验证程序

能力验证可通过各项验证试验实现，包括比对试验、密码考核、使用标准物质验证、对留样的重复试验等有关活动。

验证活动在不同实验室之间进行时，应优先选定通过实验室资质认定的实验室，同时需在双方或多方协商认可的条件下进行。验证活动应尽可能采用同一（或同批）试样及相同的试验方法。

验证活动工作应纳入年度工作总结，作为考核检测工作质量的依据。

2. 内部检验能力抽查程序

定期或不定期检查各检验项目的质量，对检验人员的技术水平进行考核，发现问题及时纠正，确保检验数据准确可靠。根据计划每半年或一年安排一次对有关检验项目的内部抽查。

3. 文件控制程序

对实验室使用的文件进行有效控制和管理，确保使用的有效性。实验室所有文件应由专人负责管理，资料应进行分类、登记、编目、归档等工作，实验室全体人员均要做好文件资料的保管工作，确保其完整性。

4. 服务和供应品的采购控制程序

为保证用于检测的服务和供应品的质量，使检验结果准确可靠，对检验工作中对检测质量有影响的服务与供应品的采购控制均需进行控制。供应品指仪器设备及影响检测工作的消耗品，服务主要指仪器设备的溯源检定。

5. 不符合检测工作与纠正措施的控制程序

检测工作在遭遇不符合情况时能及时处理，确保检测结果准确可靠。

在检测过程中遇到不符合情况，造成检测工作无法进行时应暂停正在进行的检测工作，且已进行的检测步骤作废。当条件恢复正常方可重新进行检测。

当检测人员在仪器操作时发现或怀疑仪器有异常时应立即停止正在进行的检测工作，对仪器设备进行必要的检查或检测，当确定仪器设备正常后方可继续进行检测。如仪器设备经检查确定有异常情况后应立即停止检测工作，原检测数据作废。待组织仪器修理后，应检定合格方可继续使用，除非仪器的故障不涉及其计量学性能。

当检测数据有异常现象时，应检查仪器设备是否有异常及检测人员在检测时的操作是否符合标准的规定，若为人员操作不当应按标准规定重新进行检测，原检测数据作废；若仪器及人员操作无异常或不当，应按标准重新进行检测或由另一名检测人员按标准进行操作，如两人的检测数据相同或在允差范围之内则数据有效；如两人数据不符合有效规定应请第三人进行检测以重合者数据为准，应查找并记录数据差错原因，防止以后再发生类似现象。

6. 记录的控制程序

为确保各项记录的清晰、准确，并实现管理体系运行及各项检测工作的可追溯性。应有专人负责质量记录的分类、编目、归档、保管及销毁工作。检测部检测人员负责检验原始记录、设备使用维护记录的填写。质量记录不得使用铅笔填写，必须保证字迹清晰、端正、不易被擦涂。当记录中出现错误时，每一错误应画改，不可用擦、刮、涂、摸、贴进行更改，以免字迹涂掉、模糊或消失，并将正确值填写在其旁边，确保原字迹清晰可辨，对记录的所有改动应有改动人的签名或加盖私章。一般情况下，质量记录不得随意复印或外借。

原始记录至少应包括以下内容：

（1）标题（如××产品/项目检验记录）；

（2）唯一性编号；

（3）被测对象（样品）状况，包括：样品编号、型号名称、商标、出厂编号/批号、样品/试件状态（异常情况应详细描述）；

（4）封样记录（适用时）；

（5）检验依据或参考的检验方法/（标准代号必须包含年号）；

（6）使用的仪器设备名称、型号及编号；

（7）检测数据、计算公式和导出结果；

（8）检验中意外情况的描述及处理记录（适用时）；

（9）检验日期、地点；

（10）检测人员、校核（复核）、记录人员签字。

7. 管理体系的审核与评审程序

管理体系审核是为了管理体系的有效运行，保证检测工作符合质量手册、程序文件等有关其他质量文件的规定要求，管理体系评审是就质量方针因情况变化而制定的新目标对管理体系的现状作出评价，以实现管理体系的改进与完善。

8. 人员培训与管理程序

为有计划地对人员的能力进行培训和考核，使之不断提高人员的工作能力，保证其与实验室的发展相适应。

9. 检测工作控制程序

确保各类检测业务活动严格按照相应的工作程序运行。做好检测前的准备工作，检测时，检测人员按标准及"检测实施细则"对样品进行检测，准确如实地记录测试原始数据。检测数据的记录、复核按《记录的控制程序》、《检验数据的校核程序》执行。检测人员应持证上岗，不得超越项目范围。检测前应查核仪器的精度和性能，保证检测数据准确无误。如在检测过程中发现数据有疑问，立即向室负责人报告，以便确定是否进行复测。审核批准检测报告中，如发现数据有疑问，由技术负责人确定是否进行复测。

当检测数据与标准规定的技术指标（或产品明示担保）十分接近，对这种处于临界状态的检测结果，应对样品进行复测，复测原始记录应同时归档。

试验开始及结束应做好实验室环境条件记录及仪器使用记录。

试验结束后应做实验室环境和仪器设备清洁工作，其中有毒有害物的排放或处理应严格按有关规定进行。

10. 实验仪器管理程序

（1）精密仪器设备按分类编号，定位存放、布局规范、陈列美观、整齐清洁。做好防尘、防潮、防压、防挤、防变形、防热、防晒、防磁、防振等工作。

（2）建立和健全仪器设备档案制度，妥善保存好仪器账册、说明书、使用登记册、实验情况记载表等有关资料。

（3）制定操作规程及注意事项，严格按操作规程实验。

（4）操作人员在验收前应该接受技术培训，经考核后方可实际操作；未经培训、考核的人员不得上机操作。操作前后，填写仪器使用记录、实验室情况。

（5）定期对仪器设备进行校验和检定。

（6）经常维护，及时保养，做好防锈、防腐、防虫、防毒等工作，尽量减少仪器损耗。

（7）爱护仪器设备，出现故障要及时修理。

11. 检测数据的分析处理程序

为了规范检验数据修约，对检验结果作出科学判定，同时提高检验结果的可靠性，检测数据要分析处理检验数据的有效位数、数值修约规则、有效数字运算等。

数值修约应按照《数值修约规则与极限数值的表示和判定》GB/T 8170—2008进行修约。

12. 检测数据的校核程序

对检测数据及其计算和转换进行校核，以保证检测数据的准确性。检测部应校核的数据包括测试数据、仪器检测常数和检测过程中的其他计算和转换的检测数据。

检测人员应对检测数据进行自查，核查原始记录填写是否完整、是否符合要求及数据计算、转换是否无误。自查后的检测数据，必要时应由检测人员之间进行互校。校核人员应认真仔细地按标准、规程、规范、检测实施细则等方法和程序，凡需计算的，应校核计算式和计算过程。核查计算结果，修约是否准确及数据传递、转换是否正确。

检测部主任在校核检验报告时，应同时对原始记录进行全面校核。对被检样品各检测项目的检测数据可靠性、相关匹配性进行检查。

技术负责人在批准检测报告时应对原始记录进行抽查。

检测数据经校核有误时，应在需改动之处画改，以正确的数据写在右上方，并在画改处盖上更正人员红色私章或签名，并可以辨清被改动的数据。

凡检测数据经校核有疑问时，应同检测人员查阅仪器情况及规程、规范方法，必要时重新检测。

13. 检测结果质量保证程序

检验前，应检查被检样品、检验条件是否符合要求，检验设备是否完好，一切正常才能投入检验。

检验时，检验人员不得擅自离开工作岗位，如需暂离岗位，必须有人替岗。检验值班人员有权禁止无关人员进入实验室。检验期间不得随意改变检验条件和更换检验仪器设备。

14. 检验报告的编写、审核和批准程序

要确保准确、清晰、明确和客观地报告每一项检测或系列检测的结果，并符合检测方法的要求。报告编写的依据应是经审核无误的合格原始记录和现行有效相关技术标准。

（1）报告编写。报告至少应包含以下信息：标题、检测单位全称及地址、报告编号、委托单编号、来样日期（或现场检测日期）、检验日期、检验类别、报告内容超过 __ 页的，应有每页的唯一性标示（共__页　第__页）、委托（受检）单位的名称或地址（如果适用）、产品生产厂家（如果明确）、样品名称及型号规格、工程名称及结构形式、建筑面积等特征指标、样品特性与状态，必要时应附照片或计算机打印图像、所采用的标准中文名称与代码或对采用任何非标准方法的明确说明、检验结果应准确使用法定计量单位。

（2）报告的审核。应以文件或其他形式指定各类报告的审核人；被批准的报告审核人是报告审核的责任人；报告审核人对报送的报告负技术责任。

（3）报告的批准。技术负责人是报告批准的责任人；对批准后的报告技术负责人负有技术责任。

第五节　实验室安全及防护

一、化学药品的管理

（1）化学药品保管室要阴凉、通风、干燥，有防火、防盗设施。禁止吸烟和使用明火，有火源（如电炉通电）时，必须有人看守。

（2）化学药品要由可靠的、有化学专业知识的人专门管理。

（3）化学药品应按性质分类存放，并采用科学的保管方法。如受光易变质的应装在避光容器内；易挥发、溶解的，要采取密封措施；长期不用的，应蜡封；装碱的玻璃瓶不能用玻璃塞等。

（4）化学药品应在容器外贴上标签，并涂蜡保护，短时间内保存化学药品容器可不涂蜡。

（5）对危险药品要严加管理。危险药品必须存入专用仓库或专柜，加锁防范；互相发生化学作用的药品应隔开存放；危险药品都要严加密封，并定期检查密封情况，高温、潮湿季节尤应注意；对剧毒、强腐蚀、易爆易燃药根据使用情况和库存量制定具体领用办法，并要定期清点；危险药品仓库（或柜）周围和内部严禁有火源；用不上的危险药品，应及时调出，变质失效的要及时销毁，销毁时要注意安全，不得污染环境；主动争取当地公安部门对危险药品管理的指导和监督；剧毒药品，用后剩余部分应随时存入危险药品库（或柜）。

二、其他实验物品的管理

实验室物品除精密仪器外，还可以分为低值品、易耗品和材料。材料一般指消耗品，如金属、非金属原材料、试剂等；易耗品指玻璃仪器、元器件等；低值品是指价格不够固定资产标准又不属于材料范围的用品，如电表、工具等。上述三种物品，使用频率高，流动性大，管理上做到心中有数，方便使用为目的，使用后要及时物归原处，建立必要的账目。有腐蚀性蒸气的酸应注意密封，定时通风，不要与精密仪器置于同一室中。

三、防止中毒、化学灼伤、割伤

1. 化学中毒
化学中毒的主要原因：由呼吸道吸入有毒物质的蒸气；有毒药品通过皮肤吸收进入人体；吃进被有毒物质污染的食物或饮料，品尝或误食有毒药品。

2. 化学灼伤
皮肤直接接触强腐蚀性物质、强氧化剂、强还原剂，如浓酸、浓碱、氢氟酸、钠、溴等引起的局部外伤。

3. 预防措施
（1）最重要的是保护好眼睛。在化学实验室里应该一直佩戴护目镜（平光玻璃或有机玻璃眼镜），防止眼睛受刺激性气体熏染，防止任何化学药品特别是强酸、强碱、玻璃屑等异物进入眼内。

（2）禁止用手直接取用任何化学药品。使用毒品时除用药匙、量器外必须佩戴橡皮手套，实验后马上清洗仪器、用具，立即用肥皂洗手。

（3）尽量避免吸入任何药品和溶剂蒸气。处理具有刺激性的、恶臭的和有毒的化学药品时，如 H_2S、NO_2、Cl_2、Br_2、CO、SO_2、SO_3、HCl、HF、浓硝酸、发烟硫酸、浓盐酸、乙酰氯等，必须在通风橱中进行。通风橱开启后，不要把头伸入橱内，并保持实验室通风良好。

（4）严禁在酸性介质中使用氰化物。

（5）禁止用口吸吸管移取浓酸、浓碱、有毒液体，应该用洗耳球吸取。

（6）禁止冒险品尝药品试剂，不得用鼻子直接嗅气体，而是用手向鼻孔扇入少量气体。不要用乙醇等有机溶剂擦洗溅在皮肤上的药品，这种做法反而增加皮肤对药品的吸收速度。

（7）实验室里禁止吸烟、进食，禁止赤膊、穿拖鞋。

4. 中毒和化学灼伤的急救

（1）眼睛灼伤或掉进异物。如果眼内溅入任何化学药品，立即用大量水缓缓彻底冲洗。实验室内应备有专用洗眼水龙头。洗眼时要保持眼皮张开，可由他人帮助翻开眼睑，持续冲洗15min。忌用稀酸中和溅入眼内的碱性物质，反之亦然。对因溅入碱金属、溴、磷、浓酸、浓碱或其他刺激性物质的眼睛灼伤者，急救后必须迅速送往医院检查治疗。

玻璃屑进入眼睛内是比较危险的。这时要尽量保持平静，绝不可用手揉擦，也不要试图让别人取出碎屑，尽量不要转动眼球，可任其流泪，有时碎屑会随泪水流出。用纱布轻轻包住眼睛后，将伤者急送医院处理。

若系木屑、尘粒等异物，可由他人翻开眼睑，用消毒棉签轻轻取出异物，或任其流泪，待异物排出后，再滴入几滴鱼肝油。

（2）皮肤灼伤。

1）酸灼伤。先用大量水冲洗，以免深度受伤，再用稀 $NaHCO_3$ 溶液或稀氨水浸洗，最后用水洗。氢氟酸能腐烂指甲、骨头，滴在皮肤上，会形成痛苦的、难以治愈的烧伤。皮肤若被灼烧后，应先用大量水冲洗20min以上，再用冰冷的饱和硫酸镁溶液或70%酒精浸洗30min以上，或用大量水冲洗后，用肥皂水或2%～5% $NaHCO_3$ 溶液冲洗，用5% $NaHCO_3$ 溶液湿敷。局部外用可的松软膏或紫草油软膏及硫酸镁糊剂。

2）碱灼伤。先用大量水冲洗，再用1%硼酸或2% HAc 溶液浸洗，最后用水洗。溴灼伤是很危险的，被溴灼伤后的伤口一般不易愈合，必须严加防范。凡用溴时都必须预先配制好适量的20% $Na_2S_2O_3$ 溶液备用。一旦有溴沾到皮肤上，立即用 $Na_2S_2O_3$ 溶液冲洗，再用大量水冲洗干净，包上消毒纱布后就医。

在受上述灼伤后，若创面起水泡，均不宜把水泡挑破。

（3）烫伤、割伤等外伤。在烧熔和加工玻璃物品时最容易被烫伤，在切割玻管或向木塞、橡皮塞中插入温度计、玻璃管等物品时最容易发生割伤。玻璃质脆易碎，对任何玻璃制品都不得用力挤压或造成张力。在将玻管、温度计插入塞中时，塞上的孔径与玻璃管的粗细要吻合。玻璃管的锋利切口必须在火中烧圆，管壁上用几滴水或甘油润湿后，用布包住用力部位轻轻旋入，切不可用猛力强行连接。

外伤急救方法如下：

1）割伤。先取出伤口处的玻璃碎屑等异物，用水洗净伤口，挤出一点血，涂上红汞水后用消毒纱布包扎。也可在洗净的伤口上贴上"创可贴"，可立即止血，且易愈合。

若严重割伤大量出血时，应先止血，让伤者平卧，抬高出血部位，压住附近动脉，或用绷带盖住伤口直接施压，若绷带被血浸透，不要换掉，再盖上一块施压，及时送医院治疗。

2）烫伤。如果被火焰、蒸气、红热的玻璃、铁器等烫伤，立即将伤处用大量水冲淋或浸泡，以迅速降温避免深度烧伤。若起水泡不宜挑破，用纱布包扎后送医院治疗。对轻微烫伤，可在伤处涂些鱼肝油或烫伤油膏或万花油后包扎。

四、防火防爆及灭火

1. 防火防爆

（1）各实验室应保持环境整洁，设备及各类器材应管理得井井有条，不用仪器设备及物资应收拾整齐，放在规定位置。

（2）废弃物应立即清除，易燃烧的包装材料应及时保存于安全处，不准储藏于实验室中备用，也不准放置于走廊与通道中，确保梯道畅通无阻。

（3）不准在实验室内和走廊上匆忙跑动，禁止粗暴的恶作剧和一切戏谑行为。空调机要定期维护，室内进风口滤网应每月清洗一次，防止灰尘堵塞造成过压、电线发热等产生火灾危险。

（4）使用电炉必须确定位置，定点使用，周围严禁有易燃物。使用易燃化学危险品时，应随用随领，不宜在实验室现场存放；零星备用化学危险品，应由专人负责，存放于铁柜中。

（5）电烙铁应放在不燃的支架上，周围不要堆放可燃物，用后立即拔下插头，下班时将电源切断。有变压器、电感应圈的设备，应放置在不燃的基座上，其散热孔不应覆盖或放置易燃物。实验室内的用电量，不应超过额定负荷。

2. 灭火

（1）灭火的基本方法。

1）冷却灭火法。把燃烧周围环境温度降低至燃点以下，从而使燃烧停止。对于一般物质起火，都可以用水和二氧化碳灭火剂来冷却灭火。在火场上，除了运用冷却直接扑灭火灾外，还常常用降低可燃物的温度，防止其达到燃点起火或受热变形爆炸。

2）隔离灭火法。将燃烧物与附近可燃烧物隔离或者疏散开，从而使燃烧停止。适用于扑救各种固体、液体和气体等火灾。

例如，将火源附近的易燃易爆物质转移至安全区；关闭阀门，阻止可燃气体或液体流入燃烧区；排除设备、容器内的可燃气体、液体；阻拦、疏散易燃可燃液体或扩散的可燃气体；拆除与火源相毗邻的易燃建筑结构，造成阻止火势蔓延的空间地带等。

3）窒息灭火法。根据可燃物质发生燃烧需要足够的助燃物（如空气或氧气）这个条件，采取恰当措施，防止空气进入燃烧区，或用惰性气体稀释空气中的含氧量，使燃烧物质缺乏或断绝氧气而熄灭。适用于扑救一些封闭的空间和生产设备装置内的火灾。可采用石棉布、湿抹布等不燃或难燃材料覆盖燃烧物。

4）抑制灭火法。将化学灭火剂喷入燃烧区，使之参与燃烧的化学反应，从而使燃烧反应停止。使用的灭火剂有干粉、1211等卤代烷灭火剂。

（2）灭火的基本原则。

1）先控制，后灭火。对于不能立即扑救的火灾，要首先控制火势的继续蔓延扩大，在具备了扑灭火灾的条件时，展开全面进攻，一举扑灭火焰。

2）救人重于灭火。火场上如果有人受到火势威胁，消防人员的首要任务是要把被火围困的人员抢救出来。运用这一原则，要根据火势情况和人员受火势威胁程度决定。在灭火力量较强时，灭火和救人可以同时进行，但绝不能因灭火而贻误救人时机。人未救出之前，灭火往往是为了打开救人通道或减弱火势对人员的威胁程度，从而更好地给救人脱险、及时扑灭火灾创造条件。

3）先重点，后一般。对整个火场而言，重点和一般有一个相比确定。例如，人和物相比；贵重物资和一般物资相比；火势蔓延猛烈方面和其他方面相比；有爆炸、毒害、倒塌危险的方面和没有这些危险的方面相比；火场上的下风方向与上风、侧风方向相比，下风方向是重点；易燃和可燃物集中区域和这类物品较小的区域相比；要害部位和其他部位相比。

（3）灭火器材的一般原理与使用方法。

使用灭火器的一般要求：

1）灭火器喷射的时间很短，适用扑救初起火灾。平时要把灭火器放在使用方便的地方。使用时把灭火器拿到离着火点尽可能近的地方再启动，防止迟缓动作和过早启动，影响灭火效果。

2）扑救一般固体物质火灾时，要将灭火剂喷射到燃烧最强处。

3）扑救液体火灾，要从一面顺风平推，平稳地将燃烧面盖住，将火扑灭，并要防止回火复燃。

4）使用干粉等灭火器，要站在上风处，充分发挥灭火效能；使用二氧化碳灭火器要注意掌握好提拿姿势，防止冻伤。使用各种灭火器灭火均应注意不要使灭火器盖与筒底对着人的身体，以免发生意外。

灭火剂的主要类型：

主要有水、泡沫、二氧化碳、干粉、卤代烷。以下主要介绍二氧化碳和干粉两种灭火剂。

1）二氧化碳。二氧化碳是一种无色、无味的气体，不燃烧、不助燃、比空气重。能够冷却燃烧物质和冲淡燃烧区空气中氧气的含量，使燃烧停止。

二氧化碳不导电，不含有水分，不污损仪器设备。适用于扑救电器设备、精密仪器图书和档案火灾，以及燃烧面积不大的油类、气体和一些不能用水扑救的物质的火灾。

二氧化碳不能扑救金属钾、钠、铝和金属氢化物等物质的火灾；也不能扑救某些能够在惰性介质中燃烧的物质火灾（如硝酸纤维）和某些物质（如棉花）内部的引燃。

2）干粉。干粉的种类很多，目前主要使用的是小苏打干粉和改性钠盐干粉。干粉可以用人工喷洒，也可以装入特制的灭火器内用惰性气体（如氧气）的压力来喷射。干粉颗粒微细，浓度密集，在燃烧区内能隔绝火焰的辐射热，析出惰性气体，冲淡空气中氧的含量。同时，干粉还具有化学灭火效能可以中断燃烧的连锁反应。

五、化学毒物及中毒的救治

实验中若感觉咽喉灼痛、嘴唇脱色或发绀，胃部痉挛或恶心呕吐、心悸头痛等症状时，则可能系中毒所致。视中毒原因，采取下述急救后，立即送医院治疗，不得延误。

（1）固体或液体毒物中毒。有毒物质尚在嘴里的立即吐掉，用大量水漱口；误食碱者，先饮大量水再喝些牛奶；误食酸者，先喝水，再服 Mg（OH）$_2$乳剂，最后饮些牛奶；不要用催吐药，也不要服用碳酸盐或碳酸氢盐。

重金属盐中毒者，喝一杯含有几克 $MgSO_4$的水溶液，立即就医。不要服催吐药，以免引起危险或使病情复杂化。

砷和汞化物中毒者，必须紧急就医。

（2）吸入气体或蒸气中毒者立即转移至室外，解开衣领和纽扣，呼吸新鲜空气。对休克者应施以人工呼吸，但不要用口对口法。立即送医院急救。

六、有毒化学物质的处理

1. 汞蒸汽及其他废气

（1）为减少汞液面的蒸发，可在汞液面覆盖化学液体。

（2）对于溅落的汞，应尽可能拣拾起来，颗粒直径大于1mm的汞可用洗耳球拣起来。拣拾过汞的地点可以洒上多硫化钙、硫磺或漂白粉，或喷洒药品使汞生成不挥发的难溶盐，干后扫除。

（3）可以用紫外灯除汞，使汞被臭氧氧化为不溶性的氧化汞。

（4）少量废气应由通风橱排至室外，毒性大的气体则采用吸附、吸收、氧化、分解等办法处理后排放。

2. 废液

（1）无机酸类。将废酸慢慢倒入过量的含碳酸钠或氢氧化钙的水溶液中或废碱互相中和，中和后用大量水冲洗。

（2）含汞、砷、锑、铋等离子的废液。控制废液酸度 0.3mol/L〔H^+〕，使其生成硫化物沉淀。

（3）含氰废液。含氰废液加入氢氧化钠使 pH 值在 10 以上，加入过量的高锰酸钾（3%）溶液，使 CN^-氧化分解。如 CN^-含量高，可加入过量的次氯酸钙和氢氧化钠溶液。

（4）含氟溶液。含氟溶液加入石灰使生成氟化钙沉淀。

（5）可燃性有机物。可燃性有机物用焚烧法处理。不易燃烧的可用废易燃溶剂稀释。

（6）综合废水处理。调节综合废水废水 pH 值为 3～4，加入铁粉，搅拌 30min，用碱把 pH 调至 9 左右，继续搅拌 10min，加入高分子混凝剂，进行混凝后沉淀，清液可排放，沉淀物以废渣处理。

3. 废渣

废弃的有害固体药品严禁倒在生活垃圾箱，必须经处理解毒后丢弃。

4. 有机溶剂的回收

分析实验用过的有机溶剂有些可回收使用。使用前应经过空白或标准实验。处理有机溶剂均在分液漏斗中进行。

（1）乙醚。将用过的废乙醚置于分液漏斗中，用水洗一次；中和（石蕊试纸检查），用0.5%高锰酸钾洗至紫色不褪；再用水洗，用0.5%～1%硫酸亚铁铵溶液洗以除去过氧化物；水洗后用氯化钙干燥，过滤进行分馏，收集33.5℃～34.5℃馏分使用。

（2）乙酸乙酯。乙酸乙酯废液先用水洗几次，然后用硫代硫酸钠稀溶液洗几次，使之褪色。再用水洗几次后蒸馏。用无水碳酸钾脱水，放置几天，过滤后蒸馏。收集76℃～77℃的馏分。

（3）氯仿。废氯仿，顺序用水、浓硫酸（用量为氯仿量的十分之一）、纯化水、0.5% 盐酸羟胺（分析纯）溶液洗涤。用水洗后，按上法干燥并蒸馏两次。对于蒸馏法仍不能除去的有机杂质可用活性炭吸附纯化。

七、气体钢瓶的安全使用

气体钢瓶是储存压缩气体的特制的耐压钢瓶。使用时，通过减压阀（气压表）有控制地放出气体。钢瓶的内压较大（有的高达 15MPa），有些气体易燃或有毒，所以在使用钢瓶时要注意安全。

使用钢瓶的注意事项：

（1）钢瓶应存放在阴凉、干燥、远离热源（如阳光、暖气、炉火）处。可燃性气体钢瓶必须与氧气钢瓶分开存放。

（2）绝不可使油或其他易燃性有机物沾在气瓶上（特别是气门嘴和减压阀）。也不得用棉、麻等物堵漏，以防燃烧引起事故。

（3）使用钢瓶中的气体时，要用减压阀（气压表）。各种气体的气压表不得混用，以防爆炸。

（4）不可将钢瓶内的气体全部用完，一定要保留 0.05MPa 以上的残留压力（减压阀表压）。可燃性气体如 C_2H_2 应剩余 0.2MPa～0.3MPa。

（5）为了避免各种气瓶混淆而用错气体，通常在气瓶外面涂以特定的颜色以便区别，并在瓶上写明瓶内气体的名称。

（6）据我国有关部门规定，各种钢瓶必须按照下述规定进行漆色、标注气体名称和涂刷横条，其规格如表6-6。

表6-6　各种钢瓶标示

钢瓶名称	外表颜色	字样	字样颜色	横条颜色
氧气瓶	天蓝	氧	黑	—
氢气瓶	深绿	氢	红	红
氮气瓶	黑	氮	黄	棕
纯氩气瓶	灰	纯氩	绿	—
二氧化碳气瓶	黑	二氧化碳	黄	黄
氨气瓶	黄	氨	黑	—
氯气瓶	草绿	氯	白	白
氟氯烷瓶	铝白	氟氯烷	黑	—

八、电器安全

（1）所有电器设备在使用前，应确保安全接地。不得使用没有安全接地的设备。

（2）在使用动力电时，需事先检查电气开关、马达和机械设备是否安装妥善。

（3）实验结束后，实验人员或实验室工作人员要严格检查电、气使用状况，离开实验室前需将总电闸拉下，以免出现电气安全事故。

（4）放置电器设备的实验室要特别注意用水安全，在无人情况下，不得出现漏水、跑水现象。使用电气设备时要严格遵守电气设备的操作规程。

（5）在为实验室或电气设备更换保险丝或保险管时，要按电器的用电负荷量选用适当规格，不得任意加大或以铜丝代替使用。

（6）实验室不得出现裸露的电线头。接线时，应使用黑胶布将线路的接头部分包裹严实，以免引起意外事故。

（7）实验室的电气开关箱内，不准存放任何物品，以免导电燃烧，引起事故；严禁用铁柄毛刷和湿布清扫、擦拭正在使用的电气设备，严禁用湿手接触电器。擦拭电器设备前，应将电源断开。

（8）凡电气动力设备，如电风扇、电动机、马达等发生过热现象，应立即停止运转，并及时维修，以免烧毁设备；实验时必须先接好用电设备的线路，再接通电源；实验结束时，必须先切断电源，再拆线路。严禁在未断开电源的情况下给用电设备接线。

（9）实验室所有电气设备不得私自拆卸及随便自行修理，电气修理应由专业电工或仪表工负责。

（10）实验人员在受到触电伤害时，其他人员应立即戴上绝缘手套将电线挪开，同时切断电源，然后把触电者转移到有新鲜空气的地方进行人工呼吸并迅速拨打120急救。

九、实验室安全守则

（1）严格执行实验室检测设备与器皿的操作规程，未经主管领导同意，不得随意更改操作程序。

（2）凡进行有危险性实验，工作人员应先检查防护措施，保证防护妥当后，才可进行实验。实验中不得擅自离开，实验完成后立即做好善后清理工作，以防事故发生。

（3）加强个人防护意识，取样时戴好劳动保护用品并及时更换，凡有害或有刺激性易挥发气体应在通风柜内进行。腐蚀和刺激性药品，如强酸、碱、冰醋酸等，取用时尽可能戴上橡皮手套和防护眼镜，倾倒时，切勿直对容器口俯视，吸取时，应使用洗耳球。禁用裸手直接拿取上述物品。

（4）不使用无标签（或标志）容器盛放的试剂、试样。实验中产生的废液、废物应集中处理，不得任意排放；酸、碱或有毒物品溅落时，应及时清理及除毒。

（5）往玻璃管上套橡皮管（塞）时，管端应烧圆滑，并用水或甘油浸湿橡皮管（塞）内部，用布裹手，以防玻璃管破碎割伤手。尽量不要使用薄壁玻璃管。

（6）严格遵守安全用电、用水要求。不使用绝缘损坏或接地不良的电器设备，不准擅自拆修检测设备。

（7）分析人员要熟悉消防器材使用方法并掌握有关的灭火知识。

（8）更换气瓶室气体时注意，保持钢瓶接口不漏气，同时要通风。

（9）一旦发生失火事故，首先应撤除一切火源，关闭电闸，然后用砂子或干粉灭火器灭火。及时向主管领导汇报情况。

（10）实验结束，实验人员必须洗手后方可进食，并不准把食物、食具带进实验室。离开实验室前要检查水、电、气和门窗。

附录　民用建筑工程室内空气检测操作细则
（仅供参考）

一、民用建筑工程室内空气采样实施细则

1　编制目的
为对民用建筑工程室内空气中样品的采集，特制定本细则。

2　适用范围
本实施细则适用于民用建筑工程室内环境空气中甲醛、氨、苯、TVOC 样品的采集。

3　制定依据
3.1《民用建筑工程室内环境污染控制规范》GB 50325—2010

4　采样

4.1　采样仪器及材料

恒流采样器（苯、TVOC）：采样过程中流量稳定，流量范围包含 0.5L/min，并且当流量 0.5L/min 时，能克服 5kPa～10kPa 之间的阻力，此时用皂膜流量计校准系统流量，相对偏差应不大于 ±5%。

恒流采样器（甲醛、氨）：流量范围 0L/min～1L/min，流量稳定可调，恒流误差小于 2%，采样前和采样后用皂膜流量计校准流量，误差小于 5%。

大型气泡吸收管：内装酚试剂吸收液；稀硫酸吸收液。

活性炭吸附管：内装 100mg 椰子壳活性炭吸附剂的玻璃管或内壁光滑的不锈钢管，使用前应通氮气加热活化，活化温度为 300℃～350℃，活化时间不少于 10min，活化至无杂质峰，当流量 0.5L/min 时，阻力应在 5kPa～10kPa 之间。

Tenax – TA 吸附管：内装 200mg 粒径为 0.18mm～0.25mm（60 目～80 目）Tenax – TA 吸附剂的玻璃管或内壁光滑的不锈钢管，使用前应通氮气加热活化，活化温度应高于解吸温度，活化时间不少于 30min，活化至无杂质峰，当流量 0.5L/min 时，阻力应在 5kPa～10kPa 之间。

气压表。

温度计、湿度计。

4.1.1　采样仪器设备的准备情况、运行完好检查。

4.1.1.1　气密性检查：有动力采样器在采样前应对采样系统气密性进行检查，不得漏气。

4.1.1.2　流量校准：采样系统流量要求保持恒定，现场采样前要用皂膜流量计校准采样系统进气流量。尤其要注意的是：对于苯及 TVOC 的采样，由于吸附管阻力较大，如果使用无恒流模块的气体采样器，容易发生系统流量失真情况，直接影响检测结果，所以应使用有恒流模块的气体采样器。

4.1.2　采集样品的环境准备情况检查。

4.1.2.1 抽样时间应在民用建筑工程及室内装修工程完工至少 7d 以后、工程交付使用前进行。

4.1.2.2 对采用集中空调的民用建筑工程，应在空调正常运转条件下进行。

4.1.2.3 对采用自然通风的民用建筑工程，检测应在对外门窗关闭 1h 后进行。

4.1.3 采集室内环境样品时，需同时在室外的上风向处采集室外环境空气样品。

4.1.4 对不合格情况，应加采平行样，测定之差与平均值比较的相对偏差不超过 20%。

4.2 采样点设置要求

4.2.1 环境污染物现场检测点应按下表房间面积设置。

房间使用面积（m²）	检测点数（个）
<50	1
≥50 且 <100	2
≥100 且 <500	不少于 3
≥500 且 <1000	不少于 5
≥1000 且 <3000	不少于 6
≥3000	每 1000m² 不少于 3

4.2.2 环境污染物浓度现场检测点应距内墙面不小于 0.5m、距楼地面高度 0.8m ~ 1.5m。

4.2.3 检测点应在对角线上或梅花式均匀分布设置，避开通风道和通风口。

4.3 采样记录内容

4.3.1 标明采样点的设置位置。

4.3.2 采样仪器的型号、编号、采样流量。

4.3.3 采样时间、流速。

4.3.4 采样温度、湿度、气压等气象参数。

4.3.5 采样者姓名。

4.3.6 采样记录的其他相关内容。

4.3.7 采样位置封闭时间。

5 采样体积计算

将采样体积按下式换算成标准状态下的采样体积：

$$V_o = V_t \cdot \frac{T_0}{273 + t} \cdot \frac{P}{P_0}$$

式中：V_o——标准状态下的采样体积，L；

V_t——体积，为采样流量与采样时间乘积；

t——采样点的气温，℃；

T_0——标准状态下的绝对温度 273K；

P——采样点的大气压，kPa；

P_0——标准状态下的大气压，101.3kPa。

6　采样人员要求

采样人员须经培训，持证上岗。

二、民用建筑工程室内空气中甲醛酚试剂分光光度法检测细则

1　编制目的

为对民用建筑工程室内空气中甲醛浓度的检验，特制定本细则。

2　适用范围

本实施细则适用于民用建筑工程室内空气中甲醛浓度的检验。

3　检验依据

3.1　《民用建筑工程室内环境污染控制规范》GB 50325—2010

3.2　《公共场所卫生标准检验方法》GB/T 18204.26—2000

4　检验原理

空气中的甲醛与酚试剂反应生成嗪，嗪在酸性溶液中被高铁离子氧化形成蓝绿色化合物。根据颜色深浅，比色定量。

5　检验人员

检验人员须持证上岗，检验工作中，检验人员应认真负责。

6　检验仪器及设备

大型气泡吸收管：出气口内径为 1mm，与管底距离应为 3mm ~ 5mm。

恒流采样器（甲醛、氨）：流量范围 0 ~ 1L/min，流量稳定可调，恒流误差小于 2%，采样前和采样后用皂膜流量计校准流量，误差小于 5%。

具塞比色管：10mL。

分光光度计：630nm 测定吸光度。

电子天平：感量 0.0001g。

天平：感量 0.1g。

移液管：1mL、2mL、5mL、10mL、20mL。

棕色容量瓶：100mL、1000mL。

7　试剂和材料

所用的水均为重蒸馏水或去离子水，所用的试剂纯度一般为分析纯。

7.1　吸收液原液：称量 0.10g 酚试剂 [C_6H_4SN（CH_3）$C:NNH_2 \cdot HCl$，简称 MBTH]，加水溶解，倾于 100mL 具塞量筒中，加水至刻度。放冰箱中保存，可稳定 3d。

7.2　吸收液：量取吸收原液 5mL，加 95mL 水，即为吸收液。采样时，临用现配。

7.3　1% 硫酸铁铵溶液：称量 1.0g 硫酸铁铵 [$NH_4Fe(SO_4)_2 \cdot 12H_2O$] 用 0.1mol/L 盐酸溶解，并稀释至 100mL。

7.4　甲醛标准储备溶液：取 2.8mL 含量为 36% ~ 38% 甲醛溶液，放入 1L 容量瓶中，

加水稀释至刻度。此溶液 1mL 相当于 1mg 甲醛。其准确浓度用下述碘量法标定。

甲醛标准储备溶液标定：精确量取 20.00mL 待标定的甲醛标准储备溶液，置于 250mL 碘量瓶中。加入 20.00mL 碘溶液 [C (1/2I$_2$) = 0.1000mol/L] 和 15mL 1mol/L 氢氧化钠溶液，放置 15min。加入 20mL 0.5mol/L 硫酸溶液，再放置 15min，用 [C (Na$_2$S$_2$O$_3$) = 0.1000mol/L] 硫代硫酸钠标准溶液滴定，至溶液呈现淡黄色时，加入 1mL 0.5% 淀粉溶液继续滴定至恰好蓝色褪去为止，记录所用硫代硫酸钠溶液体积（V$_2$），mL。同时用水作试剂空白滴定，记录空白滴定所用硫代硫酸钠（V$_1$），mL。

甲醛溶液的浓度用以下公式计算：

$$甲醛溶液浓度（mg/mL）= \frac{(V_1 - V_2) \times C_1 \times 15}{20}$$

式中：V$_1$——试剂空白消耗硫代硫酸钠标准溶液的体积，mL；

V$_2$——甲醛标准储备溶液消耗硫代硫酸钠标准溶液的体积，mL；

C$_1$——硫代硫酸钠标准溶液的准确物质的量浓度；

15——甲醛的当量；

20——所取甲醛标准储备溶液的体积，mL。

二次平行滴定，误差应小于 0.05mL，否则重新标定。

7.5 甲醛标准溶液：临用时，将甲醛标准储备溶液用水稀释至成 1.00mL 含 10ug 甲醛、立即再取此溶液 10.00mL，加入 100mL 容量瓶中，加入 5mL 吸收原液，用水定容至 100mL，此液 1.00mL 含 1.0ug 甲醛，放置 30min 后，用于配置标准色列管。此标准溶液可稳定 24h。

注：可用国家二级以上标准品直接配制成标准溶液。

8 检验程序

8.1 采样

8.1.1 采样条件应按民用建筑工程室内环境空气样品采集实施细则进行。

8.1.2 用一个内装 5mL 吸收液的大型气泡吸收管，以 0.5L/min 流量，采气 10L，并记录采样点的温度和大气压力。采样后样品在室温下应在 24h 内分析。

8.2 标准曲线的绘制

取 10mL 具塞比色管，用甲醛标准溶液按下表制备标准系列。

管号	0	1	2	3	4	5	6	7	8
标准溶液（mL）	0	0.10	0.20	0.40	0.60	0.80	1.00	1.50	2.00
吸收液（mL）	5.00	4.90	4.80	4.60	4.40	4.20	4.00	3.50	3.00
甲醛含量（μg）	0	0.10	0.20	0.40	0.60	0.80	1.00	1.50	2.00

各管中，加入 0.4mL 1% 硫酸铁铵溶液，摇匀，放置 15min，用 1cm 比色皿，在波长 630nm 下，以水作参比，测定各管溶液的吸光度。以甲醛含量为横坐标，吸光度为纵坐标，绘制曲线。

并用最小二乘法计算校准曲线的斜率及回归方程：

$$Y = b \cdot X \qquad (1)$$

式中：Y——标准溶液的吸光度；

  X——甲醛含量，μg；

  b——回归方程式斜率。

相关系数应 $\gamma > 0.999$。

8.3 样品测定

采样后，将样品溶液全部转入比色管中，用少量吸收液洗吸收管，合并使总体积为 5mL。按绘制标准曲线的操作步骤（见 8.2）测定吸光度（A）；在每批样品测定的同时，用 5mL 未采样的吸收液作试剂空白，测定试剂空白的吸光度（A_0）。

8.4 结果计算

空气中甲醛浓度下式计算：

$$C = \frac{A - A_0}{b \times V_0} \qquad (2)$$

式中：C——空气中甲醛，mg/m^3；

  A——样品溶液的吸光度；

  A_0——空白溶液的吸光度；

  b——回归线的斜率；

  V_0——换算成标准状态下的采样体积，L。

9 测量范围、干扰和排除

9.1 测量范围

用 5mL 样品溶液，本法测定范围 $0.1\mu g \sim 1.5\mu g$；采样体积为 10L 时，可测浓度范围 $0.01mg/m^3 \sim 0.15mg/m^3$。

10 注意事项

室温低于 15℃时，显色不完全，应在 25℃水浴中保温操作。

三、民用建筑工程室内空气中氨靛酚蓝分光光度法检测实施细则

1 编制目的

为对民用建筑工程室内空气中氨浓度的检验，特制定本细则。

2 适用范围

本实施细则适用于民用建筑工程室内空气中氨浓度的检验。

3 检验依据

3.1 《民用建筑工程室内环境污染控制规范》 GB 50325—2010

3.2 《公共场所卫生标准检验方法》 GB/T 18204.25—2000

4 检验原理

空气中氨吸收在稀硫酸中，在亚硝基铁氰化钠及次氯酸钠存在下，与水杨酸生成蓝绿色的靛酚蓝染料，根据着色深浅，比色定量。

5 检验人员

检验人员须持证上岗，检验工作中，检验人员应认真负责。

6 检验仪器及设备

6.1 大型气泡吸收管：出气口内径为 1mm，与管底距离应 3mm~5mm。

6.2 恒流采样器（甲醛、氨）：流量范围 0L/min~1L/min，流量稳定可调，恒流误差小于 2%，采样前和采样后用皂膜流量计校准流量，误差小于 5%。

6.3 具塞比色管：10mL。

6.4 分光光度计。

6.5 气压表、温度计

6.6 皂膜流量计。

7 试剂和材料

所用的水均为重蒸馏水或去离子水，所用的试剂纯度一般为分析纯。

7.1 吸收液 [$C(H_2SO_4) = 0.005mol/L$]：量取 2.8mL 浓硫酸加入水中，并稀释至 1L。临用时再稀释 10 倍。

7.2 碘化钾（KI）。

7.3 盐酸。

7.4 水杨酸溶液（50g/L）：称取 10.0g 水杨酸 [$C_6H_4(OH)COOH$] 和 10.0g 柠檬酸钠（$Na_3C_6O_7 \cdot 2H_2O$），加水约 50mL，再加 55mL 氢氧化钠溶液 [$C(NaOH) = 2mol/L$]，用水稀释至 200mL。此试剂稍有黄色，室温下可稳定一个月。

7.5 亚硝基铁氰化钠溶液（10g/L）；称取 1.0g 亚硝基铁氰化钠 [$Na_2Fe(CN)_5 \cdot NO \cdot 2H_2O$]，溶于 100mL 水中，贮于冰箱中可稳定一个月。

7.6 次氯酸钠溶液 [$C(NaClO) = 0.05mol/L$] 取 1mL 次氯酸钠试剂原液，用碘量法标定其浓度。然后用氢氧化钠溶液 [$C(NaOH) = 2mol/L$] 称释成 0.05mol/L 的溶液。贮于冰箱中可保存两个月。

7.7 氨标准溶液

7.7.1 标准贮备液：称取 0.3142g 经 105℃ 干燥 1h 的氯化铵（NH_4Cl），用少量水溶解，移入 100mL 容量瓶中，用吸收液（见 7.1）稀释至刻度。此液 1.00mL 含 1.00mg 氨。

7.7.2 标准工作液：临用时，将标准贮备液（见 7.7.1）用吸收液稀释成 1.00mL 含 1.00μg 氨。

注：可用国家二级以上标准品直接配制成标准溶液。

8 检验程序

8.1 采样

8.1.1 采样条件应按民用建筑工程室内环境空气样品采集实施细则进行。

8.1.2 采样：用一个内装 10mL 吸收液的大型气泡吸收管，以 0.5L/mim 流量，采样 10min，采气 5L，及时记录采样点的温度及大气压力。采样后，样品在室温下保存，于 24h 内分析。

8.2 标准曲线的绘制

取 10ml 具塞比色管 7 支，制备标准系列管。

管　　号	0	1	2	3	4	5	6
标准溶液（7.7.2）（mL）	0	0.5	1.00	3.00	5.00	7.00	10.00
吸收液（7.1）（mL）	10.00	9.50	9.00	7.00	5.00	3.00	0
甲醛含量 µg	0	0.50	1.00	3.00	5.00	7.00	10.00

在各管中加入0.50mL水杨酸溶液（7.4）再加入0.10mL亚硝基铁氰化钠溶液（7.5）和0.10ml次氯酸钠溶液（7.6），混匀，室温下放置1h。用1cm比色皿，于波长697.5nm处，以水作参比，测定各管溶液的吸光度。以氨含量（µg）作横坐标，吸光度为纵坐标，绘制标准曲线。

并用最小二乘法计算校准曲线的斜率、截距及回归方程。

$$Y = b \cdot X \tag{1}$$

式中：Y——标准溶液的吸光度；

　　　X——氨含量，µg；

　　　b——回归方程式斜率。

相关系数应 $\gamma > 0.999$。

8.3　样品测定

将样品溶液转入具塞比色管中，用少量的水洗吸收管，合并，使总体积为10mL。再按制备标准曲线的操作步骤（8.2）测定样品的吸光度。在每批样品测定的同时，用10mL未采样的吸收液作试剂空白测定。如果样品溶液吸光度超过标准曲线范围，则可用试剂空白稀释样品显色液后再分析。计算样品浓度时，要考虑样品溶液的稀释倍数。

8.4　结果计算

空气中氨浓度按式（2）计算：

$$C = \frac{A - A_0}{b \cdot V_0} \tag{2}$$

式中：C——空气中氨浓度，mg/m³；

　　　A——样品溶液的吸光度；

　　　A_0——空白溶液的吸光度；

　　　b——校准曲线的斜率；

　　　V_0——标准状态下的采样体积，L。

9　测定范围

测定范围为10mL样品溶液中含0.5µg～10µg的氨。按本法规定的条件采样10min，样品可测浓度范围为0.01mg/m³～2mg/m³。

10　注意事项

10.1　次氯酸钠溶液不稳定，光照射分解，商品次氯酸钠多系无色塑料瓶装，建议用黑纸包裹，冰箱内避光保存。

10.2　由于纯水痕量的氨不易除去，常规工作用空白试样校正。

10.3　本方法显色温度以25℃～30℃较好，如试剂系从冰箱内取出，应放置与室温平衡后再用。

四、民用建筑工程室内空气中苯检测实施细则

1　编制目的

为对民用建筑工程室内空气中苯浓度的检验，特制定本细则。

2　适用范围

本实施细则适用于民用建筑室内空气中苯浓度的检验。

3　检验依据

3.1　《民用建筑工程室内环境污染控制规范》GB 50325—2010

4　检验原理

空气中苯用活性炭管采集，然后经热解吸，用气相色谱法分析，以保留时间定性，峰面积定量。

5　检验人员

检验人员须持证上岗，检验工作中，检验人员应认真负责。

6　检验仪器

6.1　恒流采样器：采样过程中流量稳定，流量范围包含0.5L/min，并且当流量0.5L/min时，能克服5kPa~10kPa之间的阻力，此时用皂膜流量计校准系统流量，相对偏差应不大于±5%。

6.2　热解吸装置：能对吸附管进行热解吸，解吸温度、载气流速可调。

6.3　气相色谱仪：配备氢火焰离子化检测器。

6.4　色谱柱：毛细管柱或填充柱。毛细管柱长30m~50m，内径0.53mm或0.32mm石英柱，内涂覆二甲基聚硅氧烷或其他非极性材料；填充柱长2m、内径4mm不锈钢柱，内填充聚乙二醇6000—6201担体（5∶100）固定相。

6.5　注射器：1μL、10μL注射器若干个。

7　试剂和材料

7.1　活性炭吸附管：内装100mg椰子壳活性炭吸附剂的玻璃管或内壁光滑的不锈钢管，使用前应通氮气加热活化，活化温度为300℃~350℃，活化时间不少于10min，活化至无杂质峰，当流量0.5L/min时，阻力应在5kPa~10kPa之间。

7.2　标准品：苯标准溶液或标准气体。

7.3　载气：氮气（纯度不小于99.99%）。

8　检验程序

8.1　采样

8.1.1　应在采样地点打开吸附管，与空气采样器入气口垂直连接，调节流量在0.5L/min，用皂膜流量计校准采样系统的流量，采集约10L空气，记录采样时间、采样流量、温度和大气压。

8.1.2　采样后，取下吸附管，密封吸附管的两端，做好标识，放入可密封的金属或玻璃容器中。样品可保存5d。

注：采集室外空气空白样品，应与采集室内空气样品同步进行，地点宜选择在室外上风向处。

8.2　空气样品的测定

8.2.1　色谱分析条件。

色谱分析条件可选用以下推荐值，也可根据实验室条件制定最佳分析条件：

填充柱温度：90℃或毛细管柱温度为60℃；

检测室温度：150℃；

汽化室温度：150℃；

载气：氮气。

8.2.2　标准曲线。

8.2.2.1　气体外标法：准确抽取浓度约1mg/m³的标准气体100mL、200mL、400mL、1L、2L通过吸附管，用热解吸气相色谱法分析吸附管标准系列。

8.2.2.2　液体外标法：抽取标准溶液1μL～5μL注入活性炭吸附管，制备苯含量为0.05μg、0.1μg、0.5μg、1.0μg、2.0μg的标准吸附管，同时用100mL/min的氮气通过吸附管，5min后取下，密封，为吸附管标准系列。

8.2.3　样品分析。

采用热解吸直接进样的气相色谱法，即将标准吸附管和样品吸附管分别置于热解吸直接进样装置中，300℃～350℃解吸后，解吸气体直接由进样阀进入气相色谱仪，进行色谱分析，以保留时间定性、峰面积定量。

8.2.4　结果计算。

8.2.4.1　所采空气样品中苯的浓度，应按下式计算：

$$C = \frac{m - m_o}{V} \tag{1}$$

式中　C——所采空气样品中苯浓度，mg/m³；

　　　m——样品管中苯的量，μg；

　　　m_o——未采样管中苯的量，μg；

　　　V——空气采样体积，L。

8.2.4.2　空气样品中苯的浓度，应按下式换算成标准状态下的浓度：

$$C_c = C \times \frac{101.3}{p} \times \frac{t + 273}{273} \tag{2}$$

式中　C_c——标准状态下所采空气样品中苯的浓度，mg/m³；

　　　p——采样时采样点的大气压力，kPa；

　　　t——采样时采样点的温度，℃。

9　注意事项

9.1　活性炭几乎能吸附所有的有机蒸气，保存过程中应特别注意防止污染。塑料帽套紧管的两端。

9.2　当与挥发性有机化合物有相同或几乎相同的保留时间的组分干扰测定时，宜通过选择适当的气相色谱柱，或调节分析系统的条件，将干扰减到最低。

五、民用建筑工程室内空气 TVOC 检测实施细则

1　编制目的

为对民用建筑工程室内空气中总挥发性有机化合物（TVOC）的检验，特制定本细则。

2　适用范围

本实施细则适用于民用建筑工程室内空气中总挥发性有机化合物（TVOC）浓度的检验。

3　检验依据

3.1　《民用建筑工程室内环境污染控制规范》GB 50325—2010

4　检验原理

用 Tenax TA 吸附管采集一定体积的空气样品，空气中的挥发性有机化合物保留在吸附管中，通过热解吸装置加热吸附管得到挥发性有机化合物的解吸气体，将其注入气相色谱仪，进行色谱分析，以保留时间定性，峰面积定量。

5　检验人员

检验人员须持证上岗，检验工作中，检验人员应认真负责。

6　检验仪器及设备

6.1　恒流采样器：采样过程中流量稳定，流量范围包含 0.5L/min，并且当流量 0.5L/min 时，能克服 5kPa～10kPa 之间的阻力，此时用皂膜流量计校准系统流量，相对偏差应不大于 ±5%。

6.2　热解吸装置：能对吸附管进行热解吸，解吸温度、载气流速可调。

6.3　气相色谱仪：配备带氢火焰离子化检测器。

6.4　毛细管柱：长 30m～50m，内径 0.32mm 或 0.53mm 石英柱，内涂覆二甲基聚硅氧烷，膜厚 1μm～5μm，柱操作条件为程序升温 50℃～250℃，初始温度为 50℃，保持 10min，升温速率 5℃/min，至 250℃，保持 2min。

6.5　注射器：1μL、10μL 注射器若干个。

7　试剂和材料

7.1　Tenax – TA 吸附管：内装 200mg 粒径为 0.18mm～0.25mm（60 目～80 目）Tenax – TA 吸附剂的玻璃管或内壁光滑的不锈钢管，使用前应通氮气加热活化，活化温度应高于解吸温度，活化时间不少于 30min，活化至无杂质峰，当流量 0.5L/min 时，阻力应在 5kPa～10kPa 之间。

7.2　标准品：苯、甲苯、对（间）二甲苯、邻二甲苯、苯乙烯、乙苯、乙酸丁酯、十一烷的标准溶液或标准气体。

7.3　载气：氮气（纯度不小于 99.99%）。

8 检验程序

8.1 采样

应在采样地点打开吸附管，与空气采样器入气口垂直连接，调节流量在 0.5L/min 的范围内，用皂膜流量计校准采样系统的流量，采集约 10L 空气，记录采样时间、采样流量、温度和大气压。

采样后，取下吸附管，密封吸附管的两端，做好标记，放入可密封的金属或玻璃容器中，应尽快分析，样品最长可保存 14d。

注：采集室外空气白样品，应与采集室内空气样品同步进行，地点宜选择在室外上风向处。

8.2 空气样品的测定

8.2.1 标准系列。

根据实际情况可以选用气体外标法或液体外标法。

8.2.1.1 气体外标法：准确抽取气体组分浓度约 $1mg/m^3$ 的标准气体 100mL、200mL、400mL、1L、2L，通过吸附管，为吸附管标准系列。

8.2.1.2 液体外标法：抽取标准溶液 $1\mu L \sim 5\mu L$ 注入 Tenax – TA 吸附管，制备各组分含量为 $0.05\mu g$、$0.1\mu g$、$0.5\mu g$、$1.0\mu g$、$2.0\mu g$ 的标准吸附管，同时用 100mL/min 的氮气通过吸附管，5min 后取下，密封，为吸附管标准系列。

8.2.3 热解吸直接进样的气相色谱法。

采用热解吸直接进样的气相色谱法：将吸附管置于热解吸直接进样装置中，280℃ ~ 300℃ 充分解吸后，解吸气体直接由进样阀快速进入气相色谱仪，进行色谱分析，以保留时间定性、峰面积定量。

8.2.4 样品分析。

每支样品吸附管，按与标准系列相同的热解吸气相色谱分析方法进行分析，以保留时间定性、峰面积定量。

8.3 结果计算

8.3.1 所采空气样品中各组分的浓度，应按下式计算：

$$C_m = \frac{m_i - m_o}{V}$$

式中：C_m ——所采空气样品中 i 组分的浓度，mg/m^3；

m_i ——样品管中 i 组分的量，μg；

m_o ——未采样管中 i 组分的量，μg；

V ——空气采样体积，L。

8.3.2 空气样品中各组分的浓度，应按下式换算成标准状态下的浓度：

$$C_c = C_m \times \frac{101.3}{p} \times \frac{t + 273}{273}$$

式中：C_c ——标准状态下所采空气样品中 i 组分的浓度，mg/m^3；

p ——采样时采样点的大气压力，Pa；

t ——采样时采样点的温度，℃。

8.3.3 应按下式计算所采空气样品中总挥发性有机化合物（TVOC）的浓度：

$$C_{\text{TVOC}} = \sum_{i=1}^{i=n} C_{\text{c}}$$

式中 C_{TVOC} ——标准状态下所采空气样品中总挥发性有机化合物（TVOC）的浓度，mg/m³。

注：1. 对未识别的峰，以甲苯的响应系数来定量计算。

2. 当与挥发性有机化合物有相同或几乎相同的保留时间的组分干扰测定时，宜通过选择适当的气相色谱柱，或通过用更严格地选择吸收管和调节分析系统的条件，将干扰减到最低。

3. 依据实验室条件，可等同采用国际标准 ISO 16000—6：2004、ISO 16017—1：2000 等先进方法分析室内空气中的 TVOC。